NEUROBIOQUÍMICA Y PSICOFARMACOLOGÍA DE LAS ENFERMEDADES PSIQUIÁTRICAS
DR. RAFAEL J. SALIN-PASCUAL

2ª Edición

PRIMERA PARTE

NEUROBIOQUÍMICA Y PSICOFARMACOLOGÍA DE LAS ENFERMEDADES PSIQUIÁTRICAS.

DR. RAFAEL J. SALIN-PASCUAL

2ª Edición

PRIMERA PARTE

CREATIVESPACE – 2014.
AMAZON.COM

Neurobioquímica y Psicofarmacología de las Enfermedades Psiquiátricas

By Dr. Rafael J. Salín-Pascual

CreativeSpace, 2014
ISBN-13: 978-1497418202
ISBN-10: 1497418208

Tabla de contenido

PREFACIO

La neurobioquímica conforma uno de los elementos racionales para entender el origen de las enfermedades psiquiátricas y el mecanismo de acción de los psicofármacos.

Los temas aquí desarrollados, están en constante actualización, por nuevos descubrimientos, implementación de aspectos genéticos, y porque las clasificaciones psiquiátricas varían con cierta regularidad.

En esta segunda edición se ha tratado de colocar las alteraciones psiquiátricas con las clasificaciones de la Asociación Psiquiátrica Norteamericana en su quinta edición, con la Clasificación Internacional de los Trastornos del Dormir en su segunda edición.

En los capítulos básicos se ha tratado de dar un contexto de neurociencias clínicas, con objeto de que el conocimiento sea aplicado a la practica del médico psiquiatra, neurólogo y en medicina interna. Este libro también va dirigido a estudiantes de programas de investigación biomédica básica y para los estudiantes de psicología.

El entendimiento del cerebro sano y enfermo, es la piedra angular de donde surgen las hipótesis sobre la fisiopatología de las enfermedades neuropsiquíatricas, y de los planes terapéuticos farmacológicos y de otro tipo, como la terapia, electro convulsiva, estimulación cerebral profunda, estimulación magnética transcraneal y otras estrategias.

El presente libro es la recopilación de mi experiencia como investigados biomédico, psiquiatra y doctor en ciencias. He impartido la cátedra de Neurobioquímica desde hace mas de treinta años y he contribuido a algunos de los conocimientos que narro dentro del libro.

Dr. Rafael J. Salin-Pascual

Marzo 2014.

BASES DE LA NEUROTRANSMISIÓN.

La psiquiatría y neurología, o lo que ahora se llaman neurociencias clínicas, descansa en parte en el abordaje molecular. Parte de esto es la neurotransmisión. Esto nos permite entender, a un nivel reduccionista por supuesto, lo que ocurre en las unidades básicas de los circuitos cerebrales, las neuronas en su interacción entre ellas. Esto es, la piedra angular del manejo farmacológico de algunas de las alteraciones neuropsiquiátricas. Ahora, la neurofarmacología tiene ya una visión farmacodinámica. Por ejemplo, cuando hablamos de antidepresivos inhibidores de recaptura de la serotonina, nos estamos refiriendo a moléculas que tienen estas propiedades, es decir, de inhibir proteínas en la pre sinapsis que van a aumentar los niveles del neurotransmisor serotonina en la hendidura sináptica. Lo mismo cuando calificamos a una molécula de antagonista dopaminérgico, o inhibidor de la colinesterasa.

Lo mismo ocurre con las hipótesis bioquímicas de las enfermedades en neurociencias clínicas. La hipótesis de la deficiencia de catecolaminas en depresión, o de hiperactividad de la dopamina en esquizofrenia, o de disminución de dopamina en la sustancia negra en la enfermedad de Parkinson, son solo ejemplos de este tipo de hipótesis bioquímicas. Por supuesto que son simplificaciones. No hay una baja de serotonina en depresión mayor, sin que esto no sea parte de un fenómeno más complejo, en donde finalmente el genoma y sus adaptaciones epigenéticas ya no son eficientes para mantener el estado funcional de determinado subsistema, y el tejido nervioso se adaptará de una manera disfuncional, en lo que se ha llamado alostasis.

La neurotransmisión se puede describir desde un punto de vista anatómico, bioquímico, y bioeléctrico. En el primer caso estamos frente a los elementos de interacción neuronal, la presinapsis y la postsinapsis. La primera con las vesículas sinápticas, una alta densidad de mitocondrias, y con fracturas de membrana, a donde las vesículas sinápticas vierten las moléculas del neurotransmisor, acopladas al potencial de acción u otro evento (Por ejemplo, estimulación de autoreceptores presinápticos). La segunda es la postsinapsis que posee una membrana de mayor grosor que la presinapsis, y esto se debe a la localización de proteínas transmembranales del tipo de receptores y canales. Estas son "las antenas", que captan las moléculas de los neurotransmisores y traducen la información bioquímica a eléctrica, o a cambios de transcripción genética.

Las conexiones de circuitos con finalidades específicas a nivel funcional, entre diversas regiones del sistema nervioso, es a lo que se denomina

"Conectoma". También se ha hecho un símil al de los circuitos de las computadoras u ordenadores, calificándolos como el "Hardware" del sistema nervioso.

El estudio bioquímico de la neurotransmisión comprende la serie de eventos de esta naturaleza que llevan a la síntesis de las moléculas de neurotransmisión, y sus mecanismos de remoción y reciclaje a nivel neuronal. Los neurotransmisores se fabrican en el sistema nervioso central, algunos de ellos en la presinapsis, otros, en especial los neuropéptidos en el cuerpo de las neuronas, y son llevados, desde ese sitio, mediante transporte axónico, hasta el botón terminal de la presinápsis. Los eventos bioquímicos no se detienen en la mera fabricación de las moléculas de neurotransmisión, sino también en las enzimas que intervienen en ese proceso, los eventos de movilización de las vesículas sinápticas, la liberación del neurotransmisor desde su interior, la unión a los recetores específicos, los cambios en estos, el proceso de recaptura y los cambios subcelulares de los receptores como resultado de la interacción del ligando (neurotransmisor, neurofármaco, hormona), con su receptor.

El estudio bioeléctrico de la neurotransmisión comprende los cambios del potencial de membrana, como resultado de la interacción de los ligandos con sus respectivos receptores. En estos últimos hay una división entre Metabotróficos y Ionotróficos, los primeros tienen cambios como resultado de la interacción del ligando, que van generar una serie de eventos moleculares a nivel subcelular. Por ejemplo, la activación de segundos mensajeros, la fosforilación de proteínas cinasas, cambios en la transcripción de proteínas y en mensajeros que comunican el exterior del núcleo con su interior, y que van a modificar los eventos del genoma.

El segundo grupo de receptores, lo ionotróficos, tienen un canal iónico, que se abre o cierra, dependiendo de la ocupación de las cinco cadenas de proteínas que conforman este tipo de receptores. Un ejemplo de ellos es el receptor nicotínico del sistema colinérgico. Este se localiza a nivel periférico en la placa neuromuscular y en otros sitios a nivel del sistema nervioso central. Está acoplado a un canal o inóforo a sodio. Los receptores GABA-A, tienen un canal a cloro, mientras que los receptores NMDA (N-metil D aspartato), de aminiácidos excitatorios contienen un canal a calcio. Los receptores ionotróficos son de acción rápida para eventos en el rango de los milisegundos.

En la actualidad se conocen cerca de cincuenta sustancias que pueden ser consideradas neurotransmisores. La lista sigue creciendo con nuevos neuropéptidos e incluso gases como en monóxido de carbono y oxido nítrico, para los cuales se han detectado sistemas enzimáticos para su síntesis.

Algunos neurotransmisores tienen un efecto muy similar a las drogas que modifican el funcionamiento cerebral, como es el caso de los péptidos opioides endógenos, como la beta-endorfina, que posee un efecto analgésico y otros similares a la morfina y heroína. En el sistema nervioso hay receptores para drogas que encontramos en la naturaleza o que han sido sintetizadas por el ser humano. Tal es el caso de la mariguana, por ejemplo, hay receptores para canabinoides endógenos que se llaman oleandamidas. También tenemos receptores para alcohol etílico, para benzodiacepinas con el Valium, e incluso receptores a nicotina, aunque nunca hayamos fumado en el pasado.

Muchas de las drogas que afectan al sistema nervioso lo hacen a través de una modificación del funcionamiento de la sinapsis.

La neurotransmisión clásica, se origina a partir del potencial de acción que al llegar a la presinapsis, mediante el ingreso de iones de calcio a esta, se logra que las proteínas contráctiles de las vesículas sinápticas, viertan su contenido a la hendidura sináptica. Estas moléculas activan a sus receptores específicos en la post sinapsis, y de esta manera se transmite la comunicación eléctrica de la neurona presinaptica a la postinaptica. El impulso eléctrico de la primera neurona, se transforma en eventos químicos, que al cruzar la hendidura sináptica, activan a la segunda neurona y generan un potencial de acción (FIGURA 1)

NEUROTRANSMISIÓN CLÁSICA   FIGURA 1

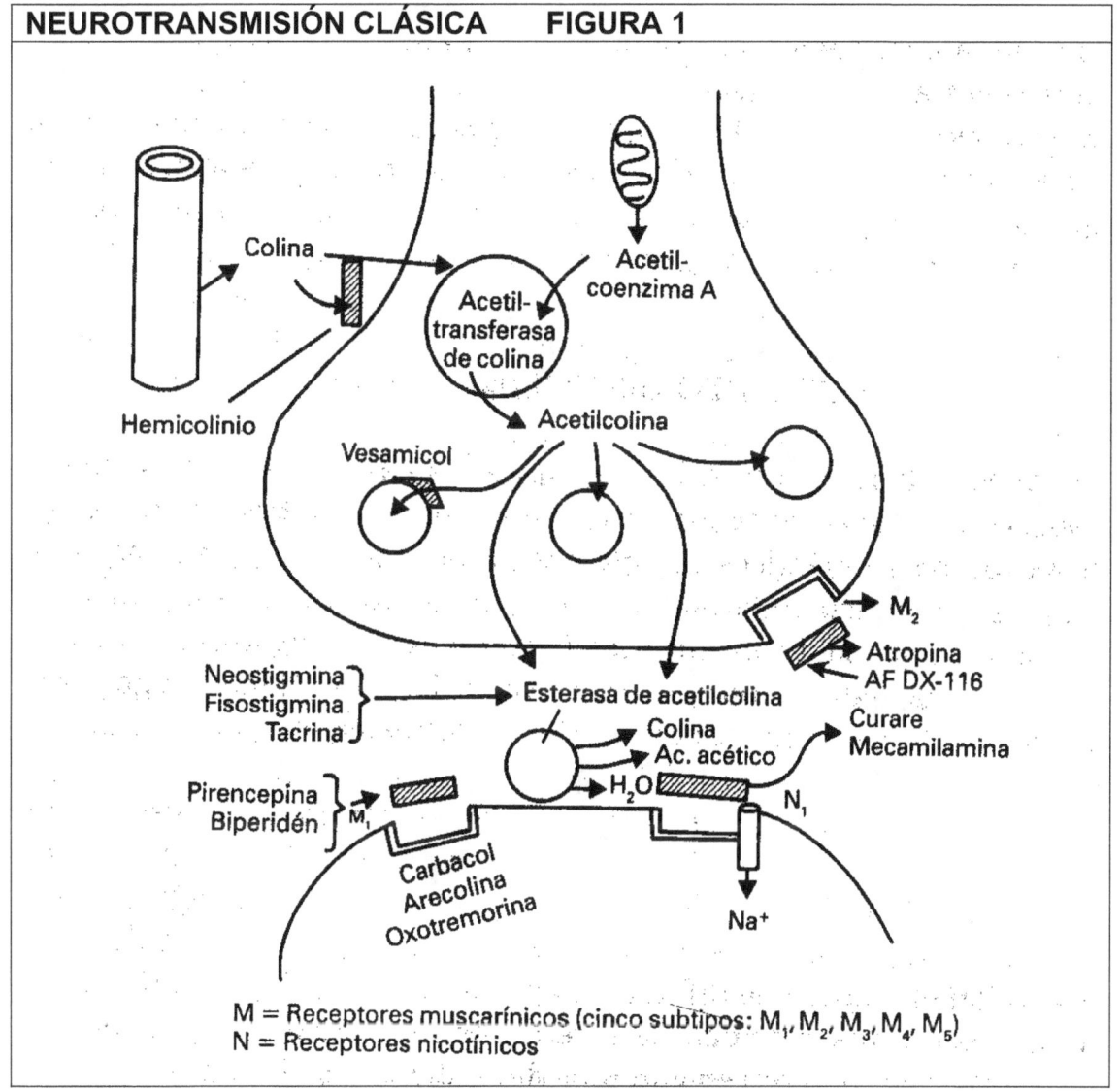

En la actualidad sabemos que también hay comunicación de la postsinapsis a la presinapsis, a esto se le llama neurotransmisión retrógrada. Algunos endocanabinoides comunican la postneurona con la preneurona, actuando en el receptor de la presinápsis, por ejemplo del tipo CB1 o receptor canabinoide número 1. Otro de estos neurotransmisores retrógrados es el óxido nítrico (NO), que en las presinapsis activa mecanismos de segundos mensajeros del tipo del Guanosina Monofosfato Cíclica (GMPc). Un tercer sistema de tipo retrógrado es el factor neurotrófico (FN), que liberado por la postsinpsis, al llegar a la presinapsis es capturado por las vesículas sinápticas y llevado hasta el núcleo de la neurona presinaptica (FIGURA 2).

NEUROTRANSMISIÓN RETRÓGRADA   FIGURA 2

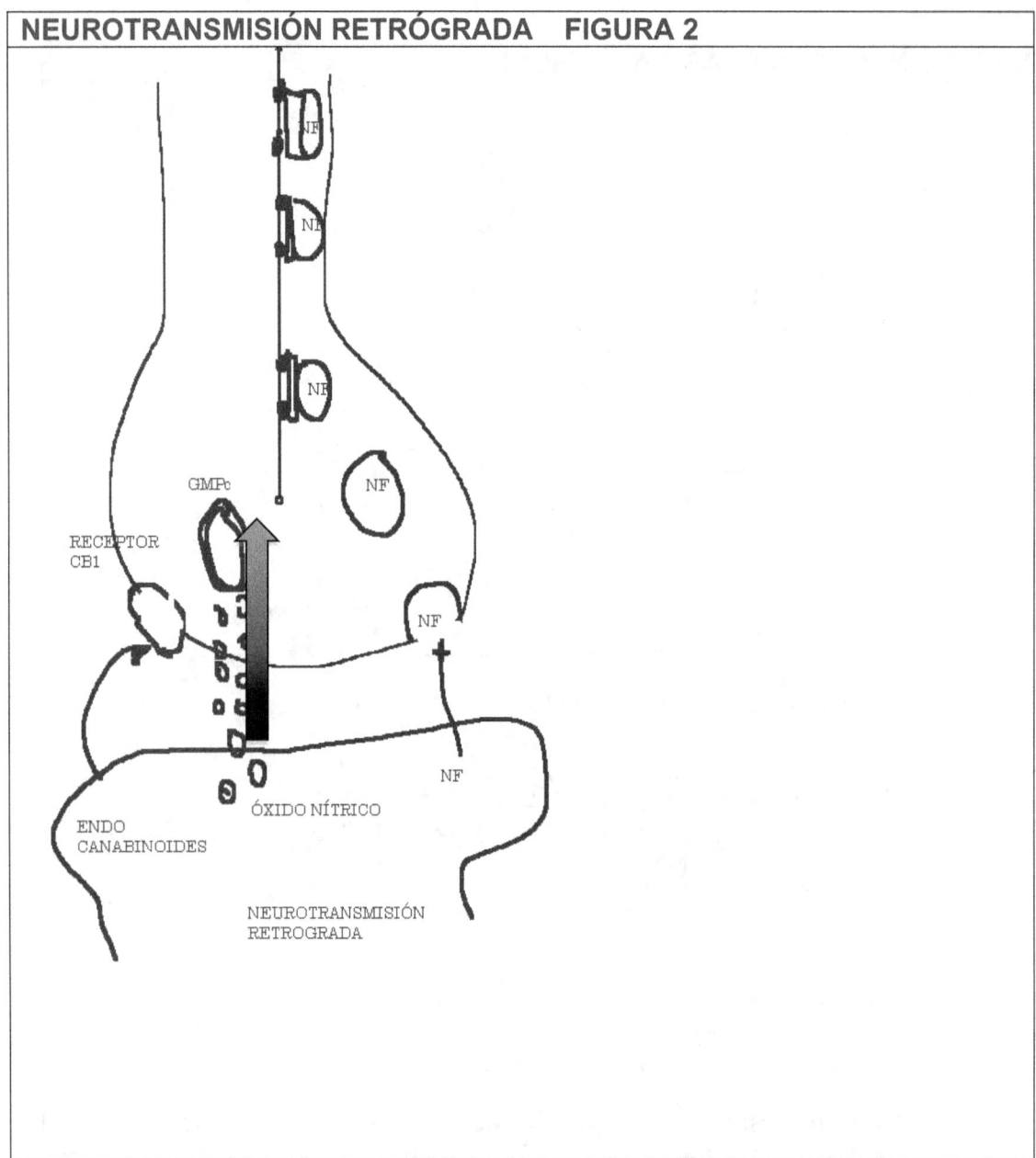

Hay también la neurotransmisión por volumen, en donde el concepto tradicional de sinapsis, desde el punto de vista funcional no es necesario. Por esto también se le llama neurotransmisión por difusión no sináptica. Una sustancia neurotransmisora, puede llegar a otras neuronas distales y modificar su funcionamiento (Paracrina). El cerebro en este sentido, no solo es una colección de circuitos que interaccionan entre si, sino también un tipo de "caldo" de neurotransmisores que afectan a neuronas a distancia.

Un ejemplo de lo anterior se observa en la región prefrontal con la dopamina. Esta tiene relativamente pocos mecanismos de recaptura en las presinapsis. Mientras que en el estriado, por ejemplo, hay una gran cantidad de estos mecanismos, El resultado es distinto en ambos casos, en el segundo, la dopamina ejerce su acción en la postsinapsis y luego se elimina por recaptura, mientras que en la corteza prefrontal difunde a otras neuronas circundantes al sitio de donde se libera, y dura un tiempo prolongado (FIGURA   3).

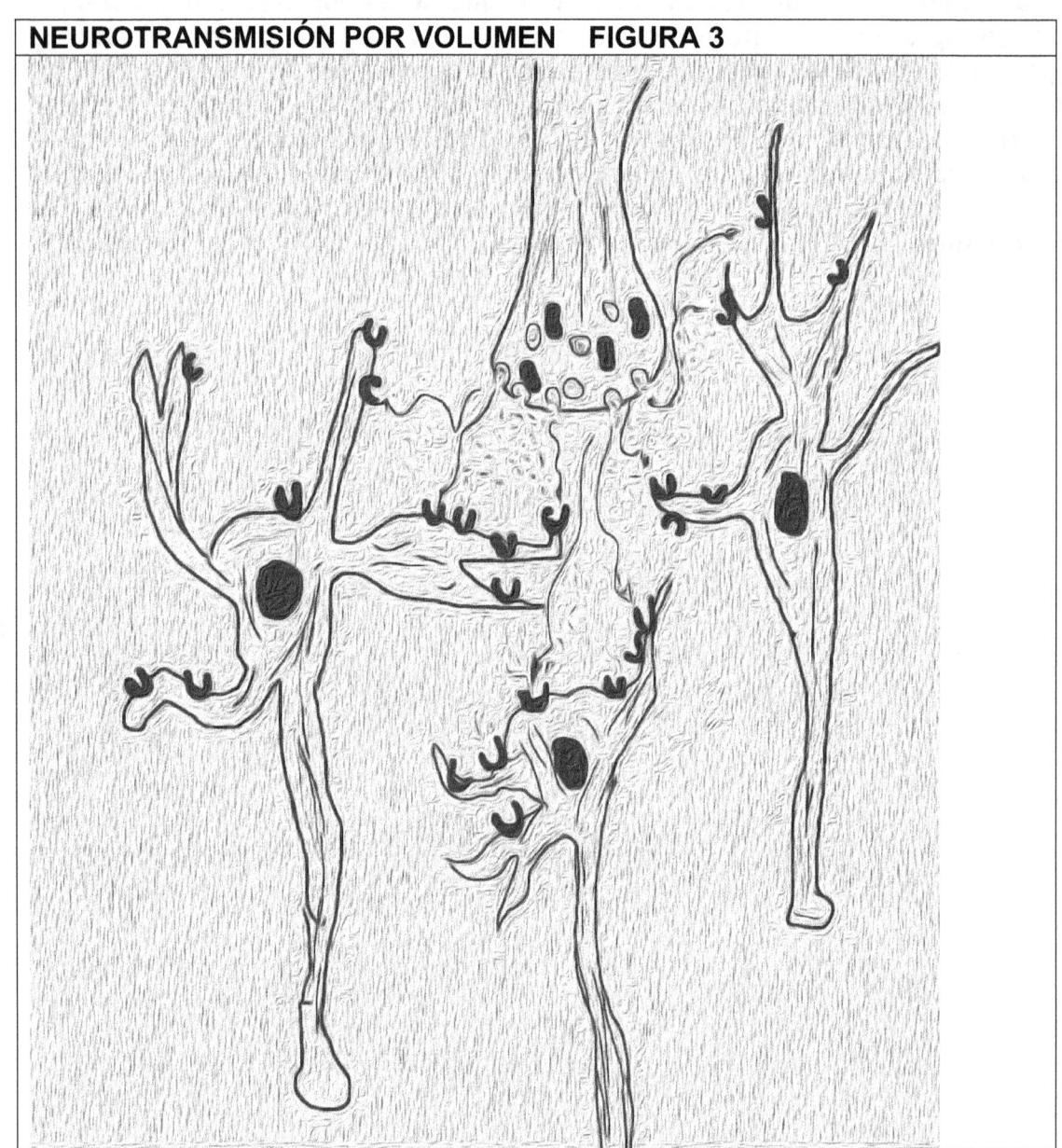

LA SINAPSIS.

El concepto de comunicación humoral en el sistema nervioso central o neurotransmisión se originó a principios del siglo XX. Otto Loewi mostró la existencia de una sustancia química en una preparación experimental en donde un corazón de rana mantenía su inervación (es decir permanecía conectada al nervio neumogástrico del sistema parasimpático). Otro corazón sin la conexión nerviosa fue colocado en el mismo recipiente, pero separado del primero por una membrana semipermeable (ver figura 4). Cuando se estimulaba eléctricamente el nervio de la primera preparación, se observaba una reducción en la frecuencia de las contracciones, no sólo en el corazón inervado, sino también en el corazón aislado. En la actualidad sabemos que la sustancia que cruzaba la membrana semipermeable y reducía la frecuencia de latido era la acetilcolina, uno de los primeros neurotransmisores propuestos.

Otto Loewi (1873 – 1961)

Otto Loewi (Fráncfort, Alemania, 3 de junio de 1873 - Nueva York, 25 de diciembre de 1961) fue un destacado fisiólogo alemán. PREMIO NOBEL EN MEDICINA Y FISIOLOGIA 1936 .

Estudió en la Universidad de Múnich y se licenció en Medicina en la Universidad de Estrasburgo. Abandona pronto la práctica asistencial de la medicina, para dedicarse a la investigación.

Impartió clases, como profesor ayudante, en la Universidad de Viena y en 1909 obtuvo la cátedra de Farmacología de la Universidad de Graz, pero a la llegada de los nazis le requisaron el cargo y tuvo que abandonar el país. Tras un breve periodo en Bruselas y Oxford, se trasladó a Nueva York en 1940, donde fue nombrado catedrático de la Facultad de Medicina de la Universidad de Nueva York.

Loewi comenzó sus investigaciones a partir de una hipótesis de Elliot, que defendía que el impulso nervioso se trasmitía a través de una sustancia química. Loewi pudo demostrar que en el sistema nervioso parasimpático esta sustancia era la acetilcolina, sustancia que Henry Hallet Dale previamente había aislado. Ambos compartieron el Premio Nobel de Fisiología o Medicina en el año 1936.

El descubrimiento de Loewi dio origen al nacimiento de la teoría química de la trasmisión nerviosa, según la cual, la corriente nerviosa provoca, en el extremo de las fibras nervisosas, la liberación de una sustancia química que se llamó neurotransmisor.

EXPERIMENTO DE OTTO LOEWI	FIGURA 4

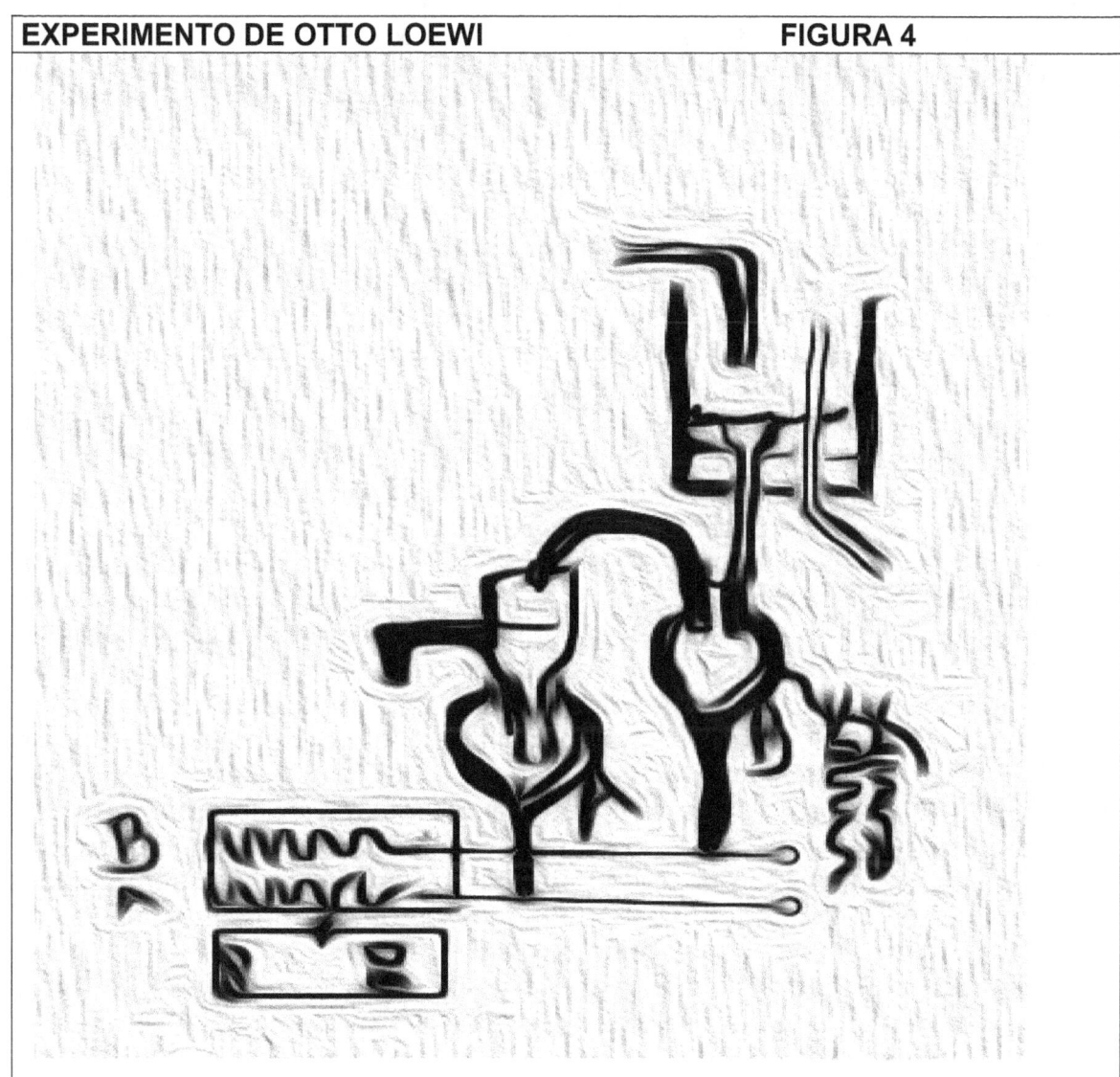

Experimento de Otto Loewi , con dos corazones de rana, uno inervado (B) y el otro denervado (A). Al estimular el nervio Vago, cambia la frecuencia cardiaca de ambos corazones que estan recibiendo una comunicación con una solución fisiológica.

Santiago Ramón y Cajal nació en Petilla de Aragón, España, el primer día del mes de mayo de 1852; su infancia y adolescencia están enmarcadas por la influencia paterna, la curiosidad ante los fenómenos de la naturaleza y un carácter egoísta y dominante. En esta época manifiesta su gusto por la pintura y la literatura, aficiones a las que no podía dedicar mucho tiempo porque debía desempeñar labores de ayudante de barbero, actividad impuesta por la familia, al mismo tiempo que estudiaba.

Al concluir el bachillerato, inició la carrera de Medicina en la Universidad de Zaragoza, más por orientación del padre, quien era médico, que por propia vocación, y al concluir sus estudios, manifestó sólo interés por la Anatomía y la Fisiología; en esta etapa un acontecimiento en la política de su patria lo obliga a ingresar en la milicia al decretarse el servicio militar obligatorio ante la situación caótica por la que atravesaba España. Participó en acciones bélicas en Cataluña y posteriormente salió en comisión de servicio a Cuba, en donde permaneció poco tiempo, porque fue repatriado al enfermar de paludismo. A partir de 1888 se dedicó al estudio de las conexiones de las células nerviosas, para lo cual desarrolló métodos de tinción propios, exclusivos para neuronas y nervios. Gracias a ello logró demostrar que la neurona es el constituyente fundamental del tejido nervioso. En el año 1900 se le otorga en Paris el Premio Internacional de Moscú y en España, la Gran Cruz de Isabel la Católica y la Gran Cruz de Alfonso XII. En ese mismo año se publica su anuario "Trabajos del Laboratorio de Investigaciones Biológicas". Además, fue nombrado director del recién creado Instituto Nacional de Higiene Alfonso XII, donde estudió la estructura del cerebro y del cerebelo, la médula espinal, el bulbo raquídeo y diversos centros sensoriales del organismo, como la retina (figura 5). Su fama mundial, es acrecentada a partir de su asistencia a un congreso en Berlín y gracias a la admiración que profesaba por sus trabajos el profesor Kölliker, se vio avalada con la concesión, en 1906, del Premio Nobel de Fisiología y Medicina por sus descubrimientos acerca de la estructura del sistema nervioso y el papel de la neurona, galardón que compartió con C. Golgi. En parte, su trabajo describió el modelo básico para la comprensión de la estructura del sistema nervioso y sentó las bases fundamentales para el estudio de su funcionamiento. El principal resultado de las investigaciones de Cajal fue la identificación de la individualidad de la célula nerviosa: la neurona, teoría que expuso en su obra fundamental "Textura del Sistema Nervioso del Hombre y de los Vertebrados", publicado entre 1899 y 1904. Hasta antes de Cajal, el sistema nervioso era visto como una "masa informe", en donde no había una clara delimitación, entre las estructuras, esto en parte por las limitaciones de las tinciones histológicas empleadas hasta entonces.

En el siglo XIX, nuevos microscopistas como Christian Gottfried Ehrenberg (1795-1876), Gabriel Valentin (181-1883) y Jan Purkyne (1787-1869), reconocieron cuerpos celulares en el sistema nervioso y algunas de sus prolongaciones, de hecho Purkine, dibujó la células en forma de pera o "piriformes", del cerebelo, que llevan su nombre (Células de Purkinje). Theodor Schwann (1810-1882), describió las cubiertas de mielina de las células nerviosas, y propuso que todos los órganos del cuerpo, estaban formados por células, a lo cual se le denominó "la teoría celular" , con excepción del cerebro. Al parecer, lo anterior motivado, porque se desconocía si las prolongaciones de las células nerviosas eran independientes o partes de las mismas células.

DIBUJO DE LAS CAPAS DE LA RETINA DE CAJAL.   FIGURA 5

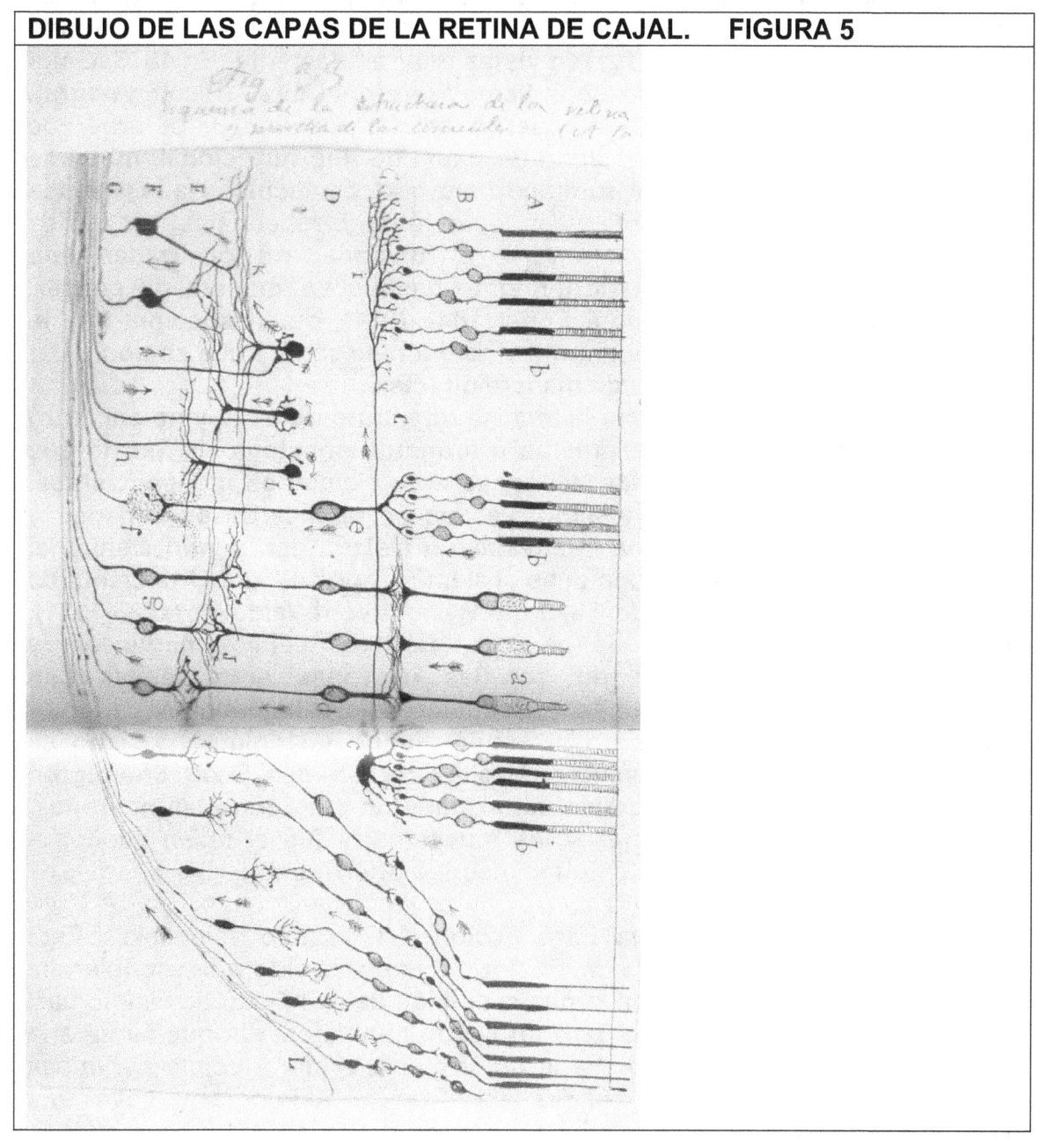

La necesidad para obtener mejores técnicas de observación de las células, fue satisfecha con Camilo Golgi (1843-1926), quien estando como médico en "Casa degli Incurabili", en el pueblo de Abbiategrasso cerca de Milan Italia, cuando desarrollo en método de tinción con nitrato de plata. El descubrimiento ocurrió en la cocina del hospital, que Golgi había transformado en su laboratorio, los contornos negros, sobre un fondo amarillo hacía que las células fueran vistas muy nítidamente. En 1873, Golgi publicó su primer figura de lo que él llamo "reazione nera" (rección negra), en donde se delimitaba todo el cuerpo celular, axones, y el árbol de dendritas. A estas últimas les asignó un papel de tipo nutricional, mientras que el axón lo visualizó, como formando una red, o retículo, y a las gentes que sostenían con él esta hipótesis se les denominó reticulistas, los cuales consideraban al cerebro con una serie de funciones no localizadas sino ampliamente distribuidas. Posteriormente cambió su manera de pensar, gracias a los trabajos de August Forel (1848-1931), quien sostenía que la fisión entre las prolongaciones neurales no era necesaria y que se podía dar comunicación aunque no fuera de manera directa.

Santiago Ramón y Cajal, utilizó la técnica de nitrato de plata y no encontró que las dendritas o axónes se unieran o formaran anastomosis, por lo que en 1889, publicó que las células nerviosas eran elementos independientes. Sus artículos permanecieron aislado, ya que se publicaron en español, y España, en el siglo XIX, estaba relativamente aislada del mundo científico, fue hasta que se hicieron traducciones al alemán, por Kölliker, Otro científico alemán que apoyo el trabajo de Cajal fue Wilhem von Waldeyer (1836-1921), quien desarrollo el nombre de neurona para las células nerviosas, y fortaleció la idea de Cajal, de que las neuronas eran células con arborizaciones dendríticas, axones, y un cuerpo celular llamado pericarion.

La conexión entre las neuronas, siguió siendo un enigma: ¿Cómo se daba?, ¿Qué elementos intervenían en ella? Sir Charles Scott Sherington (1857-1952), reconoció que existían conexiones no solo entre las neuronas, sino también entre las neuronas y los músculos, y fue él quien acuño, el término sinapsis. En una carta a Fulton, escribe Sherrington:

Usted me pregunta sobre la introducción del término "sinapsis", Este sucedió de la siguiente manera. M. Foster me había pedido que escribiera la parte de "Sistema Nervioso", en la nueva edición de su "Texto de Fisiología". Yo había comenzado a hacerlo pero no llegue muy lejos, sin que sintiera la necesidad de dar algún nombre a la unión entre célula y célula nerviosas (porque este sitio de unión ahora entra en la fisiología y lleva una importancia funcional). Yo le escribí a él respecto a mi dificultad, y mi deseo de introducir un nombre específico. Yo sugerí usar "sindesm". Él consultó a su amigo del "Trinity College" Versall, un erudito en Euripides, acerca del asunto, y Verrall sugirió en término "sinapsis" "

La importancia de haber reconocido a las neuronas como células del sistema nervioso, y que se comunicaran entre sí en las sinapsis, fue clave para entender el funcionamiento normal del sistema nervioso normal, y el como esa pequeña región de unión entre dos o mas neuronas puede hallarse descompuesta, en una serie de procesos neuropsiquiátricos.

La palabra sinapsis, fue propuesta entonces por Sherrington, quien también creía en una comunicación química entre las neuronas. Uno de sus estudiantes, J.C. Eccles pensaba que la función de la sinapsis podría explicarse mas en términos de electricidad. Sin embargo, la principal objeción a su propuesta era el llamado "retardo sináptico". En la teoría física del cable, si se conoce la distancia que hay entre dos puntos (longitud), el diámetro del cable y la velocidad de conducción, es posible entonces, predecir el tiempo que le tomará a un estímulo para llegar a alguno de los puntos del cable. El axón de una neurona puede ser comparado como un cable biológico. Sin embargo en el sistema neuronal, Eccles observó que algo sucedía, ya que el tiempo que tardaba un estímulo eléctrico en llegar de un punto a otro no se ajustaba a la teoría del cable. En sus mediciones, existía un retraso entre el punto de estimulación y el punto de registro. Una explicación era que algún proceso agregado ocurría entre los dos puntos en cuestión y que probablemente no estaba eléctricamente mediado. Este proceso fisiológico es llamado "retardo sináptico", y está implícito en la transmisión química entre los dos puntos de la sinapsis, esto quiere decir que, el tiempo que tarda un neurotransmisor para cruzar de la membrana presináptica a la postsináptica y unirse con el receptor específico es lo que ocasiona el "retado sináptico".

CONSIDERACIONES MORFOLOGICAS DE LA SINAPSIS.

La sinapsis es una estructura bien definida, esta consiste de membrana presináptica, membrana postsináptica y el espacio o hendidura sinápticas. La membrana presináptica contiene mitocondrias y vesículas sinápticas. La membrana postsináptica se encuentra en oposición a la anterior y es de mayor espesor, debido esto último, a la presencia de los receptores a neurotransmisores (glicoproteinas membranales). La hendidura sináptica puede contener un material proteinaceo y habitualmente puede estar rodeado de glía que impide la rápida difusión del neurotransmisor a otras áreas extrasinápticas (Figura 6). Este material de proteinas es denominado proteina postsináptica densa 95 (postsynaptic dense protein 95). Una sinapsis puede darse en las diferentes regiones de la neurona; de esta manera tenemos algunos elementos neuronales que interaccionan entre sí, por ejemplo, tenemos las sinapsis axo-dendrítica, dendro-dendrítica, axo-somática, axo-axónica.

ELEMENTOS DE UNA SINAPSIS QUÍMICA
Y EVENTOS BIOQUÍMICOS   FIGURA 5

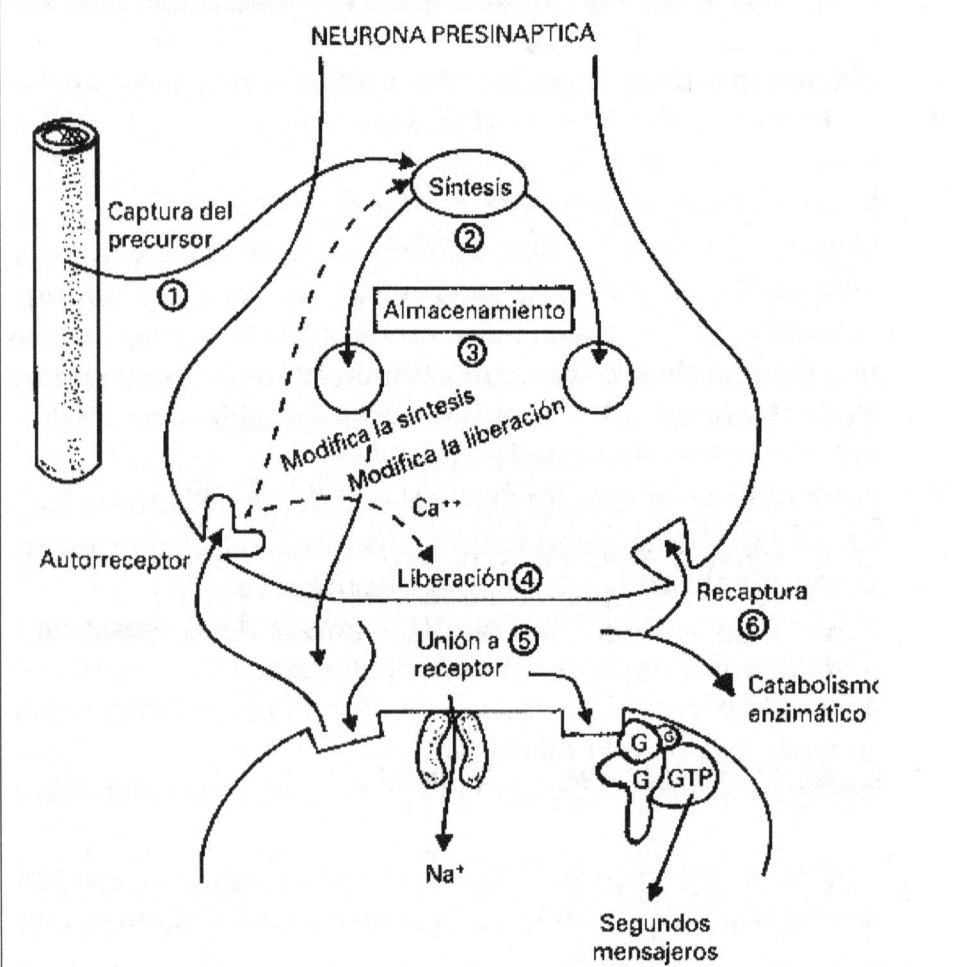

Elementos que componen a una sinapsis química. El botón terminal contiene a la vesículas sinápticas, así como gran cantidad de mitocondrias. La membrana postsináptica se observa con mayor densidad que la presinapsis, debido a la presencia de los receptores a neurotransmisores. Eventos Bioquímicos de la Sinapsis. Aquí se muestran los 6 eventos bioquímicos que son: (1) Captura de prescursor; (2) Síntesis de NT; (3) Almacenamiento ; (4) Liberación; (5) Unión a receptor y (6) Catabolismo o recaptura del NT.

EL CONCEPTO DE NEUROTRANSMISOR.

Una sustancia se postula como neurotransmisor sobre la base de los criterios que siguen:

1. Debe de encontrarse dentro del sistema nervioso central.

2. La administración de la sustancia que se propone como neurotransmisor, debe de producir la misma respuesta que la estimulación de las terminales nerviosas, de donde se propone se libera dicha sustancia.

3. La administración de antagonistas al neurotransmisor que se propone, debe de producir un bloqueo del efecto que se observa cuando se estimula la terminal nerviosa, que libera el neurotransmisor propuesto.

4. El neurotransmisor propuesto debe de tener una vía de síntesis bien definida.

5. La sustancia propuesta como neurotransmisor debe de poseer un mecanismo de almacenamiento en la membrana presináptica.

6. La sustancia propuesta como neurotransmisor debe de tener un mecanismo de liberación en la membrana presináptica.

7. El neurotransmisor propuesto debe de tener sitios de reconocimiento específicos, ya sea en la membrana presináptica o en la postsináptica.

8. La sustancia propuesta como NT debe de tener mecanismos de catabolismo o degradación.

Es obvio que no siempre se llenan todos los criterios, pero estos sirven como programa de investigación, cuando una sustancia que se descubre en el SNC se está proponiendo como neurotransmisor.

EVENTOS BIOQUIMICOS SINAPTICOS.

Es posible dividir, con fines de estudio y comprensión de la fisiología de la sinapsis, los eventos bioquímicos de la misma en los siguientes apartados :
1. CAPTURA DEL PRECURSOR. Este es el primer paso en el trabajo de la sinapsis. Un precursor es la materia prima que originará al neurotransmisor. Esta sustancia generalmente se obtiene del espacio extracelular, aunque algunos precursores pueden obtenerse de procesos celulares, como por ejemplo el GABA, de un "cortocircuito del ciclo de Krebas" o de la Acetil

Coenzima A, producto de la glucólisis anaeróbica.. La captura del precursor es un proceso activo, que implica el que exista un reconocimiento selectivo del precursor, mediante una proteína transportadora, que además utiliza energía con estos fines. En algunas ocasiones, una de las enzimas de la vía de síntesis se encuentra acoplada a la membrana presináptica y de esta manera reconoce al precursor. Este es un mecanismo en contra de gradiente de concentración. En estos casos se utiliza energía proveniente del ATP y puede ser que el mecanismo este acoplado a bombas de iones (Vg., bomba sodio/potasio). Este primer evento sináptico, puede ser bloqueado por algunas drogas que impiden los mecanismos antes descritos (ejemplo, el hemicolinium-3 bloquea la captura del precursor colina en la sinapsis colinérgica). También las manipulaciones dietéticas del precursor, aumentando o disminuyendo la administración del mismo, pueden ser un factor que modifique las concentraciones del neurotransmisor en la sinapsis correspondiente.

2. SINTESIS. Este es un evento crucial para la neurotransmisión. Para algunos neurotransmisores es muy simple y sólo requiere de un sólo evento enzimático (ejem: acetilcolina, ver capitulo respectivo), en otros casos está acoplado a procesos metabólicos mas complejos (v.gr al ciclo de Krebs en el caso de GABA o de los amino ácidos excitatorios), o procesos mas elaborados, como puede ser la síntesis de neuropéptidos. Generalmente estos diferentes pasos, están dados por eventos enzimáticos en donde hay otras sustancias que actúan como cofactores y coenzimas , cada una de estas sustancias son vitales para el funcionamiento integral de una sinapsis y además cada una de ellas puede ser susceptible de modificarse.

3. ALMACENAMIENTO. Algunos de los neurotransmisores pueden almacenarse otros no. En términos generales cuando un neurotransmisor se almacena es porque en el citoplasma de la terminal sináptica hay elementos que pueden degradar a la molécula recién formada (v.gr enzimas catabólicas o cambios en la concentración de los iones hidrogeniones-pH). Otros neurotransmisores requieren de almacenamiento porque en el interior de las vesículas sinápticas se llevan a cabo los últimos evento de la síntesis de esta sustancia (v.gr. la enzima dopamina beta hidroxilasa se encuentra en el interior de las vesículas norepinefrínicas). Finalmente, algunos neurotransmisores no tienen vesículas presinápticas, de tal manera que se liberan desde las terminales sinápticas de pozas metabólicas, esto se observa principalmente con lo gases que funcionan como neurotransmisores. Este evento sináptico también puede ser modificado. Un ejemplo de este caso lo constituye la reserpina. Esta impide el almacenamiento de las monoaminas con la consecuente depleción de estas vesículas, en algunas personas con vulnerabilidad genética, esto puede activar un cuadro depresivo. También las anfetaminas, modifican el

almacenamiento vesicular, liberando catecolaminas de las vesículas, y de ahí al espacio sináptico, produciendo un efecto estimulante importante.

En las vesículas presinápticas existen diferentes proteínas, una de las cuales es el transportador. El trasporte activo de las monoaminas y de la acetilcolina, se hace mediante esta acoplado a un gradiente de pH, el cual intercambia dos protones al citoplasma por una molécula de monoaminas. El trasporte de glutamato depende de manera primaria de un gradiente electroquímico, mientras que el almacenamiento del GABA, depende de ambos, es decir de un gradiente electroquímico y otro de pH.

Las vesículas sinápticas pueden ser al menos de dos tipos, por un lado están las las vesículas de alta densidad, y por otro las vesículas pequeñas, las cuales son de aproximadamente 40 nm de diámetro. Las vesículas de alta densidad son mas grandes (80 a 120 nm),l y pueden contener péptidos al igual que monoaminas.

4. LIBERACION . Este proceso es activado por los potenciales de acción, los cuales llegan a la terminal presináptica y de esta forma producen, algunos cambios iónicos, dentro de los cuales el mas importante, al menos para el proceso de liberación del neurotransmisor, es la internalización del calcio (Ca++). Se ha propuesto que el calcio entre a la terminal presinaptica y produzca cambios en las proteínas contráctiles de las vesículas sinápticas (actina y miosina), las cuales "exprimen" literalmente, su contenido hacia el espacio sináptico. Este proceso es el responsable en parte del "retardo sináptico".

El papel del calcio en la transmisión sináptica, se empezó a entender por los trabajos pioneros de Bernard Katz, en la década de los años cincuenta del siglo pasado. Él estudió el proceso de liberación en la unión neuromuscular. Kats y sus colaboradores, encontraron que el potencial de acción no era necesario por si mismo para producir la liberación de acetilcolina. Al bloquear la propagación del potencial de acción con la tetrodotoxina (la cual inactiva los canales para el ion sodio) y cambiar el voltaje en la terminación nerviosa con un electrodo, y producir la liberación directa de la acetilcolina. Posteriormente ellos descubrieron que podían detener la liberación del neurotransmisor, retirando el calcio extracelular. Ahora sabemos que la apertura de los canales de calcio, acoplados a voltaje, son responsables de la despolarización, que a su vez causan la liberación del neurotransmisor.

El grupo de Katz también descubrió que al registrar la fibra muscular, en ausencia de potenciales de acción presináticos, se registraba una respuesta eléctrica espontánea, a esto se le denominó potencial miniatura en placa terminal (miniature end plate potencials MEPPs). Cuando se estimulaba la fibra nerviosa, y se generaba un potencial de acción, se hizo la observación de que el potencial de acción así generado, era la suma integral de los MEPPs. Esta serie de experimentos generó el concepto de "Cuantum". El equivalente preciso del Cuantum es la cantidad de moléculas de neurotransmisor que están contenidos en el interior de una vesícula presináptica.

5. UNION. Este es un proceso en el cual los neurotransmisores, a los cuales también se les conoce con el nombre de ligandos (conjuntamente con las hormonas y drogas que se ligan a los receptores), se unen a proteínas específicas de la membrana postsináptica llamadas receptores, para producir un evento bioquímico-eléctrico en la membrana y/o en el interior de la célula (activación de segundos mensajeros). En el proceso de interacción entre el ligando y su receptor, este último sufre una serie de cambios que van a dar origen a los mecanismos efectores intracelulares.

Un sitio de unión a ligandos, para que pueda llenar las características de un receptor debe de tener los siguientes atributos.(1) Debe de ser específico al ligando; (2) ser saturables (es decir que a ciertas concentraciones de ligando, no hay más unión ligando-receptor, esto implica que hay un número finito de receptores) y (3) reversibilidad (la interacción ligando-receptor es dinámica). Una serie de fármacos pueden modificar este evento sináptico. Las sustancias que producen la misma respuesta que el neurotransmisor en la terminal presináptica se denominan agonistas; mientras que los que bloquean la acción de estos se les denomina antagonistas.

Los receptores a neurotransmisores pueden ser de dos subtipos: (1) ionotróficos, es decir que activan un canal iónico; (2) Metabotróficos, es decir acoplados a una serie de eventos subcelulares que activan a segundos mensajeros, fosforilan proteinas, activan terceros mensajeros, modulan la expresión génica. La transmisión sináptica rápida, esta relacionada con los receptores ionotróficos, mientras que la transmisión sináptica lenta, está vinculada a los receptores metabotróficos.

Las vesículas presinápticas siguen un ciclo de movimiento en la presinapsis, que está caracterizado en la figura 4. En primer lugar la vesícula se acopla o adosa en la zona activa de la membrana presináptica, exactamente en oposición a los elementos transductores de la postsinápsis (por ejemplo, los receptores y efectores). El siguiente proceso es el de preparación, que significa el que no todas las vesículas acopladas, o estacionadas, van a liberar el neurotranmisor, solo aquellas con una preparación o "maduración", en donde participa el ATP, y el Calcio. Estos dos elementos actúan sobre las proteínas contráctiles de la pared de la vesícula: Quinesina y Dineina, agentes bien conocidos de los movimientos intracelulares, como por ejemplo la migración de los cromosomas durante la mitosis. El siguiente evento es el de la fusión al que sigue la exocitosis, ambos con una temporalidad estrecha. Hay una fusión de ambas membranas la de la vesícula y la presináptica, para dar paso a la salida del neurotransmisor. La endocitosis, es el evento que inicia el reciclado de las vesículas, en el primero hay una captura de algunos de los elementos liberados, y es una vía fisiopatogénica para algunas infecciones virales, y para la captación de elementos como la peroxidasa de rábano, el cual es una herramienta de marcaje y trazado de las fibras nerviosas.

El sistema conocido como SNAREs, esá formado por una serie de proteínas, que intervienen en los procesos antes descritos de movimiento, contracción y fusión de las vesículas presinápticas. Algunas de las proteínas del SNARE son:sinaptobrevina (VAMP =vessicle-associated membrane proteine); la sintaxina; la proteína asociada a los sinaptosomas de 25 kDA (SNAP25), toda ellas tiene diferentes isoformas. Diferentes venenos y toxinas, han servido para caracterizarlas como son las toxinas tetánicas (Clostridium tetanus), la toxina botulinica (Clostridium botilinum), y los venenos de araña "Viuda Negra", como la alfa-Latrotoxina. Todas estas herramientas afectan de una manera u otra los procesos de liberación desde las vesículas presinápticas.

(Colocar aquí la figura 4 sobre el reciclamiento de las vesículas presinápticas)

6. RECAPTURA Y EVENTOS CATABOLICOS. Una vez que la acción del neurotransmisor ha finalizado, existen diferentes mecanismos por medio de los cuales la acción de estas sustancias pueden terminar. Uno de los eventos más distribuidos en las sinapsis es la recaptura. Este es un evento dependiente de sodio ($Na+$) y que requiere de energía, y una proteína transportadora específica, aunque esta, pueda tener algunas similitudes estructurales con las de los diferentes neurotransmisores. La actividad de las proteínas trasportadoras que intervienen en la recaptura, fue estudiada por Julius Axelrod y colaboradores en la década de los años sesenta, cuando encontraron que la cocaína, y los antidepresivos, disponibles entonces, actuaban inhibiendo la recaptura de las monoaminas.

Existen diferentes formas de proteínas transportadoras, por ejemplo VMAT2, transporta todas las monoaminas en el SNC. La proteina transportadora de GABA tiene al menos cuatro isoformas, de las cuales hay algunas en la membrana presinátprica y otras en la glía, lo cual sugiere que no todo el GABA es reciclado como neurotransmisor.

Otra manera de terminar con la acción de los neurotransmisores es mediante la acción de enzimas catabólicas. Estas pueden ejercer su acción en la hendidura sináptica (por ejemplo, la acetilcolina es degradada por la acetilcolinesterasas) o una vez que se recaptura el neurotransmisor completo (por ejemplo, las monoamino oxidasas, MAOs para las monoaminas). Este es degradado en el citosol de la terminal presináptica. La producción de los catabolitos de los neurotransmisores ha sido de suma importancia para la investigación neuropsiquiátrica y de neurociencias en general, porque estos pueden ser detectados en los líquidos biológicos y de esta manera evaluar el posible papel de un sistema de neurotransmisión en la patofisiología de una enfermedad neuropsiquiátrica.

EVENTOS REGULADORES DE UNA SINAPSIS.

Existen una serie de eventos básicos que son importantes para la regulación de la fisiología de la sinapsis.
1. Disponibilidad de los precursores
2. Enzima limitante
3. Autoreceptor (receptores presinápticos).
Disponibilidad del precursor. Este es el primer paso en los eventos bioquímicos de la sinapsis, mediante su manipulación, se puede aumentar o disminuir la síntesis de un neurotransmisor. Algunos sistemas de neurotransmisión como la acetilcolina, norepinefrina y dopamina, trabajan con un evento enzimático que modula, de manera primaria su síntesis.
Enzima limitante. Este evento, puede ser modulado a su vez por el mecanismo de retro-alimentación, como es el producto final. La sustancia final, que resulta de la síntesis, actúa sobre la enzima limitante, como sustrato, e interfiere en la actividad y eficiencia de esta enzima. También la bio-disponibilidad de cofactores o coenzimas influyen en la eficacia de las vías de síntesis al nivel de la enzima limitante.

El autorreceptor. Esta estructura se localiza en la membrana presináptica y funciona de la misma manera que un receptor postsináptico. Sin embargo la principal diferencia es que su estimulación disminuye la disponibilidad de neurotransmisores en la hendidura sináptica, mientras que su bloqueo produce el efecto opuesto (vr.g. aumento de la síntesis y liberación del neurotransmisor). Por supuesto el principal ligando del autoreceptor es el propio neurotransmisor que se produce en la presinápsis. Cuando hay un exceso del propio neurotransmisor en la hendidura, este autoreceptor "informa" a la presinapsis y reduce de esta manera su liberación; mientras que, cuando se detecta poco neurotransmisor, en la hendidura sináptica, se observa el efecto opuesto. Es decir que el mismo ligando dependiendo de su concentración actúa como agonista o antagonista presináptico. Se han postulado otros eventos moduladores de la sinapsis como son la modulación transneuronal, en donde algunas sustancias como los neuropéptidos pueden estar involucrados. Un receptor presináptico, puede ser de un tipo que no corresponde al del neurotransmisor que se libera en ese sitio, y entonces se llama heteroreceptor. Por ejemplo en una termina serotoninérgica, pueden existir receptores alfa-dos adrenérgicos, de tal manera que cuando se pone en contacto la norepinefrina sobre ellos, modula la liberación de serotonina.

EFECTOS POSTSINAPTICOS DE LOS NEUROTRANSMISORES.

Los neurotransmisores actúan alterando la excitabilidad de las células postsinápticas. Esto es posible debido a cambios en los potenciales de membrana (resistencia y conductancia a través de estas estructuras celulares). Este efecto se logra por la unión de un neurotransmisor con su receptor específico y a la producción de las modificaciones en la permeabilidad de la membrana postsináptica a uno o más iones. El efecto neto estará en función de cual ion es movilizado, del número de receptores activados y de la diferencia de gradientes que se establecen entre cada especie iónica. Hay que recordar que cada ion tiene diferencias de concentración a cada lado de la membrana celular y que estas diferencias están dadas por la impermeabilidad relativa y por la presencia de mecanismos activos de transporte o "bombas" (v.gr "bomba" sodio/potasio). El aumento en la permeabilidad guarda una relación inversa a la resistencia, de tal manera que esta última cae durante la respuesta asociada con un aumento en la permeabilidad para cualquier ion. Cuando un neurotransmisor aumenta su permeabilidad, el potencial de membrana se moverá en la dirección de un potencial de equilibrio para ese ion . Si el neurotransmisor causa una disminución especifica a la permeabilidad de una especie de iones, entonces el potencial de membrana se movilizará, de su estado de equilibrio para ese ion, hacia otro ion con permeabilidad dominante. La acetilcolina y el glutamato regulan a receptores que abren canales que permiten el flujo de cationes hacia el interior de la célula, lo cual da como resultado una depolarización; mientras que el GABA y la glicina aumentan la conductancia a cloro de tal manera que la membrana neuronal se hiperpolariza.

Algunas respuestas celulares no están asociadas a cambios en la resistencia y conductancia iónicas y se sabe que tanto el monofosfato de adenosina ciclico (AMPc) como el guanil monofosfato cíclico (GMPc), están involucrados en una serie de respuestas celulares lentas.

EL CONCEPTO DEL SEGUNDO MENSAJERO.

Desde que Sutherland subrayó el papel de los nucleótidos cíclicos en la comunicación intracelular, se han propuesto una serie de señales de comunicación intracelular: nucleótidos cíclicos, fosfo inositoles y el complejo (Ca++)-Calmodulina. El AMPc fue el primer nucleótido cíclico propuesto por Sutherland. Este sistema representa el prototipo de relación en la cual la interacción con un ligando (señal extracelular) en un receptor específico produce una serie de eventos bioquímicos intracelulares . La transducción de la interacción ligando-receptor es el paso inicial que dispara una secuencia compleja de eventos reguladores. Algunos criterios que se han propuesto, debe de llenar una sustancia para ser considerada como un segundo mensajero, se anotan a continuación:

1. La existencia de enzimas específicas que catalicen la reacción para la producción del AMPc y GMPc.
2. La existencia de una enzima nucleótido fosfodiesterasa.

3. Las sustancias análogas a los nucleótidos cíclicos, pero que sean resistentes a la hidrólisis, deben de mimetizar el efecto de los neurotransmisores y hormonas.

4. El contenido celular de los nucleótidos cíclicos se modifican como resultado de la interacción entre los receptores con los neurotransmisores u hormonas.

5. La potenciación de los efectos de los segundos mensajeros propuestos se debe de lograr mediante la inhibición de las enzimas que los catabolizan (v.gr. la fosfodiesterasa)

6. La principal acción de los nucleótidos cíclicos está mediada por la activación de proteincinasas dependientes de nucleótidos cíclicos.

Los niveles de AMPc son determinados por el coeficiente de la síntesis del AMPc a partir del ATP, y su catabolismo mediante algunas de las nucleótido cíclico fosfodiesterasas. La enzima adenilato ciclasa y las nucleótido cíclico fosfodiesterasas están reguladas por los neurotransmisores y hormonas en las células intactas. Algunos de los NT que inhiben a la adenilato ciclasa en el SNC son: norepinefrina, histamina, serotonina, acetilcolina, GABA, y péptidos opioides. Por otro lado algunos agentes que activan a la adenilato ciclasa son: epinefrina, histamina, serotonina, dopamina. La duplicación de alguno de estos agentes en las dos situaciones es debida a las diferencias que se logran por la interacción con diferentes sistemas de receptores para un mismo neurotransmisor.

La regulación de la enzima adenilciclasa, requiere de cinco eventos bioquímicos independientes. La glicoproteína que constituye a los receptores, es el primero de estos eventos. Los receptores pueden estar activados [Ra] o inhibidos [Ri] al interaccionar con sus respectivos ligandos. Todos los receptores a neurotransmisores son unidades transmembranales de glicoproteínas (de 5 o 7 dominios), orientadas para reconocer a sus respectivos ligandos en el espacio extracelular y de esta manera transmitir la información del exterior al nivel citoplasmático. Las diferentes subunidades, que componen estos receptores membranales tienen muchas similitudes con el pigmento visual rodopsina (el cual se localiza en los fotoreceptores de neuronas de la retina).

El siguiente paso, en la regulación de la adenilciclasa, está mediado por la unión a proteínas del nucleótido de guanina. Dependiendo de si el receptor es Ra o Ri , variará la interacción con los diferentes tipos de nucleótidos cíclicos. La Kd (constante de afinidad) para ligandos que interaccionan con receptores Ra aumenta (es decir la afinidad disminuye, debido a que es una relación recíproca) en presencia de GTP o de análogos sintéticos a GTP que resistan la hidrólisis.

En relación a los diferentes tipos de receptores y a la interacción con la adenilato ciclasa hay dos tipos de proteinas-G, la llamada proteína-G estimuladora de la adenilato ciclasa o Gs y la llamada protina-G inhibidora de la adenilatociclasa o Gi. Las proteínas G son oligómeros conformadas por tres cadenas, que a su vez están constituidas por otras tres cadenas, de las cuales las beta y gama son idénticas, mientras que las cadenas alfa son diferentes. Las dos primeras cadenas son las regiones de unión con el receptor. El oligómero completo con las tres cadenas se relaciona con el citoplasma y de esta manera está vinculado a cofactores del citosol, como son el GTP y el Mg++ y puede a su vez interaccionar con otros receptores transmembranales y con la adenilato ciclasa.

El tercer evento, de la regulación de la adenilato cilcasa, está relacionado con el componente catalítico de esta enzima. Esta es una glicoproteína transmembranal. Hay dos especies de esta enzima. Una especie que se encuentra predominantemente en el cerebro (125 000 Da), mientras que la segunda se ha aislado de tejido cardiaco (150 000 Da). La primera puede ser activada por el complejo Ca++/calmodulina . El Forscolín, es un producto que se obtiene de la raíz de Coleus Forskolin, puede activar directamente a la adenilato ciclasa y en presencia de Mn++ esta activación puede ser tan grande como la que se obtiene a través de la proteína Ga.

La regulación de la actividad hormonal, es función de las proteínas que se unen a los nucleótidos de guanina (proteínas G) y es fundamental para entender el cómo trabaja el sistema de los segundos mensajeros. El primer experimento que apuntó hacia la interacción de las proteínas G, con un sistema hormonal, se relacionó con el glucagon. En el sistema de la adenilato ciclasa estimulado por glucagon en adipocitos y hepatocitos, cuando se aíslan las membranas de estas células, la estimulación de la adenilato ciclasa por el glucagón no es observado, sino hasta que se agregan concentraciones macromoleculares de GTP. El sistema de la enzima adenilato ciclasa trabaja con tres tipos de moléculas bien definidas: Ra (receptor); Ga (proteína G) y proteína C o unidad catalítica. El proceso de activación de la enzima adenilato ciclasa puede descomponerse en dos reacciones parciales: (a) activación dependiente del receptor de la proteína Ga y (b) activación de adenilato ciclasa de la proteína Ga.

FIGURA 6
ESQUEMATIZACIÓN DE LA ACTIVACIÓN DE SEGUNDOS MENSAJEROS

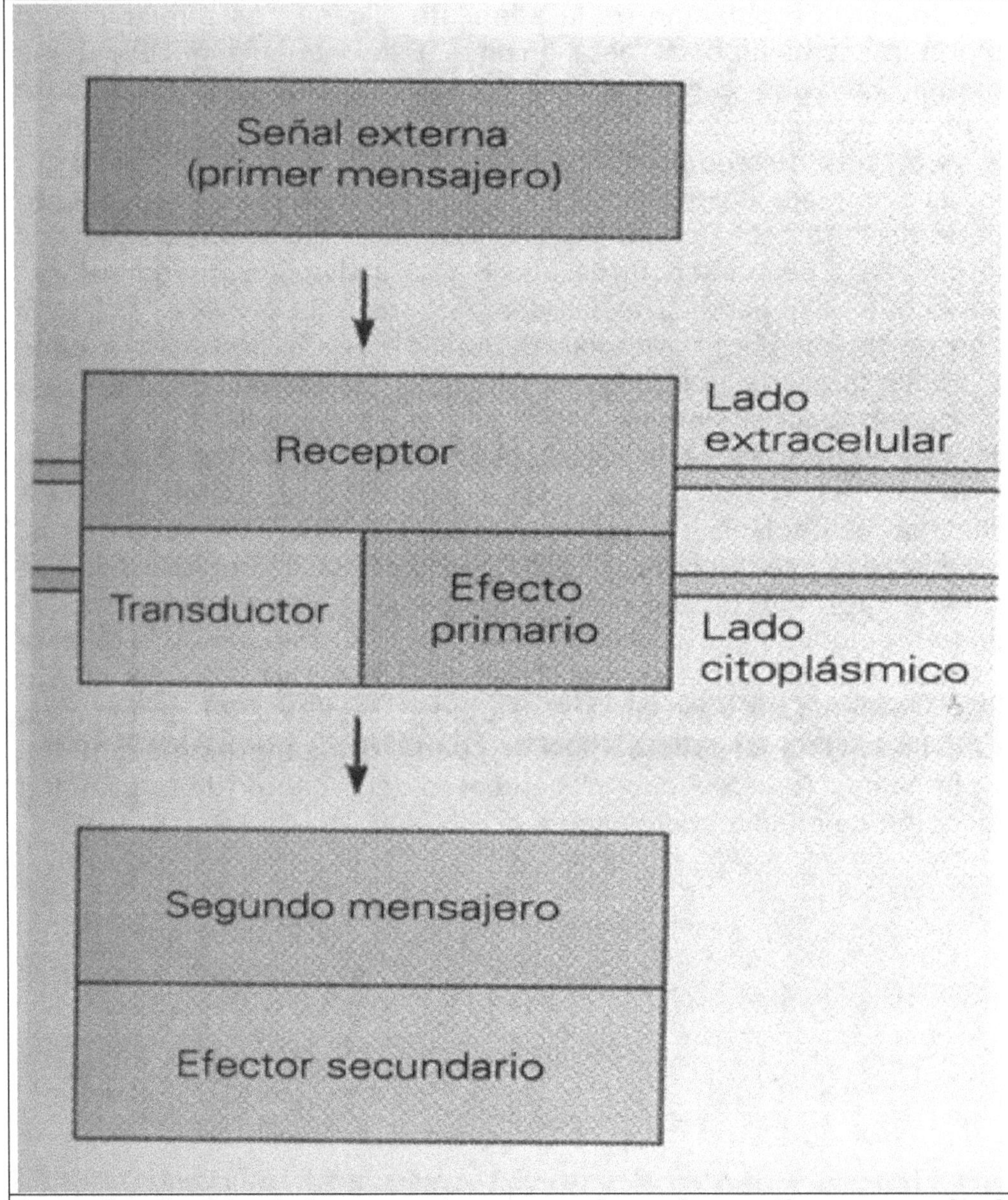

La estimulación de los receptores membranales, activa una serie de eventos, subcelulares, en donde se involucran a segundos mensajeros, fosforilación de proteínas, activación de otros sistemas de mensajeros y finalmente de factores que modifican la expresión del genoma.

Se piensa que la activación de la enzima adenilato ciclasa, está mediada por la subunidad de la proteína Ga-α porque el nucleótido cíclico de guanina está unido a esta cadena. La interacción entre los receptores y la proteína G requiere de las tres clases de cadenas (alfa, beta y gama). Por otro lado la proteína Gi interviene en la inhibición hormonal, mediante la inhibición de la activación de la adenilato ciclasa. Este evento requiere de GTP y Mg++, también se pueden requerir de cationes monovalentes como el Na+ y Li+. Existe una mayor concentración de proteínas Gi que de proteínas Ga, lo cual sugiere que los receptores Ra pueden interactuar funcionalmente con Gi e inhibir los compuestos nativos membranales.

Una vez que el nucleótido cíclico (AMPc o GMPc) termina su acción, un proceso catalítico, remueve al segundo mensajero del citosol. La hidrólisis de este compuestos puede deberse a múltiples fosfodieterasas, en el caso del AMPc el producto que resulta es la 5'-AMP y todo el proceso esta bajo regulación hormonal. En los receptores muscarínicos, por ejemplo, los agonistas producen un incremento en la tasa de hidrólisis del AMPc en las células de astrocitoma, tomando la evidencia de varios experimentos, los datos sugieren que esta regulación es debida a un incremento del Ca++ intracelular mediado por los receptores muscarínicos y a una subsecuente activación del complejo Ca++/calmodulina.

La enzima guanilato ciclasa la cual es regulada por el GMPc es activada por la oxidación. Los niveles intracelulares del GMP en los tejidos neuronales son regulados por los mismos neurotransmisores que aumentan el Ca++. La hidrólisis del GMPc se da también a través de la familia de fosfodiesterasas de nucleotidos ciclicos.

Lecturas Recomendadas.

1.Cooper JR, Bloom FY, Roth RH. The biochemical basis of neuropharmacology. Oxford University Press, 1991. Sixth Edition.

2. Kruk ZL, Pycock CJ. Neurotransmitters and drugs. Chapman & Hall. 1991, Third Edition.

3. Webster RA, Jordan CC. Neurotransmitters drugs and disease. Blackwell Scientific Publication. 1989.

4. Kandel ER, Schwartz JH, Jessel TM. Principles of neural science. Elsevier, 1992, Third Edition.

5. Siegel G, Agranoff B, Albers RW, Molinoff P. Basic Neurochemistry. Raven Press, 1999. Fourth Edition.

6- Nestler EJ, Hyman SE. Malenka RC. Molecular Neuropharmacology. McGraw Hill 2001.

COMUNICACIÓN INTRANEURONAL: Segundos, terceros y cuartos mensajeros.

En un sentido amplio, lo que hace efectiva la comunicación de dos neuronas, es la modulación y homeostasis que se logra de estas por medio de la interacción entre el genoma de la neurona presinaptica y el genoma de la postsinaptica. Esto puede ser visto metafóricamente como un dialogo de dos neuronas (aunque pueden ser mas de dos), en donde se corresponden a los sistemas de señalización para que estos sean efectivos.

El neurotransmisor como tal (también hemos mencionado que se le llama ligando, y puede ser una droga o una hormona), es llamado el primer mensajero. Este cruza la barrera entre la membrana celular y el medio ambiente. Para esto requiere de un receptor. Estos al cambiar su estructura cuaternaria, activan una zona en la misma membrana llamada "efector" y que esta formada por el grupo de proteínas G. Lo que resulte de este evento es llamado segundo mensajero, que es el primero de una cascada de señalización intracelular. El tercer mensajero son las enzimas llamadas cinasas, y el cuarto son las proteínas fosforiladas.

EL CONCEPTO DEL SEGUNDO MENSAJERO.

Desde que Sutherland subrrayó el papel de los nucleótidos cíclicos en la comunicación intracelular, se han propuesto una serie de señales de comunicación intracelular: nucleótidos cíclicos, fosfo inositoles y el complejo (Ca++)-Calmodulina. El AMPc fue el primer nucleótido cíclico propuesto por Sutherland. Este sistema representa el prototipo de relación en la cual la interacción con un ligando (señal extracelular) en un receptor específico produce una serie de eventos bioquímicos intracelulares . La transducción de la interacción ligando-receptor es el paso inicial que dispara una secuencia compleja de eventos reguladores. Algunos criterios que se han propuesto, debe de llenar una sustancia para ser considerada como un segundo mensajero, se anotan a continuación:

1. La existencia de enzimas específicas que catalicen la reacción para la producción del AMPc y GMPc.

2. La existencia de una enzima nucleótido fosfodiesterasa.

3. Las sustancias análogas a los nucleótidos cíclicos, pero que sean resistentes a la hidrólisis, deben de mimetizar el efecto de los neurotransmisores y hormonas.

4. El contenido celular de los nucleótidos cíclicos se modifican como resultado de la interacción entre los receptores con los neurotransmisores u hormonas.

5. La potenciación de los efectos de los segundos mensajeros propuestos se debe de lograr mediante la inhibición de las enzimas que los catabolizan (v.gr. la fosfodiesterasa)

6. La princial acción de los nucleótidos cíclicos está mediada por la activación de proteincinasas dependientes de nucleótidos cíclicos.

Los niveles de AMPc son determinados por el coeficiente de la síntesis del AMPc a partir del ATP, y su catabolismo mediante algunas de las nucleótido cíclico fosfodiesterasas. La enzima adenilato ciclasa y las nucleótido cíclico fosfodiesterasas están reguladas por los neurotransmisores y hormonas en las células intactas. Algunos de los NT que inhiben a la adenilato ciclasa en el SNC son: norepinefrina, histamina, serotonina, acetilcolina, GABA, y péptidos opioides. Por otro lado algunos agentes que activan a la adenilato ciclasa son: epinefrina, histamina, serotonina, dopamina. La duplicación de alguno de estos agentes en las dos situaciones es debida a las diferencias que se logran por la interacción con diferentes sistemas de receptores para un mismo neurotransmisor.

La regulación de la enzima adenilciclasa, requiere de cinco eventos bioquímicos independientes. La glicoproteína que constituye a los receptores, es el primero de estos eventos. Los receptores pueden estar activados [Ra] o inhibidos [Ri] al interaccionar con sus respectivos ligandos. Todos los receptores a neurotransmisores son unidades transmembranales de glicoproteínas (de 5 o 7 dominios), orientadas para reconocer a sus respectivos ligandos en el espacio extracelular y de esta manera transmitir la información del exterior al nivel citoplasmático. Las diferentes subunidades, que componen estos receptores membranales tienen muchas similitudes con el pigmento visual rodopsina (el cual se localiza en los fotoreceptores de neuronas de la retina).

El siguiente paso, en la regulación de la adenilciclasa, está mediado por la unión a proteínas del nucleótido de guanina. Dependiendo de si el receptor es Ra o Ri , variará la interacción con los diferentes tipos de nucleótidos cíclicos. La Kd (constante de afinidad) para ligandos que interaccionan con receptores Ra aumenta (es decir la afinidad disminuye, debido a que es una relación recíproca) en presencia de GTP o de análogos sintéticos a GTP que resistan la hidrólisis.

En relación a los diferentes tipos de receptores y a la interacción con la adenilato ciclasa hay dos tipos de proteinas-G, la llamada proteína-G estimuladora de la adenilato ciclasa o Gs y la llamada protina-G inhibidora de la adenilatociclasa o Gi. Las proteínas G son oligómeros conformadas por tres cadenas, que a su vez están constituidas por otras tres cadenas, de las cuales las beta y gama son idénticas, mientras que las cadenas alfa son diferentes. Las dos primeras cadenas son las regiones de unión con el receptor. El oligómero completo con las tres cadenas se relaciona con el citoplasma y de esta manera está vinculado a cofactores del citosol, como son el GTP y el Mg++ y puede a su vez interaccionar con otros receptores transmembranales y con la adenilato ciclasa.

El tercer evento, de la regulación de la adenilato cilcasa, está relacionado con el componente catalítico de lesta enzima. Esta es una glicoproteína transmembranal. Hay dos especies de esta enzima. Una especie que se encuentra predominantemente en el cerebro (125 000 Da), mientras que la segunda se ha aislado de tejido cardiaco (150 000 Da). La primera puede ser activada por el complejo Ca++/calmodulina . El forscolín, es un producto que se obtiene de la raíz de <u>Coleus Forskolin</u>, puede activar directamente a la adenilato ciclasa y en presencia de Mn++ esta activación puede ser tan grande como la que se obtiene a través de la proteína Ga.

La regulación de la actividad hormonal, es función de las proteínas que se unen a los nucleótidos de guanina (proteínas G) y es fundamental para entender el cómo trabaja el sistema de los segundos mensajeros. El primer experimento que apuntó hacia la interacción de las proteínas G, con un sistema hormonal, se relacionó con el glucagon. En el sistema de la adenilato ciclasa estimulado por glucagon en adipocitos y hepatocitos, cuando se aíslan las membranas de estas células, la estimulación de la adenilato ciclasa por el glucagón no es observado, sino hasta que se agregan concentraciones macromoleculares de GTP. El sistema de la enzima adenilato ciclasa trabaja con tres tipos de moléculas bien definidas: Ra (receptor); Ga (proteína G) y proteína C o unidad catalítica. El proceso de activación de la enzima adenilato ciclasa puede descomponerse en dos reacciones parciales:
  (a) activación dependiente del receptor de la proteína Ga y (b) activación de adenilato ciclasa de la proteína Ga.

Se piensa que la activación de la enzima adenilato ciclasa, está mediada por la subunidad de la proteína Ga alfa, porque el nucleótido cíclico de guanina está unido a esta cadena. La interacción entre los receptores y la proteína G requiere de las tres clases de cadenas (alfa,beta y gama). Por otro lado la proteína Gi interviene en la inhibición hormonal, mediante la inhibición de la activación de la adenilato ciclasa. Este evento requiere de GTP y Mg++, también se pueden requerir de cationes monovalentes como el Na+ y Li+. Existe una mayor concentración de proteínas Gi que de proteínas Ga, lo cual sugiere que los receptores Ra pueden interactuar funcionalmente con Gi e inhibir los compuestos nativos membranales.

Una vez que el nucleótido cíclico (AMPc o GMPc) termina su acción, un proceso catalítico, remueve al segundo mensajero del citosol. La hidrólisis de este compuestos puede deberse a multiples fosfodieterasas, en el caso del AMPc el producto que resulta es la 5'-AMP y todo el proceso esta bajo regulación hormonal. En los receptores muscarínicos, por ejemplo, los agonistas producen un incremento en la tasa de hidrólisis del AMPc en las células de actrocitoma, tomando la evidencia de varios experimentos, los datos sugieren que esta regulación es debida a un incremento del Ca++ intracelular mediado por los receptores muscarínicos y a una subsecuente activación del complejo Ca++/calmodulina.

La enzima guanilato ciclasa la cual es regulada por el GMPc es activada por la oxidación. Los niveles intracelulares del GMP en los tejidos neuronales son regulados por los mismos neurotransmisores que aumentan el Ca++. La hidrólisis del GMPc se da también a través de la familia de fosfodiesterasas de nucleotidos ciclicos.

FORMACIÓN DE LA CASCADA DE TRANSDUCCIÓN

Por lo menos hay cuatro grandes cascadas de señales intracelulares Figura 1). En el caso de los segundos mensajeros que se forman a partir de la proteína G, los segundos mensajeros son una señal química. Pero también existe la posibilidad de que el calcio funciones como un segundo mensajero atravesando los canales propios. Para algunos sistemas hormonales, como es el caso de las hormonas estrógenos, testosterona y hormonas tiroideas, los receptores están en citoplasma de las células. Esto es debido a que son sustancias lipofílicas y atraviesan con relativa facilidad la barrera de la membrana celular y se unen al complejo receptor hormo-nuclear. Las neurotrofinas tienen también sistemas complejos de segundos mensajeros que son enzimas (Figura 2).

PRINCIPALES RUTAS DE SEÑALES INTRACELULARES   Figura 1

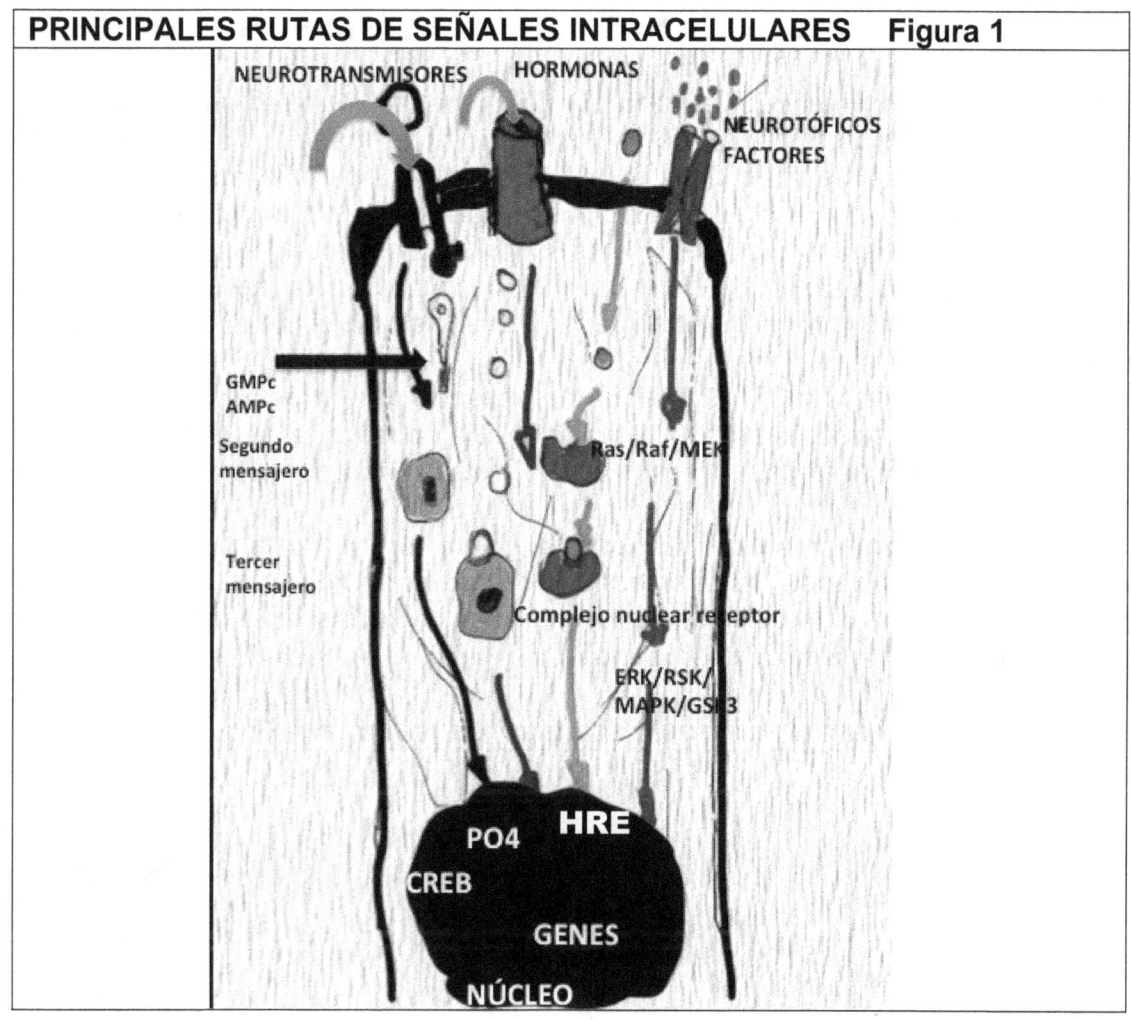

LA CASCADA DE FOSFOPROTEINAS ACTIVA LA EXPRESIÓN DE GENES.

Se dijo previamente que la función de la neurotransmisión en últimas instancias es la modificación de la expresión de genes. Las diferentes cascadas de eventos subcelulares en las que actuan los NTs pueden activar una serie de factores como el CREB, que responde a fosforilación, además de ser una proteína que responde al AMPc (cAMP response element-binding protein), que dentro del núcleo de la célula puede activar la transcripción, es decir activar ciertos genes, especialmente aquellos que se conocen como de genes de transcrición temprana.

El mismo efecto sobre CREB se puede obtener por la activación del ión calcio, que al unirse a la proteina calmodulina, activan a la proteincinasa llamada protein cinasa dependiente de la calcio-calmodulina, y de esta forma se activa el CREB.

El mismo efecto de activación se observa con algunas hormonas, como es el caso de los estrógenos, testosterona, hormonas tiroideas, que se unen a complejos receptores para hormonas en la vecindad del núcleo. Este complejo activa la transcrición de genes.

Las proteínas G activan un grupo de enzimas de membrana Figura 2

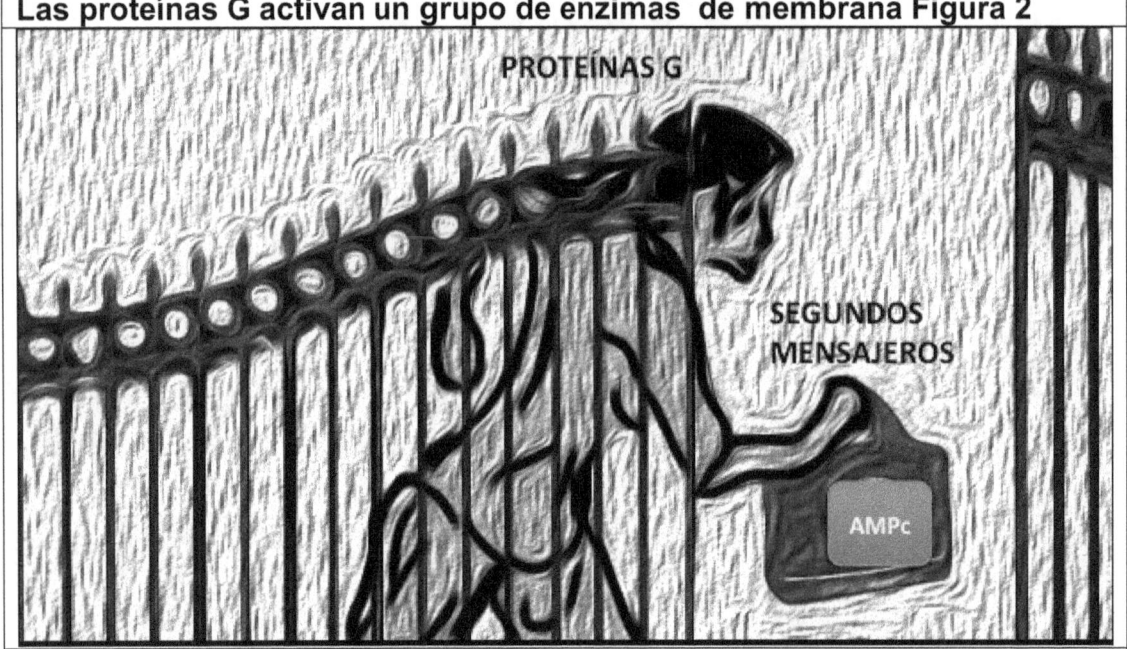

Una vez que el primer mensajero (ligando) cambia la conformación del receptor esto facilita el acoplamiento con la proteína G y la activación de un grupo de enzimas.

El complejo de proteínas G, al acoplarse al receptor con el primer mensajero cambia de ser una estructura de tres cadenas (trímero) a ser de dos cadenas Figura 3.

Acoplamiento de primer mensajero con el receptor.   Figura 3

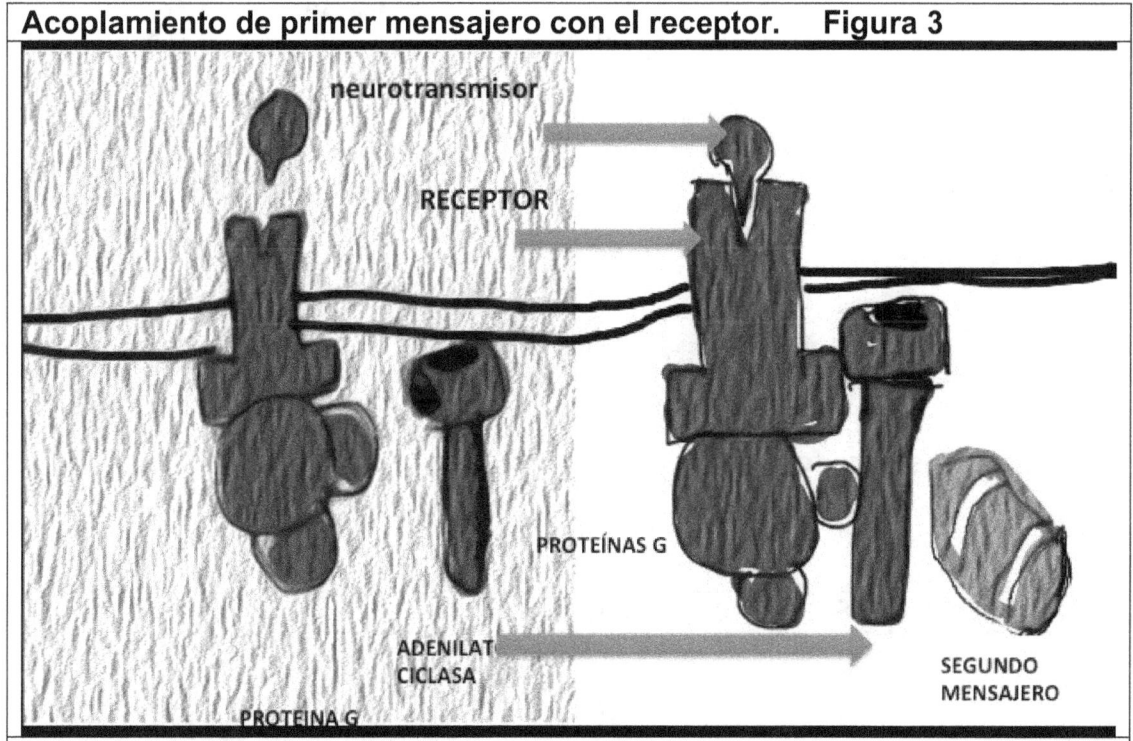

Una vez que se acopla la proteína G, de ser un trímero (tres moléculas) , pasa a ser un dímero, y activa a la guanidilato ciclasa o la adenilato ciclasa, para que se sintetice el GMPc o el AMPc.

Los segundos mensajeros, que inclusive puede ser el ion calcio, fosforilan proteínas, esta acción, las activa y pueden de esta manera aceracerse al núcleo en donde los cuarto mensajeros como el factor aceptor de AMPc, o CREB van a modificar en el núcleo los factores de transcripción, sobre todo de genes de expresión temprana como el cFos y el CJun. Rambien pueden modificar al Brain Derived Neurotrofic Factor (BDNF), que también modificara la expresión del genoma (figuras 3, 4, 5).

El segundo mensajero activa a la proteincinasas Figura 4

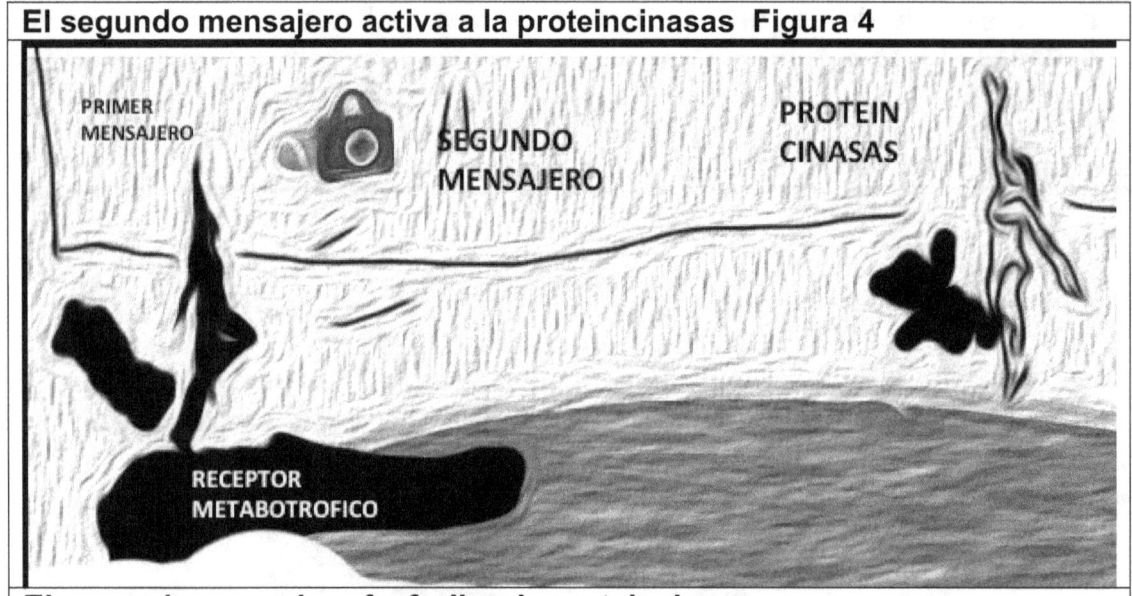

PRIMER MENSAJERO

SEGUNDO MENSAJERO

PROTEIN CINASAS

RECEPTOR METABOTROFICO

El segundo mensajero fosforila a la proteincinasas

CUARTOS MENSAJERO   Figura 5

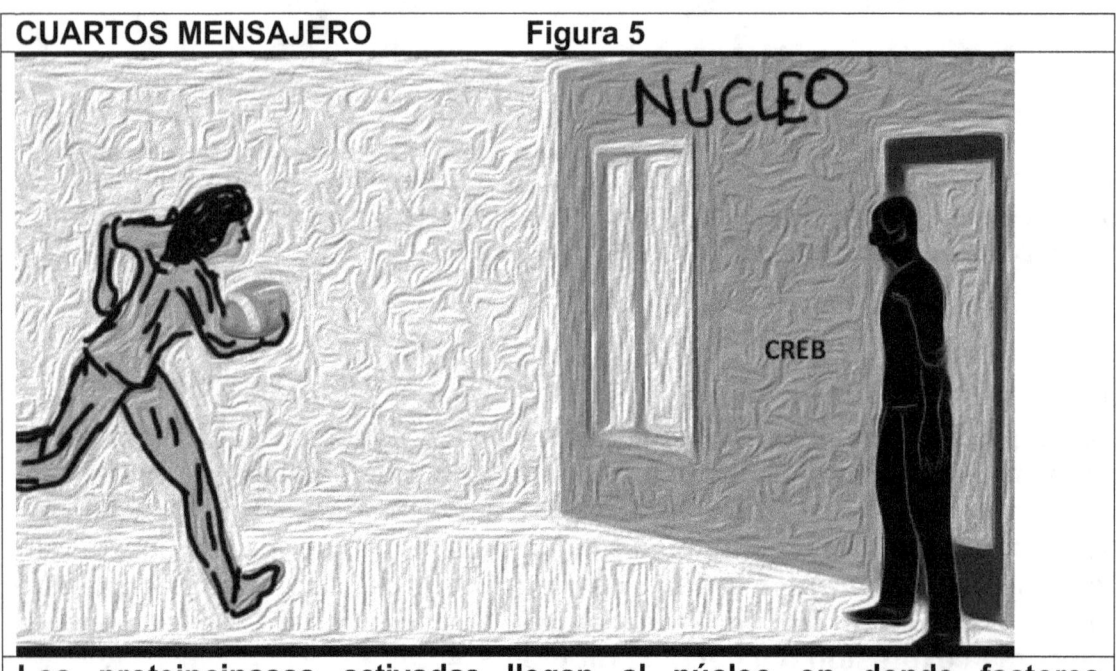

NÚCLEO

CREB

Loa proteincinasas activadas llegan al núcleo en donde factores específico como el CREB modificaran eventos de transcripción.

GENES DE EXPRESIÓN TEMPRANA ACTIVADOS. Figura 6

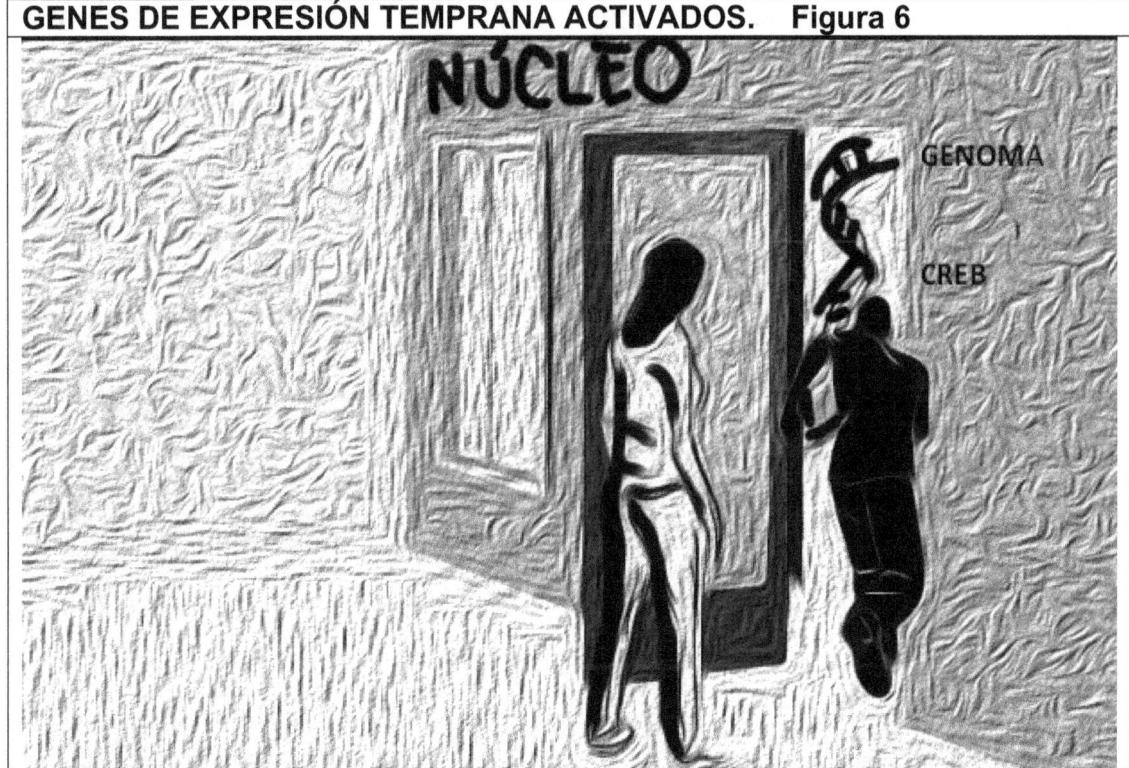

La función final de los neurotransmisores es activar o inhibir proceso de transcripción a nivel nuclear.

FACTORES NEUROTRÓFICOS

Estos factores son proteínas que están relacionados al crecimiento, diferenciación y supervivencia de las neuronas.En un sentido general, los factores neurotróficos (FNT), son literalmente factores de crecimiento para células nerviosas, que además de promover su crecimiento, intervienen en los procesos de diferenciación neuronal. Un término con el cual también se les conoce es como citoquinas. Este término queda restringido en algunos textos a los factores de crecimiento para la glía.

El primer FNT identificados por Levo-Montalcini y Hamburger, fue el factor de crecimiento neural (FCN), descubierto hace mas de 40 años. Se observó desde entonces, que este factor, estaba relacionado con el crecimiento y mantenimiento del mismo tejido nervioso que lo producía. Las neuronas que no reciben el FCN durante su desarrollo, no sobreviven, además de queno efectúan las conexiones adecuadas durante el desarrollo.

Los FNT son polipéptidos y la principal diferencia con los neuropéptidos neurotransmisores es que los primeros tienen un tipo específico de factor intracelular que es la proteína tirosina cinasa (PTC) y que son de mayor peso molecular que los segundos. Por ejemplo el Factor Neurotrófico Derivado del Cerebro (FNDC) ("Brain Derived Neurotrophic Factor - BDNF), es una proteína de 14 k-Da.

Los FNT se sintetizan en el pericarion de las neuronas y también en el cuerpo celular de la glía. Después son trasportados en vesículas densas a los botones terminales. Aun no queda claro el mecanismo mediante el cual se da la liberación de estas moléculas, aunque en algunos se ha observado vinculados a la depolarización celular. Algunos FNT como la Interleucina-1 y el FNT de la glía, son el producto de los llamdos "genes-tempranos", así que la liberación de estos factores está relacionada a su síntesis por estos factores. En la finalización de estos factores intervienen una serie de enzimas proteolíticas, sin embargo algunos otros como el FNDC, son "secuestrado" e internalizados a la célula al unirse a su receptor.

Una manera de clasificar a la FNT, se muestra en la tabla 1. Esta clasificación se base fundamentalmente, en el tipo de función inicial, con que se identificó a estos factores.

Tabla 1
FACTORES NEUROTRÓFICOS
NEUROTROFINAS: **FCN, FNDC, NT-3, NT-4**
FAMILIA DE FACTORES GLIALES: **Neurturin, persefina, FT glial.** **Efrinas**
FAMILIA FACTOR DE CRECIMIENTO EPIDERMOIDE **Factor de crecimiento epidermoide, Factor de crecimiento tumoral-alfa.** **Insulina (Factor de crecimiento de insulina), factor de crecimiento de fibroblastos, factor de crecimiento derivado de plaquetas.** **Interleucinas y citocininas relacionadas: IL-1, IL-2, IL-3, IL-5.Factor de necrosis tumoral-alfa y Factor de necrosis tumoral – beta.**
FAMILIA DE FACTORES DE CRECIMIENTO TUMORAL: **Factor de crecimiento tumoral-beta** **Interferones: alfa, beta y gama.**

RECEPTOR Rtc.

Todas las neurotrofinas, se unen a una sola clase de receptor homólogo a tirosina cinasa (RTC) (Figura 7), de los cuales se conocen tres subtipos: RtcA, RtcB y RtcC. Este es un receptor trasmembranal, y es una glicoproteína, con una masa molecular de 10 a 145 kDa. Cada tipo de receptor se une a una solo neurotrofina, por ejemplo el RtcA se piensa que es el receptor del FCN, el RtcB el de FNCD y NT-4, finalmente el RtcC es el receptor del NT-4. Las características del receptores se observan en la figura 1.

FIGURA 7

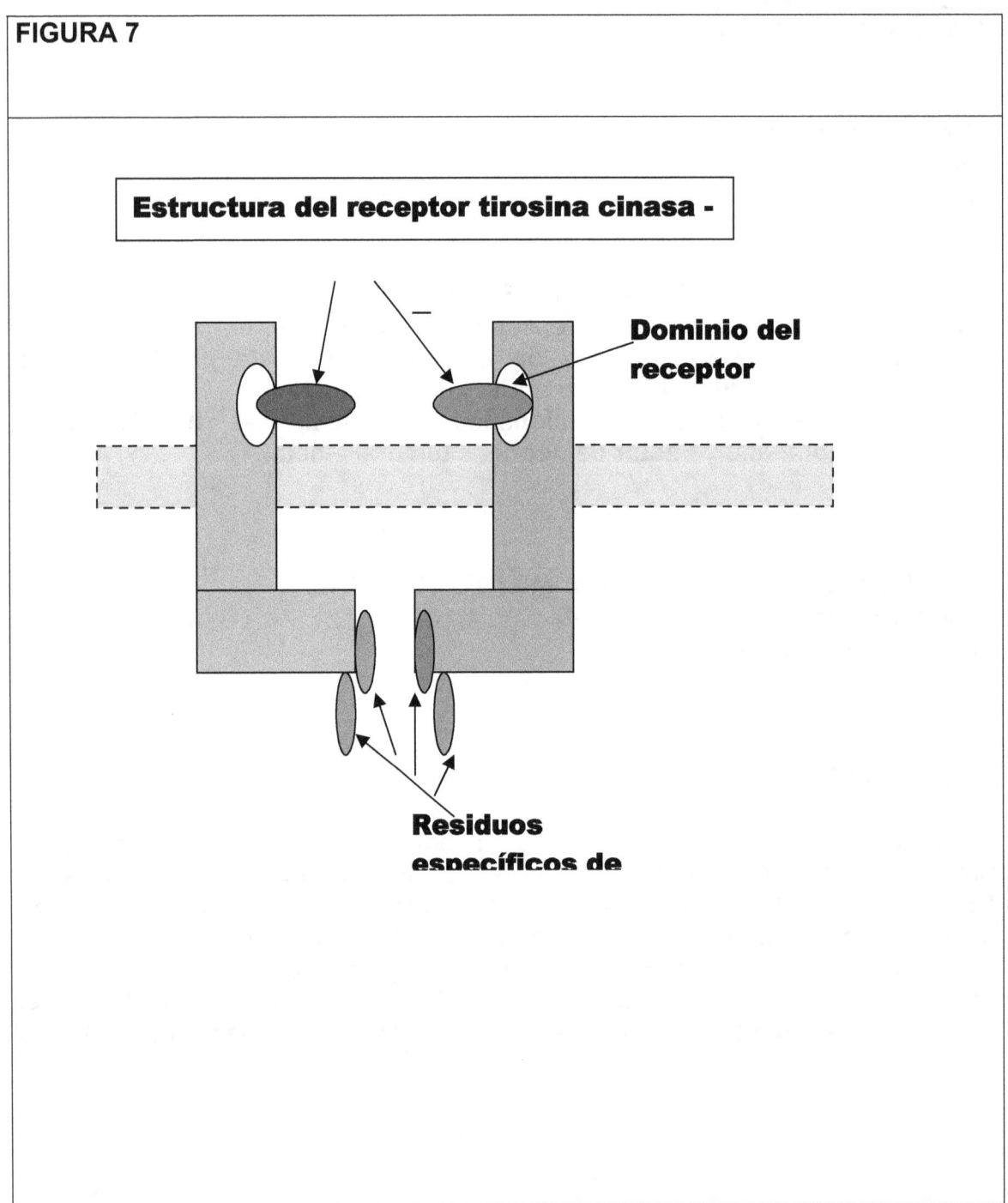

Estructura del receptor tirosina cinasa -

Dominio del receptor

Residuos específicos de

La unión del Rtc, al FNT, da como resultado la activación del dominio catalítico. Las neurotrofinas se unen como dímeros, lo cual ocasiona que el

Rtc se dimerice resultando en moléculas de Trk, las cuales se auto fosforilan en residuos diferentes de tirosina, lo cual activa una cascada de señales intracelulares, responsables de una serie de eventos biológicos. Uno de estos eventos, por ejemplo, es la activación de la fosfolipasa C, la cual acciona la cascada de fosfatidil inositol 3 cinasa.

En estudios con ratones "Knockout", para los Rtc, se ha podido observar que neuronas son viables y cuales no lo son. Los animales knockout para los receptores Rtc no llegan a la vida adulta. Este modelo ha servido para compensar las deficiencias en cuanto a farmacología de este tipo de receptores. También se a observado que algunas de las funciones de los FNT, se sobreponen, y que ante la deficiencia de uno de ellos, o de su receptores específicos, actúan otros factores.

El receptor conocido como p75, es utilizado por otros FNT, que no se unen a los Rtc, bajo algunas circunstancias, este receptor p75, esta vinculado al proceso de apoptosis. Los FNT son candidatos importantes, desde el punto de vista de la terapéutica de algunas enfermedades neurodegenerativas, por ejemplo el factor neurotrófico derivado de la glía, se relaciona a la sobrevivencia de las células dopaminérgicas, por lo cual es de interés para entender la fisiopatología de la enfermedad de Parkinson.

Finalmente existen factores neurotróficos pequeños, conocidos como Quimoquinas, que se han propuesto relacionadas con la respuesta inmune en el cerebro, estas proteínas son liberadas por lo astrocitos, microglia y quizás por algunas neuronas.

ACTIVACIÓN DE EXPRESIÓN GENÉTICA POR NEUROTRANSMISORES

El funcionamiento de una neurona se modifica en función de la activación o inactivación de genes que se encargan de la fabricación de enzimas, proteínas de receptores y otros elementos vitales a la neurotransmisión.

Lecturas recomendadas

Arenas E. GDNF, a multispecific neurotrophiv factor with potential therapeutic applications in neurodegenerative disorders. Mol Psychiatry 1:179-182, 1996.

D´Mello SR. Molecular regulation of neuronal apoptosis. Curr Opin Dev Biol, 39:187-213, 1998.

Levi-Montalcini R. The nerve growth factor 35 years later. Science 237:1154-1162, 1987.

Schuman EM. Neurotrophin regulation of synaptic transmission. Curr Opin Neurobiol., 9:105-109, 1999.

Yuenn EC, Mobley WC. Therapeutic potential of neurotrophic factors for neurological disorders. Ann Neurol., 40:346-354, 1996.

RECEPTORES, TRANSPORTADORES Y ENZIMAS COMO MECANISMOS DE ACCIÓN DE PSICOFÁRMACOS.

Las diferentes drogas que afectan al sistema nervioso lo hacen por modificaciones en las diferentes proteínas que establecen el funcionamiento de la sinapsis. La división que se hace de estos mecanismos esta organizada para poder entender que ocurre cuando se modifican cada uno de los elementos de la sinapsis.

La disponibilidad de las moléculas precursoras es un evento clave. Estas son la materia prima. Si se fiera a elaborar pan, La materia prima sería la harina de trigo. La maquinaria para el resto del proceso en el fabricar un pan, sería el equivalente a las enzimas en el caso de los neurotransmisores. Y la envoltura en la que se vende el pan serían las vesículas sinápticas. Pero si no hay trigo, no hay harina, y todo lo demás puede estar en buenas condiciones, pero el resultado final, será que no hay pan.

La disponibilidad de una materia prima para fabricar un neurotransmisor puede ser que no llegue a las neuronas, o que los mecanismos de trasporte (proteínas acarreadoras), no funcione. Por ejemplo, el hemicolinium 3, bloque el transportador de la colina en las neuronas colinérgicas. El resultado final de este bloqueo será una baja en la disponibilidad de acetilcolina.

Lo mecanismos de transporte son proteínas que funcionan como "bombas" hidráulica, esto es envían agua en contra de un gradiente de gravedad, hasta el tinaco de casa. Las bombas biológicas, introducen moléculas en contra de gradientes de concentración o de carga eléctrica. Puede ser que el interior de la célula tenga una concentración de una sustancia mayor que el exterior, y que se requiera mantener esta diferencia, entonces las bombas ingresan moléculas en contra de este gradiente. Son mecanismos que funcionan con inversión de energía, tomada del ATP.

Las enzimas de síntesis de neurotransmisores, también sin eventos manipulables, si se conoce la dinámica de estas o grupos no prostéticos que actúan en ellas. Un grupo prostético, es aquel que sin ser una proteína o aminoácido, permiten el buen funcionamiento de las enzimas, por ejemplo el grupo Hem de la hemoglobina, que contiene hierro, hace que la estructura cuaternaria de la proteína sanguínea se mantenga activo y que capte oxígeno. En las enzimas que forman neurotransmisores hay grupos prostéticos como el cobre, o coenzimas, que restablecen los estados de oxido-reducción óptimos de las enzimas, para que estas puedan ejercer un trabajo óptimo sobre sus sustratos. Algunas drogas compiten por los sustratos normales de las enzimas y desplazan a los compuestos naturales.

Hay drogas que van a impedir el almacenamiento de los neurotransmisores formados o en proceso de formarse, como es el vesamicol, para el sistema colinérgico, y la reserpina o tetrabenazina para el sistema de monoaminas. Al no almacenarse en las vesículas, el producto final no se libera a la hendidura sináptica y es destruido por las Mono amino oxidasas (MAO) en el citosol, Algunas drogas como los inhibidores de las mono amino oxidasas, aumentan la duración de los NTs, por bloqueo de su degradación.

También los mecanismos de liberación de la presinapsis pueden ser manipulados farmacológicamente, por ejemplo la cocaína, aumenta la liberación de monoaminas, mientras que agentes que seciuestran calcio (quelantes), la bloquean.

En el área de los receptores hay drogas que producen un efecto similar al del NTs endógeno y se les llama de manera general agonistas miméticos. Otros drogas bloquean a los receptores. Sin antagonistas y bloquean la acción del neurotransmisor, es decir lo antagonizan.

Los transportadores de neurotransmisores, son moléculas de 12 dominios membranales, que recapturan al neurotransmisor o los catabolitos de estos. Estas proteínas transportadoras son similares, y de hecho pueden contener segmentos de secuencias de aminoácidos equivalentes.

Un tipo de estos transportadores es el que se parece al transportador de sodio/potasio, se llama acarreador de soluto de la familia de genes SLC6, e incluye transportadores de serotonina, norepinefrina, dopamina, GABA, y glicina pueden estar localizado en neuronas y glía. Otra clase de transportador tiene una alta afinidad por glutamato también se le conoce coo acarreador de solutos del grupo de genes SLC1.

Hay un tercer acarreador de proteínas que se localiza en el interior de las vesículas sinápticas. Este pertenece al grupo de genes SLC18, se corresponde al sistema de recaptura de serotonina, norepinefrina dopamina e histamina. Además del transportador vesicular de acetilcolina. Hay también sistemas d inhibición de la recaptura SLC18, (VANTs), el sistema inhibidor de aminoácidos excitatorios SLC32 el VIAATs).

El sistema de transportadores de monoaminas comparte homologías estructurales porque pertenecen a la misma familia. En el caso de la serotinina se llama SERT (Serotonin reuptake transporter), para la norepinefrina se le llama NET y para dopamina DAT. El transportador en las vesículas sinápticas se llama VAMT2 (vesicular mono amine transporter 2), y este si es idéntico para serotonina, norepinefrina, dopamina e histamina. Esto podría explicar el porque compuestos como la reserpina, modifica el almacenamiento de las monoaminas en general, y con esto baja la eficiencia de estas sinapsis.

Las proteínas de recaptura de las monoaminas trabajan en paralelo con las bombas de sodio y potasio y requieren de energía para su funcionamiento. Los niveles bajos de sodio o cloro, por ejemplo, pueden modificar los mecanismos de recaptura.

RECEPTORES A NEUROTRANSMISORES

Estos son glicoproteínas, que permiten la comunicación entre el exterior y el interior de la célula. Pueden ser de cinco dominio transmembranales, acoplados a un ionóforo, de acción rápida e intervienen en cambio en el potencial de membrana: despolarización e hiperpolarización. Esto es cambian la polaridad de la membrana por el ingreso de sodio y salida de cloro, o en el caso de aminoácidos inhibitorios (GABA y Glicina periférica), aumentan el ingreso de aniones como cloro y con eso crean una estado excesivo de cargas positivas que detienen los potenciales de acción en esa zona.

Otro grupo de receptores son de siete dominios transmembranales, acoplados a sistemas efectores, como la proteína G.

Para cada neurotransmisor hay varios subtipos de receptores. Por supuesto que el neurotransmisor actúa sobre todos sus receptores. Si comparamos a los receptores con cerraduras de puertas, diremos que el neurotransmisor endógenos, es la llave maestra de sus propios receptores. Los diferentes fármacos o drogas pueden tener variabilidad en sus afinidades por las cerraduras, e incluso no abrirlas. Esto es lo que explicaremos a continuación.

Una sustancia puede ser un AGONISTA, si produce el mismo efecto que el neurotransmisor en un tipo de sus receptores. Esto es, produce cambios en sus proteínas G, fabricación del segundo mensajero, etc. Este efecto se puede lograr con moléculas del miso neurotransmisor, drogas similares, y por mecanismos indirectos, como puede ser el aumento de la liberación (por ejemplo con anfetaminas y cocaína), bloqueo de recaptura presináptica (antidepresivos), o por inhibición de los mecanismos de degradación del neurotransmisor, por ejemplo con inhibidores de las mono amino oxidasas, o de las acetil colinesterasa. El efecto neto en esto casos será mayores niveles del neurotransmisor en la hendidura sináptica.

NO AGONISTAS. Este puede ser compuestos, que aún cuando ocupen los sitios del receptor no activan los mecanismos efectores para desencadenar un efecto biológico, que esta detectable pero no suficiente.

ANTAGONISTAS. El compuesto ocupa el receptor, pero no activa a la proteína G, no hay un efecto biológico, pero impide la acción del agonista en ese sitio. En un sentido farmacológico, actúan como neutralizadores.

AGONISTAS INVERSOS: Bloquean el receptor y cancelan cualquier función en el, lo inactivan. Este tipo de drogas son útiles en caso de intoxicaciones o sobredosis como el flumasenil en el caso de las benzodiacepinas o la naltrexona en el caso de los opioides.

Hay un equilibrio funcional entre el número y afinidad de los receptores y la cantidad de neurotransmisor en la hendidura sináptica. A mayor cantidad de este último, disminuye primero la afinidad de los receptores (desensibilización), o baja del número de receptores (regulación hacia abajo), por cantidad de membrana neuronal. El efecto neto sobre las neuronas blanco se mantiene de manera homeostática. Lo mismo ocurre si hay una baja de neurotransmisor, en el lapso de horas hay una hipersensibilidad, pero si esto persiste hay una regulación hacia arriba de los receptores por cantidad de membrana neuronal (regulación hacia arriba). La afinidad que una sustancia tiene por un receptor se puede medir y es un logaritmo de base negativa que se expresa como la constante de afinidad o Kd. La cantidad de ligando que ocupa un espacio finito de membrana celular se le conoce como unión máxima o B max, (binding). Ambas variables tienen una traducción funcional.

Por ejemplo, una persona con enfermedad de Parkinson, tiene una baja en los niveles de dopamina en el estriado, si toma L-Dopa, que aumenta la síntesis de dopamina, mejora, pero por uno minutos después de ingerir su medicamento, aumentan sus movimientos involuntarios, que parecen coreo atetosis. Esto se ha explicado como el efecto de la llegada de la nueva dopamina que proviene de la L-dopa ingerida, y su impacto sobre los receptores dopaminérgicos regulados hacia arriba, en lo que que también se conoce como una denervación bioquímica.

LAS ENZIMAS COMO BLANCOS DE DROGAS.

Algunas de las enzimas que participan en la síntesis de neurotransmisores, o en su destrucción, pueden modificar la disponibilidad de las moléculas transmisoras. Las enzimas aceleran la conversión de una sustancias, que se llama sustrato, a otra sustancia que se llama producto. La capacidad de una enzima para hacer esto, su velocidad, y los mecanismos que la activan e inactivan son lo que se ha denominado dinámica enzimática. En las enzimas, que son proteína, hay sitios de unión para su sustrato. Los inhibidores de la acción enzimática, impiden que esta se una a su sustrato. Algunos inhibidores enzimáticos son irreversibles, otro son reversibles.

A los primeros se les llama "inhibidores suicidas", porque el enlace entre esta molécula y la enzima es covalente e irreversible. Esto hace que la enzima quede inactivada, y es hasta que se fabrique nueva enzima sin el inhibidor que la función bloqueada se recupera. Eso puede tardar varios días. Un ejemplo de lo anterior ocurre con la droga para cloro- fenil alanina (PCPA), la cual se une irreversiblemente a la triptofano hidroxilasa, la enzima de síntesis principal y factor limitante de este proceso. Por ejemplo, fue utilizada por Michel Jouvet y su grupo, como un modelo de inducir insomnio total en el gato, lo mismo que la destrucción de las células serotoninérgicas del puente. Al cabo de tres días de inyecciones de PCPA, los gatos dejaban de dormir, situaciones que duraba hasta una semana. Si se administraba el compuesto 5-hidroxi triptófano, que es el producto que se obtiene de la interacción del L-triptófano y la enzima triptofano hidroxilasa, El gato volvía a dormir. Se estaba puenteando el paso bloqueado, administrando el producto de la enzima inhibida.

En las drogas con uniones reversibles, hay una competencia entre esta sustancia y el sustrato normal de la enzima, la unión se efectuará en función de la afinidad que la enzima tenga por uno u otro, droga o sustrato fisiológico.

En el grupo de enzimas que degradan a los neurotransmisores, algunos ejemplos son los inhibidores de las mono amino oxidasas, los inhibidores de las colinesterasas.

IONÓFOROS COMO BLANCO DE DROGAS.

La membrana celular crea una barrera para el paso de los iones, que son partículas de carga positiva (cationes) o negativa (aniones). Aún cuando son de bajo peso molecular, sus cargas los rodean de "nubes" de partículas de agua. Por lo que se requiere del paso de estos por canales o túbulos, algunos de los cuales están regulando activamente el paso de los iones, Los canales que se modifican más en psicofarmacología son los canales de sodio, potasio, cloro y calcio. Los canales iónicos que se regulan por neurotransmisores se denominan canales iónicos regulados por ligandos, estos canales están acoplados a receptores a neurotransmisores. Hay otro grupo de canales que se encuentran acoplados a cambios de voltaje de la membrana, entonces cuando se aplica un estímulo umbral, la membrana se despolariza, permitiendo con esto, una entrada masiva de sodio, que se acumula, como si fuera una represa de sodio en el exterior de la célula, pero al abrirse los canales de sodio este inunda el interior, en una segunda fase de la despolarización sale el potasio, también de carga positiva, y esto inicia la repolarización de la membrana.

El efecto de los psicofármacos que actúan en los receptores acoplados a canales iónicos es inmediato. Por ejemplo los ansiolíticos e hipnóticos, como las benzodiacepinas, non-benzodiacepinas, barbitúricos y alcohol, actúan muy rápido en la corrección de algunos de los síntomas. Mientras que los medicamentos que actúan sobre los receptores complejos acoplados a proteína G, tardan días o semanas en verse sus efectos clínicos, como sucede con algunos antidepresivos.

Otros receptores que funcionan acoplados a un canal iónico son: el receptor nicotínico, el receptor GABA-A, el receptor a glicina, el receptor a serotonina 5-HT3. El caso del receptor NMDA, es atípico. Pues aún cuando tiene un canal iónico, este funciona con ligandos y voltaje. El canal permite el paso de calcio, aún cuando tiene un "tapón" de magnesio en su interior, que se remueve por el voltaje, los sitios de unión a neurotransmisores, son ocupados por el ácido glutámico y la glicina. Al igual que los receptores GABA-A, hay varios ligando que pueden unirse a diferentes puntos del canal, como es el caso del anestésico ketamina, y el alucinógeno fenciclidina o polvo de ángel.

Aún cuando la mayoría de los receptores acoplados a canales iónicos tienen cinco unidades, es decir son pentaméricos, ahora sabemos que también hay tetrámeros. Esto tienen 3 regiones transmembranales y cuatro cadenas. Ejemplos de estos receptores son los receptores a glutamato, AMPA, Kainato, NMDA.

Los sitios en los cuales se fijan moléculas que no son neurotransmisores, pero que van a modificar la respuesta neta del receptor, se llaman sitios alostéricos. Puede haber dos tipos de alosterismo, el positivo, en donde se potencializa en efecto del neurotransmisor que activa el receptor, o alosterismo negativo, en donde el efecto de la molécula es lo opuesto al del ligando natural al receptor. Los compuestos que ocupan los sitios alostéricos no pueden de manera aislada actuar como si fueran neurotransmisores, se requiere que los ligandos naturales estén en su sitios para que se aumente o atenué el efecto.

Un ejemplo claro al respecto lo proporciona el receptor GABA-A. Algunos de los sitios alostéricos positivos son a las benzodiacepinas, etanol, barbitúricos. Estos potencian el mantener mayor tiempo el canal de cloro abierto. Mientras que la picrotoxina, funciona con alosteriso negativo, y al cerrarse el canal de cloro, aparecen convulsiones.

NEUROBIOQUIMICA DE LAS NEURONAS COLINERGICAS

ASPECTOS HISTÓRICOS DE LA ACETILCOLINA

Esta fue sintetizada en 1867 por Adolf von Baeyer, mucho tiempo antes de que se supiera que existían los neurotranmisores. Posteriormente, Henry Dale la aisló de las plantas que contenían el alcaloide de la ergotamina en el año de 1914, y el mismo notó que la acetilcolina producía en los tejidos periféricos, el mismo efecto que la estimulación de los nervios parasimpáticos. Pero fue Otto Loewi,en 1921, con su experimento de los corazones aislados de rana, uno inervado y el otro no, que demostró la transmisión humoral y el papel de la aceitlcolina en esto.

Años después el propio Dale y sus colaboradores, identificaron en 1936, que el neurotransmisor de la placa neuromuscular era la acetilcolina. Ambos hombres de ciencia Henry Dale y Otto Loewi, recibieron el premio Nobel de Medicina y Fisiologia por sus trabajos con la acetilcolina. Fueron los posteriores trabajos de Langley aplicando nicotina en la placa muscular y muscarina en el musculo liso, que permitieron caracterizar las dos familias de receptores colinérgicos: nicotínicos y muscarínicos.

La enzima de síntesis de la acetilcolina es la acetil colinesterasas (CAT), la cual se identifica en su sitio de síntesis, retículo endoplásmico rugoso en el pericarion neuronal o en las terminales axónicas de neuronas colinérgicas de hecho, los anticuerpos que se obtienen de esta enzima, son buenos marcadores del fenotipo neuronal para decir si una célula es o no colinérgica.

La acetilcolina es un neurotransmisor que se ha involucrado en diferentes funciones como son la regulación motora, el ciclo de sueño y vigilia, memoria, sistemas de recompensa, entre las más representativas. AL mismo tiempo su papel en alteraciones neuropsiquiátricas es cada vez más relevante. Se destacan en estas a la enfermedad de Alzheimer, alteraciones de movimientos, depresión mayor y esquizofrenia.

SINTESIS DE LA ACETILCOLINA

La Ach es sintetizada a partir de dos precursores (fig 1): la colina y la acetil coenzima A (AcCoa), mediante la enzima colina acetil transferasa (CAT). Esta última es una enzima que se encuentra soluble en el citoplasma y cataliza la transferencia de un grupo acetil de la AcCoA hacia la colina. Esta última es incorporada al interior del citosol mediante al menos dos mecanismos de trasporte activo. El primero es un mecanismo de difusión pasiva, común a otras células, como los eritrocitos y es independiente al sodio y cloro, se ha propuesto que este en muchas células neurales y no neurales y que interviene en la síntesis de fosfolípidos. . El segundo es un mecanismos de alta afinidad, el cual es sodio y cloro dependiente, localizado principalmente, aunque no de manera exclusiva, en las terminales colinérgicas, en donde bajo ciertas circunstancias se acopla con la síntesis de Ach. El análisis de la secuenciación de amino ácidos reporta trece dominios transmembranales, un sitio de glicosilaci´n extracelular, un sitio intracelular de fosforilación para las proteinas cinasas A y C.

El buen funcionamiento de este sistema de captura acoplado a sodio y cloro es uno de los mecanismos de regulación de la actividad colinérgica. En ratones nockout para esta proteina, no sobrevivien a las pocas horas de nacidos, y mueren por parálisis de los músculos rspiratorios.

La colina está presente en el plasma en concentraciones cercanas a 10 μM. También el mecanismo de alta afinidad trabaja con estas concentraciones, por lo tanto los niveles de este sustrato en el plasma son adecuados para sostener la síntesis, inclusive en las condiciones de extrema demanda.

La síntesis de Ach, en el pericarion parece estar acoplado a un mecanismo de difusión pasiva. La captura de la colina es a través del mecanismo de alta afinidad, la cual es estimulada por el aumento de la liberación de la Ach. Aproximadamente la mitad de la colina utilizada en la síntesis de Ach se origina de la recaptura del precursor colina, que se recicla después de la degradación de la Ach en la hendidura sináptica (fig 1 y 2). Otra fuente de colina la constituye la degradación de la fosfatidil colina, la cual parece aumentar como respuesta a la liberación de la Ach.

La AcCoA es producida en la mitocondria por el complejo enzimático piruvato deshidrogenasa (PDH). Esta requiere del piruvato como sustrato, el cual normalmente es proporcionado por el proceso de glicólisis. No se conoce el mecanismo mediante el cual la AcCoA es liberada de la mitocondria al citosol, sin embargo existen evidencias de que es un mecanismo que puede ser disparado por Ca++, y en el cual interviene el ácido cítrico.

La purificación de la CAT ha permitido la producción de anticuerpos específicos, y de esta manera se pueden hacer el mapeo de las regiones colinérgicas. Si una célula presenta tinción positiva a CAT podemos decir que es colinérgica, mientras que si resulta con tinción positiva para la acetil colinesterasa (AchE), la enzima responsable de la degradación de la Ach, entonces podremos decir que la neurona es colinoceptiva, ya que esta enzima se localiza en la membrana postsináptica, cerca de los receptores colinérgicos. Además de se deben de identificar alguno de los receptores colinérgicos (muscarínicos o nicotínicos).

La CAT se encuentra en el sistema nervioso central específicamente en donde la síntesis de Ach se lleva a cabo. Grandes concentraciones de esta enzima están localizadas en el núcleo caudado, mientras que en el cerebelo hay poca concentración. La CAT está presente en altas concentraciones en las terminales nerviosas colinérgicas, aunque también se puede presentar en el axón. Se ha sugerido que la CAT pueda estar unida a la porción externa de la membrana y que de esta manera sea un mecanismo simultáneo al del almacenamiento. La enzima purificada es una proteína de 66 a 70 kilodaltons y la forma cerebral tiene una Kd para la colina de 1 mM mientras que para la AcCoA es de aproximadamente 10 µM (lo cual denota una mayor afinidad por el sustrato mitocondrial).

Un transportador vesicular específico media la incorporación de la Ach recien sintetizada al interior de las vesículas presinápticas. Se le denomona Trasportador específico vesicular de Ach (VAchT = specific vesicular Ach transporter). Esta molécula transporta Ach al interior de la vesícula sináptica, en contra de gradientes de concentración, pues el interior de estas está simpre con ayor cantidad molecular de acetilcolina. La concentración de moléculas de acetilcolina en el interior de las vesículas, en pez torpedo puede llegar a ser de 1 Molar. Un agente farmacológico que bloquea este almacenamiento es el vesamicol. El efecto de esta droga sobre la transmisión colinérgica se ha evaluado en los potenciales en placa miniatura, que no se observan en preparaciones tratadas con vesamicol y la estimulación eléctrica de sus respectivas fibras neurales. VachT posee doce dominios transmembranales. Lo anterior es similar a otros sistemas de transporte vesiculaes de las monoaminas. El transportador de captura y el Vacht están codificados en el un intron del mismo gen, lo cual supone que ambos sistemas de transportadores esten corregulados. Las vesículas sinápticas en donde se almacena la acetilcolina contienen otras proteinas relevantes para la neurotransmisión. Estas son la sinaptobrevina, la sunaptofisina y sinaptotagminas.

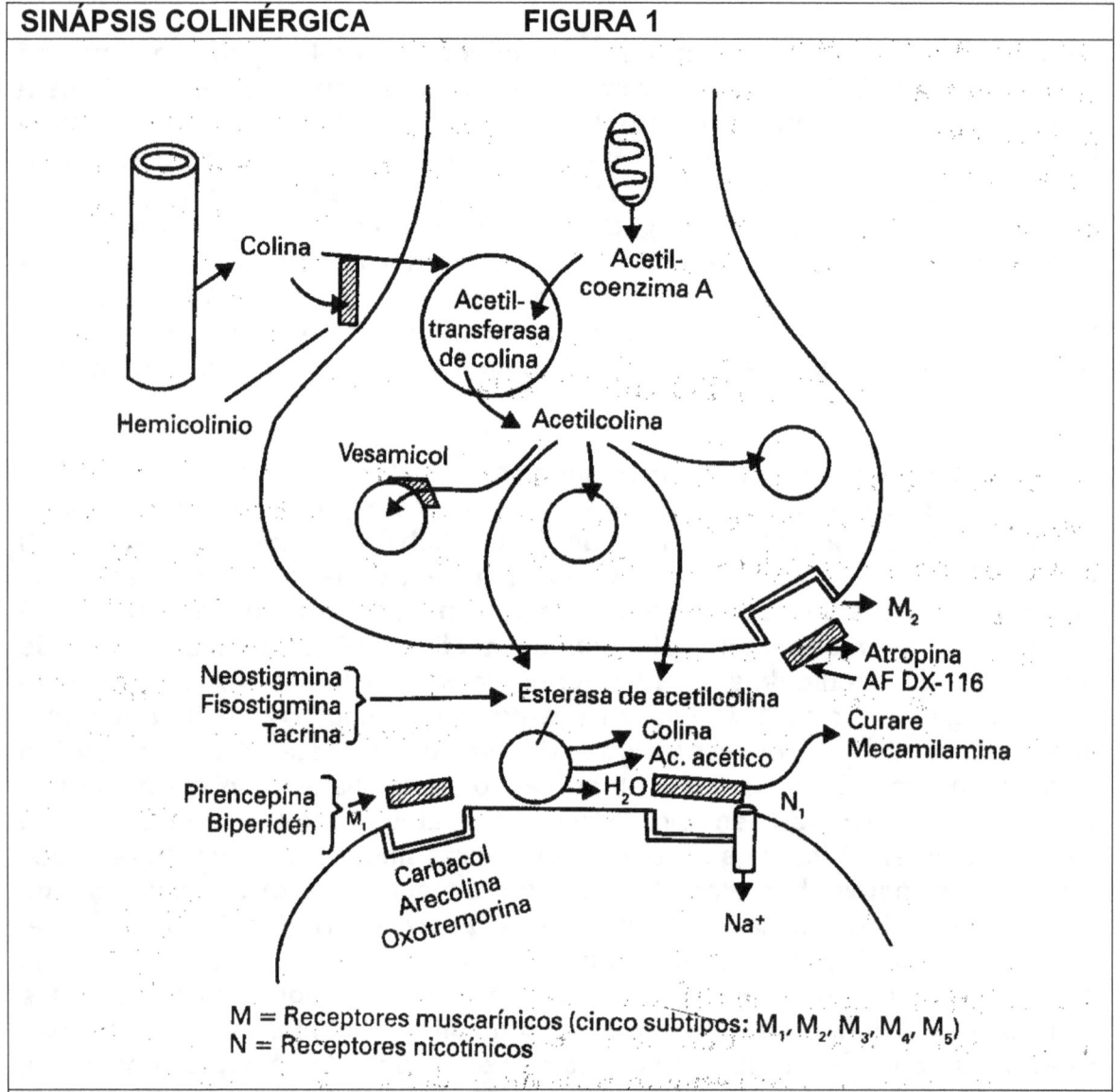

M = Receptores muscarínicos (cinco subtipos: M_1, M_2, M_3, M_4, M_5)
N = Receptores nicotínicos

Los precursores de la acetilcolina son la colina y la acetil coenzima A. Una sola enzima sintetiza a la acetilcolina, la Colinacetil transferasa (CAT). El NTs se almacena en vesículas presinápticas, y se libera cuando un potencial de acción llega a la terminal sináptica. Dos familias de receptores se han identificado: muscarínicos y nicotínicos.

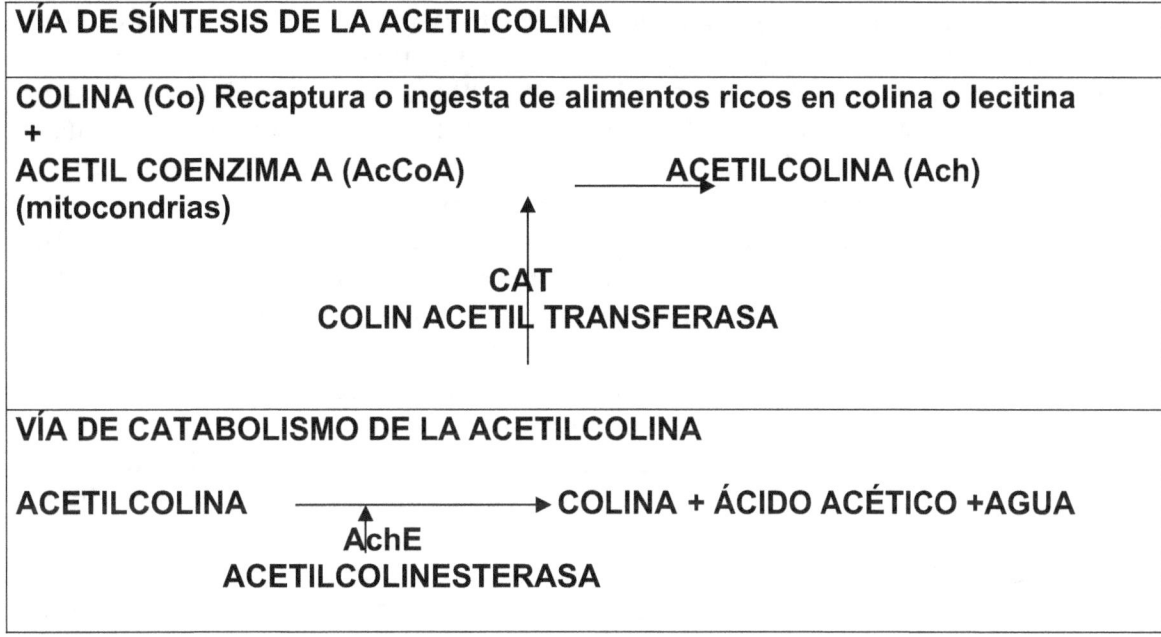

VÍA DE SÍNTESIS DE LA ACETILCOLINA
COLINA (Co) Recaptura o ingesta de alimentos ricos en colina o lecitina + ACETIL COENZIMA A (AcCoA)　　　　　　　　ACETILCOLINA (Ach) (mitocondrias) CAT COLIN ACETIL TRANSFERASA
VÍA DE CATABOLISMO DE LA ACETILCOLINA ACETILCOLINA ————————→ COLINA + ÁCIDO ACÉTICO +AGUA AchE ACETILCOLINESTERASA

El efecto del vesamicol en el sueño fue explorada por nuestro grupo. Se administró solución salina o un esquema creciente de vesamicol intracerebro ventricularmente, en ratas que se habían preparado quirurgicamente para registros crónicos de sueño. La administración de vesamicol profujo un efecto, dosis deprendiente de supresión del sueño de movimiento rápidos, y en el periodo de recuperación siguiente a las intecciones, se vio un aumento de esta fase de sueño o "rebote de sueño MOR". EL vesamicol actúa como un aticolinérgico al impedir el almacenamiento de la acetilcolina. **(Vesamicol, an acetylcholine uptake blocker in presynaptic vesicles, suppresses rapid eye movement (REM) sleep in the rat.**Salin-Pascual RJ, Jimenez-Anguiano A Psychopharmacology (Berl). 1995 Oct;121(4):485-7.

Después de la síntesis, la Ach se encuentra almacenada en las vesículas sinápticas. El papel que desempeña la Ach en las vesículas en el funcionamiento global del NT no es aún claro. Se ha propuesto que la Ach que se libera primero, como resultado del potencial de acción que llega a la terminal sináptica, es la que se localizada en el citoplasma, recién sintetizada. Mediante un mecanismo de compuertas, la Ach de las vesículas se intercambia con la que se localiza en el citosol y de esta manera juegan un papel secundario en la disponibilidad de Ach. Al mismo tiempo se han reportado dos tipos de mecanismos de liberación de Ach. Por un lado esta el mecanismo de liberación lenta, que se observa en las neuronas en reposo, el cual fue originalmente descrito por Fatt y Katz, este probablemente se presenta en todas las sinapsis colinérgicas. El segundo se presenta cuando un potencial de acción llega a la terminal presináptica. En el primer caso con la liberación lenta de la Ach, se producen los llamados potenciales miniatura o "Mini end plate potentials" (MEPP). (Potenciales miniatura en placa terminal). Se ha sugerido que cada potencial miniatura resulta de la liberación de cantidades finitas o "Cuantos" de Ach y cuando la terminal presináptica es despolarizada aumenta el número de "cuantos" de Ach liberados por unidad de tiempo. En una hipótesis alternativa se piensa que la Ach se libera directamente del citoplasma. En este modelo una cantidad definida de "cuantos" de Ach son liberados porque una cantidad definida de canales en la membrana están abiertos por un periodo de tiempo, que es cuando la concentración de Ca++ se eleva.

Las vesículas de acetilcolina de mamíferos contienen aproximadamente 2,000 moléculas de Ach, ientras que las vesículas del pez torpedo tienen 20,000.

La liberación de Ach requiere de la presencia de Ca++ extracelular, el cual entra a las neuronas cuando éstas se encuentran despolarizadas. Se ha propuesto que una corriente de Ca++ que es voltage dependiente sea el evento inicial para la liberación de la Ach., la cual ocurre 200 µsec más tarde. La presencia de toxina botulínica puede inhibir este proceso, esta es producida por la bactoria anaeróbica clostridium bltulinum, esta es mas portente a nivel periférico, lo cual lleva a parálisis de los músculos respiratorios y muerte por asfixia.

Sin embargo la toxina botulínica tiene utilidades clínicas en manos expertas. Los cirujanos plásticos las usan para disminuir las arrugas faciales, contracciones dolorosas en músculos del cuello (tortícolis espasmódica), y problemas de sudoración excesiva.

TABLA 1
FUENTES DE PRECURSORES DE LA ACETILCOLINA

COLINA:
    - DIETA
    - RECAPTURA DE HENDIDURA SINAPTICA (50 %)
    - FOSFATIDILCOLINA

ACETIL COENZIMA A: **- ÁCIDO PIRUVICO (CICLO ANAERÓBICO DE LA GLUCOSA).**

RECEPTORES COLINERGICOS.

Una vez que la Ach es liberada, el siguiente paso es la interacción con los receptores colinérgicos. Ha sido establecido que hay dos subtipos mayores (familias) de receptores colinérgicos: nicotínicos y muscarínicos. El principal antagonista del receptor nicotínico es la nicotina, la cual produce una estimulación inicial vigorosa, mientras que la d-tubocurarina (curare) es uno de sus principales antagonistas. En el caso de los receptores muscarínicos, el principal agonista es la muscarina, el cual es un alcaloide que se obtiene de la <u>Amanita Muscarica</u>. El mas conocido de los antagonistas de estos receptores es la atropina (tabla 2).

TABLA 2
ALGUNAS CARACTERÍSTICAS DE LOS RECEPTORES COLINERGICOS
NICOTÍNICOS: **AGONISTA TÍPICO: NICOTINA / ANTAGONISTA TÍPICO: CURARE** **SUBTIPOS:** Central y periférico (placa neuromuscular). Difierentes subunidades alfa y beta en los receptores nicotínico centrales. **ACOPLADOS A CANAL IONICO** **SE LOCALIZAN EN SISTEMA NERVIOSO PERIFÉRICO (GANGLIO, UNIÓN NEUROMUSCULAR)** **ALTA VELOCIDAD DE RESPUESTA (RELACIONADO CON LOS CAMBIOS A LA CONDUCTANCIA DEL SODIO).**
MUSCARÍNICOS: **AGONISTA TÍPICO: MUSCARINA / ANTAGONISTA TÍPICO: ATROPINA** **SUBTIPOS: M1 / M2/M3/M4/M5** **ACOPLADOS A PROTEÍNA G** **LA RESPUESTA ESTA MEDIADA BIOQUÍMICAMENTE POR UNO DE LOS SIGUIENTES TRES MECANISMOS (TODOS INICIADOS POR LA PROTEÍNA G)** **(1) INHIBICIÓN DE LA ADENILATOCICLASA** **(2) ESTIMULACIÓN DE LA FOSFOLIPASA C** **(3) ACTIVACIÓN DE CANALES DE POTASIO.**

EL RECEPTOR NICOTÍNICO.

Fue este el primer receptor a neurotransmisores que se caracterizó bioquímicamente. Su localización en la placa neuromuscular hizo posible que se le explorara de manera extensiva con técnicas electrofisiológicas. Se utilizaron las especies de pez torpedo (es una matarraya) y el veneno de la vívora Bungarus multisinctus y en otras serpientes.

El tejido electrico del pez tiene una alta densidad de receptores nicotínicos empaquetados y tienen el mismo origen embriológico que el de la unión neuromuscular, solo que con mayor densidad de receptores colinñergicos. Este ótgano eléctirco, da descargas de menos de 60 volts y 150 amperes, <la concentración d elos recepotres de nicotina es de de 100 pmol/mg de proteina 1000 veces mayor que el de la placa neuromuscular. El veneno de la serpientes se llama alfa bungaro toxina, y fue uilizado para aumentar el peso de los recpetores y poder analizarlos y separarlos mediante la cromatografía, ademas que es una herramienta para detectar de manera selectiva a los receptores (Figura 2).

RECEPTOR NICOTÍNICO DE PLACA NEUROMUSCULAR   FIGURA 2

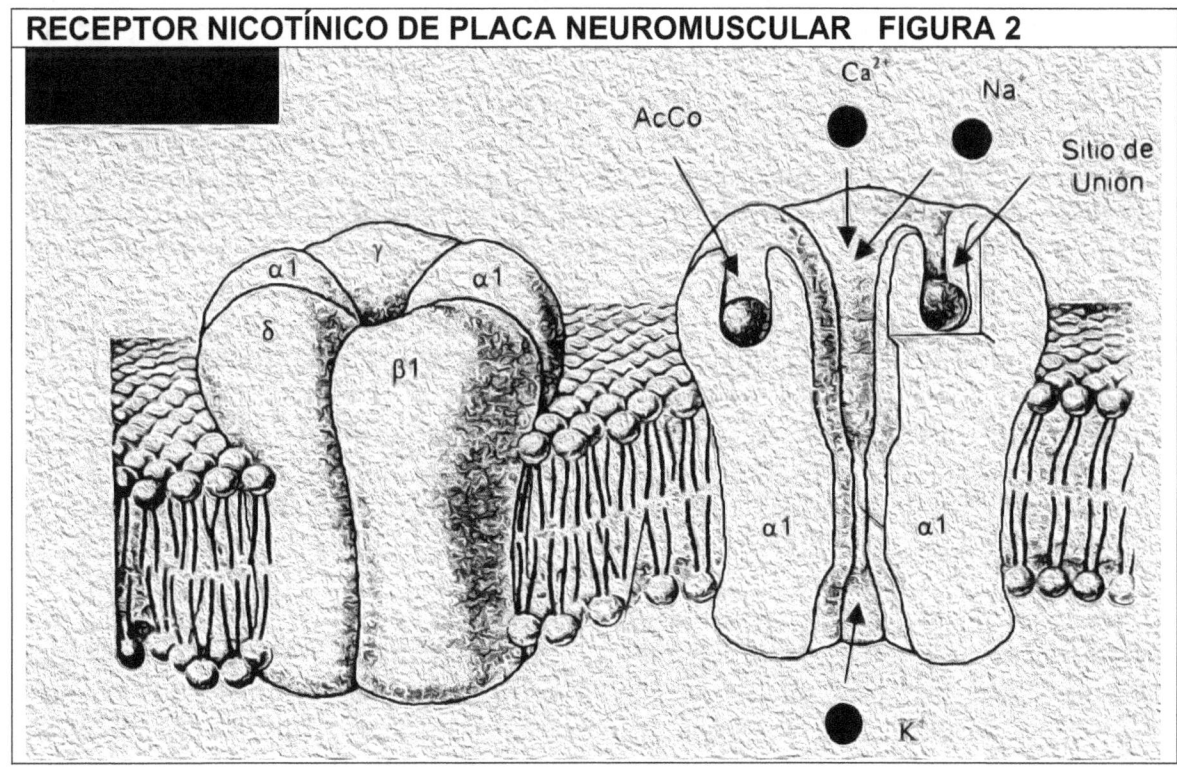

El receptor nicotínico es una proteína pentamérica compuesta de unidades heterólogas, dos alfa, beta, gama y delta (receptor nicotínico de placa neuromuscular) ver figura 2. Cada subunidad parece estar codificada por diferentes genes. Este receptor se aisló con la ayuda de algunas toxinas como la alfa-bungaro toxina y la toxina alfa de la <u>Naja naja siamensis</u>. Con la utilización de diferentes ligandos farmacológicos, se sabe en la actualidad que por lo menos existen varios subtipos de receptores nicotínicos. Los receptores nicotínicos en el cerebro están únicamente compuestos de unidades alfa y beta, y estas presentan diferencias entre si, de tal manera que hay subtipos de receptores nicotínicos dependiendo de las diferencias de las cadenas alfa (alfa-2, alfa-5, alfa-7) lo mismo ocurre con las cadenas beta. El mapeo y localización de las diferentes unidades de los receptores nicotínicos ha sido una tarea importante, ya que la localización de diferentes subunidades de los receptores nicotínicos pueden explicar una variedad de funciones de estos y la interacción con otros sistemas de neurotransmisión (por ejemplo, los subtipos alfa-7 se han involucrado en procesamientos de filtraje de tipo sensorial y se localizan en el tálamo). La transmisión colinérgica es primariamente nicotínica en la médula espinal y sistema nervioso vegetativo, mientras que los receptores nicotínicos así como los muscarínicos, se localizan en áreas corticales y subcorticales. La relación entre receptores muscarínicos y nicotínicos en el SNC es a favor de los muscarínicos. Estudios estructurales de los receptores nicotínicos muestran que las subunidades se encuentran dispuestas alrededor de un canal central, con la más grande porción de la proteína expuesta hacia la superficie extracelular. La cavidad central es el ionóforo o canal iónico, el cual en el estado de reposo es impermeable a los iones. Cuando es activado, su diámetro se abre a 6.5 A. Este canal abierto es selectivo para cationes. Lla permeabilidad de este canal para algunos cationes parece estar limitado en forma primaria al diámetro del canal abierto. La subunidad alfa, es el sitio para la unión de los agonistas y antagonistas competitivos y es la superficie primaria a donde se asocia la toxina de víbora alfa-bungaro toxina.

Un sitio para las uniones de ligandos existe en cada una de las subunidades alfa, la ocupación de ambos sitios es necesaria para la activación de los receptores. Existen indicaciones de que hay una cooperación positiva en la asociación con los agonistas.

Una gran variedad de respuestas se observadan en las células de vertebrados ante la señal de Ach. La activación de los receptores muscarínicos se ha relacionado a diversos efectos como aprendizaje, memoria, atención, estado de ánimo, nocicepción, termorregulación, función motora, sueño y funciones neuroendócrinas (ver tabla 3).

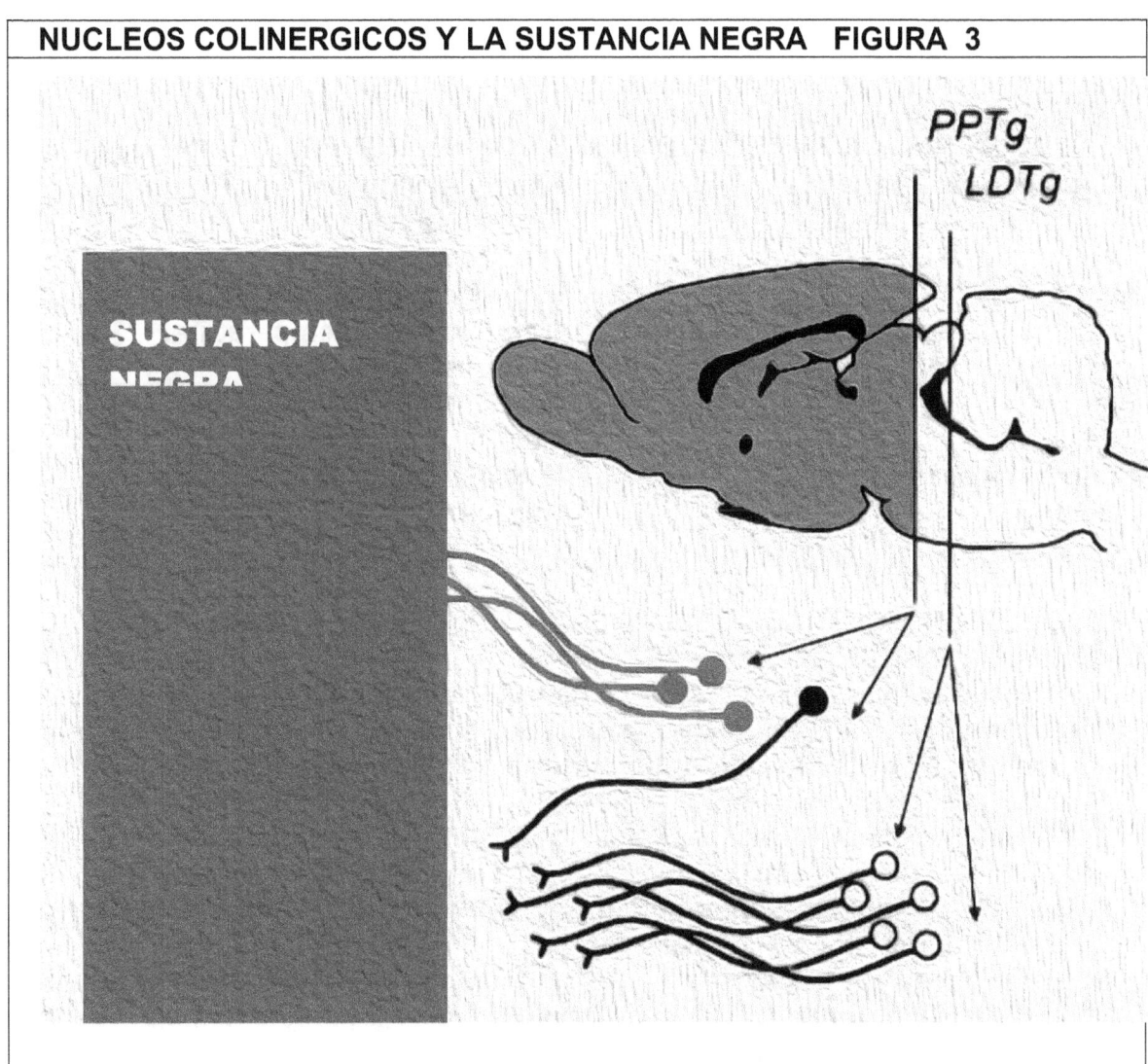

PPTg
LDTg

SUSTANCIA
NEGRA

TABLA 3 ALGUNAS FUNCIONES RELACIONADAS CON EL SISTEMA COLINERGICO		
Conducta motora Aversión a los olores	Afinación visual Respuesta a lo novedoso	
Auto estimulación Bostezo	Nocicepción Depresión mayor	14.
Ingesta de agua Delirio	Regulación de temperatura. Respuesta al estrés	16.
Aseo Despertar	Agresión SMOR y ensoñaciones	
Conducta social Memoria	Exploración Lordosis.	20.

RECEPTORES NICOTÍNICOS COMO BLANCOS TERAPÉUTICOS.

1. Relajantes musculares. Estos se han utilizado en el manejo del paciente quirúrgico en los procedimientos de anestesa. El prototipo de estos agentes es el curare y la tubocurarina. Algunos agentes sintéticos que usan este mecanismo son el vercuronium y el pancuronium.
2. Funciones cognitivas. Agentes que actuen sobre receptores con unidades alfa 7, y alfa 4 beta 2, se estan investigando para el manejo del decline cognitivo en enfermedad de Alzheimer, esquizofrenia, autismo y trastorno por atención deficiente.
3. Enfermedad de Parkinson – Se ha postulado que la nicotina pueda atenuar la progresión de la enfermedad de Parkinson, también se ha `roùesto un efecto neuroprotector (ver figura 3).
4. Manejo del dolor. Esto se empezó a estudiar con el descibrimiento de la Epivantina. Esta se aisló de la piel de algunos batracios y tienen una gran afinidad agonista para los receptores alfa4 beta 2, con propiedades antinociceptivas mayores que la morfina.
5. Dependencia a la nicotina. El receptor sobr el cual se genera dependencia a la nicotina es el alfa4 beta 2. Es además un área de investigación, porque contrario a lo que ocure con otros receptores ante la presencia persistente de su ligando, que disminuye el numero y respuesta d elos receptores (desensibilización y regulación hacia abajo), en el caso de este receptor, hay una regulación hacia arriba, que se evidencia a nivel bioquímico y conductual, por ejemplo, en trabajos de sensibilización. En la actualida hay un agonista parcial de este receptor que se llama vereniclina (Chantix), que ocupa el receptor sin etimularlo, y se pretende que disminuya la apetencia para fumar y con pocos efectos de síndrome de supresión.

RECEPTORES MUSCARÍNICOS

Los estudios de Langley y Dale demostraron que algunos efectos de la administración de Ach a nivel periférico, se podían mimetizar con la administración del alcaloide muscarina, que se obtiene el hongo <u>Amanita muscaria,</u> . Los efectos de la estimulación de los receptores muscarínicos se pueden distinguir de los nicotinicos claramente, los primeros son excitatorios o inhibitorios, mientras que los nicotínicos son siempre excitarios. Los receptores muscarínicos se bloquean selectivamente con atropina o escopolamina, mientras que los nicotínicos lo hacen con el curare.

Además de estar presentes en nueornas y en glía, los receptores muscarínicos estan presentes en corazón, músculo liso, glandulas lacrimales y salivales.

Existen evidencias bioquímicas, farmacológicas y genéticas que apoyan la existencia de al menos cinco tipos de receptores muscarínicos . La estructura de este receptor es semejante a la del receptor adrenérgico, ambos transducen las señales bioquímicas desde la membrana interactuando con las proteínas unidas a GTP (Proteínas G). La participación de varias macromoléculas que interactúan con la activación del receptor muscarínico contribuyen a la observación de que la respuesta muscarínica es más lenta, comparada con aquélla mediada por los receptores nicotínicos. La estimulación de los receptores muscarínicos produce una de las siguientes tres respuestas: (1) inhibición de la adenilato ciclasa, (2) estimulación de la fosfolipasa C y (3) activación de los canales de K+. A pesar de esta diversidad de respuestas en todos los casos hay una interacción con la proteína G. Dependiendo de la naturaleza de la proteína G, la interacción con el receptor inicia uno de los diferentes eventos bioquímicos que han sido mencionados previamente. El mecanismo mediante el cual los receptores muscarínicos inhiben a la adenilatociclasa es a través de la activación de una proteína G inhibitoria (Gi). Los agonistas muscarínicos estimulan la hidrolisis de fosfoinosítidos por activación de una fosfolipasa C que es específica para fosfoinosítidos (ver tabla 4). La activación de esta enzima también requiere del GTP. La hidrólisis de los bifosfatos de fosfatidilinositol conduce a dos potenciales de segundos mensajeros: el trifosfato de inositol (InsP3) y al diacilglicerol. Finalmente los agonistas muscarínicos también incrementan la conductancia específica a K+ y por lo tanto hiperpolarizan la membrana cardiaca y las membranas de otras células. Este efecto muscarínico puede ser mimetizado por análogos de GTP y la respuesta es modificada por la toxina pertusi, la cual riboxila e inactiva a la proteína Gi. La propuesta de que la proteína G se une al receptor muscarinico en el canal a K+ es apoyada por datos recientes, que muestran que las subunidades purificadas de la proteína G regulan la conductancia a K+ y también por la evidencia de que otros receptores acoplados a canales lo hacen a través de un mecanismo similar.

Los receptores musscarínicos se han involucrado en varias funciones del sistema nervioso: cognición, aspectos sensoriales, motores, procesos de reforzamientos. Los antagonistas del subtipo M1, se han involucrado en problemas cognitivos. En la enfermedad de Parkinson, la reducción severa de neuronas dopaminérgicas de la sustancia negra es el hallazgo patológico central. Esto hace que se pierda el balance entre estructuras dopaminérgicas y colinérgicas, que intervienen en la regulación motora. Por esta razón se empelan agentes anticolinérgicos de manera conjunta con agentes que aumenten la síntesis de dopamina (Vg. L-Dopa). Agentes como el trihexifenidil o biperideno, se emlean para dichos fines. Lo mismo se hacía, cuando se empleaban los llamados antipsicóticos típicos, que como efecto secundario al bloquear los receptores doppaminérgicos D-2, inducían el parkinsonismo, el cual era aliviado con estos anticolinérgicos.

El estudio con animales transgénicos, a cada uno de los subtipos de receptores muscarínicos, ha permitido entender mas de las funciones en las que puedan estar involucrados. Los animales con este tipo de manipulación selectiva son viables y fértiles. EL ratón transgénico para el receptor muscarínico M1 mostró dificultades en las pruebas que implican memroia de trabajo y consolidación de la misma. Lo anterior comprobaba el papel de estos receptores en meoria y aprendizaje. Además que estos animales fueron resistentes a la inducción de epilepsia con pilocarpina, como ocurre en los animales intactos. Esto pone de relieve el papel de este subtipo de receptor en la epilepsia.
En animales transgénicos para el stipo M2, se observó deficiencias en la prueba de de evitación pasiva, memoria de trabajo, y en potenciación a largo plazo en el hipocampo. Tambien tienen una reducción de la analegesia inducida por agosnistas M2. También interviene en la regulación de la temperatura, ya que los agonistas muscarínicos porucen hipotermia. Muchos efectos observados en los animales transgénicos a M2, se sinergizaron en animales knockout a M4 y M2. Respecto a los subtipo M3 y M5, que tienen poca densidad en el SNC; se observó que los ratones transgénicos tenían problemas de hipofagia, y problemas en la regulación del apetito.

Receptores Muscarínicos   TABLA 4

Receptores muscarínicos (Amino ácidos)	Agonistas Carbacol, arecoline, pilocarpina, oxotremorina	Antagonistas Atropina, escopolamina	Localización
M1 (460 aa)	McN-A-343	Pirencepina, telencepina	Corteza, hipocampo, estriado
M2 (466 aa)		AF-DX-116	Diencéfalo y tálamo
M3 (590 aa)		Hexhidroxiladifenidol	Corteza, hipocampo, tálamo
M4 (479 aa)		Himbacina, tropicamida	Corteza, hipocampo, estriado
M5 (532 aa)		4-DAMOP	Sustancia negra

Existen una serie de ligandos específicos para los receptores muscarínicos: quinuclidinil benzilato, la N- metil escopolamina y la propil benzil colina. Estos últimos no diferencian entre receptores muscarínicos M1 y M2. Ligandos específicos para el receptor M1 son la pirenzepina y el biperiden. Para el M2 es el cis-dioxol y la oxotremorina . La pirenzepina se une a los receptores muscarínicos, utilizando el isotopo marcado de este ligando se ha podido hacer la localización de estos receptores. Los receptores M1 se encuentran preferentemente en la corteza, hipocampo, cuerpo estriado, y ganglios basales con relativa alta afinidad. En el puente, médula oblongada y cerebelo hay mayor densidad de receptores M2 , lo mismo que en músculo liso, corazón, glándulas y otras estructuras periféricas.

LA ACETILCOLINESTERASA Y LA DESTRUCCIÓN DE LA ACETILCOLINA

Esta es una enzima que acua de manera rápida (milisegundos) y eficaz. Evolutivamente pudo desarrollarse para remover la acetilcolina en las placas neuromusculares y así aumentar la eficacia de la inervasión neuromuscular.

La acetilcolinesterasa (AchE), está ampliamente distribuida en todo el cuerpo, tanto en tejido nervioso como no-nervioso (eritrocitos y placenta). La molécula de esta enzima se ha detectado como monomero, dímero y tetrámero. En los vertebrados la AchE está codificado por un solo gen que trabaja con seis exones. Laas diferencias se obervan en RNA mensajero y transcrición. La enzima butiril colinesterasa en mamíferos y aves es el resultado de una gen diferente. Es posible que esta enzima, a nivel periférico, intervenga en la hidrólisis de esteres con efecto tóxico de origen alimentario. En base a su afinidad por diferentes sustratos se le ha dividido en la acetil colinesterasa verdadera (AchE) y la butirilcolinesterasa (o pseudocolinesterasa). La función de la segunda aún permanece oscura, una gran cantidad de esta enzima se ha localizado en hígado. La AchE se encuentra en diferentes formas moleculares pero las diferencias están relacionadas con la solubilidad y el modo de cómo se encuentran unidas a la membrana celular, más que en sus propiedades catalíticas. La principal actividad de la molécula de AchE es dividir a la Ach en colina, ácido acético y agua. Las etapas que involucran a esta reacción son: formación de una acil-enzima, seguido de una desacilación y formación de una enzima precursora. La acilación ocurre en el sitio activado de la serina, la enzima acetilada tiene una vida corta debido a la alta eficiencia de la actividad catalítica.

Una serie de drogas que inhibe a la AchE son utilizadas para aumentar la transmisión colinérgica (ver tabla 5), algunas de ellas se utilizan con propósitos clínicos, otras se utilizan como insecticidas. Agentes inhibitorios tales como el edrofonio se unen reversiblemente al sitio activo de la enzima y previenen el acceso a los sustratos. Otros sustratos como la galamina y el propidio, se unen a sitios periféricos de la enzima. Los fármacos como la neostigmina y fisostigmina,se unen a la enzima mencionada inhibiéndola. El resultado de la inhibición de la AchE es un aumento de la duración de la Ach. Las consecuencias de lo anterior son varias, a nivel postgangliónico hay un aumento o potenciación del efecto observado cuando se agrega Ach o se libera Ach por su estimulación. Los efectos a nivel del SNC no se entienden del todo, debido que la interacción con los receptores muscarínicos se manifiestan con diferentes respuestas. Sin embargo esto no ha impedido que se utilicen estas drogas en algunas situaciones patológicas como son las alteraciones afectivas. La administración de fisostigmina en enfermos deprimidos que están en remisión, o familiares de primer grado de estos, producen un estado llamado de inhibición psicomotriz y que es similar a la observa en los pacientes deprimidos con anérgia. Por otro lado en el trastorno bipolar se ha observado la reversibilidad de los estado de manía o de hipomanía, con la infusión de fisostigmina, aun cuando esta disminución de la sintomatología es solo transitoria y relacionada a la vida media de fisostigmina. En la depresión hay efecto importantes de la infusión de fisostigmina durante el sueño, en donde se produce una inducción del sueño de movimientos oculares rápidos (MOR), acortando de esta manera aún más la latencia al inicio de esta fase del sueño. En Europa se ha tratado de validar esta prueba como marcador biológico de depresión (REM sleep induction test) (ver la sección de Alteraciones Afectivas).

A nivel neurológico se han empleado drogas que inhiban la AchE por ejemplo en la miastenia gravis. Se usan drogas menos tóxicas de tpo reversibles sobre la AchE. Un ejemplo de estos son la rivastigmina, Esta se utiliza tambien para el tratmiento de enfermos iniciales de Alzheimer.

Miastenia grave – datos generales
Es un trastorno neuromuscular. Los trastornos neuromusculares comprometen los músculos y los nervios que los controlan. **Causas** La miastenia grave es un tipo de trastorno autoinmunitario. Un trastorno autoinmunitario ocurre cuando el sistema inmunológico ataca por error al tejido sano. En las personas con miastenia grave, el cuerpo produce anticuerpos que bloquean las células musculares para que no reciban mensajes (neurotransmisores) desde la neurona. Los anticuerpos son proteínas producidas por el sistema inmunitario del cuerpo cuando éste detecta sustancias dañinas. Los anticuerpos se pueden producir cuando el sistema inmunitario equivocadamente considera que el tejido sano es una sustancia dañina como en el caso de la miastenia grave. Se desconoce la causa exacta de la miastenia grave. En algunos casos, está asociada con tumores del timo (un órgano del sistema inmunitario). La miastenia grave puede afectar a personas de cualquier edad y es más común en mujeres jóvenes y hombres de edad avanzada. **Síntomas** La miastenia grave causa debilidad de los músculos voluntarios. Estos músculos son los que están bajo su control. Los músculos autónomos, como el corazón y el tubo digestivo, por lo general no resultan afectados. La debilidad muscular de la miastenia grave empeora con la actividad y mejora con el reposo. La debilidad muscular puede llevar a una variedad de síntomas, como: • Dificultad para respirar debido a la debilidad de los músculos de la pared torácica. • Dificultad para deglutir o masticar, lo que causa arcadas, asfixia o babeo frecuentes. • Dificultad para subir escaleras, levantar objetos o levantarse desde una posición de sedestación (sentado). • Dificultad para hablar. • Cabeza caída. • Parálisis facial o debilidad de los músculos faciales. • Fatiga

- Ronquera o cambio de voz
- Visión doble
- Dificultad para mantener la mirada.
- Párpado caído

Pruebas y exámenes

El médico llevará a cabo un examen físico. Esto incluye una evaluación detallada del sistema nervioso (neurológica). Esto puede mostrar:
- Debilidad muscular, con los músculos del ojo que se afectan primero.
- Reflejos y sensibilidad (sensación) normales.

Los exámenes que se pueden llevar a cabo abarcan:
- Anticuerpos frente a los receptores acetilcolínicos asociados con esta enfermedad.
- Tomografía computarizada o resonancia magnética del tórax para buscar un tumor.
- Estudios de conducción nerviosa.
- EMG.
- Pruebas de la función pulmonar.
- Prueba del edrofonio para ver si este medicamento neutraliza los síntomas por un tiempo breve.

Tratamiento

No se conoce cura para la miastenia grave. El tratamiento le puede permitir tener períodos prolongados sin ningún tipo de síntomas (remisión).

Los cambios en el estilo de vida a menudo le permiten continuar con las actividades diarias. Se puede recomendar lo siguiente:
- Descansar todo el día.
- Usar un parche para los ojos si la visión doble es molesta.
- Evitar el estrés y la exposición al calor que pueden empeorar los síntomas.

Los medicamentos que se pueden recetar abarcan:
- Neostigmina o piridostigmina para mejorar la comunicación entre los nervios y los músculos.
- La prednisona u otros medicamentos (como azatioprina, ciclosporina o micofelonato mofetil) para inhibir la respuesta inmunitaria, si tiene síntomas graves y otros medicamentos no han funcionado bien.

Las situaciones de crisis son episodios de debilidad de los músculos de la respiración, que pueden ocurrir sin aviso con el uso excesivo o deficiente de medicamentos. Estos episodios por lo general no duran más de unas cuantas semanas. Es posible que se requiera hospitalización y se puede necesitar asistencia respiratoria con un ventilador.

También se puede utilizar un procedimiento llamado plasmaféresis para ayudar a superar la crisis. Este procedimiento consiste en extraer la parte transparente de la sangre (el plasma), la cual contiene anticuerpos. Ésta se reemplaza por plasma donado y libre de anticuerpos o con otros líquidos. La plasmaféresis también puede ayudar a disminuir los síntomas por 4 a 6 semanas y a menudo se emplea antes de la cirugía.

Se puede realizar otro procedimiento llamado infusión de inmunoglobulina. Con este procedimiento, se administra una gran cantidad de anticuerpos útiles directamente dentro del torrente sanguíneo.

La cirugía para extirpar el timo (timectomía) puede dar como resultado una remisión permanente o menor necesidad de medicamentos, especialmente cuando hay un tumor presente.

Si usted tiene problemas en los ojos, el médico puede sugerir lentes prismáticos para mejorar la visión. También se puede recomendar la cirugía para tratar los músculos oculares.

La fisioterapia puede ayudar a mantener su fuerza muscular. Esto es especialmente importante para los músculos que ayudan a la respiración.

Algunos medicamentos pueden empeorar los síntomas y deben evitarse.

TABLA 5
INHIBIDORES DE LA ACETILCOLINESTERASA (AchE)
- EDROFONIO
- GALAMINA
- PROPIDIUM
- NEOSTIGMINA
- FISOSITIGMINA

ANATOMÍA DE LAS NEURONAS COLINERGICAS DEL SNC.

Mediante técnicas de histoinmuno fluorescencia e histoinmuno radiografía, utilizando anticuerpos contra la AchE y CAT se han podido marcar algunas de las vías colinérgicas (ver tabla 6). Algunas áreas que se decriben con estas técnicas histológicas son el estriado, la corteza cerebral, la habénula, el hipotálamo y dos columnas colinérgicas: la columna rostral y la columna caudal. La primera localizada en el área diencefálica, mientras que la segunda se localiza en la formación reticular mesencefálica y pontina. Algunas otras áreas con neuronas colinérgicas que se localizan en las motoneuronas colinérgicas y las motoneuronas de los nervios craneales.

TABLA 6

Núcleo colinérgico	Localización	Proyecciones
N. medial septal-Ch1	Cerebro basal	Hipocampo
N. Vertical de la banda diagonal – Ch2	Cerebro basal	Hipocampo
Brazo horizontal de la banda diagona – Ch3	Cerebro basal	Bulbo olfatorio
Basal de Meynert – Ch4	Cerebro basal	Corteza cerebral
N. Pedúnculo Pontino (PPT) Ch5	Mesencéfalo	Tálamo
N. Latero dorsal tegmental (LDT) Ch6	Mesencéfalo	Tálamo
Habénula medial	Diencéfalo posterior	N. Interpedunculares
N. parabigeminal	Diencéfalo caudal Mesencéfalo	Colículos superiores.

La presencia de inteneuronas colinérgicas en el estriado fue propuesto originalmente en base a lesiones en esta región. Un gran número de neuronas colinérgicas son detectadas en el estriado, lo mismo que en el núcleo acumbens y en el tubérculo olfatorio. También hay neuronas colinérgicas en regiones ricas en dopamina del diencéfalo. Las células dopaminérgicas son aferentes al estriado y ejercen un control inhibitorio muy importante sobre la actividad de las interneuronas colinérgicas. Se ha propuesto que hay neuronas colinérgicas en el diencéfalo basal que proyectan hacia la corteza cerebral. Las neuronas colinérgicas del cerebro medio se extienden desde el septum rostral , por el fornix hasta la banda diagonal de Broca. El péptido galamina, se co-localiza con CAT en una población reducida de neuronas en las regiones antes mencionadas. A diferencia de las neuronas catecolaminérgicas, las células colinérgicas también son interneuronas.

La corteza cerebral también presenta inmunoreactividad positiva para CAT y AchE, esto se ve apoyada por la evidencia de que en cultivos de células de corteza cerebral de ratas, también se observa que hay reactividad positiva a estas dos enzimas colinérgicas. La habénula (epitálamo), es otra de las regiones en donde se ha propuesto la existencia de actividad colinérgica, con una proyección de las fibras hacia el núcleo interpeduncular de la rata. También en hipotálamo se ha reportado que hay detección de inmunoreactividad intensa y que algunas de estas mismas neuronas también son positivas al anticuerpo de la hormona estimulante de los melanocitos (alfa-MSH).

La columna colinérgica caudal del mesencéfalo y de la formación reticular pontina, tienen una extensión caudal hacia el núcleo dorso lateral del tegmento (LDT) en el piso del IV ventrículo, desde este núcleo la columna se mueve rostralmente y ventrolateralmente alrededor de los pedúnculos cerebrales superiores que incluyen el núcleo tegmental pedúnculo pontino (PPT). Las proyecciones de estos sistemas han sido estudiadas en detalle y estos trabajos han demostrado que, hay proyecciones a los núcleos interpedunculares, tectum, hipotálamo, tálamo, cerebro medio basal y corteza prefrontal. Finalmente las motoneuronas en los nervios craneales y espinales también se tiñen intensamente con las técnicas de inmunohistoquímica con AchE y CAT. Las motoneuronas somáticas y las neuronas preganglionares del sistema autónomo en la médula espinal han sido también reportadas como colinérgicas, y recientemente esto ha sido confirmado mediante inmunohistoquímica para CAT.

MANIPULACIÓN FARMACOLÓGICA DE LA TRANSMISIÓN COLINERGICA.

Este neurotransmisor es un buen ejemplo de cómo la manipulación a diferentes niveles de los eventos sinápticos modifica por completo el proceso de la transmisión. Compuestos que interfieren con la síntesis de la Ach pueden producir estados hipocolinérgicos. Por otro lado los compuestos que incrementen la actividad colinérgica pueden producir el efecto contrario.

MANIPULACION DE PRECURSORES.

Dado que la enzima de síntesis de CAT se encuentra por debajo de su saturación es posible aumentar los niveles de Ach mediante un aumento en los niveles circulantes de colina. De hecho la colina ha sido propuesto como uno de los eventos limitantes de la síntesis de Ach. Algunos estudios recientes han apoyado el que los niveles de colina puedan afectar positivamente la función colinérgica, pero esto ocurre principalmente bajo condiciones de alta demanda y parece estar relacionado con niveles de potasio. Este aumento en la síntesis de Ach puede producir un aumento en la liberación con una amplia modificación en todo el sistema colinérgico. Otra estrategia de manipulación del sistema colinérgico a nivel del precursor es mediante falsos precursores. Uno de estos es el N-amino deanol (NADe), el cual desplaza a la colina como sustrato de la CAT y de esta manera se produce un falso neurotransmisor con un efecto muy bajo sobre los receptores muscarínicos (aproximadamente solo el 4% del efecto original).

Otros compuestos utilizados como falsos precursores son la acetilmonoetilcolina, la acetildietilcolina y la acetiletilcolina.

Un aumento en la síntesis de Ach puede producir un incremento en su liberación que a su vez induce una activación en los mecanismos de recaptura de la colina. Hay que recordar que la colina es recapturada en aproximadamente un 50 % de su concentración total. El hemicolinium-3 es un inhibidor potente y relativamente específico del transporte de alta afinidad para la colina, por lo que su administración produce inhibición de la síntesis de Ach. La posibilidad de que el hemicolinum-3 este actuando competitivamente con la colina como sustrato con la CAT no puede ser descartada del todo. Cuando el hemicolinium-3 se inyecta intraventricularmente se produce una profunda depresión de la acetilcolina, con un estado de activación motora en los animales, lo cual es característico de los estados hipocolinérgicos.

El almacenamiento de la acetilcolina puede ser bloqueado de manera selectiva mediante una sustancia denominada vesamicol. Esta se ha utilizado para marcar las terminales presinápticas colinérgicas, ya que existe un sitio de alta afinidad y saturable, que podría corresponder a un receptor a vesamicol en las vesículas sinápticas. El vesamicol parece tener también, un efecto sobre el Ca^{++} y de esta manera bloquear la liberación de acetilcolina. Esto ha sido observado "in vitro". También se ha reportado que un modelo de hipertensión arterial en rata inducida con fisostigmina, ha sido bloqueado, si se pretrata a los animales con vesamicol. Finalmente se ha reportado que la administración de esta droga durante el sueño de ratas produce una inhibición del sueño de movimientos oculares rápidos (SMOR), al igual que ocurre con drogas anticolinérgicas del tipo de la atropina, escopolamina y biperiden (ver tabla 7).

MECANISMO	DROGA	EFECTO	UTILIZACIÓN
TABLA 7			
DROGAS QUE MODIFICAN LA TRANSMISIÓN COLINERGICA			
SÍNTESIS	COLINA	AUMENTO DE SÍNTESIS	EXPERIMENTAL
	HEMICOLINIUM	BLOQUEO SÍNTESIS	EXPERIMENTAL
ALMACENAMIENTO	VESAMICOL	DISMINUCIÓN	EXPERIMENTAL
LIBERACIÓN	TOXINA BOTULISMO	LIBERACIÓN EXPLOSIVA	EXPERIMENTAL
VENENO DE ARAÑA VIUDA NEGRA			
RECEPTORES:			
NICOTINICOS			
AGONISTA	NICOTINA	AGONISTA	ADICCIÓN A TABACO
ANTAGONISTA	MECAMILAMINA	BLOQUEO EFECTO	EXPERIMENTAL
	TUBOCURARINA	MIORRELAJANTE	ANESTESIOLOGÍA
MUSCARINICOS	MUSCARINA		
AGONISTAS:			
	METACOLINA		
	CARBACOL		
	ARECOLINA		
	ATROPINA		
ANTAGONISTAS:			
	PiRENZEPINA		
	BIPERIDEN	ANTAGONIZA M-1	
CLÍNICA			
	CIXDIOXOLANO		
	FISOSTIGMINA		
	NEOSTIGMINA		
MIASTENIA GRAVIS			
	TACRINA	INTERFIERE A LA COLINESTERASA	ENFER. DE
ALZHEIMER			

La farmacología de los receptores nicotínicos, como se ha mencionado anteriormente, puede ser ejemplificada con antagonistas como el curare y la mecamilamina. Los agonistas son la clorozandomina y la nicotina. En el caso de los receptores muscarínicos hay agonistas inespecíficos como el carbacol y la arecolina. Algunos antagonistas específicos para los M1 son la pirenzepina, el biperiden y el trihexifenidil. Agonistas M2 el cis-Dioxolol y la Oxotremorina-M.

LECTURAS RECOMENDADAS.

1.Barnes PJ, Minnette P, Maclagan J. Muscarinic receptors subtypes in airway, Trens Pharmacol Sciences, 9 (11), 1988.

2. Brown DA, Gahwiler BH, Marsh SJ, Selyanko AA. Mechanisms of muscarinic excitatory synaptic transmission in ganglion and brains. Trens Pharmacol Sciences, 1986.

3. Bonner TI, The molecular basis of muscarinic receptors diversity. Trends Neurosci., 12, 148, 1989.

4. Steriade M, Biesold D. Brain Cholinergic System. Oxford Science Publications, New York, 1990.

5.Kaufman R, Rogers GA, Fehlmann, Parsons SM. Fractional vesamicol receptors occupancy and acetylcholine active transport in synaptic vesicles. Mol Pharmacol., 36, 452, 1989.

6. Jimenez-Anguiano A, Salín-Pascual RJ, Drucker-Colín R. Vesamicol a blocker of the acetylcholine uotake at presynaptic vesicles, supressed rapid eye movement sleep (REMS) in the rat. Sleep Research 22,495, 1993.

7. Salín-Pascual RJ, Jimenez-Anguiano A, Granados-Fuentes D. Drucker-Colín R. Effects of biperiden on sleep at baseline and after 72 hr of REM sleep deprivation in the cat. Psychopharmacol., 106,540, 1992.

ADICCIÓN A LA NICOTINA Y SU TRATAMIENTO

La adicción a la nicotina representa la principal causa de muerte susceptible de ser prevenida en el mundo occidental. La visión de que fumar es un mal hábito se a transformado, para dar lugar al concepto de dependencia a la nicotina, como una enfermedad.

Los aspectos farmacológicos de la nicotina muestran que es una sustancia que se distribuye ampliamente en los diferentes compartimientos corporales, debido a su liposolubilidad. La nicotina actúa sobre los receptores del mismo nombre, que son una de las familias de los receptores a acetilcolina. Los receptores nicotínicos se encuentran distribuios a nivel de la unión neuromuscular y otras zonas periféricas como el sistema nervioso central (SNC). Si bien ambos tipos de receptores (Vg.,periféricos y centrales)son proteínas pentaméricas, acopladas a un canal iónico a sodio, si existen diferencias en cuanto a las cadenas de proteínas que los conforman. La estimulación repetida de los recetores nicotínicos lleva a un aumento en su respuesta, la cual se pone de manifiesto, por ejemplo, en el aumento de la actividad locomotora de los roedores, como consecuencia de la administración repetida de nicotina. A este fenómeno se le conoce como sensibilización, y es característico de algunos de los receptores a neurotransmisores. Los receptores nicotínicos en el SNC presentan una localización presináptica, ya sea en sinapsis colinérgicas (autoreceptores) como en otros tipo de sinapsis a otros neurotransmisores (Vg. Heteroreceptores); de esta manera se facilita la liberación de dopamina, serotonina, y norepinefrina, entre otras sustancias.

En la serie de funciones en donde se ha involucrado a los receptores nicotínicos, destacan la regulación del sueño y la vigilia. La administración de nicotina o de agonistas de este receptor, produce mayor alertamiento, disminución del tiempo de sueño total y supresión del sueño de movimientos oculares rápidos (MOR). En el área de las dependencias a las sustancias, la nicotina es una sustancia que satisface los criterios de adicción y de presentar un síndrome de supresión. Uno de los grupos vulnerables al desarrollo de dependencia a la nicotina, lo constituye el de enfermos con alteraciones psiquiátricas. En este grupo destacan los enfermos esquizofrénicos, con depresión mayor, ansiedad y con alteraciones por atención deficiente. Lo anterior no indica necesariamente, que todas las personas que fuman tienen una alteración psiquiátrica subyacente.

También se ha estudiado algunos de los efectos que tiene la estimulación de la nicotina en el SNC, en donde se destacan los efectos neuroprotectores, como en la Enfermedad de Parkinson y en el síndrome de Gilles de la Tourette. Los receptores nicotínicos tienen un papel relevante en algunas funciones cognitivas como la atención, concentración y memoria. Finalmente se comenta de algunas de las estrategias terapéuticas con que en la actualidad se dispone, para el manejo de la dependencia a nicotina, que van desde el empleo de sustitutos del tabaco, como son los parches de nicotina transdérmica, inhaladores de nicotina, y goma de mascar con nicotina, hasta el empleo de bupropión, un antidepresivo, que actúa inhibiendo la recaptura de dopamina, y de esta forma, logra regular el fenómeno de apetencia a la nicotina.

El conocimiento y difusión del fenómeno de la nicotina, es importante, ya que permitirá normar una conducta más madura de los perjuicios y beneficios de esta sustancia y sus derivados.

Neurobiquímica de la adicción a la nicotina.

En el sistema nervioso central (SNC), existen receptores nicotínicos, lo mismo que en la placa neuromuscular. Sin embargo existen diferencias estructurales entre unos y otros.

En ambos casos, el receptor nicotínico está unido a un canal iónico, de sodio, por lo que se habla de que este es un receptor ionotrófico, para corrientes de sodio, y que participa en procesos de depolarización. Este receptor en SNC, se localiza de preferencia en la presinápsis, tanto de neuronas colinérgicas como de las no colinérgicas. En ambos casos regula la liberación de diferentes tipos de neurotransmisores de los cuales destacan: acetilcolina, dopamina, serotonina y norepinefrina. Este fenómeno por si mismo es importante para entender diferentes efectos de la nicotina en el SNC. Dependiendo del sitio en donde se observe la liberación de los neurotransmisores enunciados, tendremos diferentes efectos. Por ejemplo la activación de las células serotoninérgicas del rafé pontino, podría explicar algunos efectos activadores de la nicotina, mientras que el efecto sobre la ansiedad y efectos neurovegatativos diversos (taquicardia, enfriamiento de extremidades, hipotermina, sequedad de boca), ser efecto de la liberación de acetilcolina, y norepinefrina en el tallo cerebral.

Especial mención, hay que hacer del efecto de la nicotina sobre la liberación de dopamina, ya que esta contribuye en parte al efecto gratificante y reforzador que explica la adicción de la nicotina. Existen claras evidencias de que la dopamina se libera en la región del núcleo acumbens, y que es en este sitio en donde ejerce su efecto adictivo. Esto se ha comparado en estudios de tomografía por emisión de positrones, comparando el efecto que se observa con nicotina, anfetaminas, heroína y cocaína. Los efectos sobre la neurotransmisión de dopamina en el sistema mesolímbico, y en especial en núcleo accumbens se han considerado como relevantes, como estructuras blanco de múltiples adicciones. El núcleo accumbens esta subdividido en una porción ventromedial (VM), y otra dorsolateral (DL). La porción VM o Corteza, está involucrado en la expresión de algunos aspectos de la emociones. A través de su proyección con la amígdala temporal, el hipotálamo lateral, y la sustancia gris periacudectal; mientras que la porción DL o "Nuclear", está involucrada con funciones somatomotoras.

En la actualida se sabe que hay una amplificación de los efectos placenteros que logran la liberación de dopamina, con los receotores a nicotina. En trabajos con administración de nicotina y cocaína, se observa que en ambos casos se obtiene una activación similar del núcleo accumbens y caudado. Hay estudios en donde la respuesta adictiva a otras drogas se amplifica con la activación de recceptores nicotínicos, ppor lo que se ha propuesto que este subtipo de receptores nicotínicos, esten involucrados en aspectos de memoria a eventos placenteros y de amplificación de estos. Lo anterior podría explicar el apareamiento que se hace del fumar nicotina con situaciones de por si placenteras como es después de comer, de tener relaciones sexuales, con el alcohol y el café.

Trastornos psiquiátricos y utilización de la nicotina

Esta es una población con especial riesgo para desarrollar adicción a la nicotina. El grupo de enfermos con esquizofrenia, tiene una frecuencia de 90 a 95 % de fumadores, mientras que en el caso de los enfermos con depresión mayor y trastornos por ansiedad, las cifras están entre 60 % y 70 %. Esto ha llevado a proponer que exista un factor subyacente que confiere cierta vulnerabilidad a este tipo de alteraciones.

El empleo tan elevado de nicotina en los esquizofrénicos, ha llevado a proponer la hipótesis de la compensación, en la cual los pacientes estarían teniendo un tipo de automedicación, para síntomas cognitivos, y extrapiramidales, estos últimos inducidos por los antipsicóticos típicos. El resultado final es que este tipo de pacientes esta expuesto de manera crónica a el humo del tabaco y a sus efectos. Recientemente, han aparecido evidencias que apoyan e que el empleo de antipsicótico atípicos puedan tener un efecto positivo sobre la reducción del fumar en esto pacientes. La capacidad de filtrar las diferente aferencias sensoriales, que es una función del tálamo, parece estar funcionando de manera deficiente en la esquizofrenia. Esto hace que el enfermo de primer borte psicótico, se sienta paralizado ante la cantidad de estimulos sensoriales. Se han efectuado trabajos con potenciales auditivos y cognitivos en estoos pacientes. Ellos no parecen desarrollar un patrón de adatativo o habituación ante estímulos sonoros. Por ejemplo, un mismo tono auditivo que se repite regularmente en una persona sin esquizofrenia va atenuando la respuesta cortical auditiva. Pero en el esquizofrenico no sucede esto, cada ruido es como si fuera nuevo. Sin embargo, si fuma recupera su capacidad de filtrar y esto explicaría en parte la alta prevalencia de adictos a la nicotina en esquizofrenia y otras psicosis.

El caso del enfermo deprimido también es el resultado de una serie compleja de factores, en ellos se incluyen: mejoría transitoria del estado de ánimo, mejoría en la concentración y atención, efecto ansiolítico, todo lo anterior en un lapso relativamente corto, lo cual lleva al paciente a continuar o aumentar el consumo de cigarrillos.

Diferentes grupos han reportado que la supresión de nicotina en pacientes con antecedentes de depresión, lleva a recaídas en cuadros severos de depresión, por lo que en algunos sitios se ha propuesto la administración de antidepresivos, en gente que intenta dejar de fumar. La administración de parches de nicotina u otro tipo de sustituto de la nicotina, también han probado ser de utilidad para que el pacientes pueda contender con la aparición de un cuadro de depresión.

Se ha reportado que en pacientes deprimidos no fumadores, la administración de nicotina transdérmica, puede tener un efecto antidepresivo. Este efecto es efímero, pero ha alertado ante la posibilidad de que algunas personas con depresión puedan estar utilizando nicotina para contender, de manera poco eficaz, con las alteraciones propias de la depresión (Salín-Pascual y cols).

Algunos reportes de utilización de antidepresivos para el manejo de la depresión que resulta de la descontinuación de fumar, proporcionan resultados poco alentadores con los inhibidores de la recaptura de la serotonina, como fluoxetina. Sin embargo en estos pacientes parece ser de utilidad la administración del antidepresivo bupropión.

El bupropión es un antidepresivo que inhibe la recaptura de dopamina y norepinefrina. La posibilidad de que bupropión solo actuara sobre enfermos deprimidos adictos a la nicotina, fue descartada por Hugues y cols (1999), quienes reportan que es igual de efectivo para fumadores sin antecedentes como con antecedentes de depresión. Su efectividad para el manejo de la supresión de nicotina se mencionará mas adelante.

Estrategias para lograr el cesamiento del fumar.

Existen una serie de medidas generales, que están al alcance de todo el personal de salud. La meta principal es tratar de que los enfermos se den cuanta de la importancia que tiene el que deje de fumar para el personal de salud y para el paciente mismo. El personal de salud debe de dar una serie de indicaciones básicas a los pacientes que fuman y que muestren algún interés para dejar de fumar: (1) escoja el día que va a dejar de fumar; (2) utilizar formas alternativas de administración de nicotina o bupropión; (3) revise que puede haber estado pasando en sus recaídas previas; (4) haga una lista de familiares y amigos de los cuales puede contar con cierto apoyo; (5) Acude a un centro especializado para dejar de fumar. En la tabla 3 se muesrán algunas de las formas de sustitutos de nicotina.

]

Aspectos farmacológicos y clínicos de bupropión.

El bupropión actúa sobre los transportadores de norepinefrina y dopamina, bloqueando su recaptura a nivel presináptico. El mayor metabolito activo del bupropión es el hidroxibupropión, el cual modifica la recaptura de la norepinefrina. Además tiene un perfil farmacodinámico, de relativa poca interacción con los mecanismos de recaptura de serotonina y con los receptores muscarínicos, adrenérgicos y de otros sitios a nivel periférico. Bupropión se metaboliza por la isoenzima citocromo 2B6 a hidroxibupropión, existen pocas drogas que sean sustratos metabólicos del citocromo 2B6, por lo que existe poco riesgo de interacción medicamentosa. Otras enzimas sobre las cuales se metaboliza el bupropión incluyen CYP 1A2, 2A6,2C9, y 3A4. El bupropión no es metabolizado por el citocromo 2D6, aunque si causa inhibición de esta isoenzima, algunas dromas que inducen a esta última isoenzima como la carbamacepina, fenitoina, y fenobarbital, pueden aumetar el metabolismo del bupropión.

En cuando a su utilidad como medicamento para ayudar en el cesamiento del fumar, existen en la actualidad una serie de reportes. Además de su utilidad en el dejar de fumar, el bupropión minimiza el aumento de peso, que se observa en algunas personas cuandp dejan de fumar. En un estudio controlado contra placebo, los pacientes que recibieron bupropión, tuvieron menos aumento de peso, que los que recibieron placebo (1.7 Kg vs. 2.1 Kg, respectivamente) . Los resultados sobre el porcentaje de pacientes que dejaron de fumar, comparado con placebo también son significativos. En el análisis en donde se incluyeron los factores de historia previa de alcoholismo y depresión, la respuesta de bupropión fue independiente de estos factores. Se propone que en el manejo de los pacientes que se proponen dejar de fumar, se utilice la administración de bupropión dos semanas antes de la fecha propuesta para dejar de fumar, y que al suspenderse el uso de nicotina, además de bupropión, se utilice terapia sustitutiva de nicotina. Por un tiempo que va de 6 a 12 meses, por ejemplo parches o chicles con dosis crecientes de nicotina.

Vázquez J, Guzmán-Marín R, Salín-Pascual RJ, Drucker-Colín R. Transdermal nicotine on sleep and PGO spikes. Brain Research 737:317-320, 1996.

Salín-Pascual RJ, Rosas Laurrabaquio M, Jimenez Guenchi A, Rivera Meza B, Delgado Parra V. Antidepressant effects of transdermal nicotine patches in nonsmoking major depressed patients. The Journal of Clinical Psychiatry. 57:387-389, 1996.

Rosas Laurrabaquio ML, Salín-Pascual R, Llamas T, López-Díaz. Encuesta retrospectiva sobre el uso de tabaco en pacientes psiquiátricos. PSIQUIS, 5:145-148, 1996. (A retrospective survey about tobacco use in psychiatric patients).

Salín-Pascual RJ, Drucker-Colín R. A novel effect of nicotine on mood and sleep in major depression. NeuroReport 9:57-60, 1998.

Salín-Pascual RJ, Moro-Lopez ML, Manjarrez H, Blanco-Centurion C. Changes in sleep after acute and repeated administration of nicotine in the rat. Psychopharmacology (Berl). 145:133-138, 1999.

Salín-Pascual RJ, Galicia-Polo L, Drucker-Colín R. Cambios en la arquitectura del sueño y en el estado de ánimo en enfermos con depresión mayor como resultado de la administración de nicotina transdérmica. Psiquis 6:112-117, 1997.

Salín-Pascual RJ. Drucker-Colín R. A novel effect of nicotine on mood and sleep in major depression. Neuroreport, 9: 57-60, 1998.

Salín-Pascual RJ, Nicotine antidepressant effects as a predictor of response to desimipramine or fluoxetine in nonsmoking major depressed patients. Salud Mental 25:16-20, 2002.

Salin-Pascual RJ. Relationship between mood improvement and sleep changes with acute nicotine administration in non-smoking major depressed patients. La Revista de Investigación Clínica 54:36-40, 2002.

NEUROBIOQUÍMICA DE LAS CATECOLAMINAS.

Las catecolaminas que se localizan en el SNC son : dopamina (DA), norepinefrina (NE) y epinefrina (EPI). Reciben este nombre porque en su estructura está localizado un grupo catecol y otro grupo amino (fig 1). Tanto la NE como la DA se han relacionado con diferentes funciones: conducta motora, atención, mecanismo de alerta y de "ataque – huída"; regulación del ciclo sueño y vigilia, atención y concentración, regulación neuroendocrina, entre otras. También se les ha relacionado con una serie de enfermedades psiquiátricas como la depresión mayor, esquizofrenia, trastornos por ansiedad, enfermedad de Parkinson, síndrome de atención deficiente e hipercinecia, etc. La neurobioquímica de estos compuestos ha sido estudiada extensamente, por esta razón son un buen ejemplo de todo el proceso de neurotransmisión.

ASPECTOS HISTÓRICOS

EN 1946 von Euler en Suiza y Holtz en Alemania después, demostraron que los nervios perféricos simpáticos usan NE, como neurotransmisor. Por mucho tiempo se pensó que los niveles de NE en el SNC provenían de la inervación de vasos saguíneos cerebrales. Vogt demostró en 1954 que la NE no estaba distribuida de manera uniforme en el SNC. Esta localización exclusiva en alguns áreas fue vital para motivar el interés en las funciones de este NTs.

La morfología de las células norepinefrinicas se hizo clara cuando Falck and Hillarp usando el método histoquímico de florecencia pudieron visualizar las células catecolaminergicas, cuando condensaban vapores de formaldehido a 60 – 80 GC. Y luego eran observadas en el microscopio de flouresencia. Se podía observar a las células de una coloración verde intensa y esto se correlacionaba con la densidad de catecolaminas.

VIA DE SÍNTESIS DE LAS CATECOLAMINAS   FIGURA 1

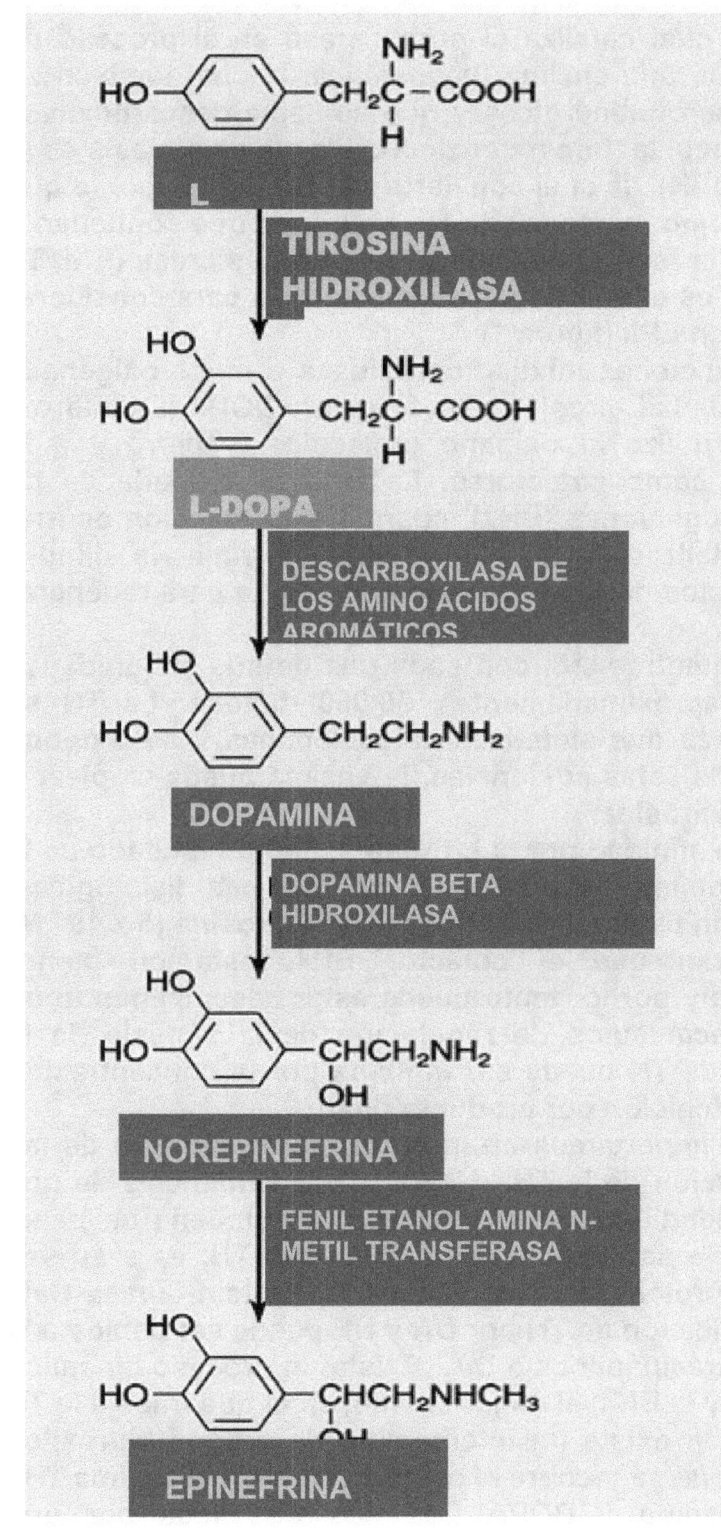

SINTESIS DE CATECOLAMINAS

1. Precursor L-Tirosina (amino ácido esencial).
2. El sistema de trasporte del amino ácido está saturado, por lo que no son útiles las cargas de precursor.
3. Un intermedio es la L-DOPA. Este si se puede administrar de hecho se usa con la carbidopa, que inhibe a la descarboxilasa de los aminoácidos aromáticos.
4. La DOPAMINA se almacena
5. SI es una sinapsis Norepinefrinérgica hay otra enzima en el interior de las vesículas presinápticas. La dopamino beta hidroxilasa.

Si el evento es en las suprarrenales hay una tercera enzima: Feniletanolamina N-metiltransferasa.

SÍNTESIS

La enzima mas importante en la síntesis de las catecolaminas es la Tirosina hidroxilasa (TH), la cual cataliza el primer paso en el proceso de síntesis; posteriormente sigue una enzima inespecífica, la cual también se encuentra en las neuronas serotoninérgicas y que se llama descarboxilasa de los amino ácidos aromáticos, la tercera enzima de la vía de síntesis es la dopamino-beta-hidroxilasa (DBH), la cual convierte a la DA en NE, por lo que es la enzima que se utiliza como marcador de las neuronas que contienen a la NE y a la EPI. Finalmente la fenil etanolamino N-metiltransferasa (PNMT), que convierte la NE a la EPI, es el único marcador selectivo para considerar que una neurona transmite con EPI. (figura 1)

La TH es una enzima con funciones mixtas, de oxidasa o mono-oxigenasa que cataliza la hidroxilación de la L-tirosina para formar la DOPA (L-dihidroxi fenil alanina). Esta enzima utiliza al oxígeno molecular y Hierro y a la tetrahidrobiopteridina (BH4) como cofactores. La BH4 es oxidada de tal manera, que pierde dos hidrogeniones (BH2), cuando esta reacción ocurre, el cofactor reducido es catalizado por una segunda enzima, la dihidro pteridina reductasa, la cual toma dos hidrogeniones del agua para regenerar a BH2 a BH4.

La TH existe como un homotetrámero, con cada una de sus subunidades de un peso molecular de aproximadamente 60,000 daltons. La TH se encuentra en todas las células que sintetizan catecolaminas y se propone que sea la enzima limitante de estas sustancias, la enzima puede emplear a la fenilalanina para fabricar L-tirosina.

Esta enzima tiene una alta afinidad por la L-tirosina, como resultado de la cual se encuentra completamente saturada en condiciones fisiológicas, debido a la alta concentración tisular de su sustrato, la L-tirosina (5×10^{-5} M) Evidencias recientes, indican que el cofactor BH4, está en menor concentración que la tirosina y por lo tanto puede estar desempeñando un papel importante en los mecanismos de regulación de la síntesis de la catecolaminas. La actividad de TH puede ser inhibida por la concentración elevada de catecolaminas (inhibición por producto final).

Uno de los eventos mas importantes en la regulación y síntesis de las catecolaminas es la fosforilación de la TH. Hay algunas evidencias de que una proteína fosforilada dependiente de AMP-cíclico, desempeña un papel importante en este evento. Se sabe en la actualidad, que TH, es a su vez sustrato para tres tipos de protein cinasas: Cinasa A, Protein-Cinasa CaM (Cinasa II) y Cinasa C. La inhibición de TH por DA y NE puede ser debida a la estimulación de receptores presinápticos a DA. Existe un proceso dinámico de óxido reducción entre TH y la BH4, el mejor estado, en el que trabaja la TH es el reducido (TH4). También existe un intercambio de grupos hidroxilos entre TH and BH4, que hace que se recobre el estado activo de la enzima TH.

La 3,4 dihidroxi-L-fenilalanina (L-DOPA), es descarboxilada por una enzima no-selectiva denominada dopa-descarboxilasa, también llamada Descarboxilasa de los Amino ácidos Aromáticos, ya que también descarboxila al 5-hidroxi triptófano, el cual es precursor de la serotonina, así como a otros amino ácidos aromáticos. Requiere de la vitamina B6 para su funcionamiento óptimo. La DOPA descarboxilasa está distribuida ampliamente en el cuerpo, en el sitio en donde se encuentran las neuronas que contienen catecolaminas y serotonina, así como en tejido no-neural, como los riñones o los pericitos vasculares. En caso de que la célula sea dopaminérgica, este será el evento final de la síntesis de este neurotransmisor (ver figura 2).

La dopamino-beta-hidroxilasa (DBH) es una oxidasa que usa oxígeno molecular para formar el grupo hidroxilo. Su cofactor es el ascorbato (Vitamina C). El grupo prostético de la DBH, es el Cu^{++}. La enzima se encuentra localizadas en el interior de las vesículas sinápticas que almacenan a las catecolaminas, la mayoría de la DBH se encuentra unida a la cara interna de las membranas vesiculares, aunque parte de la enzima se localiza libre en el interior de las vesículas. La DBH se libera conjuntamente con las catecolaminas de las terminales nerviosas y de las glándulas suprarrenales y se localiza en el plasma. Si esta es una célula que produce NE este será el último evento de la síntesis.

Las células epinefrínicas que se encuentran en el SNC son un pequeño grupo, pero el proceso de la síntesis de la EPI es el mismo que se lleva a cabo en las células de las suprarrenales. La Fenil-N-metiltransferasa (PNMT) es la enzima que la sintetiza a partir de la NE, esta transfiere un grupo metilo de la S-adenosil metionina (SAM), al nitrógeno de la molécula de la NE, para formar una amina secundaria. La actividad de la PNMT es regulada por corticosteroides de las suprarrenales. La gran actividad de la PNMT en la médula adrenal se refleja por: la elevada concentración de corticosteroides liberados a los senos venosos que drenan en estas glándulas. La hipofisectomia, causa una disminución en los niveles de corticosteroides, lo cual resulta en una reducción marcada en la cantidad de EPI en las glándulas   suprarrenales.

EVENTOS DE LA SINAPSIS DE CATECOLAMINAS   FIGURA 2

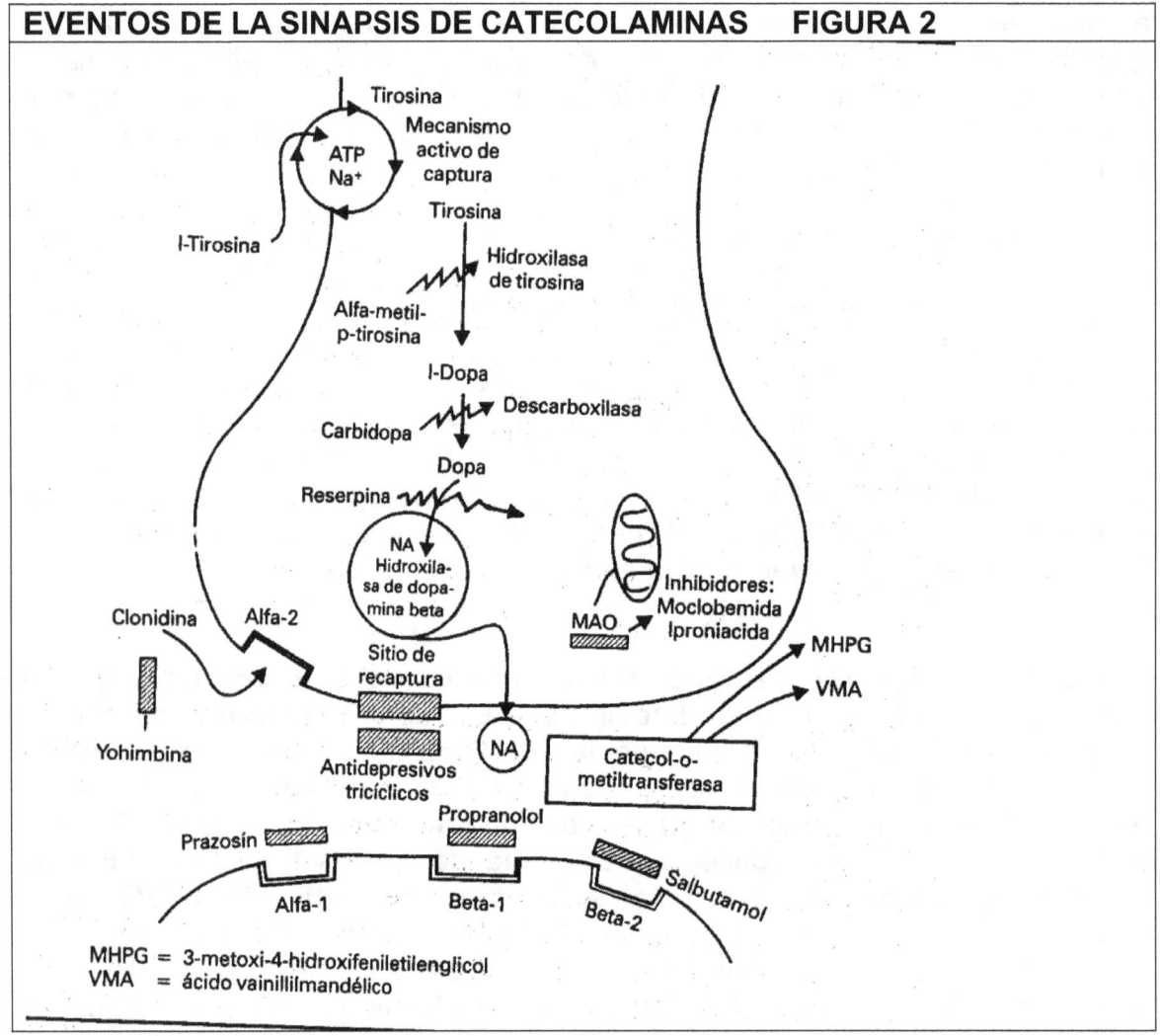

La única catecolamina que finaliza su síntesis en el citosol es la DA, todas las catecolaminas están concentradas y almacenadas en vesículas en la terminal sináptica, lo cual hace que estas estructuras tengan una mayor densidad al microscopio. El mecanismos que concentra a las catecolaminas en el interior de las vesículas es ATP-dependiente, y es un proceso que además de requerir energía, está acoplado a una bomba de protones. La concentración intra vesicular de las catecolaminas es de 0.5 M, y se encuentran en una unión compleja con el ATP y con proteínas conocidas como las cromograninas (alta densidad de ATP y otras proteínas). Hay dos formas de transportadores intravesicular el VMAT-1 y VAMT-2. El primero se encuentra en las células del sistema cromafin y el segundo en las de catecolaminas y serotonina. Estos transportadores tienen 12 dominios transmembranales. El proceso de captura vesicular tiene una amplia especificidad de sustrato que abarca el transporte de una gran variedad de aminas biogénicas, que incluyen a la triptamina, tiramina y las anfetaminas. Estas últimas aminas compiten por el almacenamiento con las catecolaminas, lo cual puede dar lugar a problemas en su utilización. La reserpina, por ejemplo, es un inhibidor específico e irreversible de este sistema de almacenamiento. La administración de reserpina causa una profunda depleción de catecolaminas endógenas en las neuronas.

Las catecolaminas dentro de las vesículas son la principal fuente de liberación y al mismo tiempo el paso final en la vía de síntesis, la cual ocurre dentro de ellas. Una vez que el potencial de acción llega a la terminal presináptica, los iones de Ca++ fluyen hacia el interior a través de canales, para producir un incremento en las concentraciones intracelulares de Ca++. Este catión inter actúa con dos proteínas contráctiles en las paredes de la vesícula (actina y miosina) y produce la descarga de su contenido soluble que incluye ATP, DBH y NE.

Enzimas que están involucradas en la síntesis de catecolaminas				
Enzima	Substrato	Cofactores y requerimientos	Producto	Inhibición
Tirosina Hidroxilasa	L-tirosina	O_2 Fe^{++} **THBP**	DOPA	α-metil para-tirosina
Descarboxilasa De amino ácidos aromáticos	DOPA	Vitamina B_6	Dopamina	Carbidopa
Dopamino – β-Hidroxilasa	Dopamina	Cu^{++}	Norepinefrina	Agentes Quelantes de Cobre
Fenil etanolamina N Metiltransferasa	Norepinefrina	S- adenosil metionina	Epinefrina	No conocido

RECEPTORES A CATECOLAMINAS.

Se han identificado dos subtipos de receptores, α y ß para la NE en el SNC (ver tabla 2). También para la DA se han propuesto cinco tipos de receptores, D1, D2, D3,D4,D5 (ver tabla 3). En telencéfalo la mayor densidad de receptores es la de ß-1, mientras que los ß-2 tienen una mayor densidad en cerebelo. Altas concentraciones de los receptores ß adrenérgicos se localizan en las capas superficiales del neocortex, núcleo accumbens, tubérculos olfatorios, sustancia negra y núcleos interpedunculares. La subpoblación de receptores ß-1 predomina en las neuronas, lo que sugiere que los ß-2 puedan estar localizados en la glia o en vasos sanguíneos.

Los receptores α-1 y α-2 pueden compartir algunos componentes estructurales. Los receptores α-2 están localizados tanto en la presinápsis como en la postsinapsis, mientras que los receptores α-1 parecen estar localizados principalmente en la postsinapsis. Los receptores α-2 localizados en la presinapsis sirven como autorreceptores controlando la liberación de NE. Evidencias recientes, las cuales exploraron a los adrenoceptores α-2 solubilizados de cerebro, indican que el sitio de reconocimiento , el cual se ha purificado parcialmente, está asociado a una proteína reguladora, unida el nucleótido guanina. La activación del adrenoceptor α-1 causa la hidrólisis de los fosfoinositidos y la formación de segundos mensajeros tales como el diacilglicerol y los trifosfatos de inositol.

Receptores Adrenérgicos		Tabla 2	
Receptor	Agonistas	Antagonistas	Localización
α-1A	Fenilefrina Metoxamina	Prazocin Indoramin	Corteza Hipocampo
α-1B	Fenilefrina Metoxamina	Spiperona Prazocin Indoramin	Corteza, Tallo cerebral
α-1D	Fenilefrina Metoxamina	Prazocin Indoramin	
α-2A	**Oximetazolina** Clonidina	Yohimbina, Prazocin	Corteza, tallo cerebral, médula
α-2B	Clonidina	Yohimbina, Prazocin	Diencéfalo
α-2C	Clonidina	Yohimbina, Prazocin	Gánglios Basales, corteza y cerebelo
β1	Isoproterenol Terbutalina	Alprenolol Betaxolol Proprnolol	Olfatorio, hipocampo, Tallo y Médula
β2	Procaterol Zinterol	Propranolol	Olfatorio, hipocampo, Tallo y Médula
β3		Pindolol, bupranolol, propranolol	

Los receptores dopaminérgicos pueden ser clasificados como
D-1, D-2, D-3, D-4 y D-5. Los neurolépticos clásicos (v.gr haloperidol), tienen una interacción potente con los receptores D-2.
Los mecanismos de regulación de la disponibilidad de un NT a nivel presináptico entre otras cosas se relacionan con autorreceptores que son sensibles a sus propios neurotransmisores así como a otros

neuromoduladores. Este segundo grupo de sitios de unión de alta afinidad son llamados heteroceptores presinápticos y tienen una gran importancia en los mecanismos de co-liberación de varios NTs (generalmente NT clásicos de bajo peso molecular con neuropéptidos). El sistema neuronal de re-captura es marcado en las neuronas serotoninérgicas con Imipramina-[3H], o con Paroxetina-[3H], mientras que el sistema noradrenérgico puede ser marcado con la desimipramina-[3H], y el dopaminérgico con Cocaina-[3H] o nomifensin-[H3]. Estos sitios presinápticos están asociados con el sistema de trasporte que difiere farmacológicamente de los autorreceptores presinápticos que modulan la liberación de 5-HT, NE o DA.

La sinapsis noradrenérgica esta regulada, en parte, por los receptores α-2 presinápticos. Los agonistas (e.g. clonidina) lo inhiben, mientras que los antagonistas (e.g. yohimbina) aumentan la liberación de NE. Este efecto se observa, no importa en que sitio se localicen estos receptores (tabla 1). Otro tipo de receptores heterogenos pueden regular la liberación de NE. La inhibición del receptor muscarínico presináptico, ha sido estudiada principalmente en músculo cardiaco, y puede que tenga un papel fisiológico , ya que ambos NTs han sido involucrados en la regulación cardiaca. También se ha reportado la presencia de receptores presinápticos dopaminérgicos de tipo inhibitorio, que modulan la transmisión noradrenérgica, estos pre-receptores son del subtipo DA-2. El caso de los receptores α-2 presinápticos situados como hetero receptores en terminales nerviosas de neuronas no-noradrenérgicas como puede ser el caso de las neuronas serotoninérgicas, cobra especial relevancia, ya que permiten procesos de regulación entre las neuronas que transmiten con NE y las que lo hacen con 5-HT. Esta situación se ha explorado en el caso de nuevos antidepresivos como es la mianserina y mirtazapina.

Receptores Dopaminérgicos			Tabla 3
Receptor	Agonistas	Antagonistas	Área de localización
D_1	**SKF82958** SKF81297	SCH23390 SKF83566 Haloperidol	Neoestriado, Corteza N. Accumbens
D_2	Bromocriptina	Haloperidol Racloprida Sulpiride	Neoestriado, T. Olfatorio, N. accumbens
D_3	Quinpirole 7-=H-DPAT	Raclopride	N. Accumbens
D_4		Clozapina	Amígdala, Mesencéfalo
D_5	SKF38393	SCH23390	Hipocampo e Hipotálamo

La presencia de receptores ß-2 en la presinapsis de las terminales NE ha sido interpretada como con una función de facilitación de la liberación. La presencia de un receptor a angiotensina II, que aumente la liberación de NE, está bien documentado y puede ser uno mas de los mecanismos de regulación de la disponibilidad de las catecolaminas.

Otro mecanismo de regulación de las catecolaminas involucra la enzima TH. La hidroxilación de la tirosina, depende de la modulación de diversos procesos acoplados a la carboximetilación de proteinas y el sustrato resultante puede ser la calmodulina o la enzima dependiente de calmodulina.

REGULACIÓN DE LA LIBERACIÓN DE LAS CATECOLAMINAS.

Esta es como la mayoría de las interacciones entre potencial de acciòn, ingreso de calcio y movimiento vesicular hacia la hendidura sináptica, sin embargo tambien hay un factor de interacción con sus autoreceptores. La administración de los agonistas al botón terminal induce una baja en la liberación de catecolaminas, esto ha llevado a observar que hay una relación inversa entre los niveles de catecolaminas o agonistas en la hendidura sináptica y la liberación desde la presinapsis. Esto ocurre tanto con los receptores adrenergicos como con los dopaminérgicos.

La activación de los receptores α-2 presinápticos, inhibe la liberación de NE, por ejemplo este es el mecanismo de ación de algún anti hipertensiivo, como la clonidina. Esto se debe a una atenuación del ingreso de calcio a la presinapsis, a la apertura de canales de potasi que induuce una hiperpolarización, y a la inhibición del AMPc dependiente d ela concentración de Calcio. Los receptores ß-2 presinápticos tienen el efecto opuesto es decir aumentan la liberacion de NE cuando se activan. Los antagosnistas de los receptores α-2 presinápticos, como la yohimbina, aumentan la liberacion de NE, y en personas suceptibles se ha descrito inducción de ataques de pánico. Algunos compuesto con efecto antidepresivo como la mirtazapina, también aumentan la liberacipon de NE mediante este mecanismo, sin generar ataques de pánico.

Las prostaglandinas de la serie E son tambien inhibidores potentes de la liberación de NE en muchos tejidos periféricos.

CATABOLISMO DE LAS CATECOLAMINAS.

La terminación de la acción de las catecolaminas involucra el proceso de recaptura neuronal, el cual es un mecanismos de transporte activo (Norepinephrine Reuptake Transporter – NERT) que es dependiente de sodio y que consume energía. Un mecanismo de trasporte selectivo para la NE solo se encuentra en las neuronas norepinefrínicas, mientras que el mecanismos de recaptura para DA tiene menor especificidad (Dopamine Reuptake Transporter – DART). Se sabe que el mecanismo de recaptura es dependiente de energía, debido a que puede ser inhibido por incubación a bajas temperaturas o a que se acopla a un proceso de recaptura con diferentes gradientes de sodio a lo largo de la membrana neuronal, las drogas como la Ouabaina, que inhiben la ATPasa Na+/K+, o drogas como la veratrina, que abren los canales de sodio, inhiben el proceso de recaptura. También algunos antidepresivos heterocíclicos y la cocaína pueden inhibir selectivamente este mecanismo. Las anfetaminas se unen a este mecanismo transportador y pueden ser concentradas dentro de la terminal sináptica. Una vez que este sustrato es capturado por la terminal sináptica este va a las vesículas sinápticas. Este es el mecanismo de acción de algunas neurotoxinas como la 6-hidroxidopamina, la cual al acumularse en las terminales de las neuronas que contienen catecolaminas las destruyen por la liberación de radicales peroxidos.

La dosponibilidad de formas puras de NERT ha facilitado el desarrollo de anticuerpos para detectar los sitios de su localiciñon y sus implicaciones funcionales en una serie de procesos patológicos como las alteraciones afectivas, trastornos de la cognición, alimentación, regulación de la presión arterial y de los ritmos cardiacos. Estos sistemas de transporte son el blanco de varias drogas como los antidepresivos, y de sustancias adictivas como la cocaína y anfetaminas. Hay variaciones individuales de la decodificación genética. La proteina NERT está producida por un gen 16q12.2, que presenta un gran polimorfismo.

Dos enzimas son responsables de la inactivación y catabolismo de las catecolaminas: las monoamino oxidasas (MAO) y la catecol-O-metiltransferasa (COMT). Las MAO son enzimas que contienen flavina. Estas enzimas se localizan en la cara externa de la membrana de las mitocondrias. Son enzimas oxidativas, deaminan a las catecolaminas y compuestos correspondientes, que a su vez pueden sen convertidos por la aldehido reductasa a sus correspondientes ácidos o por la aldehido reductasa o la formación de glicol. Debido a su localización intracelular, las MAO juegan un papel estratégico en la inactivación de las catecolaminas. Diversas isoenzimas con diferente afinidad para sus sustratos se han identificado. La MAO-A deamina preferentemente a NE y 5-HT, y es inhibida en forma selectiva por la clorgilina, mientras que la MAO-B actúa en un amplio espectro de feniletanolaminas , que incluyen la beta-feniletil amina y la dopamina, la MAO-B es inhibida selectivamente por el deprenil (Selegilina).

La COMT se le localiza en la vecindad de todas las células, esta enzima actúa en las catecolaminas extracelulares, su grupo prostético requiere Mg++ y transfiere un grupo metilo de su co-sustrato la S-adenosil metionina (SAM), a el grupo 3-hidroxi del anillo de las catecolaminas. Los catabolitos de las catecolaminas, que resultan de la acción de las enzimas que se mencionan previamente pueden ser medidos en los líquidos biológicos (plasma, orina, líquido cefalorraquideo, etc), y estas mediciones nos proporcionan una visión dentro de los mecanismos de liberación y recambio de las catecolaminas, que como veremos en los capítulos de las alteraciones psiquiátricas han sido de vital importancia para entender algunas alteraciones psiquiátricas. El principal catabolito de la DA es el acido 4-hidroxi 3-metoxi fenilacetico, el cual es conocido como ácido homovanílico (HVA). Las terminales DA poseen un mecanismo de alta afinidad para la DA que es importante para la finalización de la acción de un NTs. En el interior de la sinapsis la DA es convertida al ácido dihidroxi fenil acetico (DOPAC), por la MAO. Mientras que la DA extracelular se convierte a HVA. En la mayoría de los casos los niveles de DOPAC y de HVA son buenos indicadores de la actividad dopaminérgica (ver fig 3).

La NE tiene dos catabolitos principales: el acido vanilil mandélico (VMA) y el 3-metoxi 4-hidroxi fenil etilene-glicol (MHPG). Este último es relativamente selectivo al cerebro (por lo menos de un 20 a 50% del total del MHPG es de origen central), por lo cual se le ha utilizado como indicador de actividad NE central.

REGULACIÓN DE LA ACTIVIDAD DE LA ENZIMA TH.

Este es un mecanismos importante en la regulación de la función de las catecolaminas, pero también es importante porque de esta manera podemos entender el como diversas señales pueden ser integradas en un proceso de regulación de las síntesis de un neurotransmisor. Se ha reportado que después de la estimulación de los nervios adrenérgicos o de las células cromafines, la liberación de catecolaminas no se observa incrementada cuando se miden en el interior de las células. Estudios previos han demostrado que la hidroxilación de la tirosina , por la TH es el evento limitante de toda la síntesis de las catecolaminas, y que es precisamente este proceso, el cual se ha visto regulado por diferentes señales de neurotransmisores y neuro moduladores. Se han propuesto dos mecanismos para la regulación de la TH: modificaciones covalentes via la fosforilación y un mecanismos de larga duración que ocurre solo después de una latencia que va de 12 a 48 hr y que está relacionado con el aumento de la síntesis de la proteína de la que esta formada la TH. Este retraso en el incremento de la actividad de la TH es bloqueado por inhibidores del RNA y por inhibidores de la síntesis de proteínas. Una gran variedad de situaciones, dentro de las que se incluyen las estresantes como el frío, inmovilización y la hipoglucemia, el tratamiento con agentes hipotensores tales como la fenoxibenzamina y la reserpina, así como la terapia electroconvulsiva, producen un aumento de la actividad de la TH. Estudios recientes han revelado que en las formas de regulación aguda intervienen numerosos neurotransmisores y neuromoduladores modificando los eventos sinápticos (ver tabla 2). Debido a que la TH tiene múltiples sitios para la fosforilacion y dado que las diferentes kinasa parecen fosforilar en forma preferencial diversos sitios, una serie de mecanismos existentes pueden conducir a una regulación mas fina de la actividad de esta enzima.

TABLA 4

MECANISMOS DE REGULACION AGUDA DE LA TIROSINA HIDROXILASA (TH)

A) PRIMEROS MENSAJEROS
- Acetil colina o agentes colinérgicos (e.g. carbacol, arecolina)
- Agonistas peptidérgicos: Familia de la Secretina-Glucagon (secretina, peptido vasointestinal activo, isoleucina etc.)
- Bradicinina
- Agonistas purinérgicos
- Factor de crecimiento nervioso

B) SEGUNDOS MENSAJEROS
- AMPc y Protein cinasas dependiente de AMPc
- Ca++ y Protein cinasas dependientes de Ca++
- Diacilglicerol y Protein cinasa dependiente de fosfolipidos
- GMPc y Protein cinasa dependiente de GMPc.

LOCALIZACIÓN DE LAS CÉLULAS CATECOLAMINERGICAS.

Diferentes técnicas se han utilizado para determinar la localización anatómica de las neuronas catecolaminérgicas. Procedimientos de fluorescencia, inmunofluorescencia, e inmunohistoquímica se han utilizado para este propósito. Los cuerpos celulares para NE se han localizado principalmente en estructuras de la formación reticulada. Las proyecciones que se originan de esta área pueden ser trazadas a dos áreas principales: los fascículos ventral y dorsal. Los cuerpos celulares que se originan en los fascículos dorsales están localizados en un núcleo denso, conocido como el Locus Coeruleus, el cual se encuentra en el piso del IV ventrículo. Los axones y neuronas de este núcleo terminan en la médula espina, cerebelo corteza cerebral y el hipocampo. La localización de los cuerpos del fascículo ventral, es la porción ventral del puente, de donde se envían fibras que inervan al tallo cerebral e hipotálamo.

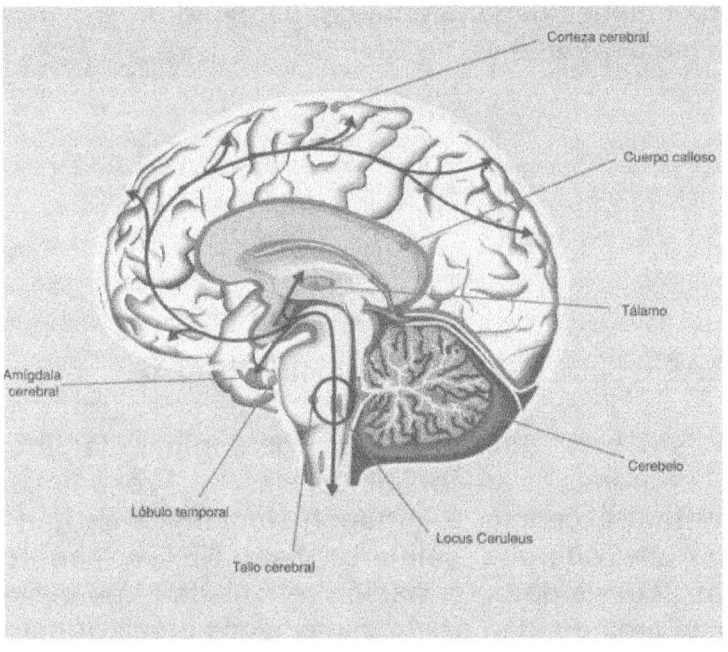

El locus coeruleus esta formado por un grupo de células compactas localizadas entre la transición del puente y la médula oblongada. En el piso del IV ventriculo. Estos nucleos, dos de cada lado, contienen aproximadamente 12000 neuronas en el ser humano, desde esta zona se conectan puntualmente con estructuras rostrales y descendentes. Estas incluyen el tracto central tegmental, el fascículo longitudinal dorsal y oreo tracto ventral medial del tallo cerebral. Estos tractor ascendentes inervan el hipotálamo, tálamo. áreas corticales, y el bulbo olfatorio (ver figura 3). También hay fasciculos ascendentes para la inervación del cerebelo. Los tractos descendentes van a médula espinal y a glandula pineal.

La localización de las neuronas dopaminérgicas se ha circunscrito a tres sitios: Nigroestriatal (Dorsolateral); mesocortical (ventromedial) y tubero infundibular. El mayor tracto dopaminérgico es el que se origina en la sustancia negra del mesencéfalo, de aquí se pueden hacer dos divisiones: (a) la proyección mesoestriatal dorsal que va de la sustancia negra a las porciones dorsolateral y caudal de los núcleos caudado y putamen y la porción mesoestriatal ventral, que va de las áreas tegmentales ventrales (VTA), de la sustancia negra a el núcleo accumbens y al tubérculo olfatorio. Se piensa que el estriado dorsal, el cual también recibe aferencias de la corteza sensorimotora , esta mas relacionado con procesos motores. El estriado ventral, el cual esta interconectado con una serie de estructuras límbicas, se ha propuesto relacionado con la iniciación de movimientos en respuesta a estímulos con carácter emotivo. Estos dos sistemas dopaminérgicos es común que se les denomine en los trabajos de investigación en psiquiatría biológica como los sistemas "Mesolimbicos", los cuales entre otras cosas se han relacionado con algunas funciones como la obtención de placer, el ser el sitio de acción de algunos psicotomiméticos (anfetaminas) y el tener un papel anatómico en algunos procesos como la esquizofrenia y las alteraciones afectivas. Cerca del 80 % de todas las neuronas DA en el cerebro se encuentran en el cuerpo estriado. El sistema tuberoinfundibular (TIDA = Tubero Infundibular Dopaminergic System) contiene células con DA las cuales se localizan en los núcleos arcuato y paraventriculares del hipotálamo desde donde se envían axones que inervan los lóbulos intermedios de la pituitaria y de la eminencia media. La DA parece desempeñar un papel vital en la regulación de la prolactina (Prolactin Inhibitor Factor - PIF). También hay evidencias de neuronas DA en la retina y el bulbo olfatorio (Ver figura 4) .

La inervación de la dopamina en los Gánglios Basales, se traduce en funciones vinculadas al control motor fino, la cognición y las emociones. El sistema mesolímbico especialmente las proyecciones de las áreas VTA al núcleo acumbens.

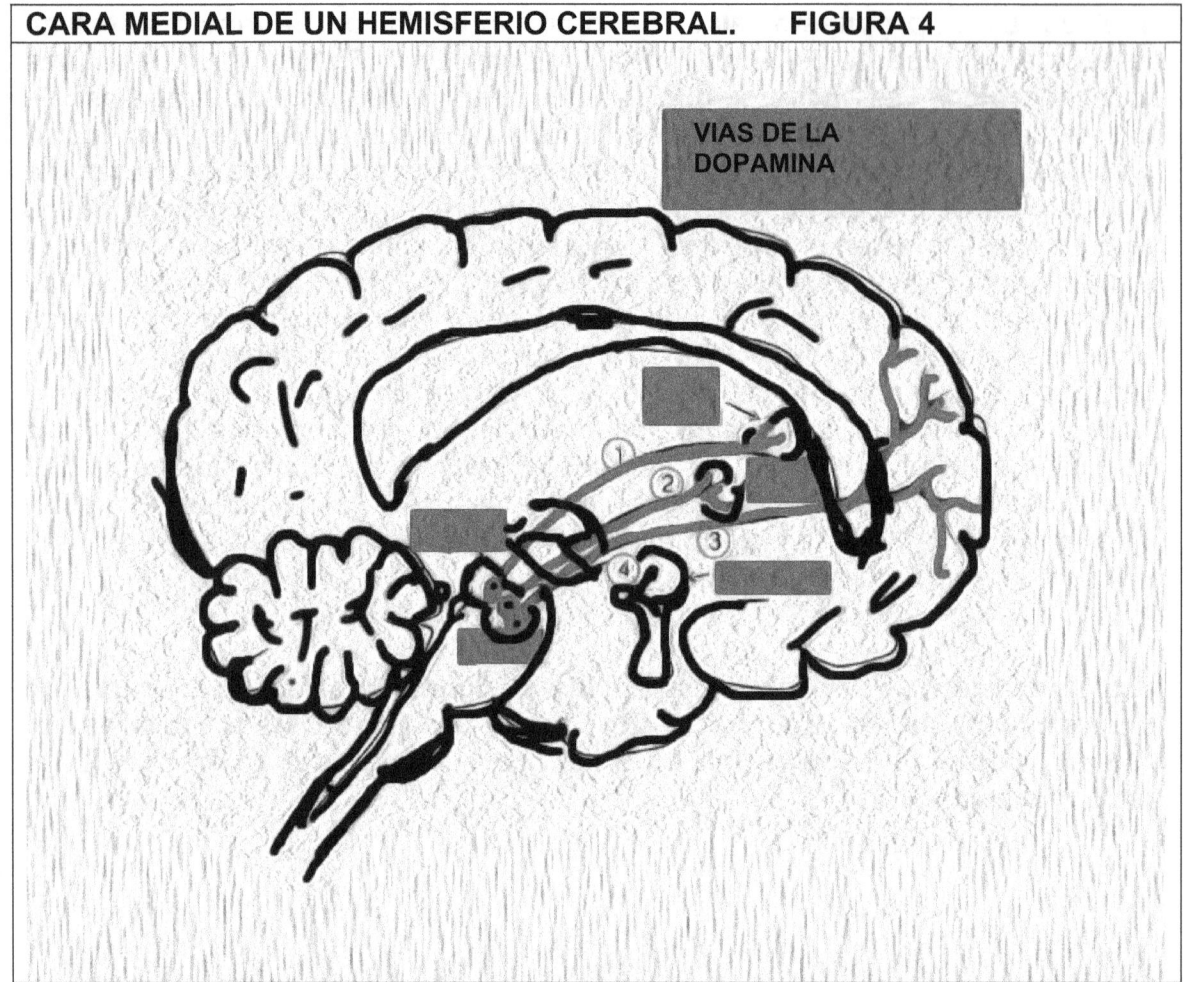

VIAS DE LA DOPAMINA

(1) Mesolímbica (2) Nigroestriatal (3) Mesocortical (4) Sistema Tubero Infundibular (Dopamina como factor inhibidor de la prolactina)

EL SISTEMA DOPAMINERGICO.

El sistema central de dopamina es considerado como uno de los más complejos en su organización, mucho más que el de la norepinefrina. Por un lado, hay mucho más células de dopamina. Se estima que en el mesencéfalo, en la sustancia negra, hay aproximadamente 15,000 a 20,000 de cada lado. También existen neuronas dopaminérgicas en el hipotálamo posterior, en el área VTA, bulbo olfatorio y en la retina.

Desde el punto de vista anatómico se ha considerado tres sistemas de dopamina: (1) sistema ultra corto: aquí encontramos al sistema de las células amácrinas de la retina y del bulbo olfatorio. (2) Sistema de longitud intermedia de células dopaminérgicas. Éstas se encuentran en el hipotálamo posterior y en el núcleo del septum lateral. También a este grupo corresponden neuronas del tracto solitario del nervio vago. (3) Este es el sistema largo que proyecta desde las zonas tegmental ventral y de la sustancia negra y que corresponde a los núcleos A8 y A 10. Los sitios a donde se conectan estas células son los ganglios basales, la corteza del sistema límbico y otras estructuras también del sistema límbico (el núcleo acumbens, el septum medio la corteza piriforme, el complejo de núcleos de la amígdala).

Funciones vinculadas a dopamina.

La localización de los varios sistemas dopaminérgicos en el cerebro permiten ubicarlos en sitios con funcionamientos determinados. Por ejemplo, las conexiones entre sustancia negra y los ganglios basales, está vinculado a funciones motoras finas y aspectos emocionales, como la expresión facial. También aspectos vinculados con la cognición. Lo anterior se ha confirmado en la medida que se descubrió que la lesión o disminución de células de dopamina en la sustancia negra del mecenecéfalo, era la alteración fisiopatologíaca central en la enfermedad de Parkinson. En esta enfermedad, hay temblor de reposo, rigidez muscular, cara inexpresiva, y problemas psiquiátricos. Los signos de la enfermedad no se hacen manifiestos, sino hasta que hay más del 80% de las neuronas destruidas. Esto nos indica que ha habido una compensación, tal vez por un periodo hasta de una década. En la actualidad se sabe, que hay una serie de signos no motores que se presentan en ese lapso, de 10 años, como son dificultad para detectar olores (anosmia), trastornos del sueño, estreñimiento, todo lo cual hoy se sabe se debe al depósito de una proteína, sinucleina, que va abarcando estructuras periféricas del sistema nervioso y centrales. Por ejemplo, en el plexo mientérico del intestino grueso. Lo anterior explicaría la constipación intestinal, lo mismo que el depósito en el bulbo olfatorio la anosmia.

El funcionamiento del sistema de dopamina a nivel límbico, se debe a las conexiones que se establecen entre el la zona VTA (ventral tegmental anterior) del mesencéfalo con el núcleo acumbens. Esto se relaciona con conducta motivacional o también llamada orientada en metas, en circuitos de recompensa, atención y aspectos vinculados con la marcha. Este sistema también ser involucrado en algunas enfermedades neuropsiquiátricas como la esquizofrenia, el síndrome de Gilles de la Tourette, y del trastorno obsesivo compulsivo.

El sistema mesocortical. Este sistema conecta con la corteza prefrontal y se le ha implicado a una amplia variedad de funciones cognitivas. Se le relaciona con el mantenimiento de la atención, con la prioridad de estímulos significantes, con la monitorización de la secuencia temporal de los estímulos, y analizar conceptos abstractos. Este sistema también se ha involucrado en la llamada memoria de corto tiempo y de trabajo. En los pacientes con esquizofrenia, este sistema se encuentra hipo activo, y parece ser el responsable de la serie de síntomas negativos en estos enfermos. Estos son la apatía, indiferencia, poca reactividad emocional. Otras enfermedades en donde este sistema tiene fallas son: la hiperactividad con atención deficiente, el síndrome de Gilles de la Taurette y en el trastorno obsesivo compulsivo.

El sistema de células del hipotálamo que transmiten con dopamina están localizados en el núcleo arqueado y en el peri ventricular, estas células forman parte del sistema TIDA, que regula la producción de prolactina. La dopamina es un factor que inhibe a esta hormona. También están regulando la liberación de otros factores como son aquellos vinculados a los neuro péptidos POMC (Pro- opio melanocortina).

Sitios de acción de las drogas que modifican a dopamina.

Existen múltiples lugares en donde las drogas pueden modificar la disponibilidad sináptica de dopamina, éstas se pueden dividir en tres categorías:

1. Efectos no mediados por receptores en la función pre sináptica.
2. Efectos mediados por los receptores a dopamina.
3. Efectos mediados de manera indirecta como resultado de la interacción de las drogas con otros sistemas de neurotransmisor que afectan con las neuronas a dopamina.

Efectos mediados por no receptores a dopamina.

Estas modificaciones ocurren a varios niveles en la pre sinapsis, algunos de estos agentes farmacológicos no son muy específicos y modifican también a catecolaminas en general e inclusive a la serotonina. Por ejemplo, las anfetaminas y cocaína interactúan con los transportadores del mecanismo de recaptura, lo mismo que de dopamina, norepinefrina y serotonina. Algunas drogas que modifican el almacenamiento en las vesículas presinapticas, como la reserpina, también afectan a las monoaminas.

Drogas que afectan a los receptores a dopamina.

En un principio se pensó que todas las drogas que afectan el funcionamiento de dopamina lo hacían únicamente a través de su receptores. Las drogas se afectan los receptores de dopamina se pueden clasificar en dos grupos:

1. Receptores que no están localizados en células dopaminergicas.
2. Receptores de dopamina en células dopaminérgicas, a estos también se les llama a auto receptores. Los autos receptores existen en diferentes partes de las células dopaminérgicas. Aquellos ubicados en las dendritas disminuyen la frecuencia de disparo de neuronas con dopamina. Mientras que aquellos ubicados en las terminales sinápticas disminuyen la liberación de dopamina. Estos receptores son en su mayoría D2. Éstos también pueden tener fenómenos de regulación hacia arriba o hacia abajo, dependiendo de los niveles de neurotransmisor en la hendidura sinápticas. Los receptores pre simpáticos son más sensibles a los cambios de niveles de neurotransmisor. En el caso de la dopamina estos autos receptores se han involucrado en el fenómeno de "prendido-apagado" ("On-Off") que se

observa con la administración crónica de L -DOPA, en enfermos de Parkinson.

Drogas que afectan al neuronas no dopaminergicas con receptores a dopamina. Éste es el caso de células colinérgicas, que son inhibidas por el sistema dopaminérgico, que parte de la sustancia negra al estriado. También, el de células con serotonina que presentan receptores a dopamina, los cuales regulan la disponibilidad de serotonina.

La regulación de la sinapsis de dopamina depende de una serie de factores, que se mencionan a continuación:

1. Inhibición por producto final sobre la enzima limitante de la síntesis TH.
2. La disponibilidad del factor BH4, que desempeña un papel relevante en la regulación de la TH (fenómeno de óxido reducción). .
3. La activación de auto receptores, los cuales van a modular la enzima limitante.
4. Activación de las neuronas dependientes de estímulos.

La dopamina posee un sistema de recaptura propio, que es importante para determinar la acción del neurotransmisor y mantener la homeostasis sinápticas. Esta proteína es similar a la de la norepinefrina y serotonina, pero no son las mismas. Este sistema de recaptura de dopamina DAT tiene una secuencia de 619 aminoácidos con 12 dominios transmembranales. El sistema de liberación de dopamina en hipotálamo, no posee sistema de recaptura, porque la dopamina liberada ingresos al torrente sanguíneo y regula la liberación de prolactina.

Al igual que la norepinefrina, la dopamina es degradada en la hendidura sinápticas por la enzima COMT, y una vez recapturada, por encima del citosol MAO. Los dos principales catabolitos de la dopamina son el ácido 3,4,- dihidroxi fanil acético (DOPAC), y ácido homovanílico (HVA).

JULIUS AXELROD (30 mayo 1912 . 29 diciembre 2004), (figura 5) sus trabajos relevantes en el área de las catecolaminas, le hicieron merecedor de premio Nobel de Medicina y Fisiología en el año 1979, junto con Bernard Katz y Ulf von Euler. Sus contribuciones en el área de neurotransmisión comprenden la identificación de la enzima COMT, los mecanismos de recaptura, trabajó en la regulación de la glándula pineal y la forma en que esta interviene en los ciclos de sueño y vigilia.

Axelrod nació en Nueva York, hijo de emigrados judíos de Polonia. Estudio biología en la Universidad de la Ciudad de Nueva York en 1933. Él quería ser médico, pero fue rechazado de muchas escuelas de medicina. Trabajó como técnico de laboratorio y consiguió un trabajo como tal, en el departamento de Salud Pública de la Ciudad de Nueva York. Su labor consistía en evaluar los suplementos de vitaminas que se añadían a algunos alimentos. En ese sitio perdió un ojo, cuando un frasco con amoniaco le estalló en la cara. Desde entonces utiilzó un parche negro por el resto de sus días. En ese trabajo, asistió a la escuela nocturna y recibió su maestría en ciencias en la Universidad de Nueva York en 1941.

En 1945 es contratad por Bernard Brodie en el Hospital Goldwater Memorial, trabajando en el efecto de los analgésicos. Algunos usuarios de analgésicos no-asprinicos, presentaban la transformación de la hemoglobina a metahemoglobina, uno de los metaolitos de algunos analgésicos era el acetaminofen o paracetamol, que ellos recomendaron para uso en analgesias.

En 1949 ingresa al National Institute of Health en Bethesda MD, en donde estuvi hasta su muerte. Ahí trabajó en un principio sobre la cafeína, esto le llevó a estudiar el sistema neurovegetativo y pornerse en el área de las catecolaminas, Se percató entonces que no podría obtener apollos económicos para su trabajo sino tenìa el grado de doctor en ciencias. Por lo tanto pidio permiso por un año para cursar el doctorad en la Escuela de Medicina de la Universidad de George Washington. Esta situada en la zona de Washington DC. Axelrod recorrñia todos los días a pie, el trayecto entre su casa en Bethesda a Georgetown, ida y vuelta, pues el permiso de auscencia por un año, era si goce de sueldo, y no podía "darse el lujo de pagar el transporte". Terminó su doctorado en menos de un año, porque utilizó parte de sus trabajos que llevaba en NIHsobre catecolaminas como trabajo doctoral. Después de graduarse en 1955 continuo trabajando sobre los mecanismos de recaptación, y catabolismo de las monoaminas. Él descubrio a la Catecol o Meil transferasa (COMT) y la regulación de la melatonina por la serotonina.

Julius Axelrod – Premio Nobel de Medicina y Fisiología 1970   Figura 5

REFERENCIAS

1: Balfour DJ. Neuroplasticity within the mesoaccumbens dopamine system and its role intobacco dependence.
Curr Drug Target CNS Neurol Disord. 2002 Aug;1(4):413-21. Review.

2: Talalaenko AN, Pankrat'ev DV, Goncharenko NV.
Neurochemical characteristics of the ventromedial hypothalamus in mediating the antiaversive effects of anxiolytics in different models of anxiety.Neurosci Behav Physiol. 2003 Mar;33(3):255-61.

3: Ceballos-Baumann AO.
Functional imaging in Parkinson's disease: activation studies with PET, fMRI and SPECT. J Neurol. 2003 Feb;250 Suppl 1:I15-23.

4: Gainetdinov RR, Bohn LM, Sotnikova TD, Cyr M, Laakso A, Macrae AD, Torres GE, Kim KM, Lefkowitz RJ, Caron MG, Premont RT.
Dopaminergic supersensitivity in G protein-coupled receptor kinase 6-deficient mice. Neuron. 2003 Apr 24;38(2):291-303.

5: Phillips PE, Stuber GD, Heien ML, Wightman RM, Carelli RM.
Subsecond dopamine release promotes cocaine seeking.
Nature. 2003.22;423(6938):461.

6: Self D. Neurobiology: Dopamine as chicken and egg.
Nature. 2003 Apr 10;422(6932):573-4.

7: Pania L, Gessab GL. Dopaminergic deficit and mood disorders.
Int Clin Psychopharmacol. 2002 Dec;17 Suppl 4:S1-7; discussion S7.

8: Volkow ND, Fowler JS, Wang G, Ding Y, Gatley SJ.
Mechanism of action of methylphenidate: insights from PET imaging studies.J Atten Disord. 2002;6 Suppl 1:S31-43.

9: Meltzer PC, Wang P, Blundell P, Madras BK.
Synthesis and evaluation of dopamine and serotonin transporter inhibition by oxacyclic and carbacyclic analogues of methylphenidate.
J Med Chem. 2003 Apr 10;46(8):1538-45.

10: Berridge CW, Waterhouse BD. The locus coeruleus-noradrenergic system: modulation of behavioral state and state-dependent cognitive processes.Brain Res Brain Res Rev. 2003 Apr;42(1):33-84.

11. Wiesbeck GA, Weijers HG, Wodarz N, Herrmann MJ, Johann M, Keller HK, Michel TM, Boning J. Dopamine D2 (DAD2) and dopamine D3 (DAD3) receptor gene polymorphisms and treatment outcome in alcohol dependence.
J Neural Transm. 2003 Jul;110(7):813-20.
12: Rauhut AS, Neugebauer N, Dwoskin LP, Bardo MT.
Effect of bupropion on nicotine self-administration in rats.
Psychopharmacology (Berl). 2003 Jun 17

13: Bankowski BJ, Zacur HA.
Dopamine Agonist Therapy for Hyperprolactinemia.
Clin Obstet Gynecol. 2003 Jun;46(2):349-362. No abstract available.

14: Peeters M, Maloteaux JM, Hermans E.
Distinct effects of amantadine and memantine on dopaminergic transmission in the rat striatum. Neurosci Lett. 2003 Jun 12;343(3):205-9.

15: Ohta K, Kuno S, Mizuta I, Fujinami A, Matsui H, Ohta M.
Effects of dopamine agonists bromocriptine, pergolide, cabergoline, and SKF-38393 on GDNF, NGF, and BDNF synthesis in cultured mouse astrocytes.
Life Sci. 2003 Jun 20;73(5):617-26.

16: Sanchez CJ, Bailie TM, Wu W, Li N, Sorg BA.
Manipulation of dopamine d1-like receptor activation in the rat medial prefrontal cortex alters stress- and cocaine-induced reinstatement of conditioned place preference behavior.Neuroscience. 2003 Jun 27;119(2):497-505.

17: Sasaki K, Nagao T.
Distribution and levels of dopamine and its metabolites in brains of reproductive workers in honeybees.J Insect Physiol. 2001 Sep;47(10):1205-1216.

18: Barbarich NC, Kaye WH, Jimerson D. Neurotransmitter and imaging studies in anorexia nervosa& new targets for treatment. Curr Drug Target CNS Neurol Disord. 2003 Feb;2(1):61-72.

19: Hunter RG, Kuhar MJ. CART Peptides as Targets for CNS Drug Development.Curr Drug Target CNS Neurol Disord. 2003 Jun;2(3):201-5.

20: Balfour DJ.
Neuroplasticity within the mesoaccumbens dopamine system and its role in tobacco dependence.
Curr Drug Target CNS Neurol Disord. 2002 Aug;1(4):413-21. Review.

21: Vanderschuren LJ, Beemster P, Schoffelmeer AN.
On the role of noradrenaline in psychostimulant-induced psychomotor activity and sensitization. Psychopharmacology (Berl). 2003 May 27

22: Elliot EE, Sibley DR, Katz JL. Locomotor and discriminative-stimulus effects of cocaine in dopamine D(5)receptor knockout mice.
Psychopharmacology (Berl). 2003 May 27

23: Sneader W. The discovery and synthesis of epinephrine.
Drug News Perspect. 2001 Oct;14(8):491-4.

24: Mansour AA, Babstock DM, Penney JH, Martin GM, McLean JH, Harley CW.
Novel objects in a holeboard probe the role of the locus coeruleus in curiosity: support for two modes of attention in the rat.
Behav Neurosci. 2003 Jun;117(3):621-31.

25: Lang B, Li H, Kang JF, Li YQ. Alpha-2 adrenoceptor mediating the facilitatory effect of norepinephrine on the

glycine response in the spinal dorsal horn neuron of the rat.
Life Sci. 2003 Jul 4;73(7):893-905.

26: Toyohira Y, Utsunomiya K, Ueno S, Minami K, Uezono Y, Yoshimura R, Tsutsui M, Izumi F, Yanagihara N.
Inhibition of the norepinephrine transporter function in cultured bovine adrenal medullary cells by bisphenol A. Biochem Pharmacol. 2003 Jun 15;65(12):2049-2054.

27: Bissette G, Klimek V, Pan J, Stockmeier C, Ordway G.
Elevated Concentrations of CRF in the Locus Coeruleus of Depressed Subjects.
Neuropsychopharmacology. 2003 May 21 [Epub ahead of print]
PMID: 12784115 [PubMed - as supplied by publisher]

28: Chalon SA, Granier LA, Vandenhende FR, Bieck PR, Bymaster FP, Joliat MJ, Hirth C, Potter WZ. Duloxetine Increases Serotonin and Norepinephrine Availability in Healthy Subjects: A Double-Blind, Controlled Study. Neuropsychopharmacology. 2003 May 28 [Epub ahead of print]
29 : Yamasaki I, Takagi T, Oikawa D, Koutoku T, Koga Y, Tomonaga S, Tachibana T,Denbow MD, Furuse M. Changes in catecholamines and dopaminergic metabolites in pigeon brain during
development from the late embryonic stage toward hatch.
Zoolog Sci. 2003 May;20(5):551-5.

30: Brede M, Nagy G, Philipp M, Sorensen JB, Lohse MJ, Hein L.
Differential Control of Adrenal and Sympathetic Catecholamine Release by
{alpha}2-Adrenoceptor Subtypes. Mol Endocrinol. 2003 May 22

31: Hollander E, Friedberg J, Wasserman S, Allen A, Birnbaum M, Koran LM.
Venlafaxine in treatment-resistant obsessive-compulsive disorder.
J Clin Psychiatry. 2003 May;64(5):546-50.

32: Rasmussen LE, Nedergaard OA.
Effect of Reboxetine on Sympathetic Neuroeffector Transmission in Rabbit
Carotid Artery.J Pharmacol Exp Ther. 2003 May 16

33: Wong D. Why is the adrenal adrenergic? Endocr Pathol. 2003 Feb;14(1):25-36.

34: Anglin JC, Brooks VL. Tyrosine hydroxylase and norepinephrine transporter in sympathetic ganglia offemale rats vary with reproductive state.Auton Neurosci. 2003 Apr 30;105(1):8-15.

NEUROBIOQUÍMICA DE LA SEROTONINA (5HT)

Esta es una monoaminas que se sintetiza en las neuronas del sistema nervioso y en las células gastrointestinales del llamado sistema enterocromafín, también en la glándula pineal, que estando localizada en el encéfalo está fuera de la barrera hematoencefálica. En el sistema nervioso central la serotonina desempeña funciones de dos tipos: como neurotransmisor y neuromodulador, ademas de ser el precursor de una hormona, la cual se fabrica en la glándula pineal, la melatonina. Esta sustancia participa en una serie de funciones vitales como son la regulación del estado de ánimo, el sueño y la vigilia, el vómito, la sexualidad, la violencia, el apetito y funciones de tipo endocrino la serotonina, cuando es regulada de manera deficiente, interviene en algunas enfermedades y es parte de los mecanismos farmacodinámicos es decir, de acción de los medicamentos que se usan para tratar a los pacientes, quizás como una parte causal de algunos de los síntomas de estas alteraciones. Éste es el caso de los trastornos afectivos, como la depresión mayor, la migraña, los trastornos por ansiedad, y los mecanismos de acción de algunas drogas antipsicótica, y en las alteraciones bipolares.

ASPECTOS HISTÓRICOS

La serotonina (5-HT), deriva su nombre de la observación de que después de la coagulación, el suero sobrenadante incrementa el tono de los vasos sanguíneos, de ese suero se aisló, lo que después se conoció como serotonina. Otro grupo italiano aisló la misma sustancia de las paredes intestinales, y como también aumentaba la contracción del tracto digestivo le llamaron enteronina, con el tiempo sobrevivió el nombre de serotonina (5-HT). Fue hasta que en 1948 Rapport, Green y Page, aislaro el fator que inducía la vaso constricción, y se percataron que era una indolamina. En 1952, Espamer y Areso reportaron que la serotnina y la enteronina eran la misma sustancia. La 5-HT es un neurotransmisor del sistema nervioso (SN) y del plexo mientérico del tracto gastrointestinal. Concentraciones elevadas de esta sustancia se localizan en las células del sistema enterocromafín del tubo digestivo y de los vasos sanguíneos, así como en las plaquetas, que pronto se convirtieron en un modelo para el estudio de este neurotransmisor. La fisiología y neurobioquímica de este neurotransmisor es compleja, ya que además de ser un neurotransmisor, tiene funciones de neurohormona local, es decir funciones parácrinas. La serotonina como neurotransmisor obtuvo una significación especial, cuando se descubrió el LSD (dietil amida del ácido lisérgico), que además era un antagonista de algunos recetores de serotonina. **Las propiedades alucinogenicas de este compuesto, hizo pensar que alguna forma de metilación o alteración en la estrucutra de la molécula de serotonina, generaba un agente psicótico endogeno.**

DESCUBRIMIENTO ACCINTAL DEL LSD

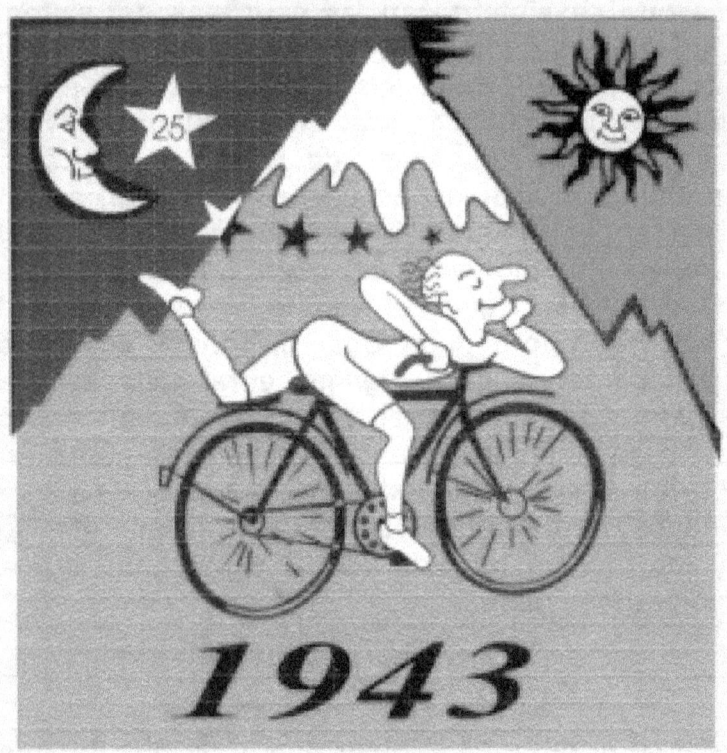

Albert Hofmann , nacido en Baden , Suiza , se unió al servicio farmacéutico - químico de los Laboratorios Sandoz (Ahora Novertis) , ubicado en Basilea como un compañero de trabajo con el profesor Arthur Stoll , fundador y director del departamento farmacéutico. Él comenzó a estudiar un esquema de plantas medicinales y el hongo del cornezuelo de centeno , como parte de un programa para purificar y sintetizar componentes activos para su uso como productos farmacéutico. Durante la investigación de los derivados del ácido lisérgico , Hofmann sintetizó por primera vez el 16 de noviembre de 1938 el LSD.La intención principal de la síntesis era obtener un estimulante de la circulación y respiración (un analéptico). Fue reservado por cinco años, hasta que el 16 de abril de 1943, fue cuando Hofmann decidió tomar por segunda vez la sustancia sintetizada como LSD 25. Mientras LSD volver a sintetizar , absorbió accidentalmente una pequeña cantidad de la droga a través de sus dedos y descubrió sus poderosos efectos. Él describió lo siguiente:

... Afectado por una inquietud notable , combinado con un ligero mareo .

En casa me tumbé y me hundí en una condición de embriaguez - no desagradable , caracterizada por una imaginación extremadamente estimulada . En un estado de ensueño , con los ojos cerrados, percibí una corriente ininterrumpida de imágenes fantásticas , formas extraordinarias con juego intenso , caleidoscópico de colores. unas dos horas esta condición se desvaneció.

" El Día de la Bicicleta ".

El 19 de abril 1943 , Hofmann realiza un auto- experimento para determinar los verdaderos efectos del LSD , ingiriendo intencionadamente 0,25 miligramos (250 microgramos) de la sustancia , una cantidad que prevé que sea un umbral de dosis (una dosis real de umbral es de 20 microgramos) . Menos de una hora después, Hofmann experimentó cambios repentinos e intensos en la percepción. Le pidió a su asistente de laboratorio que lo acompaña a casa y , como el uso de vehículos de motor estaba prohibido, debido a las restricciones de tiempo de guerra , tuvieron que hacer el viaje en bicicleta. En el camino , el estado de Hofmann se deterioró rápidamente mientras luchaba con sentimientos de ansiedad, alternando en sus creencias de que la vecina de al lado era una bruja malévola , y que se estaba volviendo loco , y que el LSD lo había envenenado . Cuando el médico llegó casa , sin embargo , no pudo detectar ninguna anomalía física , salvo por una dilatación pupilar muy marcada. Hofmann se tranquilizó , y pronto su terror, comenzó a dar paso a una sensación de buena suerte y disfrute, como escribió más tarde ...

" ... Poco a poco pude empezar a disfrutar de los colores, en tonalidades sin precedentes y de una serie de juegos de formas que persistieron detrás de mis ojos cerrados. Eran imágenes caleidoscópicas , imágenes fantásticas que surgian de mí interior, alternas , abigarradas , abriendose y cerrandose en sí mismas en círculos y espirales , explotando en las fuentes de colores , la reordenación y la hibridación de sí mismos en un flujo constante ... "

Los acontecimientos del primer viaje de LSD , ahora conocido como " El Día de la Bicicleta " , después de que el viaje a casa en bicicleta , resultaron que Hofmann, efectivamente había hecho un importante descubrimiento : una sustancia psicoactiva con extraordinaria potencia, capaz de provocar cambios significativos de la conciencia en dosis increíblemente bajas . Hofmann previó que la droga sería una herramienta poderosa psiquiátrica ; debido a su carácter intenso e introspectivo , no podía imaginarque nadie lo usaría de forma recreativa. El día de de la bicicleta, se observa cada vez más en las comunidades psicodélicas como un aniversario para celebrar el descubrimiento del LSD.

Este NT se ha implicado en varias funciones como el sueño, la regulación neuroendócrina, en esta última, como el precursor de la hormona melatonina en la glándula pineal. También se ha relacionado en las conductas de alimentación, agresión, sexual, etc. Se le ha vinculado con algunas enfermedades psiquiátricas como la esquizofrenia, la depresión, y la ansiedad. Existe una gran concentración de 5-HT en las paredes del intestino delgado y en las plaquetas sanguíneas. En el sistema nervioso central también se le localiza en algunas estructuras como el rafé pontino. De las estructuras encefálicas con mayor concentración de 5-HT es la glándula pineal.

La serotonina se localiza de manera extensa en el tracto gastrointestinal, en el torrente sanguíneo, en las plaquetas que intervienen los procesos de coagulación, en la glándula pineal y en el tallo cerebral, concretamente en la llamada formación reticular. En los cuerpos celulares de neuronas se fabrica la serotonina a partir de su precursor, un aminoácido esencial (tiene que ser administrado en la dieta, pues no se sintetiza en el interior del cuerpo), el L - Triptófano, se obtiene del torrente sanguíneo, e ingresa a estas células mediante un mecanismo de transporte activo, en contra de gradientes de concentración y de carga. La serotonina que se ingiere por vía oral no llega al sistema nervioso central, debido a que no cruza la barrera hemato-encefálica. Esto se debe, a la presencia de enzimas como las monoaminas o oxidasa que la destruyen antes de ingresar al SNC.

Las neuronas del rafé del tallo cerebral son las que liberan serotonina. Estas neuronas están agrupadas en nueve pares de núcleos a lo largo del tallo cerebral. La serotonina se puede liberar de varios sitios a lo largo del axón. En el botón terminal, pero también en dilataciones o varicosidades hacia el espacio extracelular que circundan la neurona. Por esta razón se explica sus efectos de tipo neuromodulador. Debido a que actúa a varios niveles de neuronas adyacentes, como son los axones, dendritas e inclusive en los cuerpos neuronales. La difusión de serotonina ocurre en regiones relativamente amplias que rodean al cuerpo neuronal (Difusión por volumen).

La acción de la serotonina se termina de manera primaria en el interior de las propias neuronas una vez que ocurre en la recaptura de este neurotransmisor. Los transportadores del sistema serotonina, son específicos aún que, con cierta similitud a los otros sistemas de recaptura para monoaminas. Varios medicamentos y drogas pueden bloquear este mecanismo de recaptura como son: la cocaína, las anfetaminas,

MDMA(MDMA (3,4-metilenedioxi-N-metilamfetamine)"ecstasis),antidepresivos triciclos y los inhibidores de recaptura de serotonina.

La farmacología de la serotonina es compleja por la gran cantidad de familias de receptores que se localiza en en las propias neuronas que la fabrican, y también en otras neuronas que poseen receptores a serotonina, sin que estas liberen este tipo de neurotransmisor. Por ejemplo, cuando se utiliza MDMA se libera de manera masiva serotonina, se inhibe la recaptura y el efecto neto, es el de un aumento de los niveles de este neurotransmisor en las hendiduras sinápticas. En situaciones de consumo de estas sustancias allí la sensación de bienestar, confort, aumento de la experiencia táctil, pero esta sensación de empatía con todo el mundo puede llegar a cierta permisividad sexual, que llega a ser interpretada como violación o estupro. En dosis elevadas de esta droga se libera también norepinefrina y dopamina. Otras sustancias alucinatorio, son el LSD (dietil amida del ácido lisérgico), DMT (dimetil triptamina) y la psilosibina que compiten con receptores de serotonina.

Los antagonistas de los receptores a serotonina 5HT-3 son agentes que inhiben el vómito. Ondasetrón, granisetron y tropisetron. Éstos son útiles en la quimioterapia y cuando se emplean drogas sito tóxicas. También otra aplicación es en pacientes postquirúrgicos, en donde con frecuencia se presentan las vómito.

SÍNTESIS DE SEROTONINA   FIGURA 1

L-TRIPTÓFANO

Triptofano hidroxilasa

5-HIDROXITRIPTÓFANO

Descarboxilasa de los aminoácidos aromáticos

SEROTONINA

GLÁNDULA PINEAL

5-HT n acetil serotonina

MAO

N-acetil serotonina

ACIDO 5 HIDRO INDOLACÉTICO

Hidroxi indol O metil transferasa

MELATONINA

SÍNTESIS.

El precursor inicial de la 5-HT es el amino ácido esencial L-Triptófano, el cual entra fácilmente al SNC después de cruzar la barrera hemato-encefálica. La triptofano hidroxilasa (TrH), es la primera enzima de la síntesis de 5-HT (Fig 1), esta utiliza como cofactores al oxigeno molecular y a la L-eritro-tetrahidrobiopteridina (THBP). Un átomo de oxigeno se utiliza para formar el 5-hidroxitriptofano (5-HTP). La Km de la enzima para el triptofano es de 50 a 120 µM. La concentración de triptofano en el cerebro es de cerca de 30 µM, por lo tanto, el incremento en la disponibilidad del triptofano da como resultado un incremento en la síntesis de serotonina (estrategia de carga de precursor). El triptofano se une a la albúmina plasmática y a sustancias como los ácidos grasos, que al competir con los sitios de unión de la albúmina, pueden elevar los niveles de triptofano libre y por lo tanto los niveles de 5-HT en el cerebro.

La TrH se encuentra sólo en las células que sintetizan 5-HT, su distribución en el cerebro, es paralela a la de 5-HT. La hidroxilación del triptofano es el evento que limita la formación de serotonina. Entre los numerosos inhibidores de esta enzima, el mas conocido es la p-cloro-fenilalanina (PCPA), que se une a la enzima TrH en forma irreversible.

SINAPSIS SEROTONINÉRGICA   FIGURA 2

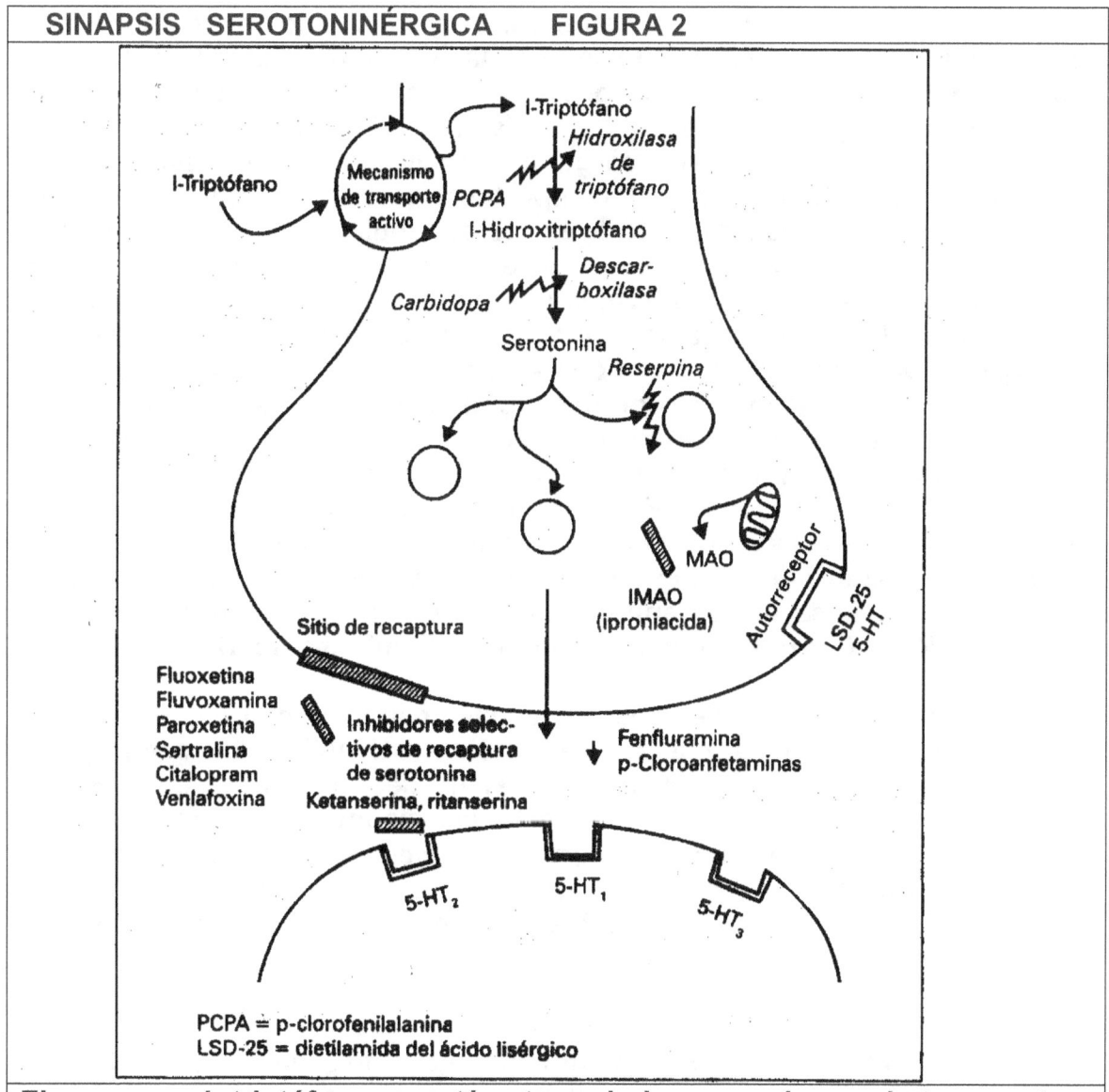

El precursor L-triptófano no está saturando los mecanismos de transporte o las enzimas, por lo que las cargas de precursor o bloqueo son estrategias válidas que s eusan en investigación básica y clínica.

El siguiente paso es la descarboxilación del 5-HTP por la enzima L-amino ácido descarboxilasa, esta reacción es dependiente de fosfato de piridoxal-5'. Esta es una enzima no-especifica, que probablemente está relacionada con otros sistemas de neurotransmisión (Vg. catecolaminas), debido a los anterior, se pueden detectar niveles de 5-HT elevados en células que normalmente no la contienen, cuando se administra el precursor 5-HTP. Al finalizar este evento enzimático se tiene como resultado a la 5-HT.

Control de la síntesis. Bajo condiciones fisiológicas normales, la triptofano hidroxilasa no está totalmente saturada, como ha sido mencionado con anterioridad, esto se debe a que la enzima no está trabajando a toda su capacidad. Por lo que en este caso, y a diferencia de lo que ocurre con las catecolaminas (Vg. con la tirosina hidroxilasa), la síntesis de 5-HT puede ser incrementada por las llamadas "cargas de precursor", La disponibilidad del L-triptofano, es entonces un factor importante para la síntesis de 5-HT. En algunos países esta estrategia terapéutica se empleo para el manejo de la depresión y el insomnio, solo que este tipo de tratamiento se ha descontinuado, ya que se observó, la presencia de una alteración conocida como eosinofilia necrotizante, que altera básicamente músculos y articulaciones. Al parecer la causa de este problema se atribuye a uno de los excipientes que contiene el producto comercial. Algunas sustancias que bloquean a la enzima principal de síntesis, la triptofano hidroxilasa es la DL-paraclorofenilalanina (PCPA), qué ha sido una herramienta de gran utilidad para explorar las funciones eñ las cuales puede estar involucrada a la serotonina (v.gr. en el sueño su administración produce insomnio en el gato), otras son: el 6-fluoro-triptofano y la propildopacetamida. De los inhibidores de la descarboxilasa de los amino ácidos aromáticos tenemos a algunos derivados de la hidrazina como la carbidopa y la alfa-metil 5-HTP.

El almacenamiento de la 5-HT tiene muchas cosas en común con el de las catecolaminas. La 5-HT se piensa que también está unida a un complejo de proteínas, a iones divalentes y a trifosfato de adenosina. La 5-HT es capturada en forma activa por las vesículas sinápticas. El transportador vesicular utiliza mecanismos de gradiente electrotónico, en el que se emplean hidrogeniones (H+). La reserpina y la tetrabenazina modifican el almacenamiento en vesículas sinápticas, por lo cual la 5-HT permanece en el citosol, y es en este lugar en donde es destruida por las monoamino oxidasas.

Las drogas que inhiben la recaptura, en la proteina encargada de la recaptura de serotonina o SERT, no modifican el almacenamiento de este NT en las vesículas sinápticas. Sin embargo, hay dos drogas que modifican ambos sistemas de transporte. MDMA (Ecstasis) y fenfluramina. Ambas drogas aumentan la liberación de serotonina a la hendidura sináptica. En el interior de las vesículas sinapticas de serotonina no hay ATP, coo en las vesículas de catecolaminas. Hay sin embargo, una proteina a l aque se une la serotonina, con alta afinidad, ante la presencia de Fe++. Se denomina la proteína de enlace de serotonina (serotonin-binding protein SBP). Esta SBP se libera con la serotonina y con calcio.

La 5-HT es liberada por un mecanismo de exocitosis que es dependiente de Ca++. El proceso es regulado por autorreceptores entre otras cosas. Otros NT coexisten con la 5-HT: las células en el núcleo rafé medularis contienen 5-HT y sustancia P, algunas otras células contienen las combinaciones de leucina-encefalina, hormona liberadora de la tirotropina (TRH) y quizás otras sustancias que coexisten con 5-HT. Algunos otros NT que se han involucrado en la liberación de 5-HT incluyen a dopamina, norepinefrina, acetilcolina y prostaglandinas. Algunas drogas que modifican la liberación de 5-HT incluyen a la anfetamina y fenfluramina, la anfetamina alogenada, para-cloro anfetamina, es mucho mas potente que su contraparte sin alogenación. Algunos antidepresivos como la clorimipramina y amitriptilina pueden liberara también 5-HT al mismo tiempo que bloquean la recaptura. La regulación de la liberación de 5-HT depende de una serie de factores como son: el tráfico axónico, la disponibilidad del precursor, y la modulación por autoreceptores.

Al finalizar la acción de la 5-HT esta es removida por un mecanismo de recaptura, dentro de las terminales presinápticas. Este sistema como otros de los mencionados previamente es de alta afinidad, baja capacidad y alta especificidad. Es sodio y temperatura dependientes y posee saturabilidad. Un mecanismo de recaptura similar se presenta en la glándula pineal, la retina, el plexo mientérico y en las plaquetas. Algunas de las sustancias que pueden bloquear este mecanismo son el citalopram, paroxetina, sertralina y fluoxetina.

La proteína transportadora de serotonina se conoce con las siglas en inglés de SERT (Serotonin Reuptake Transported). En rata la proteina SERT esté compuesta de 630 amino ácidos, con un peso molecular de 68 000 Daltons. Un solo gen codifica a SERT y está localizado en el brazo largo del cromosoma 17. El RNAm para SERT se localiza únicamente en neuronas serotoninérgicas, mientras que en glí, en donde se ha observado in vitro también recaptura de serotonina, no se ha detectado RNAm para SERT, lo cual puede indicar que existen más de dos mecanismos de recaptura de 5-HT. Esta proteína transportadora tiene 12 dominios transmembranales, y su estructura es similar a la de otras moléculas transportadoras de otros sistemas de neurotransmisión. La proteína SERT exhibe cerca del 50 % de homología cpn las proteías transportadoras de dopamina (DAT) y norepinefrina (NET). Aún cuando hay homología en las proteínas transportadoras de neurotransmisores, estas tienen farmacología específica, por ejemplo la desimipramina tienen 150 veces más potencia por NET que por SERT, mientras que fluoxetina tiene hasta 75 veces más potencia por SERT que por NET. Sin embargo hay sustancias como la cocaína que actúan sobre las proteínas SERT, NET, y DAT.

La serotonina tambien es recapturada por otras neuronas no serotoninérgicas y por la glía. Una vez que la 5-HT se re-localiza nuevamente en la terminal presináptica el trabajo del catabolismo se lleva a cabo mediante las monoamino oxidasas (MAOs) (Flavoproteinas), y en especial por la MAO-A (Fig 2).   Existen dos isoenzimas MAO, las cuales son denominadas como MAO-A y MAO-B. La 5-HT y NE son catabolizadas por la MAO-A, mientras que la dopamina por la MAO-B. Los inhibidores MAO (IMAO), fueron los primeros antidepresivos utilizados (Iproniacida), con características de ser inespecífico. En la actualidad tenemos IMAOs específicos. IMAO-A: clorgilina y moclobemida. IMAO-B: selegilina (Deprenil).

El primer catabolito que se obtiene de la degradación de la 5-HT es el 5-hidroxi indol acetaldehido, el cual se oxida por la acción de la Aldheido deshidrogenasa dependiente de NAD+ para formar el acido 5-hidroxi indolacetico o también puede ser reducida por la aldehido reductasa dependientes de NADPH a alcohol 5-hidroxi triptofol. El producto final del catabolismo de la serotonina por cualquiera de las vías es el ácido 5-hidroxi indol acético (5-HIIA), el cual tiene una distribución similar a las de la serotonina en el SNC. Se han sugerido otras vías de catabolismo de la 5-HT que dan como resultado a la N-metil-serotonina, la bufotenina y la tetrahidro beta carbolinas.

NEUROANATOMÍA DE LA SEROTONINA.

Los cuerpos celulares de las neuronas que contienen 5-HT están localizados en forma primaria en los núcleos del rafé, de donde envían proyecciones a casi todos los niveles del SNC. El núcleo rafe dorsalis (B7) proyecta al neocortex, corteza piriforme, bulbo olfatorio, neostriado, tálamo, amígdala, hipocampo, sustancia negra y locus coeruleus. El núcleo centralis superior (B8) proyecta a la corteza cerebral, hipocampo, núcleo supraquiasmático, área hipotalámica anterior, área medial preóptica, los núcleos arcuato y de las astas dorsales de la médula espinal. El núcleo rafe obscurus (B2) y los núcleos del rafe pallidus (B1), que contiene a la sustancia P, se proyectan a las células de la columna intermediolateral y las astas ventrales de la médula espinal.

LOCALIZACIÓN NEURONAS SEROTONINÉRGICAS   FIGURA 3

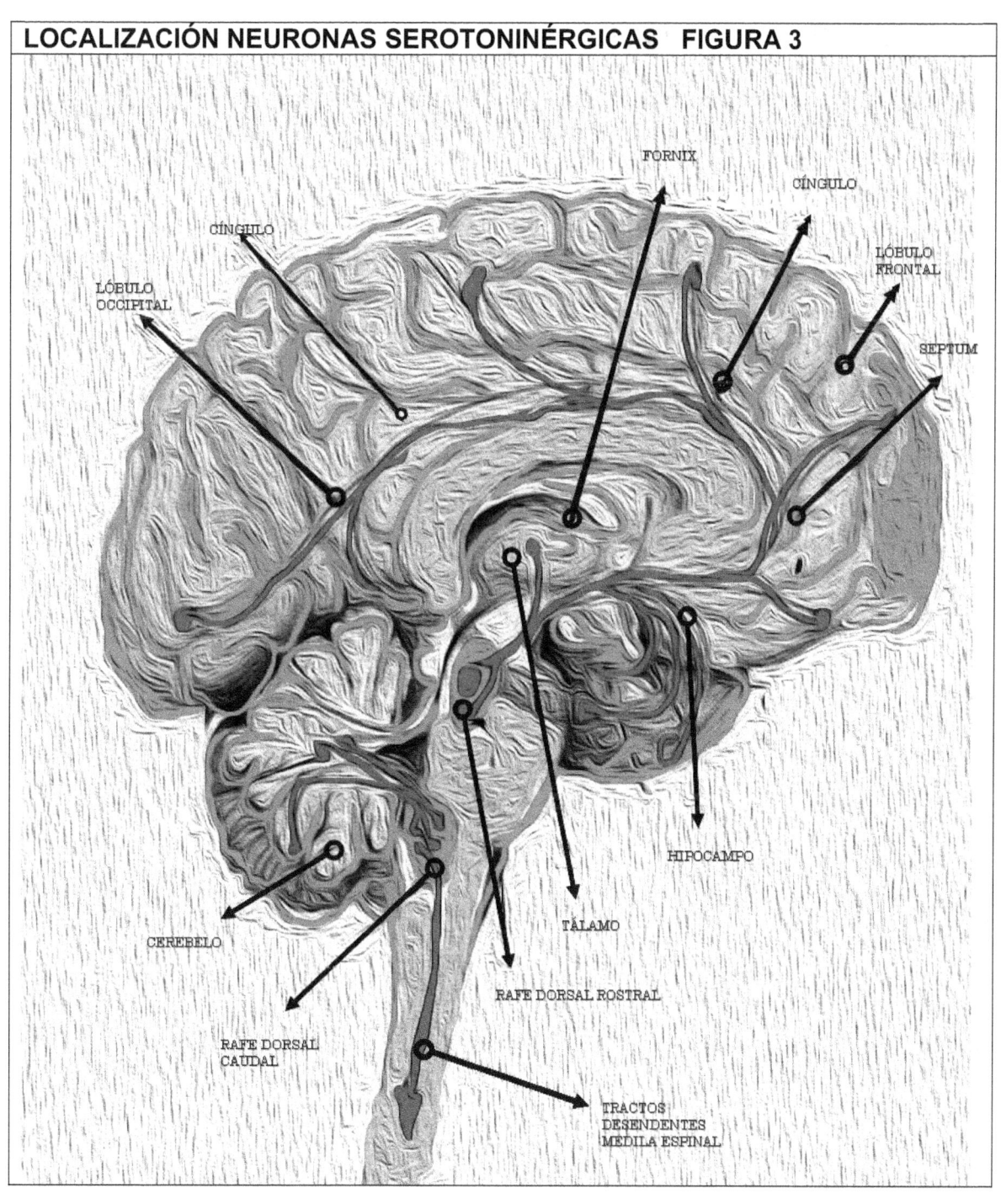

RECEPTORES SEROTONINERGICOS.

El análisis de los sitios receptores a 5-HT ha sido uno de las aproximaciones mas productivas al entendimiento de su acción, tanto a nivel del SNC como a nivel periférico. En la actualidad se han descrito por lo menos 7 familias de receptores a 5-HT, estos sitios se han diferenciado mediante técnicas de radioligandos en homogenados cerebrales: 5-HT (1A), 5-HT(1B), 5-HT(1D), 5-HT(1E), 5-HT (1F), 5-HT (2 A), 5-HT (2B),5-HT (2C), 5-HT3, 5-HT4, 5-HT (5 A), 5-HT (5B), 5-HT6 y 5-HT7 .

Familias de Receptores a Serotonina			
Receptor	Agonistas	Antagonistas	Localización e el SNC
5-HT$_{1A}$	8-0H-DPAT; Buspirona, gespirona	WAY 100135	Hipocampo, septum, amígdala, rafé dorsal, cortex
5-HT$_{1B}$	Sumatripan y triptanos	GR 127935	Sustancia Negra, Ganglios basales
5-HT$_{1D}$	Sumatripan y triptanos	GR 127935	Sustancia negra, estriado, accumbens hipocampo
5-HT$_{1E}$			
5-HT$_{1F}$			Rafé dorsal, hipocampo, cortex
5-HT$_{2A}$	DMT y LSD	Ketanserina, cinanserina	Corteza, tuberculo olfatorio, claustro
5-HT$_{2B}$	DMT		Fuera del SNC
5-HT$_{2C}$	DMT, MCPP	Mesulergina, fluoxetina	Ganglios basales, plexo coroideo, sustancia negra
5-HT$_3$		Ondasetron, granisetron	Médula espinal, corteza, hipocampo, n, tallo cerebral.
5-HT$_4$	Metroclopramida	GR 113808	Hipocampo, accumbens, estriatum, sustancia negra.
5-HT$_{5A}$		Metiotepin	Corteza, hipocampo, cerebelo
5-HT$_{5B}$		Metiptepin	Habénula e hipocampo
5-HT$_6$		Metiotepin, clozapina, amitriptilina	Estriado, tubérculos olfatorios, corteza e hipocampo.
5-HT$_7$		Metiotepin, clozapina, amitriptilina	Hipotálamo, tálamo, corteza, n. supraquiasmático

La biología molecular ha permitido establecer que existan tres gandes familias dee receptores a serotonina 5-HT1, 5-HT2 y 5-HT3, en esta última están los subtipo 5-HT4, 5.HT5 , 5-HT6 y 5HT7.

Los receptores $5-HT_{1A}$ tienen una alta afinidad por espiperona, mientras que la relativa baja afinidad por este mismo ligando corresponde a los receptores $5-HT_{1B}$. $5-HT_{1D}$ ha sido identificado en los cerebros de bovinos.

El $5-HT_{1A}$ tiene varios ligandos: [3H]-8-hidroxi-2(di-n-propil amino)tetralin (8-OH-DPAT), [3H]-ipsapirona, [3H]-buspirone y [3H]-Spiperone. En estudios de radioligando se apoya la asociación entre los receptores $5-HT_{1A}$ y los mecanismos de segundos mensajeros acoplados a adenil ciclasa. Este tipo de receptores ha sido involucrado en algunas funciones neurofisiológicas, como son la inhibición de las neuronas del rafé, la buspirona tiene el mismo efecto sobre las rebanadas de cerebro en el ratón. El hipocampo es otra de las regiones en donde se pueden estudiar las funciones de los receptores $5-HT_{1A}$ debido a su alta densidad. Otras funciones relacionadas a estos receptores son: eyaculación (contracción de las vesículas seminales); respuestas hipotensora y termorregulación; agresión y ansiedad, etc.

Los receptores $5-HT_{1B}$ han sido mas difíciles de caracterizar debido a su baja afinidad a espiperona. Pero otros ligandos como el [I-125]-Cianopindolol tiene una gran afinidad por este tipo de receptor. La mayor densidad de los receptores 5-HT1B en el cerebro de la rata han sido encontrado en el globo palido, dorsal subiculum, y en la sustancia negra. Este tipo de receptor se ha asociado con mecanismos del tipo "autorreceptor" en el cerebro de ratas, para algunos sistemas de NT , además de la 5-HT (v.gr acetil colina y glutamato). La depolarización de las neuronas por potasio o la estimulación eléctrica causa la liberación de NT pre-almacenados, esta liberación puede ser inhibida por 5-HT y agonistas relacionados , posiblemente a través de un mecanismo de "autorreceptor presináptico".

El receptor $5-HT_{2C}$ fue caracterizado primariamente en membranas del plexo coroideo y en corteza cerebral del cerdo. El sitio fue marcado como [H3]-5HT, [H3]-mesulergida . Algunos estudios sugieren que la estimulación de este tipo de receptores serotoninérgicos dan como resultado un aumento en el recambio de los fosfoinositidos en el plexo coroideo. El receptor $5-HT_{1D}$ ha sido identificado recientemente en membranas de cerebros de bovinos con algunos ligandos como la metropine, triptamina, metisergida y yohimbina.

Los receptores para 5-HT $_{2 (A \& B)}$ parecen ser mas homogéneos, [H3]-Spiperone, [H3]-LSD, [H3]-Mianserina, [H3]-Ketanserine, [H3]-mesulergine, [H3]-Ritanserina, etc. De estos receptores se ha propuesto que estimulan el recambio de los fosfoinositidos. Una de las funciones relacionadas con estos receptores es la contracción vascular (músculo liso), también se han implicado en algunos modelos de hiperactividad serotoninérgica como la inducción de sacudidas de cabeza en la rata por mezcalina, la inducción de crisis convulsivas por triptamina, la inducción de edema en los cuartos posteriores (patas traseras), contracción de los músculos bronquiales, etc.

Los receptores 5-HT$_3$ se han localizado en la periferia, algunos de los ligandos relacionados con este tipo de receptores son: MDL-72222-cocaina, metoclopramida y en ICS 205-930. Algunas de las funciones relacionadas con este tipo de receptores son: la despolarización de los neuronas en gánglios del sistema autónomo, la contracción del músculo liso del íleo, reacciones de dolor, etc.

Los receptores 5-HT$_4$, 5-HT$_6$ y 5-HT$_7$. Estos receptores corresponden a una familia que está acopada a la estimulación de adenil ciclasa. Estos receptores se han clonado en los sitios de localización, y pseen aún una farmacología muy limitada.

Receptores 5-HT$_{5A}$ y 5-HT$_{5B}$. Esta es una familia más reciente de receptores a serotonina, de los cuales no se conoce aún el mecanismo efector, el RNAm se expresa principalmente en astrocitos.

FUNCIONES DE LA SEROTONINA

En el SNC de los mamíferos la serotonina modula la temperatura corporal, el sueño, la presión arterial, algunas secreciones endócrinas, el apetito, la conducta sexual, aspectos motores, la conducta de emesis y el dolor. Sin tener una clara función inhibitoria o facilitatoria, podríamos decir que posee una función de tipo modulador, por ejemplo, en la médula espinal, las astas posteriores que tienen neuronas serotoninérgicas, inhiben las aferencias dolorosas. En las astas anteriores, las células con el mismo tipo de NT facilitan la descarga de las motoneuronas. De esta manera la 5-HT inhibe la analgesia y facilita la actividad motora. Se ha enfatizado que el disparo de las neuronas de los núcleos del rafé dorsalis o del núcleo centralis superior, produce cambios en la temperatura corporal, la presión sanguínea, o el dolor. Estas respuestas no se distinguen de los cambios conductuales que originan dichas conductas. Las proyecciones difusas de las neuronas serotoninérgicas permiten la modulación de una serie de funciones. Se ha propuesto que el sistema serotoninérgico puede estar modulando la conducta humana, de tal forma que la reducción de la transmisión serotoninérgica, da como resultado una deshinibición o facilitación de algunas actividades. Esto puede estar dando como resultado la impulsividad (y/o agresión). En apoyo de lo anterior hay estudios que muestran que, los niveles del ácido 5-hidroxi indol acético (principal catabolito de la 5-HT), en el líquido cefalorraquideo, están elevados en personas con conducta agresiva y en intentos suicidas, en los que se va a manifestar, una conducta autoagresiva excesiva.

En estudios de registros unitarios de las neuronas serotoninérgicas del rafé pontino se ha podido establecer la conducta de activación e inactivación de estas neurnas. En condiciones de vigilia y movimiento estas neuronas estan activas disparando con patrones fijos de 1 a 5 espigas por segundo.

En la medida que el animal pasa a somnolencia y a estadios de sueño de ondas lentas, la frecuencia de disparo disminuye, hasta que están prácticamente en silencio, cuando la rata se encuentra en sueño MOR. Si el animal hace algún tipo de movimiento durante el sueño, hay una activación momentánea de las células serotoninérgicas. Esto ha llevado a suponer que las neuronas de esta región forman parte de sistemas motores, y de activación cortical (región prefrontal), al mismo tiempo que son partes de las llamadas neuronas REM-off, es decir las células que impiden que esta fase de sueño se presente en vigilia.

En alteraciones neuropsiquiátricas, se ha reportado que hay una disfunción de las neuronas serotoninérgicas hacia baja actividad en enfermedades como la esquizofrenia, depresión mayor y ansiedad en sus diferentes manifestaciones.

FARMACOLOGÍA CLÍNICA DE LA SEROTONINA.

Las sustancias que afectan la síntesis de 5-HT.

Como se ha mencionado anteriormente el L-triptofano, principal precursor de la 5-HT, es quien puede modificar la síntesis, mediante la llamada "carga de precursor" o restricción de los niveles de L-triptófano. El primer tipo de tratamiento se ha utilizado como antidepresivo. En la depresión se ha propuesto que los niveles de 5-HT a nivel del SNC se encuentren disminuidos. Una posibilidad de esto es que, los niveles plasmáticos de L-triptofano, se encuentren bajos, debido a que un porcentaje del precursor esta unido a la albúmina. La administración de L-triptofano aumenta la cantidad libre de esta sustancia y por lo tanto, esta más disponible para que pueda cruzar la barrera hematoencefálica. En depresiones resistentes, se ha utilizado la combinación de L-triptofano con inhibidores de la monoamino oxidasa, con buenos resultados, ya que se prolonga la vida media de la 5-HT recién sintetizada con el bloqueo de su catabolismo por parte los IMAOs. La administración de L-triptofano puede producir algunos eventos secundarios importantes, como sedación, sueño prolongado, nausea y visión borrosa. Cuando se dan, conjuntamente con los IMAOs, algunos efectos secundarios se potencian, como la hiperreflexia, enrojecimiento facial, hipotensión ortostatica,y nistagmus. Algunos efectos periféricos pueden ser manejados con bloqueadores del tipo de la ciproheptadina, o la metirsergida.

Un grupo de experimentos, han demostrado que si se coloca a sujetos deprimidos que están respondiendo a antidepresivos, que modifican la recaptura de la serotonina, a una dieta libre de L-triptófano, pero se administran otros aminoácidos, estis compiten por el sistema de captura de L-triptófano, que es poco específico, y da como resultado una baja de la disponibilidad de serotonina. Entonces, los pacientes que estaban respondiendo a los Inhibidores de Recaptura de Serotonina, recaen en depresión. No ocurre lo mismo con lo que están tomando inhibidores de recaptura de norepinefrina. Todo esto lleva a pensar que se requiere de serotonina para que actuen los antidepresvios. Y que conocer el mecanismo sde acción de una sustancia no es conocer la fisiopatología de la enfermedad.

Drogas que modifican el almacenamiento.

La reserpina y la tetrabenazina, causan una reducción marcada del almacenamiento de 5-HT, tanto central como periférica. En el SNC esto produce sedación y depresión de importancia clínica. La reserpina fue una de las drogas, que debido al efecto depresiogénico movió a un grupo de investigadores (Davis y Janowsky), a considerar qué en la depresión, podría existir una deficiencia en el sistema serotoninérgico.

Drogas que modifican la liberación.

La fenfluramina era utilizada clínicamente como anoréxico (retirada por aumento de la presión arterial pulmonar), uno de los mecanismos propuestos para su acción, es que es capaz de producir estimulación de los receptores 5-HT en el SNC. Lo anterior sugiere que el 5-HT pueda estar relacionado con los mecanismos que controlan o regulan el apetito, también algunos bloqueadores de los receptores serotoninérgicos, como la ciproheptadina, estimulan el apetito. La fenfluramida puede ocasionar alteraciones del estado de ánimo como depresión, cuando se suprime la sustancia abruptamente, por lo tanto no deberá de ser administrada a personas que tienen antecedentes de depresión.

Drogas que inactivan el proceso de recaptura de 5-HT.

La principal familia de medicamentos que modifican este proceso la constituyen los antidepresivos tricíclicos. Algunas de estas sustancias son amitriptilina, nortriptilina, imipramina, desimipramina, clorimipramina. Sin embargo recientemente se ha propuesto un subtipo de drogas antidepresivas en función a su alta especificidad para bloquear la recaptura de la 5-HT, estas sustancias se conocen como "Inhibidores Selectivos de la Re-captura de Serotonina" (SSRI- Serotonin Selective Reuptake Inhibitor), ejemplos de estos fármacos son: citalopram, escitalopram, fluoxetina, fluvoxamina, paroxetina y sertralina. Se ha puesto a disposición la venlafaxina, la cual es una molécula diferente, ya que aumenta la disponibilidad de 5-HT y norepinefrina en la hendidura sináptica, y por lo tanto también tienen utilidad como antidepresivos. Se sabe que los IMAO selectivos A y los inespecíficos tienen una mayor eficacia, que los IMAO B (selegilina o deprenil), lo cuales se utilizan en enfermedad de Parkinson, pero que tienen poca utilidad en depresión. Hay que recordar que los sustratos de las MAO-A son precisamente la serotonina y norepinefrina. De los IMAO utilizados en la práctica clínica tenemos a la tranilcipromina, fenelzina, iproniazida, moclobemida, nialamida e isocarboxasida. Estas sustancias, también actúan sobre otros sustratos, como pueden ser las catecolaminas, aumentando también para ellos la disponibilidad. En la tabla 3 se muestran algunas de las consideraciones farmacológicas del sistema serotoninérgico que son ilustrativas de lo que se puede manipular en este sistema. Finalmente el sumatripan (Imigran) es un agonista serotoninérgico que parece tener un futuro prometedor en la clínica de la migraña, esta sustancia es utilizada ampliamente en Europa para estos fines y ya se cuenta con ella en nuestro país. En la migraña, existe una liberación masiva de 5—HT en la fase de "aura", que al interaccionar con sus receptores en los vasos sanguíneos, es la responsable de la distensión vascular y de la activación de los procesos doloroso, sumatripan bloquea este proceso y permite abortar la crisis migrañosa.

SÍNDROME SEROTONINÉRGICO

Cuando se intenta elevar los niveles de serotonina de manera aguda, por ejemplo combinando varios antidepresivos inhibidores de recaptura de la serotonina (ISRS), es común que se presente este síndrome. Algunas infusiones con "antidepresivos naturales" como la planta de San Johnes u otros vegetales que se recomiendan sin prescripción para el manejo de la depresión, cuando se combinan con inhibidores de recaptura de serotonina o inhibidores de recaptura de serotonina y norepinefrina, producen este tipo de síndrome. El síndrome serotoninérgico es potencialmente letal. Puede ser el resultado de un problema accidental, la ingestión de antidepresivos y otras sustancias por intenciones suicidas o por falta de conocimiento médico (iatrogenia).

El síndrome serotoninergico no es una condición de sensibilidad especial a medicamentos (idiosincrático), es una consecuencia previsible de un exceso de agentes agonistas de serotonina del sistema nervioso central y periférico. En segundo lugar, el exceso de serotonina va a producir una serie de manifestaciones clínicas diversas. En tercer lugar estas manifestaciones pueden ir desde apenas perceptibles hasta letales.

Este síndrome esta centrado a menudo en tres manifestaciones clínicas: cambios en el estado mental, hiperactividad autonómica, y alteraciones neuro musculares sin embargo, no todas estas manifestaciones pueden estar presentes al mismo tiempo. El exceso de serotonina puede dar manifestaciones como diarrea, temblor extremidades y delirio. Hay aumento del tono muscular, incremento de la temperatura corporal que no baja con las medidas habituales.

El aumento en la frecuencia de este síndrome se debe a la existencia de nuevos medicamentos que modifican a la serotonina. Por un lado están los inhibidores de recaptura de serotonina, por otro lado moléculas que se utilicen para bajar de peso, agentes que aumenta la disponibilidad de serotonina bloqueando los receptores que regulan los niveles de esta sustancia, agentes antipsicóticos atípicos que modifican los receptores a serotonina, etc. Las manifestaciones del tipo de la acatisia o ansiedad, que son vistas simplemente como empeoramiento de su condición psiquiátrica, pero ciertamente son inicios de este síndrome por exceso de serotonina. Este síndrome debe ser sospechado sobre todo en ancianos y niños que reciben agentes que aumentan la disponibilidad de serotonina. Estos agentes incluyen además de los ya mencionados, medicinas de libre venta, como son remedios contra la tos, para control de apetito, contra náusea y vómito, contra la migraña, drogas adictivas y productos de origen naturista. En algunas personas, la administración de agentes que aumentan los niveles de serotonina, en el lapso de cinco semanas después de suspender la fluoxetina, pueden inducir este síndrome. Por supuesto que también es frecuente con la combinación de inhibidores de recaptura de serotonina y los inhibidores de las monoaminas o oxidasas (IMAOS), éxtasis (MDMA).

Los signos y síntomas que se observan con frecuencia son los siguientes: dilatación popular, sudoración profusa, taquicardia, aumento de la presión arterial, aumento del movimiento de intestino y diarrea, sensibilidad exagerada a los reflejos, temblor distal, agitación y desorientación que puede llegar a estados delirantes. El paciente está con ausencia total de sueño y fatigado. Su lenguaje es poco entendible, ya que habla a gran velocidad. En casos severos el paciente puede deteriorarse y llegar en un estado de choque. Hay taquicardia, hipertensión arterial severa, rigidez muscular y temperatura corporal de más de 40 °C. Los exámenes de laboratorio se encuentra acidosis metabólica, elevación de proteínas en la orina, rabdomiolisis, elevación de creatinina plasmáticas, crisis compulsivas, insuficiencia renal aguda y coagulopatía vascular diseminada. La mayoría de estas últimas alteraciones ocurren por un manejo inadecuado de la hipertermia.

Los diagnósticos diferenciales más frecuentes a descartar son el de envenenamiento por agentes anticolinergicos; hipertermia maligna; y el síndrome maligno por antipsicóticos. El diagnóstico diferencial se podrá hacer por la historia de medicamentos utilizados por el paciente. Los pacientes con síndrome anticolinergico tienen reflejos neuro musculares normales, dilatación ocular, delirio agitado, mucosas secas y el calientes; coloración enrojecida y retención urinaria. Además de ausencia de movimientos intestinales.

La hipertermia maligna idiopática se observa por un aumento en la concentración de bióxido de carbono en la sangre, hay aumento del tono muscular aumento de la temperatura corporal y acidosis metabólica. Esta alteración ocurre con la utilización de agentes anestésicos.

El síndrome maligno por neurolépticos es una reacción idiopática a agentes antagónicos de dopamina, con un inicio lento, los pacientes presentan movimientos lentos o aquinecia, hay rigidez muscular, hipertermia, fluctuación del estado de conciencia e inestabilidad neurovegetativa. El antecedente de la administración de este tipo de sustancias es la clave para el diagnóstico.

Manejo del síndrome serotoninérgico.

Hay que suspender los medicamentos que lo puedan precipitar; proporcionar medidas de hidratación y de control de la temperatura. La administración de antagonistas de serotonina son menos $5HT_{2A}$ necesarios. En caso de detección oportuna y manejo eficaz como el síndrome se debe resolver en 24 horas después de haber iniciado la terapia. En caso de que continue por más tiempo esto puede deberse a la persistencia de metabolitos activos como suele suceder con fluoxetina. En casos severos se requiere de la administración de agentes del tipo de las benzodiacepinas, sobre todo cuando tenemos problemas de aumento del tono muscular y posibilidad de crisis compulsivas. Los agentes que bloquean los receptores a la serotonina del tipo $5HT_{2A}$, como la ciproheptadina se han utilizado en dosis de 32 mg cada 24 horas. La administración sublingual de algunos agentes anti psicóticos que bloquean este receptor de serotonina también se ha utilizado como es el caso de olanzapina.

El aumento de la temperatura corporal debe ser manejado inmovilizando el músculo estriado. Ya que ésta es la causa de la elevación térmica y no una alteración en los centros termo reguladores del hipotálamo. Para lo cual se requiere una intubación traqueal, y administración de relajantes musculares o bloqueadores musculares potentes. En este último caso se necesita el concurso de especialistas de cuidados intensivos y anestesiólogos.

Por supuesto que la mejor estrategia en la prevención. Evitar la combinación de agentes con perfil conocido para serotonina, evitar el uso de medicamentos de vida media muy larga o con metabolitos activos de iguales características fármacos simétricas.

LA GLÁNDULA PINEAL Y LA MELATONINA

Esta e una estructura que en algunos animales como reptiles y batracios, tiene en el mismo órgano funciones neuroendócrinas y fotoreceptoras. EN los mamíferos estas funciones se han disociado. Hay una zona de la retina que informa del estado de luz y oscuridad al nucleo supraquiasmático, y este a su vez es retro alimentado por la secreción de melatonina de la glándula pineal (ver figura 4)

Por sus características anatómicas, muy pronto llamó la atención de los médicos. La primera descripción de la glándula pineal se atribuye a Herófilo de Calcedonia, en el siglo III a. C., quien la vinculó a funciones valvulares reguladoras del «flujo del pensamiento» en el sistema ventricular. Galeno (siglo II a. C.) describió su anatomía y la llamó konarium (cono de piña), denominación que ha perdurado hasta nuestros días junto con la de pineal, pinea (piña en latín). Parece ser, además, que Galeno observó que la estructura pineal tenía un parecido estructural más grande con las glándulas que con los núcleos del sistema nervioso.

El siguiente avance en el conocimiento de esta glándula se produjo en el Renacimiento. Singularmente, Andrés Vesalio aportó una descripción anatómica muy precisa en su obra De Humani Corporis Fabrica (1543). René Descartes la calificó de «tercer ojo» en su trabajo póstumo De homine (1633), no tanto por su papel en el control del fotoperíodo, sino porque, según su concepción dualista, constituía el correlato físico del alma. Descartes le asignó también una función fisiológica: como parte del sistema nervioso, la glándula pineal se encargaba de la percepción del entorno. Con este planteamiento se llegó hasta el siglo XIX, cuando se abordó la glándula pineal de los mamíferos desde diferentes perspectivas —anatómica, histológica y embriológica— y se mostró su similitud con la epífisis de vertebrados posicionados más abajo en la escala filogenética.

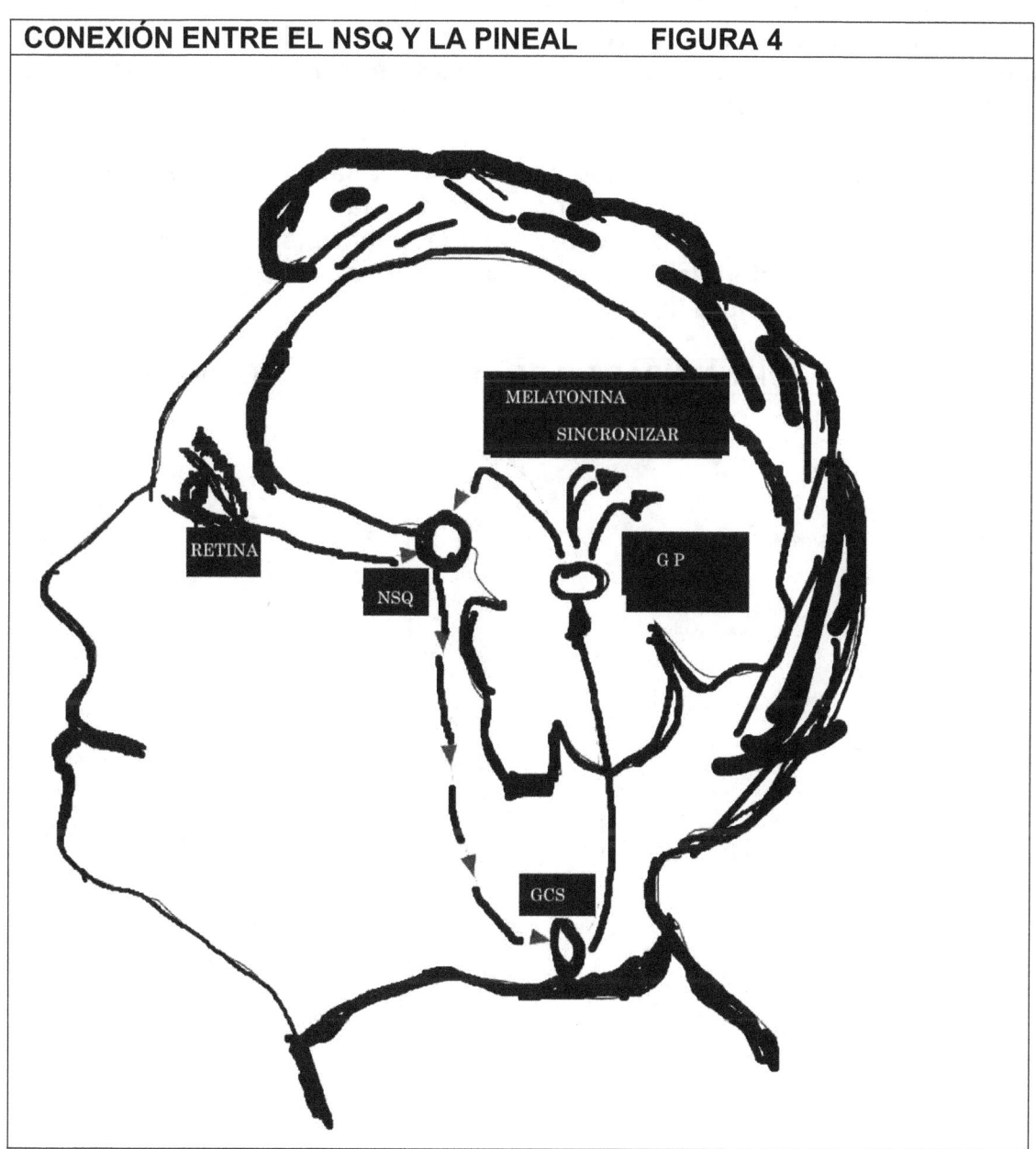

La glándula pineal es un órgano impar, situado en la región dorsal de los tubérculos cuadrigéminos del mesencéfalo. Corresponde al epitálamo. En esta estructura se produce la hormona melatonina. Esta es derivada de la serotonina, que en los pinealocitos actúa como un precursor de la melatonina. Este nombre se generó por sus descubridor Learner, quien al aplicar la hormona a la piel de batracios (ranas o sapos), observó que esta se aclaraba, por efecto de la contracción de los melanocitos.

Es una hormona no proteica muy liposoluble. Se produce en todas las especies en la fase de oscuridad, de manera independiente al sueño del animal. La melatonina puede sintetizarse desde el L-triptófano o desde la serotonina periférica, puesto que este órgano se encuentra descubierto de barrera hemato encefálica.

Además de las dos enzimas que ya se mencionaron en la síntesis de serotonina, en el pinealocito encontramos la Aril alquilamina N Acetiltransferasa (AANAT), y la Hidroxi indol O Metiltransferasa (HIOMT). En la síntesis de melatonina, todas sus enzimas están sincronizadas circadianamente (ver figura 5).

SINTESIS DE MELATONINA A PARTIR DE SEROTONINA   FIGURA 5

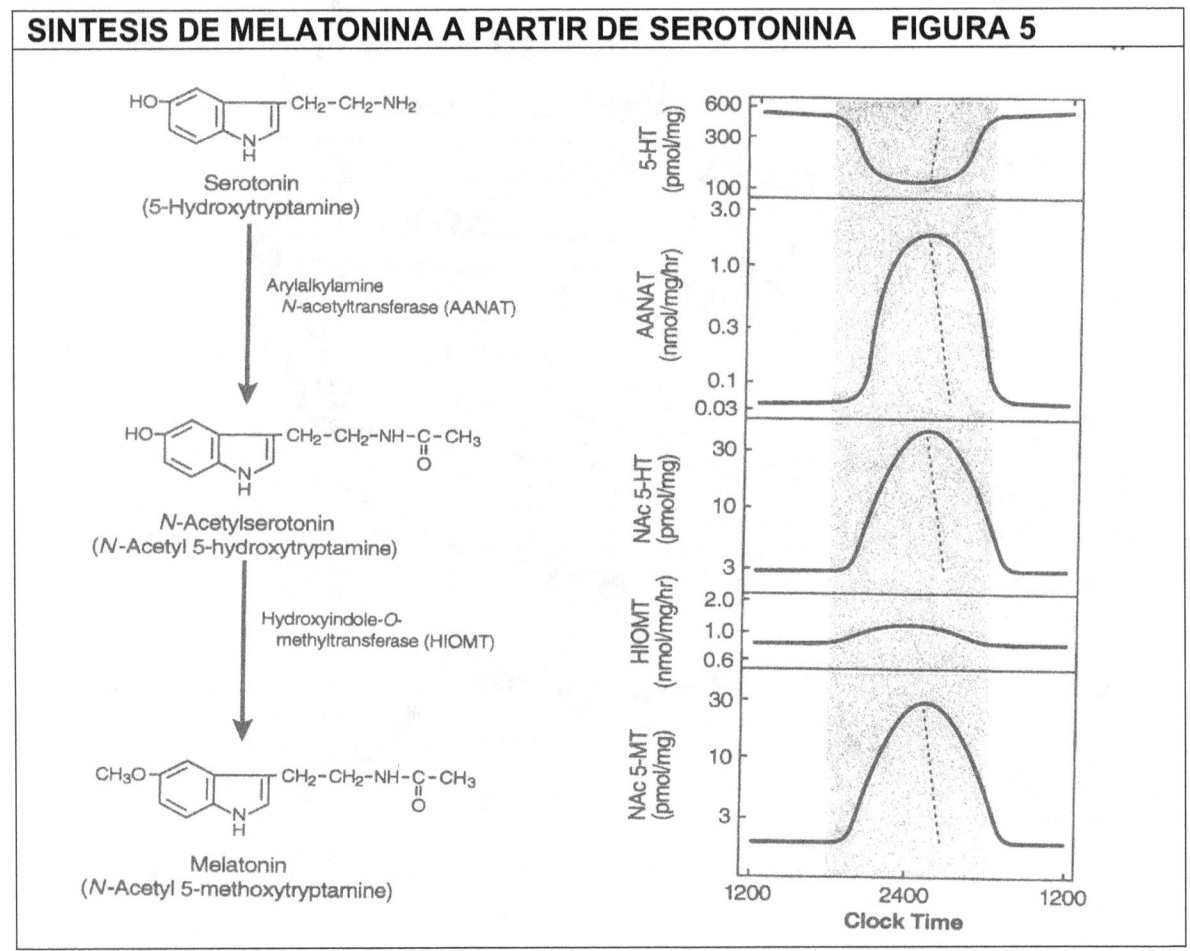

En plasma los niveles de serotonina están elevados en la fase luminosa, mientras que disminuyen en la fase de oscuridad. La melatonina aumenta su liberación en la oscuridad, observado su pico máximo a mitad del periodo de oscuridad.

Esta hormona tiene como función central informar a los diferentes aparatos y sistemas de la oscuridad. Una de las estructuras blanco de lo anterior es el núcleo supraquiasmático (NSQ). En esta estructura que tiene funciones de marcapaso endógeno, la administración de melatonina produce una baja en la frecuencia de disparo de sus neuronas. Hay tres tipos de receptores a melatonina, el MEL-1 con una alta densidad en el NSQ. MEL-2 y MEL-3, están en tejido nervioso y no neural.

Otras funciones de la melatonina son la regulación del ciclo de reproducción circanual, induciendo involución gonadal en los periodos de invierno (noches largas), mientras que en primavera y verano, aumenta el tamaño gonadal y las capacidades reproductivas de los animales.

LA MELATONINA Y LA REGULACIÓN DEL SUEÑO.

Esta es una hormona que tienen una estructura indolamínica, ya que su precursor es el L-triptófano y la serotonina. Se produce en la noche en la glándula pineal, y su ritmo de secreción está íntimamente relacionado con la duración del periodo de oscuridad. Desde su descubrimiento por el dermatólogo Aarón B. Lerner en 1958, en la Universidad de Yale, se le relacionó con el sueño, sin embargo hay diferencias en las especies respecto a este papel somnogénico, por ejemplo en los roedores, que duermen en mayor porcentaje durante día y que están mas activos en el periodo de oscuridad, cuando hay mayor secreción de la melatonina, esta hormona no tendría el mencionado efecto inductor de somnolencia.

La administración de melatonina exógena modifica los ritmos circadianos, y a las moléculas que tienen este tipo de efecto, se les denomina cronobióticos. Se ha propuesto, que estas sustancias pueden "resetear" (del inglés resseting: re-inicializar, poner en ceros), los ritmos biológicos.

Existen numerosas alteraciones del sueño, que se deben a la falta de sincronía de los ritmos circadianos. Las más comunes son: el síndrome de fase retrasada del sueño; el síndrome de fase avanzada del sueño y el síndrome conocido como de "Jet-Lag" o de viajes en tiempo corto de distancias amplias, a través de varios meridianos terrestres. El síndrome que resulta de viajar en corto tiempo, abarcando más de seis meridianos terrestres está caracterizado por insomnio, somnolencia en el día, problemas de concentración, alteraciones gastrointestinales y fatiga. Tiene una duración promedio de 3 a 7 días, y depende de muchos factores, como la hora de salida del viaje, la duración del mismo, los meridianos terrestres atravesados, la dirección (V.gr. Este a Oeste u Oeste a Este) y finalmente la idiosincrasia personal.

La melatonina es una sustancia cronobiótica, pero al mismo tiempo tiene un efecto hipnótico modesto, que no se puede separar del efecto sobre el sistema cronobiológico que han desarrollado los mamíferos.

Fisiología circadiana

La palabra circadiana, se deriva de las raíces griegas que equivalen a cerca de un día, esto es las 24 horas. El ritmo circadiano en el humano es de 24.5 horas. Los ritmos circadianos de los seres vivos no son componentes pasivos, sino que tienen un patrón de oscilación, independiente de factores externos, por eso se habla de una oscilación endógena. Este ritmo se puede demostrar, colocando a un organismo aislado de estímulos externos, como la luz y la temperatura (Zeitgebers, del alemán "los que dan el ritmo").

En los mamífero el "reloj endógeno" o "marcapaso central", es el núcleo supraquiasmático (NSQ), situado en la porción anterior del hipotálamo, a los lados del III ventrículo. Algunos de los ritmos que se coordinan en este sitio son: el de secreción de varias hormonas, incluyendo a la melatonina, el ciclo sueño-vigilia, la oscilaciones de la temperatura corporal y la secreción de cortisol. Si este núcleo se destruye de manera bilateral, se observará que los ritmos que dependen del NSQ, quedarán desincronizados, aunque las funciones supeditadas al mismo se siguen presentando. Por ejemplo, el sueño de los animales con lesión del NSQ sigue estando presente, sólo que ahora en pequeños episodios, fragmentados, sin embargo, si se hace una cuantificación del tiempo total de estos episodios, las necesidades básicas en cuanto a duración se mantienen estables, pero desorganizadas.

La luz llega al NSQ a través de una vía nerviosa que se origina en la retina, pero que no lleva información visual, sólo luminosa. Esta información es el sincronizador externo o Zeitgeber. La melatonina que se produce en la glándula pineal en el periodo de oscuridad, tiene una zona densa de receptores, localizados precisamente en el NSQ y que funcionalmente tienen un papel relevante en los fenómenos de acoplamiento de ritmos circadianos. La señal que reciben estos receptores, mediante la secreción de melatonina, tiene cierto grado de selectividad que depende del tiempo de exposición a la hormona. En estudios con roedores, los cuales fueron colocados en una condición constante de oscuridad, en la cual desarrollan un ritmo llamado de "libre oscilación", la administración de melatonina en un lapso de 3 horas antes del periodo de oscuridad normal (o periodo de actividad en el roedor), produjo un acoplamiento de ritmos, nuevamente en el rango de aproximadamente 24 horas. Esto no ocurrió, cuando los animales recibieron la hormona al final del periodo de actividad (oscuridad natural). Lo anterior fue corroborado en preparaciones de rebanadas cerebrales de hipotálamo que contenían al NSQ. La frecuencia de activación de las neuronas varia según el periodo de luminosidad. En la oscuridad esta frecuencia de descarga es lenta y en la fase luminosa aumenta la actividad, este ritmo de activación neuronal se puede modificar con la administración de melatonina al baño en el que se incuban las rebanadas del cerebro, pero solo en el tiempo que corresponde al periodo de inicio de actividad, como en el modelo del animal íntegro, mencionado previamente.

En los seres humanos, se han efectuado trabajos similares de resincronización de ritmos en individuos ciegos, en quienes se documento, previamente, una alteración en los ritmos de secreción de melatonina y de sueño. La administración de melatonina por mas de tres meses, en la fase de inicio de sueño, logró el restablecimiento del acoplamiento de los diferentes ritmos en estas personas ciegas.

La capacidad de melatonina para modificar los ritmos circadianos depende de la hora de administración y en general de dosis en el rango de ser fisiológicas. Esto se ha corroborado, por ejemplo, con la utilización de dosis de 5 mg y 0.5 mg, evaluando la capacidad de modificación de esta hormona sobre los ritmos circadianos. En definitiva, la dosis de 0.5 mg tuvo un efecto de avance de ritmos (estos se presentan antes de lo habitual), mientras que la mayor dosis, al parecer, por permanecer mas tiempo en el sistema, no permite observar el avance de ritmos circadianos.

MELATONINA Y SUEÑO

Existen una serie de evidencias que apoyan un efecto promotor de la melatonina en estudios en animales y seres humanos:

1. La melatonina puede promover el sueño en humanos sanos y otros animales diurnos, si es administrada en las horas de vigilia. Puede promover el sueño en pacientes con insomnio, pero no tiene un efecto significativo en el sueño de sujetos sanos. También puede facilitar el efecto farmacológico de otros hipnóticos, minimizando la dosis de estos y facilitando la retirada, sin síndrome de supresión, de los inductores de sueño.

2. La dosis de melatonina que se han reportado como mas efectivas, son aquellas que están en el rango de fisiológicas o farmacológicas bajas. Estas producen niveles de melatonina plasmática en el rango de 50-200 pg/ml. Aumentar la dosis más arriba de esos niveles, puede provocar efectos secundarios, sin que necesariamente se tenga mayor eficacia clínica.

3. La eficacia de la melatonina para promover un sueño individual, dependerá de los niveles circulantes de melatonina y la sensibilidad individual, a nivel de los receptoras a serotonina. Se han descrito tres tipos de receptores a melaltonina membranales: MT1, MT2, MT3. Los dos primeros son metabotrópicos y están acoplados a AMP cíclico. Se han sintetizado algunos agonistas de melatonina que producen un efecto sobre sueño Ramelteon (TAK-375), y Agomelatina (S-20098),

este último con efectos sobre los receptores a melatonina y sobre la inhibición de la recaptura de la serotonina.

4. El probable efecto hipnogénico de melatonina es posible que se localice en la acción sobre el receptor MT1.

En estudios polisomnográficos, se han reportado los siguientes efectos de melatonina en sueño: acortamiento de la latencia a sueño, aumento de la continuidad de sueño, menos despertares nocturnos, sin modificaciones significativas de la arquitectura de sueño. Los efectos secundarios que mas frecuencia se reportan con melatonina son cefalea y fatiga. Además de que en algunos casos la somnolencia diurna, puede interferir con situaciones laborarles.

Fisiología de la glándula pineal y de la secreción de melatonina.

La melatonina, como ya fue mencionado, se sintetiza a partir del mismo precursor que la serotonina, el L-triptófano, también puede ser sintetizada a partir de la serotonina circulante, ya que al encontrarse esta glándula, fuera de la barrera hemato encefálica, le permite obtener a la serotonina que se sintetiza de fuentes no neurales.

El pinealocito contiene las dos enzimas de la síntesis de serotonina, y además otras dos que intervienen en la fabricación de melatonina, como puede verse en la figura 1. La serotonin-N-acetil transferasa (NAT), es la enzima limitante de la síntesis de melatonina, y la hidroxi indol-O-metil transferasa (HIOMT). Los RNA mensajeros (RNAm), que codifican la síntesis de estas enzimas, pueden verse en las células de la pineal, con variaciones circadianas.

La síntesis de melatonina se inicia con la unión de la norepinefrina a los receptores β-1 arenérgicos, activación que echa a andar a su vez a la adenilciclasa de la glándula pineal. La síntesis de melatonina depende de varios factores, además de la oscuridad, está la disponibilidad de L-triptofano, la concentración de folatos, la vitamina B6 (que es la coenzima de la descarboxilasa de los amino ácidos aromáticos).

La hormona como tal, es muy soluble en lípidos y agua, lo cual le permite cruzar con mucha facilidad una gran cantidad de membranas. Al no haber sistema de almacenamiento para melatonina en los pinealocitos, los niveles en líquidos corporales de melatonina, son un índice confiable de la actividad de esta glándula. Los niveles de melatonina por la noche van de 10 a 80 µg/noche. La administración de melatonina, tiene una vida media de 20 minutos, con un amplio metabolismo de primer paso a nivel hepático. En este órgano se destruye el 90 % de la melatonina, primero hidroxilada y excretada por la orina como sufato. El catabolito, 6-sulfatoxi melatonina, es un buen índice de la actividad de la hormona que se produce en la pineal.

La ausencia de la luz es el principal estímulo para la producción de melatonina, cuyo ritmo de secreción depende del NSQ. La luz artificial requiere de una intensidad suficiente puede suprimir la producción de esta hormona, esto ocurre sólo si es en el rango de 2000 a 25000 lux y por una duración de dos horas en el ser humano. Intensidades de luz en el rango de las que se emplean en las casas (50 – 300 lux), no producen modificaciones en la liberación de esta hormona.

Referencias

1: Zemlan FP, Mulchahey JJ, Scharf MB, Mayleben DW, Rosenberg R, Lankford A.
The efficacy and safety of the melatonin agonist beta-methyl-6-chloromelatonin
in primary insomnia: a randomized, placebo-controlled, crossover clinical trial.
J Clin Psychiatry. 2005;66:384-90.

2: Wesensten NJ, Balkin TJ, Reichardt RM, Kautz MA, Saviolakis GA, Belenky G.
Daytime sleep and performance following a zolpidem and melatonin cocktail.
Sleep. 2005;28:93-103.

3: Krystal AD. The possibility of preventing functional impairment due to sleep loss by
pharmacologically enhancing sleep.Sleep. 2005;28:16-7.

4: Suzuki H, Uchiyama M, Tagaya H, Ozaki A, Kuriyama K, Aritake S, Shibui K,
Tan X, Kamei Y, Kuga R. Dreaming during non-rapid eye movement sleep in the absence of prior rapid eye movement sleep. Sleep. 2004;27:1486-90.

5: Sofic E, Rimpapa Z, Kundurovic Z, Sapcanin A, Tahirovic I, Rustembegovic A,
Cao G. Antioxidant capacity of the neurohormone melatonin. J Neural Transm. 2005;112:349-58..

6: Hirai K, Kita M, Ohta H, Nishikawa H, Fujiwara Y, Ohkawa S, Miyamoto M.
Ramelteon (TAK-375) accelerates reentrainment of circadian rhythm after a phase
advance of the light-dark cycle in rats.J Biol Rhythms. 2005;20:27-37.

7: van den Heuvel CJ, Ferguson SA, Macchi MM, Dawson D. Melatonin as a hypnotic: con.
Sleep Med Rev. 2005;9:71-80.

8: Zhdanova IV. Melatonin as a hypnotic: pro.Sleep Med Rev. 2005;9:51-65.

9: Brzezinski A, Vangel MG, Wurtman RJ, Norrie G, Zhdanova I, Ben-Shushan A,
Ford I. Effects of exogenous melatonin on sleep: a meta-analysis.Sleep Med Rev. 2005 Feb;9:41-50.

10: Arendt J, Skene DJ. Melatonin as a chronobiotic.Sleep Med Rev. 2005;9:25-39.

11:    Claustrat B, Brun J, Chazot G.   The basic physiology and pathophysiology of melatonin.
Sleep Med Rev. 2005;9:11-24.
12: Scheer FA, Czeisler CA. Melatonin, sleep, and circadian rhythms. Sleep Med Rev. 2005;9::5-9.
13:    Macchi MM, Bruce JN.   Human pineal physiology and functional significance of melatonin.
Front Neuroendocrinol. 2004;25:177-95.
14: Miyamoto M, Nishikawa H, Doken Y, Hirai K, Uchikawa O, Ohkawa S. The sleep-promoting action of ramelteon (TAK-375) in freely moving cats. Sleep. 2004;27:1319-25.
15:    Turek FW, Gillette MU.   Melatonin, sleep, and circadian rhythms: rationale for development of specific melatonin agonists.Sleep Med. 2004;5:523-32.
16: Yukuhiro N, Kimura H, Nishikawa H, Ohkawa S, Yoshikubo S, Miyamoto M.   Effects of ramelteon (TAK-375) on nocturnal sleep in freely moving monkeys.Brain Res. 2004;1027(1-2):59-66.
17: Rajaratnam SM, Middleton B, Stone BM, Arendt J, Dijk DJ. Melatonin advances the circadian timing of EEG sleep and directly facilitates sleep without altering its duration in extended sleep opportunities in humans. J Physiol. 2004 ;561:339-51.
18: Monti JM, Alvarino F, Cardinali D, Savio I, Pintos A. Polysomnographic study of the effect of melatonin on sleep in elderly patients with chronic primary insomnia.Arch Gerontol Geriatr. 1999 ;28(2):85-98.

ASPECTOS FUNCIONALES DE LA SEROTONINA.

Este neurotransmisor parece estar involucrado en múltiples funciones: regulación del apetito, tonalidad emocional, mantenimiento del estado de alerta, regulación endocrina, y otros aspectos cognitivos y neurovegetativo. Los primeros estudios que propusieron a la serotonina como un modulador de varias conductas, surgieron cuando se pudo evaluar la frecuencia de activación de las neuronas de serotonina en el rafé dorsal del puente. En condiciones de calma, estas células muestran una frecuencia de activación entre 1-5 espigas por segundo, como si fuera un reloj. Una disminución en su frecuencia de activación se observa cuando el animal, pasa a sueño de ondas lentas y finalmente las neuronas de serotonina se apagan, cuando el animal está en el sueño MOR.

Hay una serie de drogas con propósitos médicos que se utilizan en una serie de alteraciones neurológicas y psiquiátricas, las cuales manipulan el sistema de serotonina. Por ejemplo en depresión mayor, ansiedad, y esquizofrenia.

Modulación endocrina de la serotonina.

Algunos de los factores de liberación o de inhibición de las hormonas de la hipófisis anterior son moduladas por la serotonina entre otros neurotransmisores. La hormona adreno córtico trófica, la prolactina y la hormona del crecimiento. La hormona liberadora de córtico trófica (CRH) localizadas en el núcleo para ventricular aumenta su liberación por agonistas de serotonina. Incluso se propone que la serotonina tengo un papel directo sobre la liberación de la ACTH, en el lóbulo anterior de la hipófisis y en las mismas corteza suprarrenal. Esto nos da una idea, de que la serotonina está implicada en la regulación de sistemas que regulan el estrés.

Este conocimiento ha sido relevante para poner a prueba el eje hipotálamo -hipófisis -suprarrenales. La administración de L Triptófano, precursor de la serotonina, por ejemplo aumenta los niveles de las hormonas vinculadas al estrés. Lo mismo se observa con la prolactina y la hormona del crecimiento. La fenfluramina, una sustancia que aumenta la liberación de serotonina tiene un efecto dosis dependiente sobre la liberación de estas hormonas. En especial de la prolactina.

Modulación de la serotonina de los rítmos circadianos.

La serotonina también está modulando los ritmos circadianos, es decir aquellos que tienen una duración de cerca de 24 horas. Esto lo hace a través del núcleo supraquiasmático (NSQ). Este núcleo reside una inervación importante de células con serotonina. La serotonina parece que funciona a este nivel, con un neurotransmisor inhibitorio que modula los efectos de la luz en los ritmos circadianos. El antagonista no selectivo quipazina recetea este núcleo en preparaciones aisladas (in vitro). Las lesiones de las neuronas de serotonina pueden ocasionar una alteración en los ritmos motores en animales de laboratorio, así como la ritmicidad de la secreción de cortisol.

Además, como ya se ha visto, la serotonina es el precursor de la hormona melatonina, la cual se produce en la glándula pineal, siendo ésta un factor de señalización de la fase de oscuridad, no sólo para el cerebro sino para los diferentes órganos y sistemas del cuerpo.

Modulación de la serotonina de la conducta de ingesta de alimentos.

Los estudios farmacológicos ha contribuido la idea de que la serotonina tiene un efecto inhibitorio sobre la conducta de alimentación. Las drogas que de manera directa o indirecta aumenta los niveles de serotonina disminuye el consumo de alimentos, mientras que cuando éstos se bloquea, ya sea receptores o disponibilidad de serotonina, aumenta la ingesta de alimentos.

La fenfluracina, que aumenta los niveles de serotonina en la hendidura sintáctica, mediante un mecanismo de liberación aumentada, y también de bloqueo de recaptura, fue utilizada hasta hace poco, como un medicamento para la regulación del peso. Esto también se observa en menor escala, con la fluoxetina. Este efecto de disminución del apetito está vinculado a la activación de los receptores $5-HT_{2c}$.

Modulación de la serotonina de la conducta agresiva.

Existen numerosas evidencias de niveles bajos de serotonina en el líquido cefalorraquídeo de sujetos con falta de control de sus ataques de ira. También existen estudios de niveles muy bajos de serotonina en pacientes deprimidos que se han suicidado de manera violenta hacia ellos mismos. La baja de niveles de serotonina augurada a un aumento de niveles de testosterona se ha reportado en ofensores sexuales.

En experimentos en aquellos en los que se aumenta la activación de receptores serotonina se ha demostrado una en disminución en el grado de agresión. De los estudios más importantes en esta línea, resaltan aquellos que estudian a las monoaminas oxidadas y su patrón genético. Una mutación de uno de estos genes se ha asociado con conducta antisocial - criminal. La actividad exagerada de la enzima MAO variedad A, se ha propuesto como la responsable, al bajar los niveles de serotonina. Afortunadamente existen pocos casos de seres humanos con esta alteración.

El papel de la serotonina en la regulación del afecto, ansiedad, y percepción, será expuesto en otras secciones de este libro.

Lecturas Recomendadas.

1. Azmitia E.C. The CNS serotoninergic system: Progression toward collaborative organization. In: Meltzer,H.Y. Psychopharmacology. The third generation of progress. Raven Press, 1987,pag 61

2. Aghajanian G.K., Sprouse,J.S. and Rasmussen, K. Physiology of the midbrain serotonin system. In: Meltzer,H.Y. Psychopharmacology. The third generation of progress. Raven Press, 1987,pag 141.

3. Ferrari,M.D. and Saxena,P. Clinical and experimental effects of sumatripan in humans. TIPS,14:129-133, 1993.

4. Cooper,S.J. Drug interacting with 5-HT systems show promise for treatment of eating disorders. TIPS, 10: 122-130, 1989.

NEUROBIOQUIMICA DE LOS AMINOACIDOS NEUROTRANSMISORES .

GENERALIDADES

Se ha propuesto que algunos amino ácidos puedan tener un papel como neurotransmisores (NT). Dos de ellos se desarrollaran, con funciones de inhibición: ácido gama aminobutírico (GABA) y la glicina, mientras que los ácidos glutámico y aspártico son considerados como excitadores. En el SNC estas moléculas tienen un papel decisivo, ya que permiten o inhiben, el disparo de las células, con las que se comunican; mientras que otros NT descritos en capítulos previos, tienen un papel más de tipo neuromodulador. Los amino ácidos neurotransmisores son del tipo ionotrópico, debido a que abren un solo canal para desempeñar sus funciones. Por otra parte a nivel cuantitativo, existe una mayor cantidad de este tipo de sustancias en el SNC, que de las catecolaminas o monoaminas, y están ubicados ampliamente.

NEUROBIOQUIMICA DEL GABA

De los dos amino ácidos inhibitorios antes mencionados, el GABA tiene una localización casi restringida al SNC, mientras que la glicina, se localiza en la médula espinal y en la periferia. El GABA fue descubierto en forma independiente por Roberts y Awapara en el SNC en 1950. Kuffler y Edwards mostraron su papel como NT en las sinapsis de algunos crustáceos. Finalmente Obata y Takeda demostraron su presencia en el IV ventrículo después de la estimulación de las células cerebelosas de Purkinje.

SÍNTESIS

El precursor del GABA es, en un sentido simplificado, la glucosa, aunque in vivo el piruvato y otros amino ácidos pueden también servir como precursores, dado que todos ellos intervienen en el ciclo de Krebs. Como se muestra en la figura 1 , la síntesis del GABA se lleva a cabo debido a un "corto-circuito" que se da de la siguiente manera. El primer paso es la transaminación del α-cetoglutarato al ácido glutámico (GLU). El ácido glutámico es en si, descarboxilado por la GABA descarboxilasa (GAD), para formar el GABA. Este a su vez es transaminado por la GABA transaminasa (GABA-T), para formar el semialdehido succínico, pero esta transaminación sólo se lleva a cabo si el α-cetoglutarato es el aceptor del grupo amino. Esto transforma al α-cetoglutarato en glutamato, que es el precursor del GABA. El semialdehido succínico es oxidado por la semialdehido succínioco deshidrogenasa (SSADH). El "corto circuito del GABA" dentro del ciclo de Krebs, es un sistema de "asa cerrada", en el que no hay pérdida de energía. Otro precursor del GABA es el Glutamato (figura 2). Una vez liberado el GABA es recapturado por la neurona o la neuroglia, en donde se lleva a cabo una transaminación similar con la GABA-T, sin embargo el Glutamato formado no puede ser transformado en GABA, por falta de la GAD en la glia, por lo que se transforma en glutamina, por la acción de la glutamina sintetasa (Glu Sint), para que este sustrato sea llevado a la terminal presináptica, en donde la glutaminato es trasformado en glutamina (glutamina convertasa) y de esta manera se re-cicla el GABA.

La distribución de las enzimas que intervienen en la síntesis del GABA es mostrada también el figura 2. La GABA-T y la SSADH se encuentran unidas a la mitocondria. La glutaminasa, y Glu Sint solo se localizan en la glía, mientras que la GAD se localiza sólo en las neuronas. Otras rutas de síntesis de GABA se han descrito en el SNC. Puede ser formado a partir de la putrecina o del gama-hidroxibutirato. A su vez el GABA puede ser precursor de otras sustancias como homocarnosina, gama-hidroxibutirato, gama-aminobutirilcolina, etc.

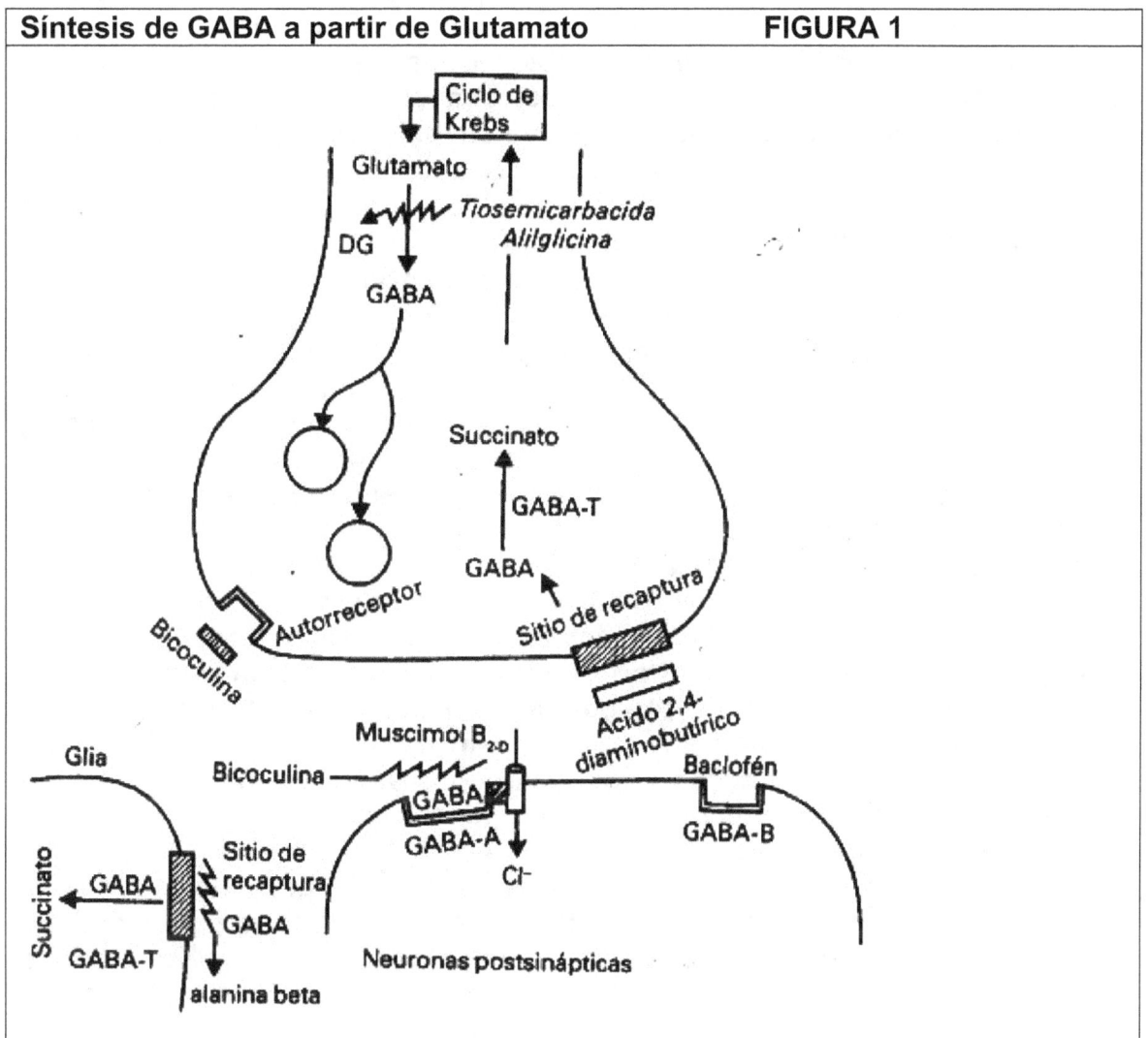

El ácido GAMA amino butírico se fabrica a partir de un "corto circuito", del ciclo de Krebs. Al final, el metabolito del GABA se reintegra al ciclo de Krebs

La enzima limitante de la síntesis del GABA es la GAD. Esta tiene un peso molecular de 85,000 y requieren de fosfato de piridoxal como un cofactor. La Km para el glutamato es 0.7 mM y 0.05 mM para el fosfato de piridoxal, requiere de un pH óptimo de 6.5. Por lo tanto, la enzima se encuentra normalmente saturada tanto por su cofactor como por su sustrato. Esta enzima se localiza básicamente en el citosol de las terminales nerviosas. La GAD existe en dos isoformas que están codificadas por dos genes diferentes , la GAD_{65} y la GAD_{67}, estas enzimas difieren en su peso molecular, secuencia de amino ácidos, antigenicidad y distribución celular, también muestran diferencias en cuanto a su afinidad por el cofactor, la GAD65, es más afín que la forma más pesada.

La GABA-T también se ha purificado, esta presenta un peso molecular de 109,000, al igual que la GAD, requieren como cofactor al fosfato de piridoxal. La Km para el GABA es 1.1 mM. También trabaja a un pH óptimo 8.2. El índice de actividad entre GABA-T/GAD, es casai siempre igual o cercano a 1, con lo cual se mentiene un equilibrio entre síntesis y destrucción de GABA. La disponibilidad del α-cetoglutarato puede jugar un papel importante en la destrucción del GABA. Lo anterior es particularmente importante, cuando cesa la respiración, dado que el ciclo de Krebs es dependiente del metabolismo aeróbico, los niveles de α-cetoglutarato rápidamente declinan durante la anoxia. Debido a que el GABA no puede ser destruido y a que la GAD es una enzima anaeróbica, los niveles del GABA postmortem se incrementan exponencialmente. Existen datos que señalan que las enzimas GABA-T y GAD, están localizadas en compartimientos celulares específicos, en donde GAD es más citosólica presináptica, mientras que GABA-T está unida o relacionada con las mitocondrias. La Gabaculina es el más potente inhibido de la GABA-T que se conoce.

La enzima deshidrogenasa semialdehido succinica (Succinic Semialdehyde Dehydrogenase-SSADH), tiene una gran afinidad por sus sustrato, y puede ser distinguida de las formas no específica de de aldehidro deshidrogenasa que se encuentran en el cerebro. La enzima purificada del cerebro humano trabaja a un pH óptimo de 9.2 con una Km por el semi aldehido succínico de 5.3×10^{-6} y una Km por NAD de 3×10^{-5}. La actividad elevada de la enzima y las bajas constantes de Michaelis, hacen que el semi aldehido succinico no sea detectado como un metabolito endógeno en el tejido neural.

Una de las sustancias de las que se puede formar GABA y viceversa es el gama hidroxi butirato (GHB). Esta sustancia ha tenido cierta publicidad, ya que su ingesta de manera inhalada por nariz en dosis de 10 mg/Kg, produce efectos de tipo euforia, alteraciones en el juicio, ansiolisis, episodios amnésicos y puede ocasionar inhibición respiratoria, coma y muerte.

El almacenamiento del GABA se hace como en la mayoría de los sistemas de neurotraqnsmisión, con un mecanismo de trasporte activo, el trasportado ha sido clonado. Se le ha denominado GAT, y difiere en su estructura de los transportadores vesiculares de las monoaminas (VIAAT), por que posee 10 sitios transmembranales en lugar de los 12 que se observan en los otros dos sistemas, sin ebargo comparte con VMAT las características de ser poco específico ya que puede transportar al interior de la vesícula también a la glicina.

Una vez que el GABA se libera y actúa sobre sus receptores, es removido por varias proteínas transportadoras, en neuronas y glía. Estos mecanismos dobles de remoción de aminoácidos neurotransmisores se debe a su papel dual como neurotransmisores y como sustancias que intervienen en reacciones metabólicas. Existen por lo menos cuatro formas de GAT en el SNC, los cuales están ubicados en tejido nervioso y no nervioso, como vasos sanguíneos, se ha propuesto que estas proteínas transportadoras puedan mover otros amino ácidos diferentes a GABA.

Algunas de las evidencias que apuntan al GABA como NT inhibitorio se describen a continuación: La estimulación de las células de Purkinje, da como resultado la hiperpolarización de células postsinápticas; la liberación del GABA aumenta la conductancia del Cl- en la membrana postsináptica; la picrotoxina y la bicoculina, que son antagonistas GABAérgicos, bloquean los efectos de la estimulación de este NT, mientras que la estricnina que actúa sobre los receptores a glicina, no bloquea el efecto del GABA; la estimulación de las células de Purkinje ocasionan liberación del GABA.

SINTESIS DE GABA	FIGURA 2

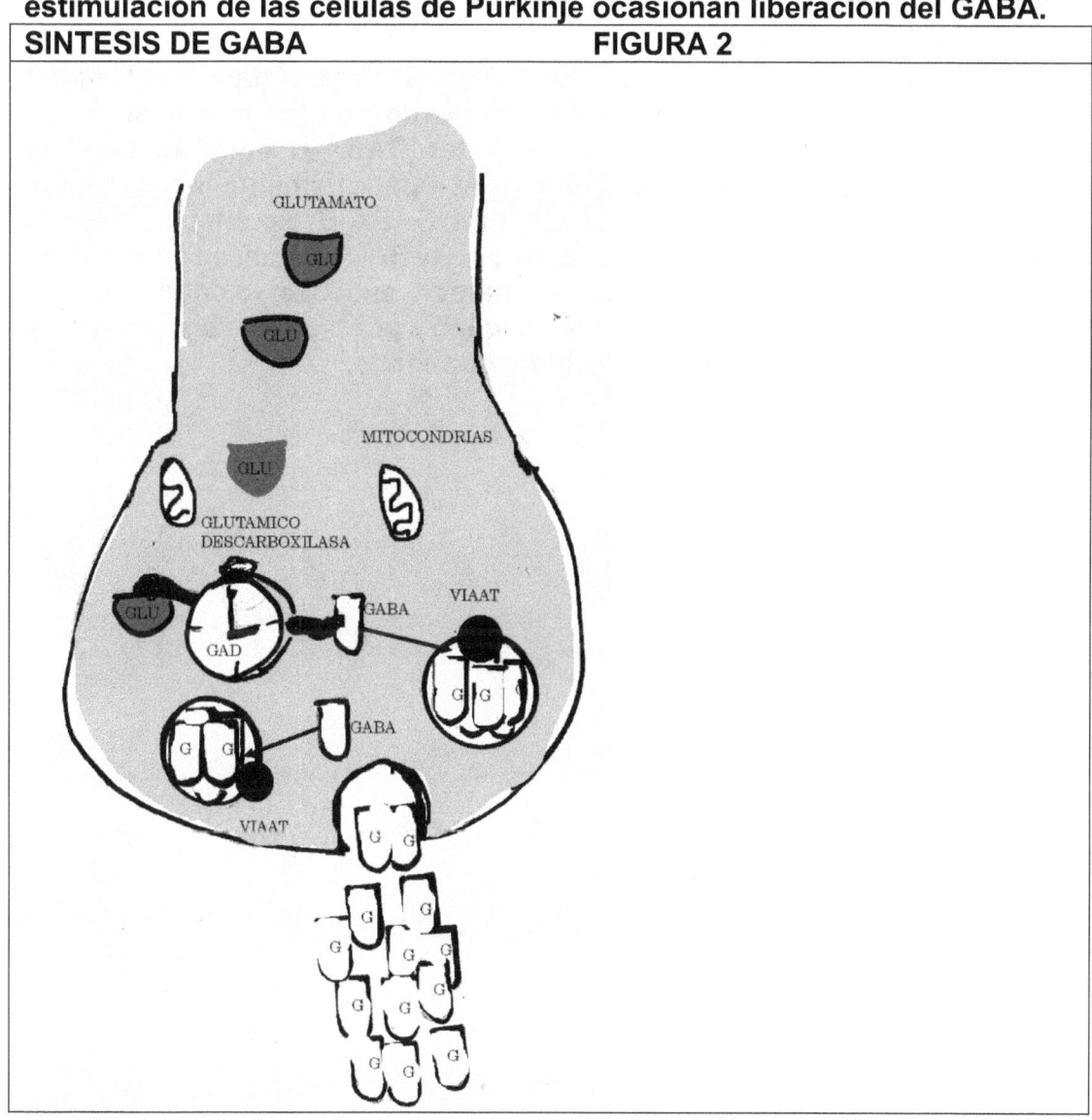

RECEPTORES GABAÉRGICOS.

Los receptores a GABA se han clasificado en sensibles a bicoculina (GABA-A) e insensibles a bicoculina (GABA-B). A su vez los receptores GABA-A se subdividen en dos tipos: sinápticos y extrasinápticos. El receptor GABA-A puede ser descrito como ionotrófico porque su estimulación, da como resultado el que se abra un canal de Cl-, lo cual ocasiona la hiperpolarización de la membrana postsináptica (al entrar cargas negativas en forma de cloro, el exterior de la célula queda con un exceso de cargas positivas). Otras de las propiedades del receptor GABA-A es que tienen una alta afinidad por la bicoculina (antagonista), el muscimol (agonista) e insensibilidad al baclofen . El receptor GABA-B es insensible a la bicoculina , pero el baclofen es un potente ligando. Los receptores GABA-A se localizan en la postsinapsis, mientras que los GABA-B tienen una localización presináptica, y por lo tanto pueden estar implicados en los mecanismos de regulación de la liberación del NT. El receptor GABA-B tiene su máxima densidad, en el núcleo interpeduncular, que aparentemente no contiene receptores GABA-A, en el cerebelo, el receptor GABA-B se encuentra en la capa molecular, mientras que los receptores GABA-A están en la capa de células granulares. El receptor GABA-B parece estar relacionado con la activación y potenciación del AMP cíclico por otros sistemas de neurotransmisión como son norepinefrina y dopamina.

RECAPTURA DEL GABA   FIGURA 3

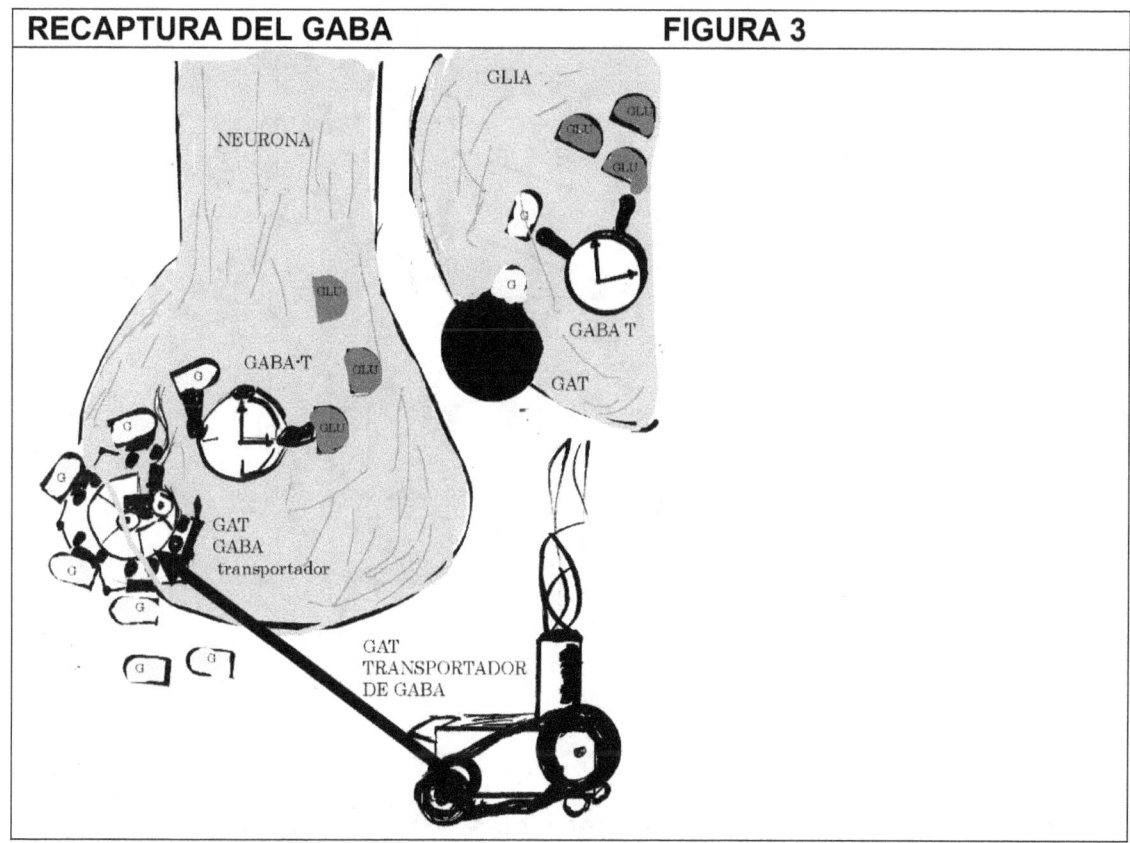

Se ha descrito un receptor GABA-C, del cual se ha propuesto que pueda tener un ionoforo y mecanismos acoplados a proteina G. Sus funciones se desconocen.

SITIO DE UNION A GABA

BARBITÚRICOS

SITIO DE UNIÓN A BENZO DIACEPINAS

ESTEROIDES

PICROTOXINA

Cl⁻

CANAL A CLORO

Este receptor tiene sitios de unión múltiples. Unos son con el llamado alosterismo positivo y otros con alosterismo negativo. Si cooperan a la inhibición con el GABA coomo las benzodiacepinas será alosterismo positivo, si están inhibiendo al GABA será alosterismo negativo (picorotoxina) estos son convulsivantes.

La activación del receptor GABA-A es el que produce el efecto inhibitorio clásico postsináptico. El papel del GABA en el receptor GABA-B es modular la salida de otros sistemas de NT como son DA, NE, 5-HT, glutamato, etc. Este receptor puede trabajar mediante la disminución del influjo de Ca^{++} hacia la terminal presináptica. En la actualidad el complejo receptor GABA/ Benzodiacepina (GABA-A) ha sido purificado, y consiste en dos subunidades pares, alfa y beta, además de una unidad gama . Otros posibles sitios de unión aparecen en el receptor GABA-A: a GABA, a picrotoxina, benzodiacepinas, etanol, y neuroesteroides (figura 3). Los ligandos endógenos a estos sitios, no se han identificado del todo, pero en el caso del sitio de unión a benzodiacepinas, se ha propuesto que pueda tener implicaciones con los mecanismos de generación de la ansiedad, tanto normal como patológica (Crisis de angustia o ansiedad generalizada). De hecho dos tipos de receptores a benzodiacepinas se han detectado en el cerebro: Tipo I que se define como GABA independiente, y que es en donde se propone se ejerce el efecto asiolítico; Tipo II que se define como GABA-dependiente, en donde la benzodiacepinas tienen sus efectos anticonvulsivos e hipnóticos. Otro tipo de receptores benzodiacepínicos se han descrito en órganos periféricos como el riñón; estos sitios no están acoplados a GABA y se desconoce sus funciones.

El receptor GABA-A, pertenece a la familia de receptores ionotróficos, al igual que los receptores nicotínicos, NMDA, y 5-HT3. Es una gliocproteína heteropentamérica, con por lo menos siete distintas clases de subunidades polipeptídicas. Se han clonado múltiples isoformas, que en la actualidad llegan a 18. También existen varios genes que codifican para diferentes subunidades, todo lo cual nos proporciona una gran diversidad estructural para el receptor GABA-A. Estas subunidades son diversas y varían de una región del cerebro a otra. Las unidades de RNAm también varían de una región a otra, todo lo anterior proporciona al receptor GABA-A una gran heterogenicidad.

Los receptores GABA-B pertenecen a la familia de receptores metabotróficos, acoplados a la proteína G. Se encuentra en menor densidad que el receptor GABA-A, y regula la liberación de una serie de sistemas de neurotransmisión, de los cuales destacan la monoaminas, acetilcolina, amino ácidos exitatorios. El receptor GABA-B esta asociado, mediante proteínas G y segundos mensajeros, a la modulación de canales de Ca^{++} y K^+. La acción inhibitoria de este receptor parece estar mediada por un aumento en la conductancia al potasio (salida) o por una disminución en la conductancia a calcio (entrada). La activación de los receptores GABA-B, dan lugar a formas lentas y continuas de inhibición neuronal. Los receptores GABA-B. Se distinguen desde el punto de vista farmacológico, de los GABA-A, por que los primeros son sensibles al baclofen, mientras que los segundos no lo son. Los GABA-A son sensibles a la bicoculina y muscimol.

DISTRIBUCIÓN ANATÓMICA DEL GABA.

Como se mencionó previamente el GABA se encuentra ampliamente difundido en el SNC pero los sitios de mayor concentración son:

1. Neocortex (neuronas locales)

2. Hipocampo: con alta concentración en las capas piramidales y granular.

3. Ganglios basales: Se localizan altas concentraciones en el globo pálido y en la sustancia negra. En menor concentración en el caudado y putamen.

4. Hipotálamo. Esta es una de las regiones que probablemente tengan mayor contenido de GABA . Los niveles mas altos se encuentran en las regiones preóptica y en las áreas hipotálamicas anteriores.

5. Amígdala

6. Cerebelo: En las células de Purkinge, estrelladas y en canasta.

7. Rafé de la médula oblongada.

8. Médula espinal: capas I y III de Rexed.

PSICOFARMACOLOGÍA DEL GABA.

La administración del GABA o precursores del mismo, no son estrategias que aumenten los niveles de este NT, debido a que el primero no pasa la barrera hematoencefálica, y que los segundos se incorporan al metabolismo general (Ciclo de Krebs). La manipulación del fosfato de piridoxal, si es una estrategia importante en la síntesis de GABA, ya que como se menciono previamente, esta sustancia interviene como cofactor con la GAD. Los llamados agentes atrapadores de carbonilos, actúan contra el fosfato de piridoxal disminuyendo la síntesis de GABA (isoniacida, semicarbacida, y tiosemicarbacida). Al nivel de inhibición de la enzima GAD tenemos que el acido 3-mercapto propiónico la inhibe casi en su totalidad, después de la administración de este tipo de agentes en ratas, se observa la aparición de convulsiones. Como se observa en la tabla 4, los agentes que bloquean la transmisión del GABA son proconvulsivantes, mientras que algunos como las benzodiacepinas que implementan su transmisión, son anticonvulsivos.

La importancia de la glutamina como precursor del GABA queda de manifiesto cuando se administra la metionina sulfoxamida, la cual bloquea la Glutamino sintetasa, lo cual resulta en la aparición de crisis convulsivas. La toxina tetánica, es una proteína proconvulsiva, que actúa en el SNC disminuyendo la liberación del GABA.

Un mecanismo de recaptura tipo "bomba" existe tanto en la glía como en los sinaptosomas. Sin embargo, los dos mecanismos son diferentes, porque son afectados por diferentes sustancias. La ß-alanina y la prolina, inhiben el mecanismo mediado por la glía, mientras que el ácido cis-3-aminociclohexano carbonil es un inhibidor selectivo de la re-captura neuronal.
Los niveles de GABA en el cerebro pueden ser incrementados mediante la inhibición de la GABA-T, en animales de laboratorio, esta inhibición tiende a producir sedación, sin embargo este hecho tiene poca utilidad clínica,

porque la mayoría de las sustancias que inhiben a la GABA-T, no cruzan la barrera hematoencefálica y son tóxicos. Sin embargo, uno de ellos, el valproato de sodio (n-dipropilacetato de sodio) es utilizado como anticonvulsivante, aunque puede que esta propiedad clínica este relacionada con un efecto sobre el propio receptor GABA-A. Otros inhibidores de la enzima como la gabaculina y el sulfato de etanolamina, tienen una acción de amplia duración , porque en forma irreversible destruyen a la GABA-T.

Otras dos sustancias que se sabe son potentes convulsivantes son la picrotoxina y la bicoculina. Como ya se ha mencionado la picrotoxina no actúa directamente sobre el sitio que reconoce al GABA sino mas bién sobre el ionóforo a Cl-, pero al fin de cuentas interfiere sobre la función del GABA. La bicoculina, por otro lado si bloquea en forma directa al receptor GABA-A. El muscimol es un potente agonista del receptor GABA-A, esta sustancia es un psicotomímetico derivado del hongo Amanita muscarica, y al parecer su efecto psicotomimético no esta relacionado con esta interacción. Finalmente el baclofen es un agonista GABA-B y se le ha utilizado como tratamiento de elección en la espasticidad, en donde también se emplea a las benzodiacepinas.

Como se ha mencionado previamente un efecto convulsivante se observa por el bloque directo de los receptores GABA-A, o una reducción en la apertura del canal de Cl-. Al parecer existe un umbral para esta propiedad, ya que algunas regiones tienen un umbral mas bajo. Lo anterior puede estar relacionado con algunas implicaciones en el papel del GABA en la fisiopatología de algunas formas de epilepsia. Por otro lado también es importante mencionar que el incremento de la actividad GABAérgica da como resultado una inhibición de la actividad convulsiva, esto se potencia sobre todo, cuando hay una interferencia sobre ambos receptores (GABA-A y GABA-B).
   La localización de receptores a GABA fuera de la sinápsis, en interneuronas, ha sido una nueva concepción de este tipo de transminión. Algunos receptores GABA-A no son sensibles a las benzodiacepinas, y otros son más sensibles al etanol o anestésicos (ver figura 5)

BENZODIACEPINAS: aspectos básicos y clínicos.

   Existen numerosas familias de medicamentos con un efecto sedante, sin embargo en la clínica se utilizan los medicamentos que actúan a nivel del complejo receptor GABA-Benzodiacepinas (GABA-BZD), ya sea de manera directa en el receptor a benzodiacepinas, como las mismas benzodiacepinas y los llamados hipnóticos no benzodiacepínicos, que también actúan en el receptor GABA-BZD.
 Benzodiacepinas (BZD).

Estas se sintetizaron por primera vez en la década de los años treinta de este siglo, aunque no se evaluaron de manera sistematizada sino hasta la década de los años cincuenta. La primera BZD sintetizada fue el clorodiacepoxido. La mayoría de las BZD se han sintetizado como ansiolíticos, pero en teoría, todas tienen un efecto hipnótico-sedante, el cual dependerá de la dosis que se administre. Otras de las características es su perfil farmacológico, todas tienen un efecto miorrelajante, son asiolíticas y antiepilépticas. El que sean mas eficaces para una u otra área, va a depender de las características farmacodinámicas y farmacocinéticas de cada compuesto.

El termino benzodiacepina se refiere a los aspectos estructurales de la molécula, la cual está compuesta por un anillo benceno, unido a un anillo diacepínico. La sustitución por cloro en la posición 7 de la molécula habitualmente con cloro, es esencial para el efecto biológico de la molécula, lo mismo ocurre con un compuesto carbonilo en la porción dos de la molécula que potencia mucho el efecto biológico (ver figura 6).

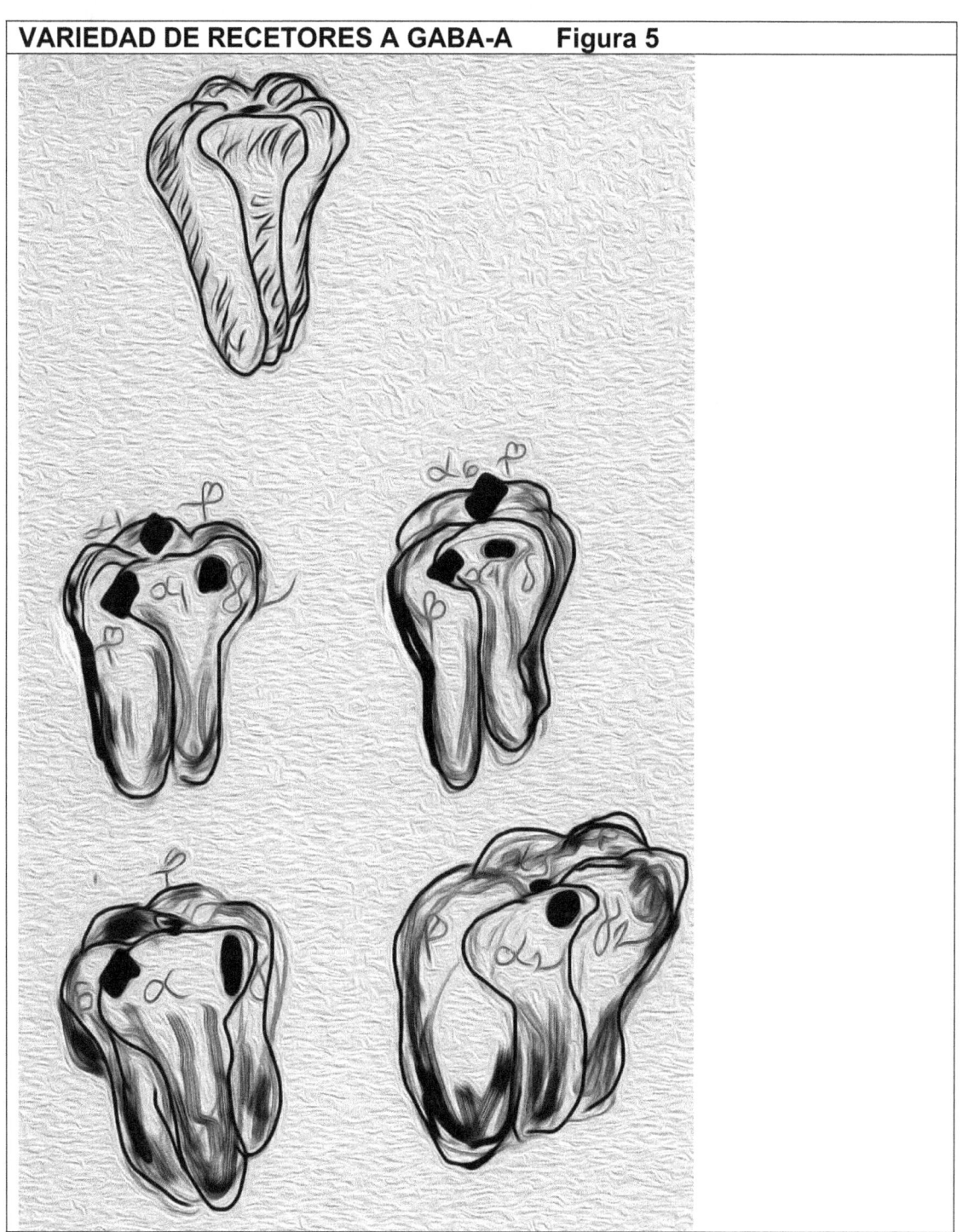

Una serie de factores pueden contribuir a modular este tipo de receptores interneuronales como son el estrés, la pubertad, el ciclo ovárico, el ciclo menstrual, el embarazo, la depresión. El uso de etanol, y algunos anestésicos.

FIGURA 6 ESTRUCTURA DE LAS BENZODIACEPINAS.

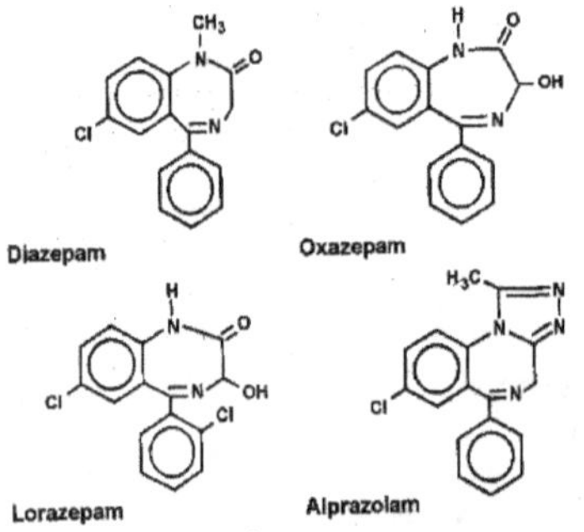

Aspectos de farmacocinética de las BZD.

Tienen una muy buena capacidad de absorción por la vía oral, para algunos compuesto como el diacepam, la vía oral logra una mejor biodisponibilidad que la vía intramuscular. La BZD son muy lipofílicas, con excepción del oxacepam, por lo cual tienen a re-distribuirse en el tejido graso. Las principales rutas metabólicas de las BZD se observan en la figura 2.

FIGURA 7   VIAS METABOLICAS DE LAS BENZODIACEPINAS

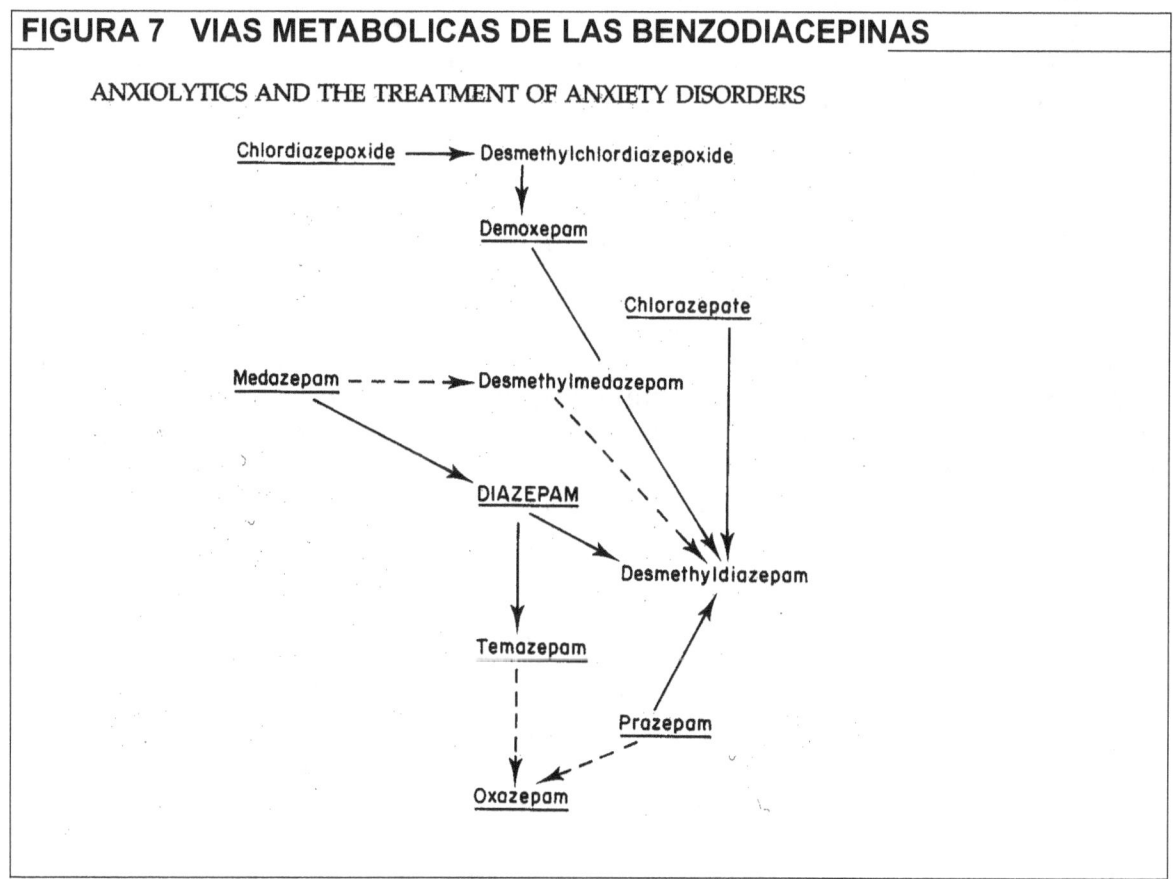

El medacepam es metabolizado a diacepam, el cual a su vez es N-desmetilado, para dar desmemtildiacepam. El clorodiacepoxido también es parcialmente convertido a desmetildiacepam, lo mismo que el cloracepato.

El metildiacepam es un metabolíto activo importante, ya que tiene una vida media larga de mas de 72 hr. Debido a que la vida media del diacepam es de 36 hr aproximadamente, cabe añadir la vida media de su metabolito activo, el desmetildiacepam, la cual excede la vida media del diacepam. A su vez el desmetildiacepam se trasforma a oxacepam, mediante oxidación. Dentro de las diferentes BZD, el triazolam tiene una vida media corta, de menos de 4 hr, mientras que en el polo opuesto tenemos a compuestos como el nitracepam y fluracepam, con vidas medias largas, principalmente un metabolito activo del fluracepam, el N-desalkilfluracepam, cuya vida media es de cerca de 100 hrs.

Debido a que las BZD son medicamentos que se administran por un largo periodo de tiempo, es importante conocer los aspectos de la farmacocinética de larga duración. El diacepam y su metabolito metilado, alcanzan su nivel máximo a lo largo de varias semanas. Posteriormente, la concentración de diacepam baja, sin que se observen cambios en su metabolíto activos. Aunque las BZD inducen un aumento en la actividad en las enzimas microsomales hepáticas este cambio tiene poca repercusión en la respuesta clínica general de los pacientes a las BZD.

Farmacología de las BZD

Las BZD comparten con los barbituratos el poseer efectos anticonvulsivantes, sedativos e hipnóticos, a diferencia de estos tienen además efectos miorrelajantes y ansiolíticos. Diferentes líneas de investigación apoyan que el sitio de acción de las BZD ocurre en el complejo receptor GABA-BZD. Aunque recientemente hay evidencias de que otros neurotransmisores poueden estar involucrados en los mecanismos de acción de las BZD.

Smith et al., (1967), fueron los primeros que demostraron el papel potenciador de las BZD en el receptor a GABA (Ver figura 3)

Nuevas moléculas hipnóticas.

Los primeros agentes farmacológicos utilizados para el manejo del insomnio fueron el hidrato de cloral y los barbitúricos. Estos agentes fueron asociados a problemas como dependencia, supresión respiratoria, alteraciones hepáticas y muerte súbita. Las nuevas benzodiacepinas y las imidazopiridinas, como el zolpidem, han remplazado a los medicamentos previos, porque tienen un espectro mas seguro de utilización. En el futuro próximo una nueva clase de compuestos, como el zolpidem, estará en un nicho especial para el manejo de algunas formas de insomnio, conjuntamente con otra serie de estrategias no farmacológicas mencionadas en otra parte del presente manual. Las benzodiacepinas y los compuestos hipnóticos no benzodiacepínicos, tienen una velocidad de acción rápida. Sin embargo, algunas de las benzodiacepinas tienen una vida media larga, principalmente en función de sus metabolitos activos, lo cual da síntomas al día siguiente de manera residual. estas sustancias tienen otros inconvenientes, como el de aumentar las dificultades de ejecución psicomotriz, con algunas consecuencias dramáticas, como son el incrementar el riesgo de accidentes violentos, o caídas, esto último mas severo en los pacientes ancianos. En contraste algunas de las benzodiacepinas sin metabolitos activos como el triazolam, y los hipnóticos no benzodiacepínicos (HNBZD) como el zolpidem, tienen una duración de su efecto mas corto, sin que presenten metabolitos activos, sin efectos residuales importantes.

Estos compuestos de vida media corta, pueden tener como desventaja, el desarrollo de una tolerancia muy rápida. En el caso del triazolam, hay evidencias que apuntan en esa dirección, sin embargo los datos no son muy extensos. Este problema puede que no este presente en el caso de los compuestos HNBZD, como son zaleplom y zolpidem. A pesar de los avances en la farmacología del insomnio, los nuevos agentes como zolpidem y zaleplon, a dosis mayores a las recomendadas o en personas susceptibles pueden producir alteraciones en la memoria, problemas motores, desequilibrio, confusión mental y pesadillas.

Tabla 1 Comparación de hipnóticos empleados para el insomnio

Droga	Vida media	Ventajas	Desventajas
Triazolam	Corta	No sedación diurna	Insomnio de rebote
Zolpidem	Corta	No sedación diurna	No insomnio de rebote
Loracepam	Intermedia	Insomnio intermedio y terminal	Somnolencia residual y adicción
Fluracepam	Larga	Retardo en insomnio de rebote	Sedación diurna, accidentes.
Clonacepam	Larga	Retardo insomnio de rebote	Sedación diurna, accidentes.
Flunitracepam	Larga	Retardo de insomnio de rebote	Adicción, sedación diurna, accidentes.

¿Cuales serían entonces, los lineamientos para la prescripción de los nuevos hipnóticos?

En primer lugar, hay que individualizar la dosis a cada paciente, con la regla de oro de: "la menor dosis por el menor tiempo". Esto deberá ser comentado con el pacientes, ya que es frecuente que ellos quieran relegar toda la responsabilidad de su tratamiento al hipnótico y al médico, poniendo ellos poco de su parte. Otras situaciones en las cuales se deberá individualizar la dosis, es cuando este consume sedantes del SNC, ya sea prescritos o no, como es el caso del alcohol y algunos antihistamínicos. En los ancianos y en personas con hepatopatías se tendrá un cuidado especial, en la dosificación de estos medicamentos. Se debe de evitar también la administración repetida de los medicamentos a lo largo de la noche, de tal forma que algunos pacientes, ingieran una nueva tableta, tan pronto se termina el efecto de la primera, esto aumenta la posibilidad de tolerancia de los compuestos antes mencionados. Hay que limitar la duración del uso, generalmente, esta se manifiesta en un rango de 2 a 3 semanas, sin embargo puede haber pacientes que requieran un tiempo mas largo, de todas formas se deberá hacer especial énfasis en el paciente, que el medicamento se deberá descontinuar gradualmente, con lo cual se disminuye el síndrome de supresión, una de las causas mas frecuentes de insomnio de "rebote", situación que tiende a perpetuar el uso de estos hipnóticos, con el desarrollo de tolerancia, y dependencia.

Algunos medicamentos de este grupo como el zolpidem, se han utilizado en la actualidad. Con la modalidad de "por razón necesaria". Este significa que se indicará al paciente, que el uso mínimo de este compuesto será lo mas deseable. Se le tratará básicamente con las reglas de higiene de sueño y con terapia de control de estímulo, y se dejará la administración de zolpidem, solo cuando el paciente perciba que hay una dificulta de inicio del sueño o si se está despertando entre 01:00 y 03:00 AM.., pero insistiendo que se debe de minimizar su utilización, esta estrategia, pone al paciente a trabajar como un colaborador en su tratamiento, y minimiza los posibles fenómenos de tolerancia al medicamento, después de u n uso prolongado.
Abuso de drogas inductoras de sueño.

La principal causa de consumo de los medicamentos inductores de sueño es la iatrogenia. Existen diferentes sustancias que son consideradas como hipnóticos o inductores de sueño, dentro de las que destacan: barbitúricos, benzodiacepinas e inductores de sueño no benzodiacepínicos. Todos ellos actúan en un sitio preciso en el cerebro que es el receptor a GABA-A, el cual forma parte del sistema de receptores del ácido gama amino butírico (GABA). Este neurotransmisor tiene funciones de tipo inhibitorias en el Sistema Nervioso Central (SNC). En el receptor GABA-A existen varios sitios de unión, de los cuales destacan: benzodiacepinas (BZD), barbitúricos y alcohol, todos los cuales suman o potencian el efecto inhibitorio del GABA (ver la figura 3).

Las BZD fueron sintetizadas en la década de los años treinta del siglo XX, y fueron comercializadas en los años cincuenta. Son moléculas muy liposolubles que cruzan rápidamente las biomembrana, por lo que pueden llegar al SNC en forma eficaz cuando se administran por vía oral. El perfil farmacológico de estas moléculas es diverso, destacan los efectos miorrelajantes, anticonvulsivos, ansiolíticos e hipnóticos. Por tal motivo tienen indicaciones médicas bien precisas en problemas que tienen que ver con necesidades de relajación muscular, detener y controlar crisis convulsivas, para el manejo de las diferentes formas de ansiedad y en insomnio. Son sustancias muy seguras, desde el punto de vista de la distancia que existe entre sus dosis terapéuticas y las dosis letales, y son bien toleradas. Sin embargo, se ha registrado un aumento de su consumo, vinculadas a las alteraciones primarias por la que fueron prescritas, de estas destaca la alteraciones como el insomnio y en los trastornos por ansiedad.

El efecto de las BZD en el sueño se ha reportado como que mejoran en general la eficiencia del sueño, esto es menor número de despertares, latencia acortada a inicio de sueño y por otro lado producen inicialmente, disminución del llamado sueño de movimientos oculares rápidos (SMOR) (aunque luego se presenta una tolerancia a esta disminución con un rebote o incremento del SMOR que se caracteriza clínicamente, por aumento de ensoñaciones). Este efecto sobre el sueño, es logrado por BZD que son de vida media corta, con lo cual no hay efecto de sedación residual diurna. Estos efectos inductores de sueño son de corta duración, ya que se crea tolerancia a los mismos, de tal forma que se necesita aumentar la dosis de la BZD de manera paulatina. Este aumento se ve complicado por otros fenómenos que mantienen el consumo de BZD por un largo tiempo y que pueden llevar a estados de dependencia y supresión que han sido definidos por el DSM-IV. Algunas de las situaciones que mantienen el uso de BZD son: (1) Estados de ansiedad vespertinos; (2) Insomnio de "rebote"; (3) Tolerancia e incremento de dosis; (4) Efectos reforzadores positivos.

Algunos de los efectos secundarios del uso crónico de BZD son: sedación y somnolencia, sensación de "cabeza ligera", caídas, confusión mental, apatía, episodios amnésicos, aumento de episodios de apnea obstructiva del sueño, conductas paradójicas de hostilidad, ansiedad e insomnio por supresión. El abuso de las BZD se ha incrementado de manera exponencial en los últimos 20 años, de tal manera que se ha convertido en un problema de salud pública. Por ejemplo, se sabe, que estas sustancias pocas veces se utilizan solas como drogas de abuso, que en la mayoría de los casos se combina con otras drogas ilícitas, de las cuales desataca la comorbilidad con alcohol, heroína, cocaína y otros estimulantes del SNC.

Lo anterior confirma que la principal causa de la adicción a las BZD es la iatrogenia. El insomnio debe de ser manejado con estrategias médicas precisas, que comprenden el diagnóstico y tratamientos combinados, es decir no solo farmacológicos, sino que hay que implementar también estrategias no farmacológicas. Las indicaciones del uso de BZD para insomnio son para aquellos que son de corta duración o situacionales, como pueden ser hospitalizaciones, situaciones de estrés agudo, cambios de usos meridianos (el síndrome del "Jet-Lag"). La "regla de oro" en el manejo de las BZD, como inductoras de sueño es: "EL MENOR TIEMPO, LA MENOR DOSIS". Hay que procurar siempre explicar al paciente que tienen que descontinuar gradualmente las BZD para que no presente algunos de los problemas que hemos descrito previamente.

Una pregunta que se hace frecuentemente es si todas las BZD son igualmente adictivas. Se tiene la información de que no, que en general, solo son aquellas que tienen vidas medias cortas o muy cortas (v.gr., 4 a 6 hrs), en donde existe una señal de entrada y salida de corta duración. En este rubro están el triazolam, alprazolam, y loracepam. Sin embargo cualquier BZD utilizada por tiempo prolongado es capaz de desarrollar dependencia.

Existen una serie de estrategias para disminuir el uso de las BZD, la mayoría aconsejan que sea gradual, la administración de BZD de vidas medias largas (v.gr. diacepam, bromacepam) para evitar síndromes de supresión y el uso de antidepresivos sedantes, como pueden ser: trazodona, mirtacepina y mianserina. Además de implementar estrategias no farmacológicas para lidiar con el insomnio y/o la ansiedad. Estas van desde psicoterapia cognitivo-conductual, centrada en el manejo de las disfunciones cognitivas del enfermo; técnicas de relajación y finalmente la restricción o aun privación del sueño total , en días terciados o fines de semana. Es importante hacer una buena relación médico-paciente, que permita trabajar en equipo, todos los aspectos de insomnio: conocimiento de los aspectos de la fisiología del sueño, de los tipos de insomnio, de las reglas de higiene de sueño y los aspectos positivos y negativos de los medicamentos a utilizar.

Utilización de antidepresivos para el manejo de la adicción a benzodiacepina e insomnio en enfermos deprimidos.

Una alternativa al tratamiento del insomnio, sobre todo en pacientes en donde hay datos de que pudiera estar acompañado de un cuadro depresivo, es la administración de antidepresivos con un perfil sedante. Esto es en la mayoría de los casos por una interacción con sistemas a histamina o serotonina (antihistamínicos y antagonistas de receptores a serotonina, y a muscarina). Este tipo de tratamiento, puede además, coadyuvar al tratamiento antidepresivo, como un coadyuvante. Y potenciador del efecto antidepresivo. Algunas de las moléculas son: mianserina, trazodona, mirtazapina , tienen un efecto sedante importante que dura varis semanas, sin presentar el fenómeno de tolerancia.

También son útiles en los esquemas de destete de las benzodiacepinas, disminuyendo cada tres a cuatro días la mitad de la dosis de benzodiacepinas y agregar el antidepresivos sedante, paulatinamente. Caso especial, en este sentido es la mirtazapina. En donde las dosis bajas tienen mayor potencia hipnótica, ya que actúan selectivamente sobre lo receptores a histamina y a serotonina, pero no tienen aun los efectos de aumento de la disponibilidad de norepinefrina y serotonina, que tienen un efecto alertante.

La estructura química de la mirtazapina es muy similar a la de mianserina, esto es, un compuesto tetracíclico del tipo de las piperazino azepinas. El perfil farmacológico antidepresivo de esta molécula consiste en aumentar la transmisión de las monoaminas (Vg. Norepinefrina y Serotonina), por mecanismos diferentes a la inhibición de la recaptura de estas aminas, ya que no actúa sobre la proteína transportadora. El mecanismo por medio del cual se aumenta la disponibilidad de norepinefrina en la hendidura sináptica, consiste en el antagonismo que se ejerce sobre el receptor α-2 adrenérgico. Este es un autorreceptor, que al ser antagonizado, de manera similar a lo que ocurre con la yohimbina, aumenta la liberación de la norepinefrina. La localización de este tipo de receptores en las terminales presináptica serotoninérgicas (heterorreceptor) da como resultado un incremento también en los niveles de serotonina.

La mayoría de los antidepresivos tienen un efecto bien definido sobre el sueño y la vigilia, suprimen el sueño de movimientos oculares rápidos o sueño MOR, aumentan la latencia al primer sueño MOR de la noche y algunos pueden tener un efecto inductor del estado de vigilia o fragmenador del sueño en general. Sin embargo, este no es el caso de otras moléculas antidepresivas, con un perfil mas sedante como trazodona y mirtazapina.

Los inhibidores selectivos de la recaptura de la serotonina (ISRS), Inhibidores selectivos de la serotonina y de la norepinefrina (ISRSN) y los antidepresivos tricíclicos (ADT), modifican los niveles de monoaminas (Vg., serotonina y norepinefrina), con una serie de eventos adaptativos. En un primer evento, el bloqueo de la proteína transportadora presináptica, dará como resultado un incremento del neurotransmisor en la hendidura sináptica. Este evento, trae consigo un fenómeno de activación de los receptores presinápticos, que ante el exceso de neurotransmisor, inhiben la síntesis y liberación del mismo. Para que posteriormente, al ocurrir el fenómeno de desensibilización de los receptores presinápticos, se permita un aumento en la liberación y la mayor disponibilidad del neurotransmisor en la hendidura sináptica, ahora de manera continua y con esto se logra la desensibilización a la baja de los receptores potsinápticos.

Lo anterior no ocurre con mirtazapina, por su papel antagonista de los receptores presinápticos y postsinápticos. En el caso de los primeros en especial de los α-2 en las células serotoninérgicas y noradrenérgicas, se producirá un aumento de la liberación de estos neurotransmisores, conjuntamente con el efecto antagonista sobre los receptores 5-HT2a, 5-HT2 y 5HT3.

Tambien hay interés en el estudio del receptor a BZD y GABA en los mecanismos de acción de algunos anestésicos como el propofol, y barbituratos. Los neuroesteroides pueden tener un efecto en un sitio diferente al de las BZD pero en el mismo receptor GABA-A.

La progesterona tienen efecto sedantes y ansiolíticos, esto llevo a la fabricación del anestésico alfaxolona, que es un potente agosnita de los receptores GABA-A

Los receptores de GABA no solo se encuentran en neuronas, sino tambien en astrocitos, en donde aparecen que estan encargados de la regulación del ión cloro. Ambién hay receptores de GABA en el sistema nervioso autónomo.

LA RESPUESTA DEL SISTEMA GABA A LA REGULACIÓN DE LA ANSIEDAD.

A nivel evolutivo hay un sistema cerebral que orquesta las respuestas conductuales y fisiológicas de defensa o de ataque. En ocasiones, la falta de regulación de este sistema, hace que se manifiesten sensaciones de temor y ansiedad sin que existan estímulos externos reales, que las activen.

El sistema generador de ansiedad está constituido por una serie de circuitos neuronales en los cuales el neurotrasmisor GABA actúa como un inhibidor de estos. La amígdala suele estar con un aumento de su actividad, mientras que el lóbulo prefrontal, que sería el freno a la amígdala está hipoactivo, con lo cual se duplica la activación de los sistemas generadores de ansiedad. La administración de agonistas inversos al receptor a benzodiacepina es, en sujetos sanos, un estímulo que genera ansiedad del tipo pánico en ellos. En la actualidad se supone que parte del sistema generador de ansiedad, se facilita si este no es inhibido de manera adecuada por el sistema GABA –benzodiacepinas.

En veteranos de guerra que padecen del síndrome de estrés postraumático, se han detectado, una reducción de más del 40% en los receptores GABA -A en la corteza dorso lateral prefrontal. Lo mismo ocurre en animales de laboratorio a quienes se ha manipulado por ingeniería genética, la expresión de receptores GABA-A, esto afecta la conducta de los animales que se utilizan como modelo de ansiedad generalizada. Estos animales muestran un aumento en la atención a posibles estímulos amenazadores, y conductas de evitación. Algunas sustancias que amplifican la actividad GABA se han empleado para el manejo de los trastornos de ansiedad como: benzodiacepina es, tiogabina, neuroesteroides, etanol. Una forma simple de apreciar esto, sería que el aumento de transmisión del GABA disminuye la ansiedad, mientras que la baja en el tono del GABA la aumenta.

Los ansiolítico que actúan sobre los receptores GABA-A , a nivel del sitio de unión a benzodiacepina es, como el alprazolan son agentes ansiolítico de acción rápida, ya que modulan al receptor GABA-A a nivel del sitio de unión a benzodiacepinas, con lo cual permanece más tiempo abierto el canal de cloro. Una de las preguntas que se hacen los farmacológicos, es como los benzodiacepina pueden tener efectos tan diversos, a la vez que

selectivos, actuando en un subtipo de receptores ubicuos. El perfil farmacológico de las benzodiacepina es en general:
-1. Ansiolíticos.
-2. Hipnóticos.
-3. Relajantes musculares.
-4. Antiepilépticos.

Esta disparidad se explicado por la heterogeneidad de los receptores a benzodiacepinas, dentro de los mismos receptores GABA-A. Además, otro factor importante es el porcentaje de ocupación de estos receptores. Un efecto ansiolítico se observa con una baja ocupación de estos receptores (- 20%). Mientras que los efectos sedantes y antiepilépticos, requieren de un ocupación mucho mayor, con dosis elevadas. Esta se ha calculado de alrededor del 80%. El sitio de acción de los benzodiacepina es solamente funcional si está ocupado el receptor GABA-A. Este receptor a benzodiacepina es además saturable.

El receptor a benzodiacepinas tiene una modulación bidireccional, dependiendo del tipo de ligando, puede ser una modulación positiva, si refuerza el efecto del GABA o negativa si la bloquea. Los compuestos como las beta carbolinas, generan ansiedad, crisis convulsivas. Aquellos con modulación positiva son la otra cara de la moneda, ansiolítica y anticonvulsivo. Existen compuestos antagonistas sin el efecto fisiológico en el receptor, como es el caso del flumazenil, que sin embargo es útil en el manejo de pacientes con sobredosis de benzodiacepina as.
Sistema operativo del GABA en las internas neuronas.

Una gran variedad de inter neuronas están orquestadas de manera dinámica en un patrón espacio temporal, dentro de una red de activación. Por ejemplo, en el hipocampo en la región CA1, ahí hay cerca de 21 tipo de inter neuronas que trabajan con GABA las cuales fueron identificadas en base a su localización morfología, y a otros marcadores proteínicos. La excitación de un grupo de células en esta zona, genera oscilaciones neurales de alta frecuencia y coherencia. Las neuronas en candelabros de tipo GABA, un tipo de interneuronas, funcionan apagando el patrón de excitación de la red acoplada de interneuronas.

La diversidad de interneuronas están en paralelo a las varias estructuras de receptor GABA -A. Todo lo cual, proporciona una serie de combinaciones de propiedades farmacológicas con consecuencias importantes. Por ejemplo, hay 19 subunidades del receptor GABA -A. El receptor alfa -1, GABA –A, esté se encuentra involucrado en los aspectos de sedación de las benzodiacepina. En ratones nocauts para este tipo de receptores, no hay efecto sedante del Diazepan y tampoco se previenen las crisis convulsivas inducidas con agentes farmacológicos. También son animales con puntuaciones elevadas en las pruebas conductuales de ansiedad (enterramiento, residente-intruso). Este tipo de receptor también se ha responsabilizado de la dependencia que se desarrolla a benzodiacepinas.

Los receptores alfa-2, GABA -A están involucrados en los efectos ansiolíticos.

En ratones nocauts para este receptor, el Diazepan es incapaz de inducir un efecto ansiolítico en las pruebas de laberinto, o en el laberinto abierto, mientras que el efecto sedante y anticompulsivo se mantuvo intacto. Esta población de receptores corresponde de un 15 a un 20% de todo receptores GABA -A. Se localiza en el hipocampo y otras zonas de la corteza cerebral en las células piramidales. Estas células contienen también CCK. Este receptor también se encuentra en la amígdala, en el núcleo central. La situación de este receptor de algunas áreas del cerebro como la amígdala baso lateral, pueden modular y condicionamiento por el cual se adquiere el miedo o temor.

Los receptores alfa-3, GABA -A refuerzan el sistema ansiolítico.

Los animales que carecen de este receptor no tienen ausencia de conductas de tipo ansiolítico, lo cual sugiere que este tipo de receptores no sean determinantes para este efecto farmacológico, pero si permiten graduar la respuesta. Este es un receptor que se encuentra en pocas cantidades y principalmente en células que trabajan con catecolaminas.

Receptores alfa-5 GABA -A en el hipocampo, regulan aspectos de memoria vinculados al miedo. Estos receptores se expresan con alta densidad en el hipocampo. Se localizan de manera extra sinápticas en células piramidales e intervienen en una inhibición tónica. A nivel de la amígdala hay una serie de microcircuitos, los cuales están teniendo funciones ansiolíticas. La amígdala lateral es el sitio en donde se forman y almacenan memorias de eventos que inducen miedo, mediante un condicionamiento asociativo y la coincidencia temporal del estímulo que activa el temor.

Se ha reportado una modulación de las neuronas que trabajan con GABA, por las catecolaminas, en los circuitos de adquisición de miedo. La amígdala lateral con la dopamina a través de receptores D2, que se origina de terminaciones de neuronas de los sistemas dopaminergicas VTA que se dirigen a la amígdala, interviniendo en el condicionamiento aversivo.

El núcleo central de la amígdala se sabe que es un sitio en el cual se expresa la conducta vinculada al temor y que lleva a la inmovilización o estado de congelamiento (figuras 8 y 9). En este núcleo del GABA opera exclusivamente con el subtipo de receptores alfa2 GABA-A, hay una ausencia de otros subtipos de receptores que se encuentran en otras zonas de la amígdala. Estos núcleos de la amígdala central expresan también niveles elevados de péptidos vinculados en el estrés. Por ejemplo, oxitocina, con actividad ansiolítico a, en especial la vinculada a interacción social. Se ha propuesto que la actividad ansiolítico a de la oxitocina es que en gran parte determinada por un aumento de la inhibición de neuronas a través del GABA.

La extinción del temor es un proceso de aprendizaje activo que lleva a una extinción de la memoria vinculada a eventos que desencadenan miedo. No sólo es la forma mas importante para esta adquisición del miedo pero también para fenómenos de plasticidad social. La activación de neuronas con GABA en la amígdala es importante para este proceso de extinción del miedo. El temor y la extinción de este, involucran otras áreas de la amígdala como son la zona basal, la activación del miedo va acompañada de una constelación de respuestas coordinadas por la amígdala, donde hay conductas motoras como el congelamiento, activación neurovegetativo a y respuestas neurológicas..

Aspectos corticales de la ansiedad -la corteza anterior del cíngulo.

La elección entre diferentes opciones es una conducta cornamenta dirigida que requiere de un valor de arbitra acción en una situación de conflicto, las decisiones son evaluadas entre: "buenas" o "malas", en relación a una expectación. La relación costo-beneficio en individuos sanos se lleva a cabo en la corteza del cíngulo anterior. Esta región por supuesto, se ha implicado en la activación de ansiedad y depresión.

El trastorno por ansiedad generalizada se caracteriza por un estado continuo de preocupación y expectación. La conducta de ansiedad está relacionada a la evaluación de potenciales amenazas e incertidumbres cruciales. El animal evalúa, ante la presentación de estímulos visuales, principalmente los aspectos positivos o los negativos que deberá de evitar. También existe la posibilidad del aprendizaje de respuestas de miedo mediante la activación de la corteza auditiva.

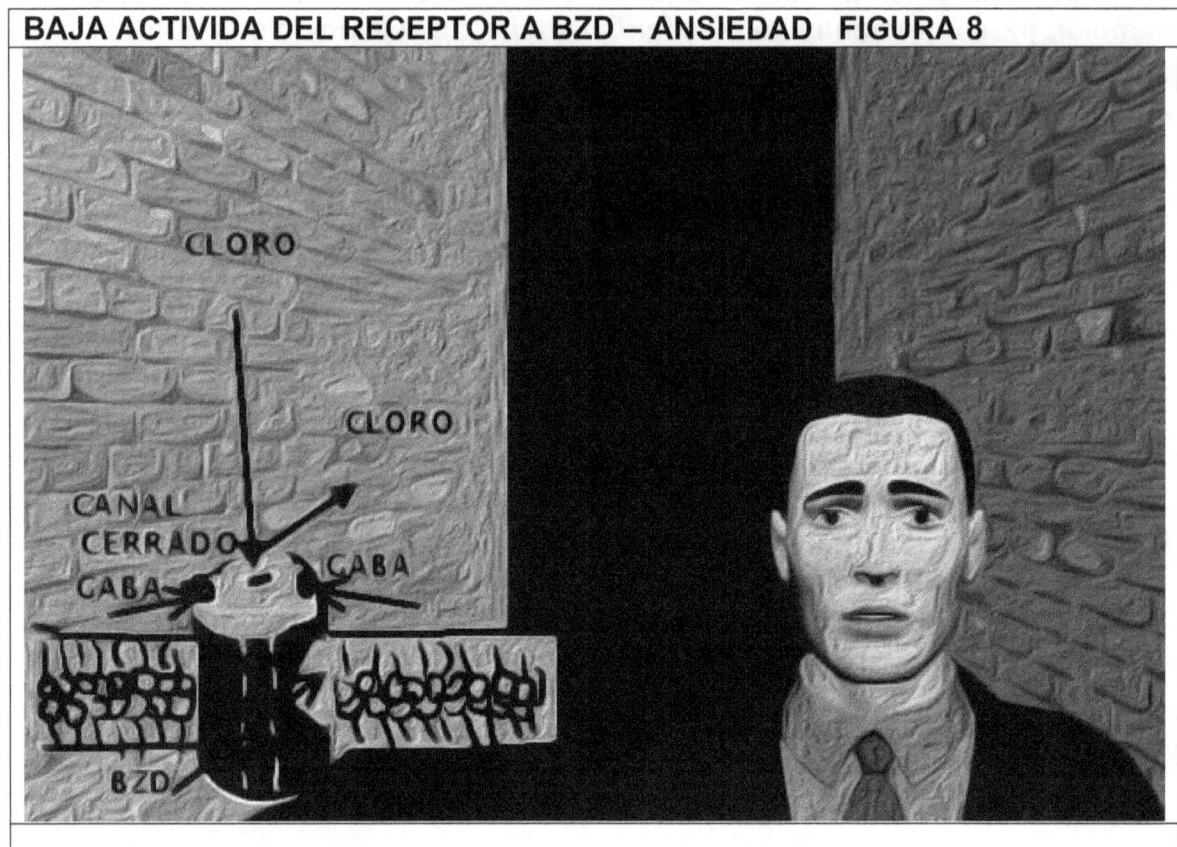

Una confirmación de que los aspectos hipnóticos de las benzodiacepina se corresponden con la expresión de receptores GABA-A, que contienen la subunidad alfa 1, está en el uso de medicamentos que no son benzodiacepinas, pero que inducen sedación. Este es el caso de zolpidem, zaleplóm, zopiclona.

Algunos agentes del tipo esteroides como los metabolitos de la progesterona sintetizados por la neurona o por la neuróglias se pueden unir al receptor GABA-A, con un efecto de alosterismo positivo.

Por otro lado, hay una línea de investigación sobre agentes que reduzcan la actividad del receptor alfa cinco GABA -A, que puedan tener funciones de mejoramiento de la memoria. Estos son llamados agonistas inversos parciales. Este tipo de receptores facilita del potencial a largo plazo (LTP), esto parece ser común a la mayoría de estos compuestos con alta afinidad por los receptores alfa cinco GABA -A como el compuesto RO 49 38 581.

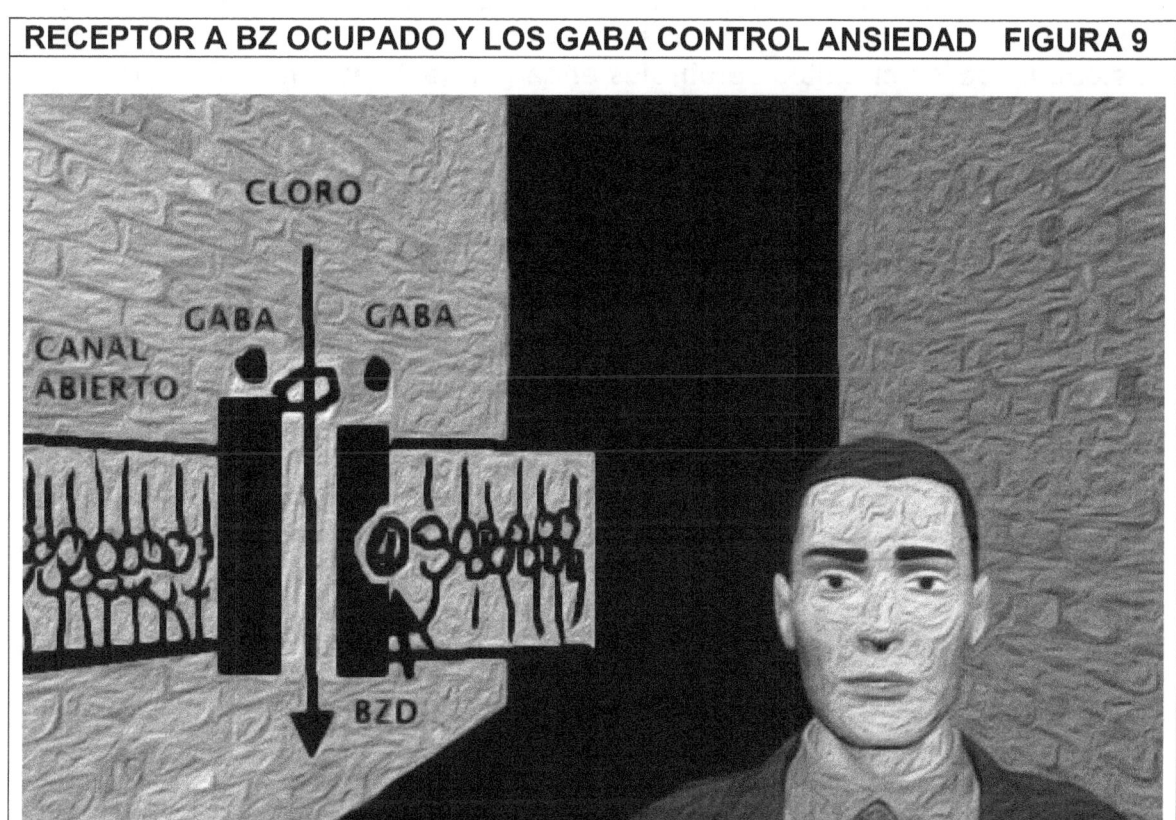

El caso de los receptores a benzodiacepinas, es similar a otro tipo de receptores cuyos ligandos se detectaron de manera primaria en la naturaleza o sintetizados por los seres humanos. La lista es grande e incluye a las benzodiacepinas, morfina, mariguana, nicotina, y otros compuestos que modifican al sistema nervioso. En todos los casos enunciados, con excepción de las benzodiacepinas, se han encontrado compuestos similares a los exógenos dentro del cuerpo. Por ejemplo, los péptidos opioides se unen a receptores a morfina. Los canabinoides son ocupados por un tipo de compuestos endógeno, con características de una grasa llamada anandamida. El caso es, que los receptores a benzodiacepinas no tienen aún un ligando endógeno. Por eso su farmacología parece intentar abarcar todas las posibilidades de compuestos que puedan tener efectos positivos o negativos sobre el receptor GABA -A.

Mucho tiempo se ha especulado la existencia de un tipo de Diazepan endógeno, que nos protegería a la vez que regula los estado de ansiedad.

También, se ha especulado de que a nivel evolutivo, sería más útil una sustancia que generara ansiedad, como una estrategia de sobrevivencia. En capítulos posteriores de este libro se habla del extenso de los trastornos por ansiedad y de los circuitos cerebrales encargados de esta función. La ansiedad como el dolor, cumplen funciones de sobrevivencia, por lo que su ausencia es tan nociva como sus excesos. Un ser humano primitivo, con ausencia de ansiedad, sin miedos, no hubiera evolucionado.

NEUROBIOQUIMICA DE LA GLICINA.

El NT glicina tiene la distribución anatómica y los efectos fisiológicos de inhibición localizados a la médula espinal. Esta sustancia es el amino ácido mas simple que se involucra en multitud de vias metabólicas, como consecuencia de lo anterior, no fue considerado seriamente como NT, sino hasta que se observó que la glicina tiene ciertas características de distribución en la médula espinal, típicos de los NT inhibitorios. En experimentos de iontoforesis, se observó que la glicina reproduce los efectos de inhibición sobre los nervios motores similares a los que se observan con la estimulacion de ciertas neuronas inhibitorias.

La glicina participa en una serie de rutas metabólicas que no se relacionan con los aspectos de neurorregulación. Así, es uno de los compuestos mas versátiles en el encéfalo. Puede ser sintetizado por la glucosa y otros sustratos. El precursor inmediato de la glicina es la serina. Mediante isótopos radioactivos, se sabe que mucho de la glicina se origina de la síntesis de novo a partir de la glucosa, via serina. La enzima serina hidroxi metiltransferasa (SHMT) es la responsable de la conversión de la serina a glicina. Esta enzima requiere de ácido tetrahidrofólico, fosfato de piridoxal, iones magnesio y es inhibida por sustancias como el ácido amino oxiácetico, que es una sustancia que bloquea al fosfato de piridoxal. El catabolismo de la glicina no es claro y hay evidencias de que puede volver nuevamente a la serina, convertirse a glutation, ácido gunidino ácetico y glioxilato. Al igual que el GABA la glicina tiene un mecanismo de recaptura dependiente de sodio y de alta afinidad, el cual se ha demostrado en fracciones sinaptósomicas de la médula espinal y tallo cerebral.

Tanto glicina como la estricnina se unen a los mismos sistemas sinaptosomales, de alta afinidad y sodio independientes. La glicina llena la mayoría de los criterios fisiológicos para ser considerada un NT y se piensa que es utilizada por interneuronas, localizadas en la médula espinal. Su aplicación iontoforética, hiperpolariza la membrana, e incrementa la permeabilidad de Cloro. Existen otras sustancias, ademas de la estricnina que bloquean la acción de la glicina: brucina, tebaina, 4-fenil 4-formil-N-metilpiperidina y N,N-dimetilmuscimol.

La distribución anatómica de la glicina no se restringe a la médula espinal, sin embargo fue el sitio en el que se comprobo su papel de NT. Algunas de las vias en las cuales la glicina se ha involucrado son: Interneuronas de la médula espinal. Aferentes a la médula espinal, de los núcleos del rafé y de la formación reticulada; proyecciones corticales del hipotálamo, aferentes del tallo cerebral a la sustancia negra, células cerebelosas de Golgi, el núcleo del nervio glosofaringeo, las células amácrinas de la retina, núcleos cocleares.

SINAPSIS DE GLICINA   FIGURA 1

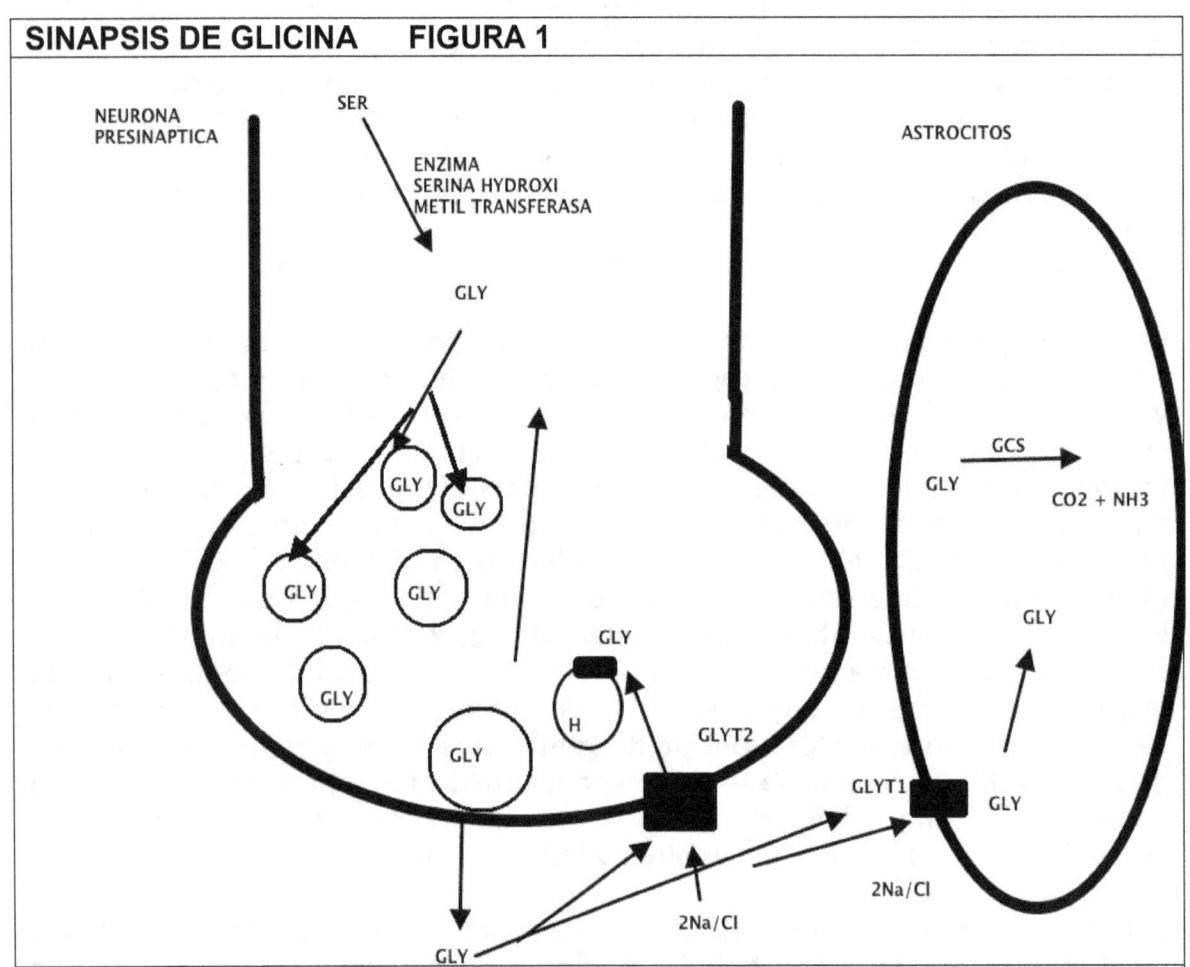

SERINA (SER) SE TRANSFORMA EN GLICINA (GLY) POR LA ENZIMA SERINA HIDROXI METILTRANSFERASA. SE ALMACENA EN VESÍCULAS PRESINATICAS. HAY UN TRANSPORTADOR QUE RECAPTURA A CLICINA EL
GLYT1, EN NEURONAS Y GLIA.

NEUROBIOQUIMICA DE LOS AMINOACIDOS EXCITATORIOS.

En el SNC los amino ácidos exitatorios, posiblemente representan una de las fuentes de neurorregulación, mas importante que otros NTs, como las catecolaminas, serotonina y la acetilcolina. Como amino ácidos excitatorios, habitualmente nos referimos al L-glutamato o L-aspartáto, aunque en realidad, la mayoría de la investigación se ha centrado en el L-glutamato. Otros amino ácidos excitatorios propuestos son: L-homocisteato, L-cisteato, quinolinato, y N-acetil-aspartilglutamato. El ácido glutámico se utiliza primariamente como parte de la síntesis de proteínas (glutatión) y su papel como neurotransmisor está en segundo lugar en cuanto a su funcionalidad, esto explica en parte, porque los mecanismos de síntesis y movilidad están amliamente distribuidos en neuronas y celulas que no pertenecen al sistema nervioso.

A lo descrito previamente, hay que agregar otros aspectos que tiene que ver con la plasticidad sináptica. Esto último, representado por los fenómenos sinápticos de potenciación a largo plazo (Long term potentiation – LTP) y de depresión a largo plazo (LTD). En ambos casos la expresión en mayor o menor grado de los receptores AMPA, en conjunto con los NMDA, serán responsables de que se faciliten o retarden las sinapsis y las facilitación de los circuitos.

Tanto el glutamato, como el aspartato se encuentran presentes en concentaciones elevadas en el cerebro, y ambos son liberados por un mecanismo que es Ca++ dependiente, aunque también pueden ser liberados en relación a la estimulación eléctrica in vitro. Aunque en la actualidad solo hay evidencias preliminares, parece ser que tanto el aspartato como el glutamato son NT ionotropicos.

El glutamato, como el aspartato son amino ácidos no esenciales, que no cruzan la barrera hematoencefálica; por lo tanto no son suministrados al cerebro a partir de la circulación general, es decir desde la periferia, y tienen que ser sintetizados in situ a nivel de las sinápsis. Existen diferentes rutas de síntesis, ademas de la que involucra a la glucosa. Se puede originar del alfa-cetoglutarato y de la ornitina. El papel preciso del glutamato formado por todas esas vias accesorias no se conoce. En el caso del aspartato, existen diferentes fuentes: oxaloacetato, glutamato, glutamina, y aspargina, todos ellos se han sugerido como fuentes precursoras.

El glutamato se puede sintetizar de varias fuentes, por un lado del conrto circuito del ciclo de Krebs, y por el otro de los mecanismos de recaptura que se observan tanto en neuronas como en neuroglia.

En la mitocondría o en el citosol el alfaceto glutarato es convertido a glutamato por la enzima glutaminasa Ver figuras 1, 2 y 3). Mientras que en las neuroglias no se puede fabricar glutamato, pero si algunos precursores como la glutamina, que se transpporta a la neurona y ahí si se fabrica glutamato.

SISTEMAS DE TRASPORTADORES DE AMINOÁCIDOS EXCITATORIOS

Tanto en las neuronas com en la glía exuste el sistema de trasportador para amino ácidos excitatorios (excitatory amino acid trasnporter = EAAT). En la glía hay además el transportador neutro específico de amino acidos (Specific neutral amino acid transporter = SNAT), que ademas de transportar glutamina, hace lo propio con la glicina y la serina. Este es un transportador bidireccional (ver figura 4)(Cheng, Liu et al. 2013).

La glicina, tienen que estar presente para que funciones óptimamente el glutamato en los receptores NMDA, para esto puede ser que se libere desde terminales glicinérgicas. Este NTs se sintetiza a partir de L-Serina, por medio de la Serina Hidroxi Metil Transferasa (SHMT). La serina ouede actuar en vez de la glicina, pero la que existe en el citosol es la forma L-serina, y para actuar como NT tienen que ser "girada" estequimétricamente, a la forma D-serina. La enzima D serina recemato hace esta funcion.

RECEPTORES DE LOS AMINO ÁCIDOS EXCITATORIOS .

Uno de los aspectos críticos, para el estudio de los amino ácidos excitatorios fue la identificación de sus receptores (Figuras 3). Como el glutamato ha sido el patrón sobre el cual se han estudiado este tipo de NT, los receptores se han descrito en función de la interacción con el glutamato y de otros ligandos. Tres de los cuatro receptores identificados, se unen a análogos del glutamato: N-metil-D-aspartato (NMDA); Kainato (KA) y Quisqualato (QA). Finalmente existe un cuarto receptor denominado L-amino fosfonobutírico (L-AP4), del cual se tratará mas tarde. Tanto glutamato como aspartato estimulan a otros receptores pero los mencionados previamente son los que tienen mas selectividad, ademas de que no se les ha podido asociar con vias especificas para amino ácidos excitatorios.

El glutamato tambien activa a 8 familias de receptores metabotróficos, es decir ligados a proteína G. Los sutipos II y III están en la presinápsis de las neuronas glutamatérgicas, y regulan la liberación de Glu. Los agonistas de estos receptores, apagan las neuronas de este tio y los antagonistas aumentan su liberación.

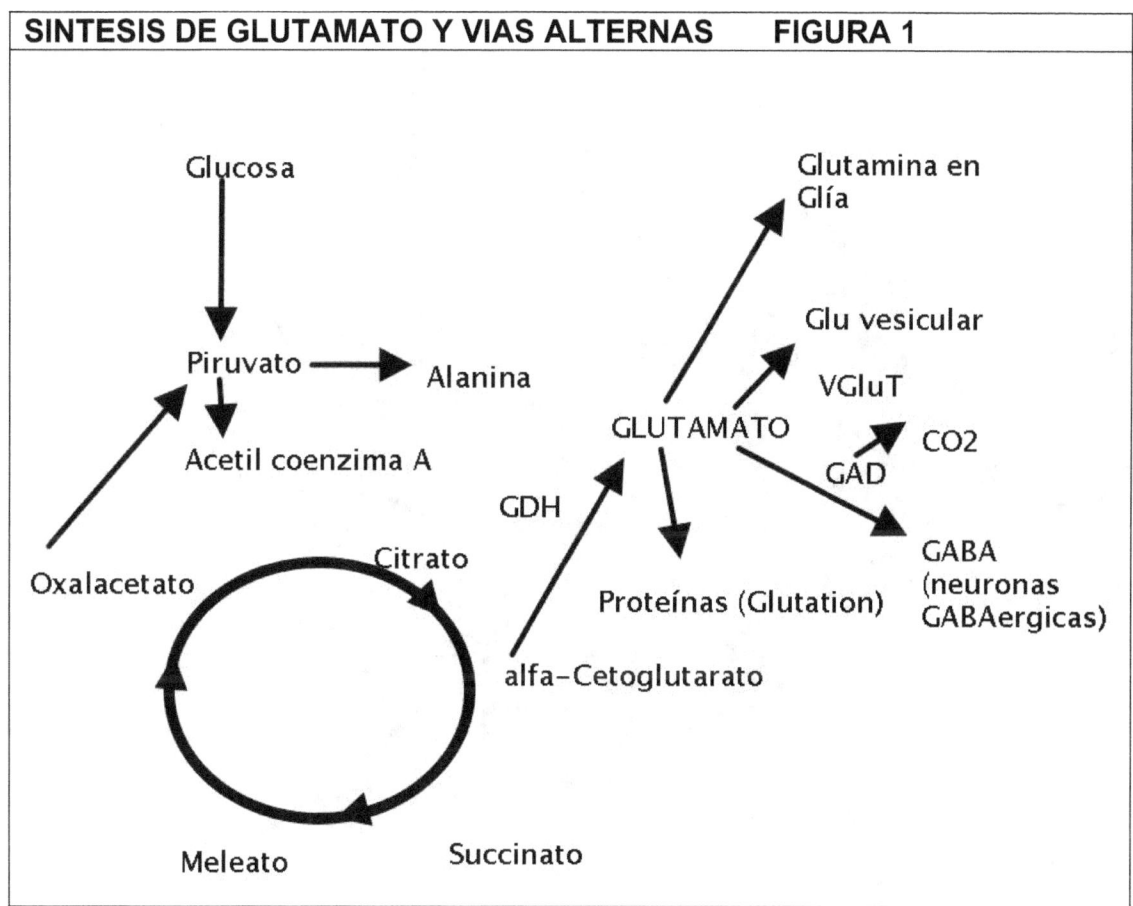

SINTESIS DE GLUTAMATO Y VIAS ALTERNAS   FIGURA 1

Síntesis y liberación de Glutamato   Figura 2

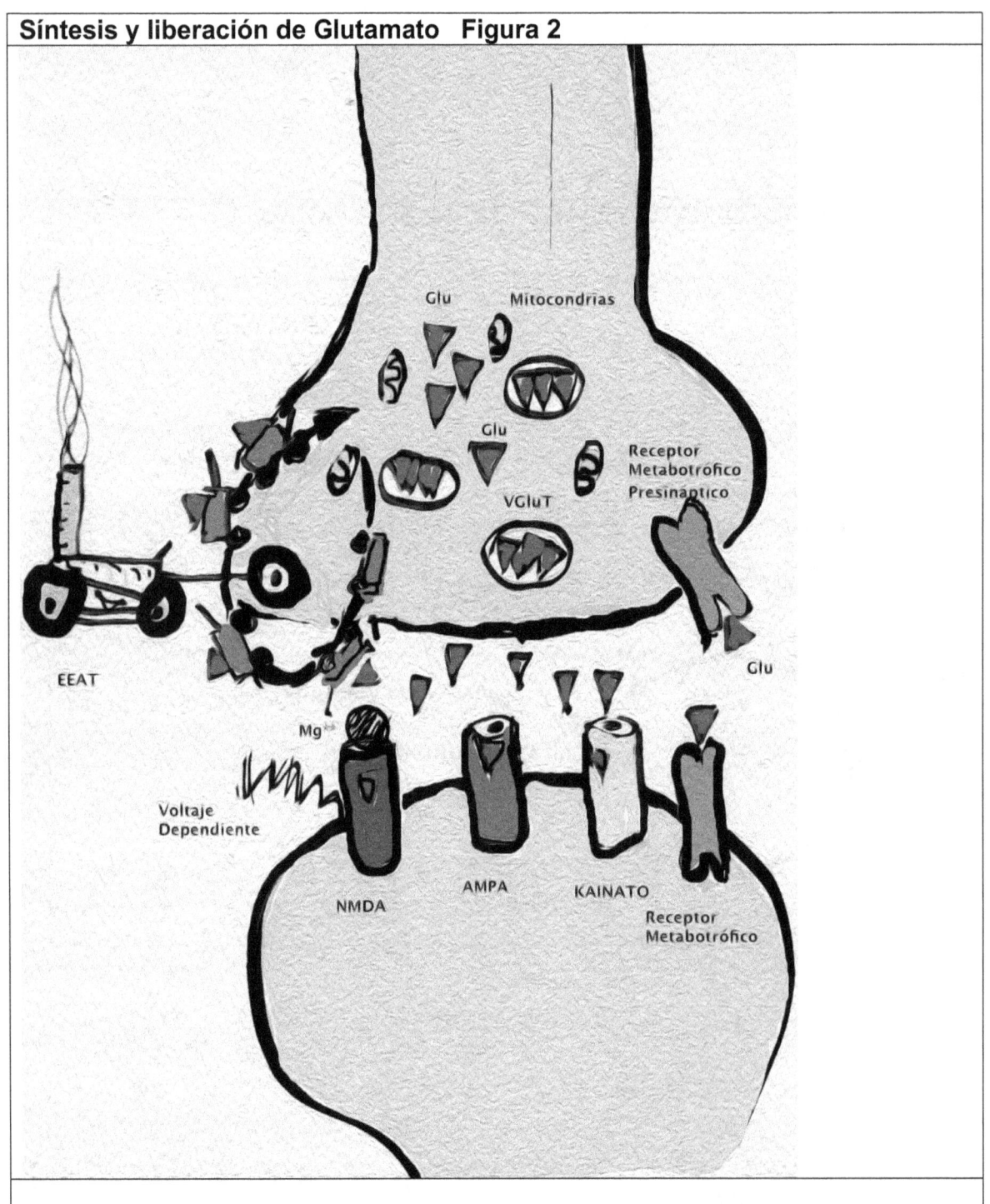

Sintesis de glutamico desde neuroglia a partir de glutamina figura 3

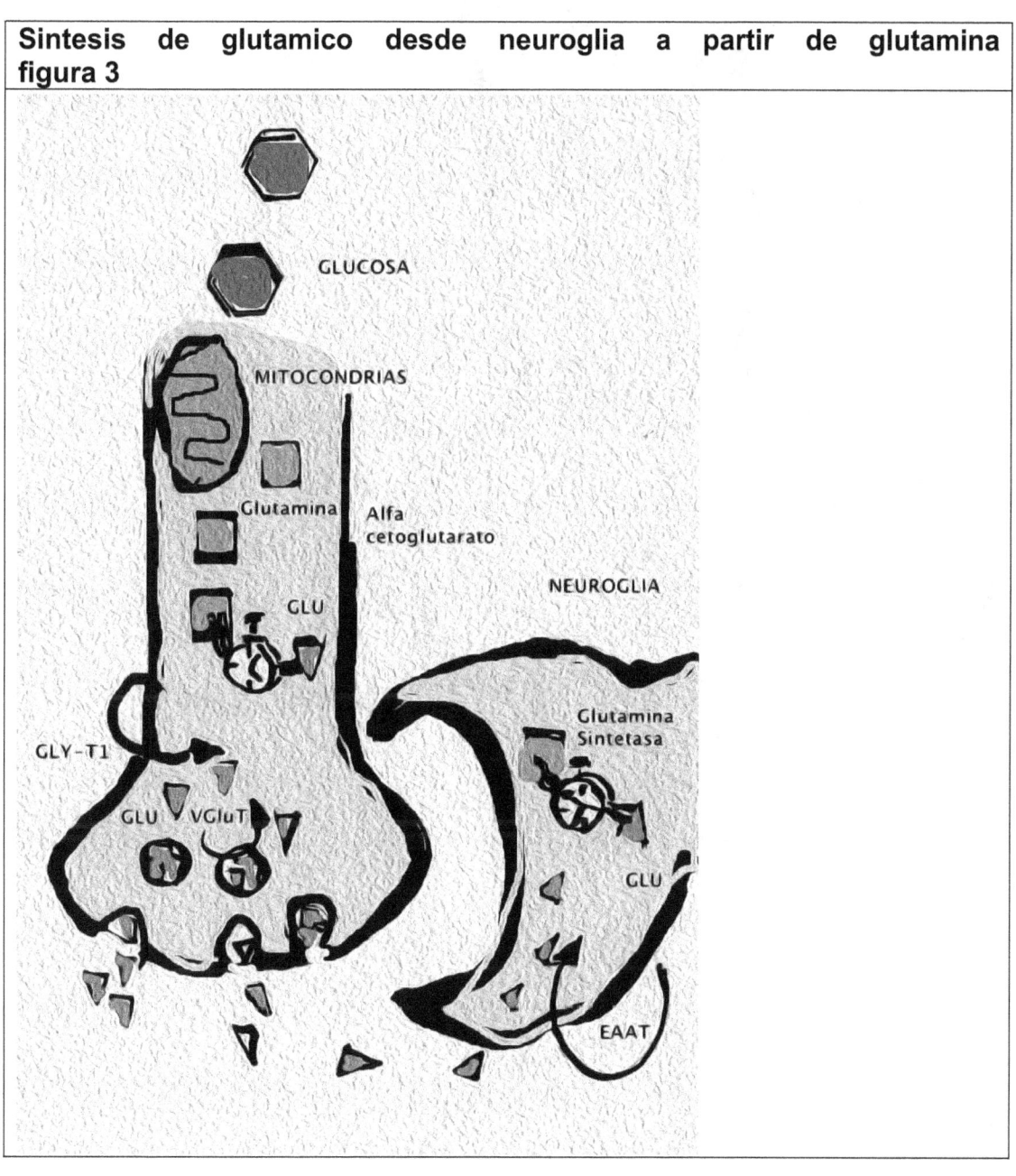

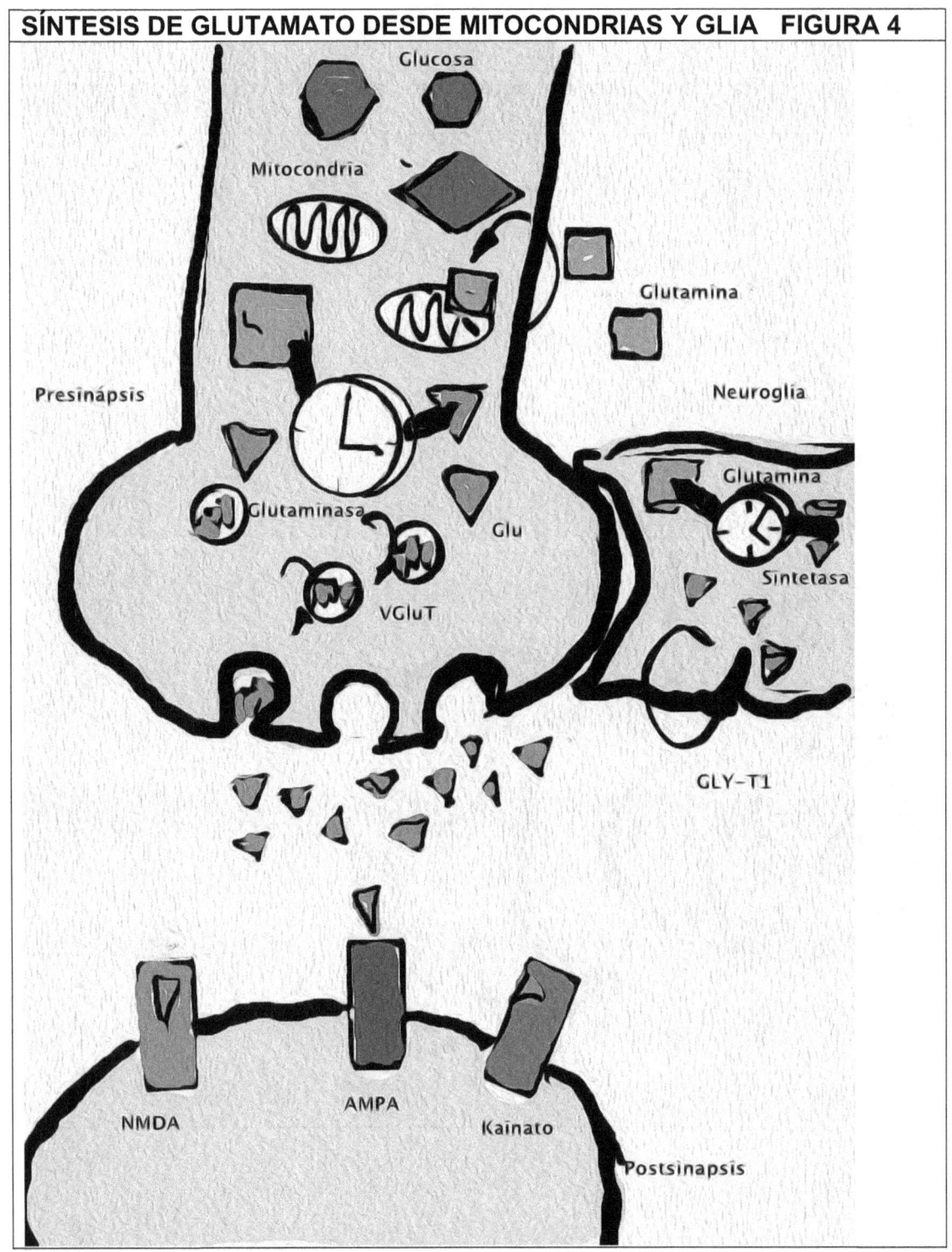

El receptor NMDA es funcionalmente diferente a los otros receptores mencionados (Figura 5). Se bloquea de manera voltaje-dependiente en relación a las concentraciones del Mg++, mismo que optura el canal a calcio, y sólo está operativo cuando la membrana está depolarizada debido al influjo del Na+, y posiblemente por la excitacion de otro tipo de receptores sensibles a glutamato (Vg. AMPA y Kaninato). La activación del receptor NMDA, permite no solo la activacion de Na+, sino también el Ca++ que ingresa al interior de la célula, en donde activan a la kinasa dependiente del sistema Ca-Calmodulina en las membranas postsinápticas. El receptor NMDA en hipocampo se ha implicado al fenómeno de potenciación a largo plazo (Long term potentiation), que se supone esta relacionada con la memoria a corto plazo, plasticidad cerebral, aprendizaje y que también puede estar relacionada con algunas formas de epilepsia. La visualización y distribución de los receptores NMDA, ha sido posible debido al parcaje del ligando L-[3H]-glutamato, de tal manera que las regiones con mayor densidad de este tipo de receptor son telencefálicas y dentro de estas regiones existe en mayores concentraciones en la corteza frontal, anterior del cíngulo y piriforme.

Los receptores QA son activados por el ácido quiscualico y tienen gran afinidad por el L-glutamato y el ácido alfa-amino 3 hydroxi 5-metil 4-isoxazolepropiónico (AMPA). Se piensa que pueda estar modulado de la misma manera que el NMDA y el area de mayor densidad es cerebelo. Los receptores KA son activados por el acido kaínico y parecen de particular importancia para el efecto excitotóxico. Los sitios con mas alta densidad al receptor KA son el neocortex, y de aquí principalmente las capas V y VI de la corteza y de las regiones destaca en cuanto a densidad las regiones frontal, temporal, insular, y del cíngulo anterior. Los núcleos caudado/putamen, acumbens y tuberculos olfatorios también tienen niveles elevados. Tanto los receptortes NMDA como los KA están diferencialmente distribuidos lo cual puede ser de gran importancia para explicar su funcionamiento. Existen pocos estudios, en relación al receptor L-AP4, sólo se

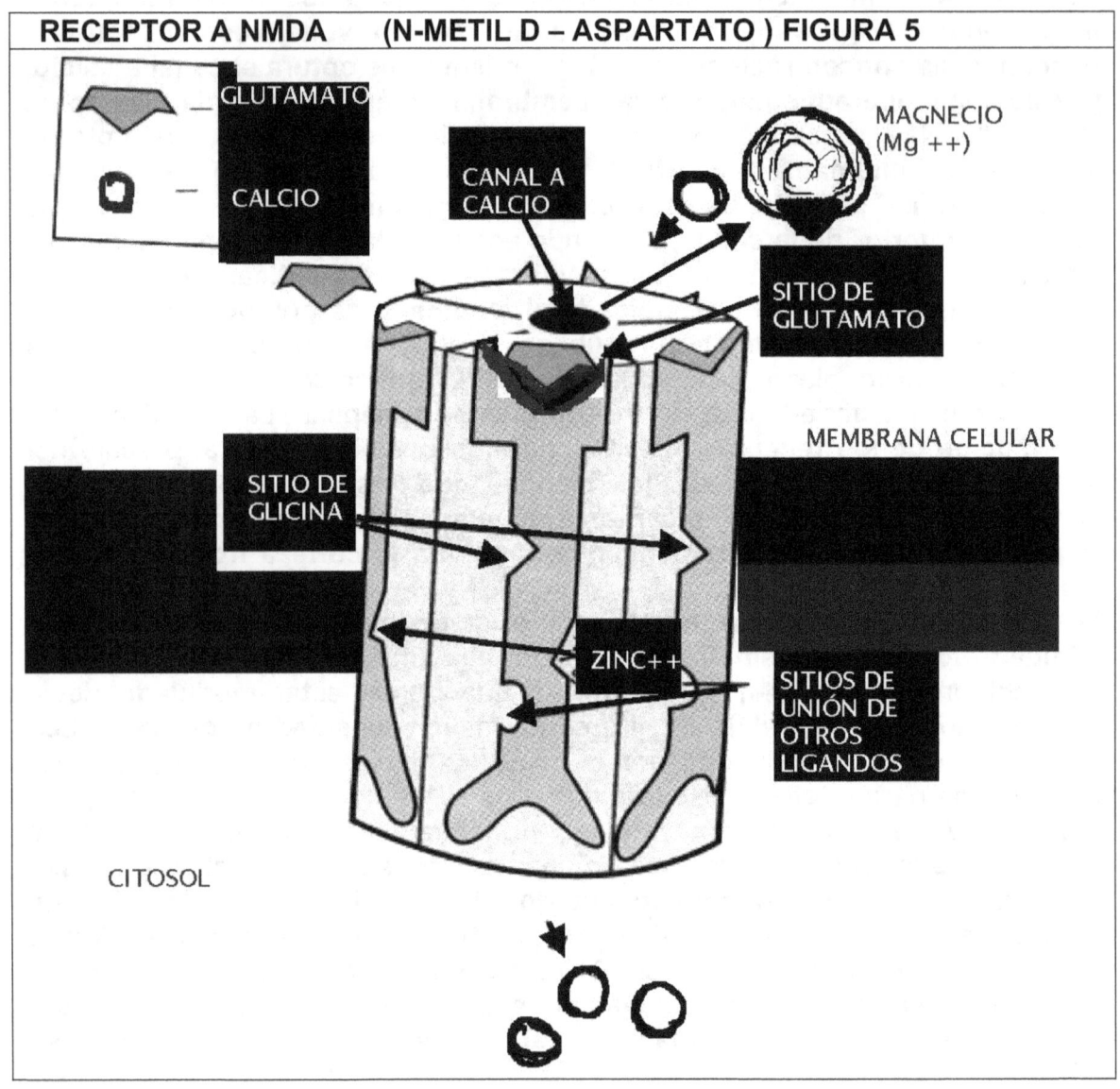

sabe que el acido L-amino fosfonobutírico es un potente agonista de este tipo de receptores.

RECEPTORES IMPLICADOS EN PLASTICIDAD SINÁPTICA   FIGURA 6

La activación de receptores AMPA, mediante Glu, inicia la depolarización de la membrana neuronal. Esto inicia un cambio de voltage que expulsa el tapón de Mg++, y se abre el canal de calcio del receptor NMDA, que además tiene que tener ocupados los sitios para glicina y Glu.

EL RECEPTOR NMDA-IONÓFORO.

Este complejo receptor es el sitio de reconocimiento de un grupo de sitios de reconocimiento a diferentes sustancias, es uno de los receptores mas estudiados en el sistema de los amino ácidos excitatorios. De el, se han caracterizado aspectos fisiológicos, farmacológicos y anatómicos. Por lo menos existen otro cuatro sitios de reconocimiento, además del sitio de reconocimiento para glicina (ver figura 5). En este sentido, este receptor es análogo al complejo receptor GABA-A, en ambos existe una interacción positiva, entre sus diferentes sitios de unión que actuan de manera alostérica. Estos sitios son: (1) sitio para el reconocimiento al glutamato; (2) sitio de regulación, al cual se une la glicina; (3) sitio dentro del canal, el cual se une la fenilciclidina ("Polvo de angel"-PCP); (4) sitio de unión al magnesio [Mg++] que es voltage dependiente; y (5) un sitio inhibitorio para el catión divalente zinc [Zn++] . Además, existen al parecer, otros sitios de unión diferentes para agonistas y antagonistas. Es importante mencionar, que el ácido quinoleico, el cual es un metabolito del triptofano, puede ser el antagonista específico, para un subtipo particular de receptores a NMDA. Una serie de antagonistas y agonistas para el sitio de glicina también se han identificado.

El sitio modulador para glicina, ha atraido un gran interés, como un lugar para la acción de nuevas drogas antiepilépticas, que pueden ser útiles, para prevenir el daño cerebral, como producto de la isquemia. La D-serina es un agonista potente de estos sitios, mientras que el (+)HA-966 es un antagonista selectivo. La glicina en concentraciones submicromolares, aumenta la frecuencia con que los ionoforos acoplados al receptor NMDA, se abren como respuesta a la aplicación de estricnina. Así, situaciones que modifiquen los niveles de glicina en los espacios extraneuronales, pueden modificar el funcionamiento de los receptores NMDA. Por otro lado el kinurenato puede ser evaluado como un agente neuroprotector. el cual es liberado por la glía, este es sintetizado a partir de una transaminación de la L-kinuranina.

Los receptores NMDA no funcionan con N-metil D aspartato, ya que este, no se encuentra endógenamente en el cerebro, así que para propósitos prácticos, es el glutamato, el que debido a sus altas concentraciones endógenas en el SNC, el que funciona como ligando endógeno. Otros candidatos, a cubrir esta función, son el L-aspartato y el L-homocisteato. El receptor NMDA, tiene una doble regulación, es dependiente de su neurotransmisor y de voltage.

A nivel anatómico se ha mapeado el receptor en diferentes regiones de los sistemas somatosensoriales. Se localliza en corteza (frontal, cíngulo), gánglios basales e hipocampo. También hay gran concentración en septum. Finalmente se han localizado en el sistema vestibular, coclear y con la via visual.

Este tipo de receptores están acoplados, a sistemas de segundos mensajeros del tipo del fosfatidilinositoles y AMP ciclico. Los receptores NMDA proporcionan un mecanismos único para aumentar la respuesta sináptica y de esta manera aumentar el influjo de Ca++ al interior de la célula. La post-potenciación es un aumento de larga duración, de la eficacia sináptica que es inducida por trenes de estimulación de alta frecuencia aferentes. Así hay una facilitación sináptica que puede durar horas o días.

La potenciación a largo plazo se genera por la participación de por lo menos dos subtipos de receptores: AMPA y NMDA (ver figura6). Una area "caliente" de investigación con este tipo de receptores y el glutamato, lo constituye la neurotoxicidad y muerte celular, que sigue a fenómenos hipoxémicos en el SNC. En particular ciertas sub-poblaciones neuronales, tales como el hipocampo y concretamente la capa CA1 y capas de la neocorteza 3,5, y 6 son las mas vulnerables, a la destrucción después de un episodio de hipoxemia. Esta vulnerabilidad puede estar relacionada a los amino ácidos excitatorios y más precisamente al glutamato, el cual es liberado al espacio extracelular debido a las condiciones de isquemia.

Se ha reportado que, en el conejo la depresión propagada se puede inducir mediante la aplicación de glutamato a la corteza. Bajo circunstancias normales existen sistemas de remosión del glutamato, tanto a nivel de glía como neuronales, antes de que ocurra la citotoxicidad. Sin embargo algo ocurre en las situaciones de isquemia que los bloquea (a los sistemas de remosión), también en cantidades pequeñas, el glutamato puede tener efectos deletereos sobre las neuronas. Este efecto al parece es mediado por el influjo de Ca++ extracelular, debido a que existe un edema neuronal inmediato, el cual puede ser bloqueado por la remosión de Na+, Cl- o Ca+ del medio ambiente extracelular.

Una consecuencia fisiologica del hecho de que numerosas sustancias (glutamato/aspartato), ejercen un efecto fisiológico excitatorio importante sobre sobre numerosas estructuras, es el que en suficiente dosis, pueden destruir a algunas neuronas. La microinyecciones de muchos amino ácidos excitatorios en varias areas cerebrales, puede traer como consecuencia reacciones agudas que de manera selectiva destruyan ciertas areas . Ejemplos de estas sustancias exocitotóxicas son: el ácido kaínico, el ácido iboténico, el ácido quinolénico, entre otros. Dentro de los factores que contribuyen a este efecto citotóxico estan: (1) La naturaleza y concentración de los receptores a amino ácidos afectados por la exocitosis; (2) el efecto sinergístico de los amino ácidos excitatorios endógenos (Glu/Asp), en las areas inyectadas; (3) la disperción del efecto transináptico. La actividad excesiva de los amino ácidos excitatorios, se ha propuesto en algunas enfermedades como la corea de Huntington y la enfermedad de Alzhaimer. Algunos otros amino ácidos, que se han localizado en el SNC, y a los cuales se les ha propuesto algunas funciones, son la taurina, serina, la prolina, el ácido pipecólico, el acido N-acetilaspártico, la ß-alanina y otros.

EL GLUTAMATO Y SU VINCULACIÓN A LAS HIPOTESIS BIOQUÍMICAS DE LA ESQUIZOFRENIA.

Una serie de evidencias farmacológicas han puesto de relieve el papel del Glu en la esquizfrenia. En primer lugar la acción de la fenicllidina o "polvo de ángel" (ver figura 7), una droga psicodisléptica, que tiene su sitio de acción en el canal iónico de los receptores NMDA (O'Donnell 2008). No solo es aliucinogénica cuando se emplea, sino que también lo es, después de cierto tiempo de haberse utililizado. Esto es conocido en los usuarios de este tipo de drogas como "patada de mula", que es un tipo de "flasback", o memoria vívida de la experiencia alucinatoria. Otros datos interesantes de la ocupación del receptor NMDA por la fenciclidina, es que semeja muchos de los síntomas negativos de la esquizofrenia. Es decir están presentes los positivos, del tipo alucinaciones, y el aislamiento, condycta autista, de los síntomas negativos. Se ha propuesto que la esquiofrenia, por lo menos un subtipo de esta, sea un defecto genético de los receptores NMDA, o que sea un fenomeno que ocurra en las etapas prenatales, y que se manifiesta en la segunda a tercera década de la vida de las personas afectadas(Gordon 2010).

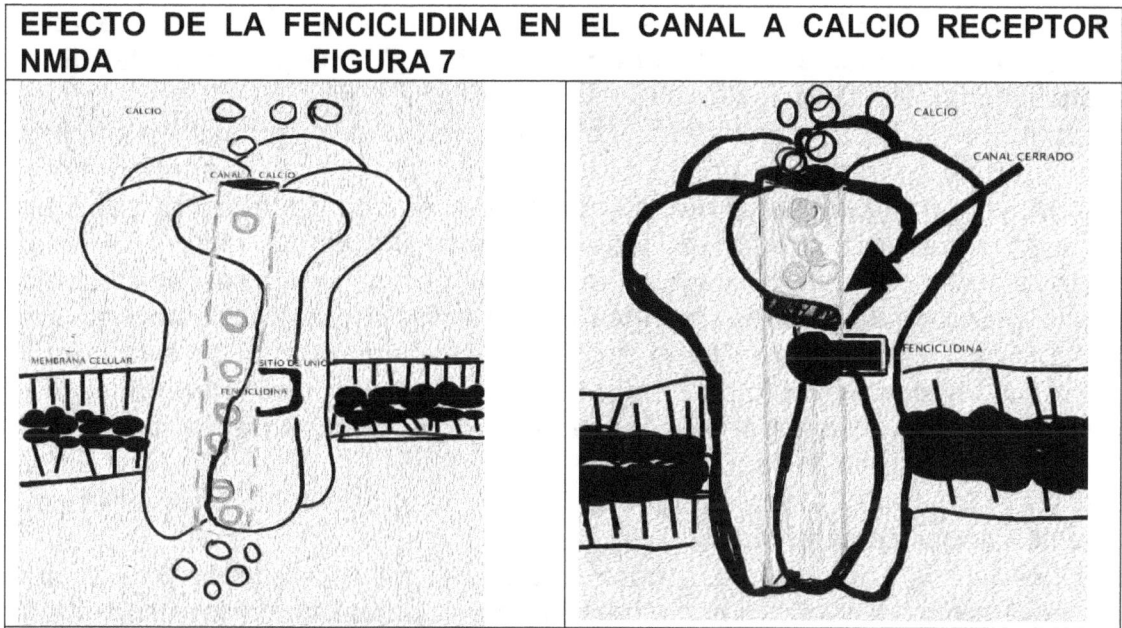

EFECTO DE LA FENCICLIDINA EN EL CANAL A CALCIO RECEPTOR NMDA   FIGURA 7

El canal de calcio se cierra cuando es ocupado el sitio a fenciclidina y provoca alucinaciones y síntomas negativos

Una serie de antipsicóticos atípicos, como la olanzapina y aripiprazol tienen una acción farmacodinámica sobre el sitio de reconocimiento a la fenciclinida (Carli, Calcagno et al. 2011) .

Aún cuando se ha dicho que los amino ácidos excitatorios sean ubicuos en el SNC, si existen algunas vías funcionales bien establecidas, que han cobrado cierta validés para el estudio de las alteraciones psiquiatricas y neurológicas en donde pueda estar involucrado este tipo de neuotransmisores (Ver figura 8) (Field, Walker et al. 2011).

  a. Cotico – Tallo cerebral
  b. Cortico – estriado Cortico- Acumbens
  c. Hipocampo – estriado
  d. Talamo cortical
  e. Cortico- talámica
  f. Cortico-cortical directa
  g. Cortico cortical indirecta

La cortico- tallo cerebral, inerva a los núcleos que contienen a las catecolaminas y serotonina, como es el caso de los núcleos Locus Coeruleus, Rafé Dorsal, Sustancia Negra VTA, núcleos colinérgicos de pares craneales motores y lso núcleos de la transición puente mesencéfalo. Latero dorsal tegmental, y Pedúnculo pontino tegmental (LDT y PPT)- Estas son estrucuturas encargadas de la activación del estado de vigilia, de funciones neurovegetativas de ataque o huida, y de atención focalizada. La inhibición de estas estructuras, por ejemplo, durante el sueño, es en parte logrado por fibras de tipo GABA ergica, que se originane en la parte anterior del hipotálamo en el núcleo ventral lateral pre-óptico (VLPO)(Marinho da Silva, Carrettiero et al. 2014).

El conjunto de fibras del sistema cotico-estriado, se originana en células piramidales de las regiones pre y post centrales (areas somatosensoriales y motoras), y la parte que va al núcleo acumbens, es de origen prefrontal, y es la zona en la que se han enfocado los estudios de Glutamico y esquizofrenia. Esta zona prefrontal está hipoactiva en esquizofrenia, y esto se correlacoina con una hiperactividad de las células dopaminérgicas del accumbens. Las interneuronas GABA, estimuladas por el Glu, no funcionan adecuadamente, y al no haber inhibición sobre las células dopaminérgicas o dopaminoceptivas, se obervan los fenómenos conceptualizados como síntomas primarios de la esquizofrenia.

Las vias Tálamo- Corticales, pueden estar vinculadas a fenómenos de regulación sensoperceptiva.

Una serie de compuestos con acciones sobre receptores a los aminoácidos excitatorios, se han probado para detener el deterioro cognitivo, tal es el caso de la memantina y otros en proceso de evaluación (Panizzutti, Scoriels et al. 2014)

Memantina y demencia.

Existen numerosas evidencias que apoyan el papel del neurotransmisor glutamato en los mecanismos bioquímicos de la demencia. Algunos de estos datos son:
El glutamato es el principal neurotransmisor excitatorio que actúa en las regiones cerebrales identificadas con la cognición, como son la corteza cerebral e hipocampo.
El glutamato interviene en las funciones de citotoxicidad, e difeentes condiciones por lo que se ha propuesto como el responsable de la destrucción neuronal. Eso se puede presentar ya sea que se liberen niveles masivos de glutamato o aún en la liberación crónica y prolongada.

Existe una correlación clínica entre las áreas de mayor densidad de los receptores NMDA (N-metil D-aspartato) y las manifestaciones clínicas en Alzheimer.

El receptor NMDA pertenece a la familia de receptores acoplados a ionoforo, en este caso particular a calcio, y que presenta otro sitio de unión a glicina. El canal está obstruido en reposo por magnesio. También en el canal iónico hay un sitio de unión que reconoce a la fenciclidina. Este receptor es sensible a voltaje, por lo que tiene dos mecanismos de activación: (1) sensible a ligandos (aspartato, glutamato, glicina) y (2) voltaje. Una de las funciones del receptor NMDA, tiene que ver con procesos de excitabilidad a largo plazo (Long term potentiation), fenómeno que está en la base de eventos de memoria y plasticidad.

La memantina es una molécula que comparte la ubicación del magnesio en el canal a calcio, en condiciones de reposo, pero que al igual que el magnesio, sale del canal cuado hay cambios en el voltaje de la membrana, pero a diferencia de este catión, en caso de liberación crónica sub-umbral de glutamato, no abandona el canal iónico, con lo cual impide el ingreso de calcio y la citotoxicidad de este proceso. Estas características han hecho que se considere a esta molécula como un antagonista débil.

Efectos clínios.

La mejoría que se ha reportado con memantina repercute en las siguientes áreas: cognitivas, psicomotriz, y relaciones interpersonales. El indice de respuesta a las alteraciones cognitivas con 10 mg de memantina al día por 6 meses, se ubicó en el 70 %.

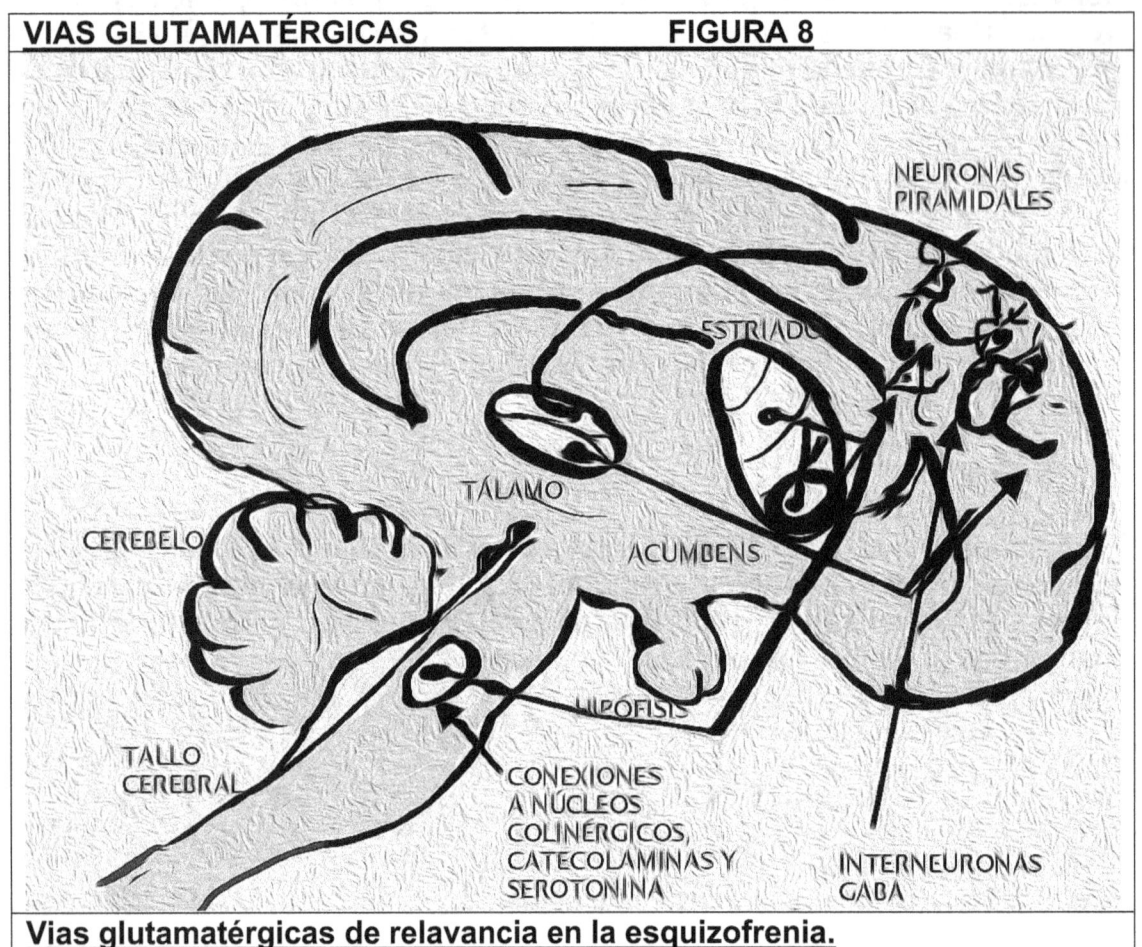

Vias glutamatérgicas de relavancia en la esquizofrenia.

LECTURAS RECOMENDADAS.

Carli, M., E. Calcagno, P. Mainolfi, E. Mainini and R. W. Invernizzi (2011). "Effects of aripiprazole, olanzapine, and haloperidol in a model of cognitive deficit of schizophrenia in rats: relationship with glutamate release in the medial prefrontal cortex." Psychopharmacology (Berl) 214(3): 639-652.

Cheng, J., W. Liu, L. J. Duffney and Z. Yan (2013). "SNARE proteins are essential in the potentiation of NMDA receptors by group II metabotropic glutamate receptors." J Physiol 591(Pt 16): 3935-3947.

Field, J. R., A. G. Walker and P. J. Conn (2011). "Targeting glutamate synapses in schizophrenia." Trends Mol Med 17(12): 689-698.

Gordon, J. A. (2010). "Testing the glutamate hypothesis of schizophrenia." Nat Neurosci 13(1): 2-4.

Marinho da Silva, S., D. C. Carrettiero and D. R. Chadi (2014). "Glutamate requires NMDA receptors to modulate alpha2 adrenoceptor in medulla oblongata cultured cells of newborn rats." Neurosci Lett.

O'Donnell, P. (2008). Cortical deficits in schizophrenia : from genes to function. New York, Springer.

Panizzutti, R., L. Scoriels and M. Avellar (2014). "The Co-Agonist Site of NMDA-Glutamate Receptors: a Novel Therapeutic Target for Age-Related Cognitive Decline." Curr Pharm Des.

NEUROBIOQUIMICA Y ASPECTOS FUNCIONALES Y CLÍNICOS DE LA HISTAMINA.

Es esta una molécula que tienen propiedades de mensajero no solo en el sistema nervioso, sino también en la piel, el sistema inmune y en el tracto gastrointestinal, específicamente en el estómago. En el sistema nervioso, sus neuronas están únicamente localizadas en el hipotálamo posterior. Estas se encuentran muy activas durante la vigilia. Constantin Von Economo, propuso que las secuelas de meningitis viral, posteriores a la "gripe española", a principios del siglo XX, como la hipersomnia, pudieran ser consecuencias del hallazgo de la destrucción del hipotálamo posterior (Encefalitis Letárgica de Von Ecónomo).

Zonas afectadas en la encefalitis letárgica de Von Economo.   Figura 1

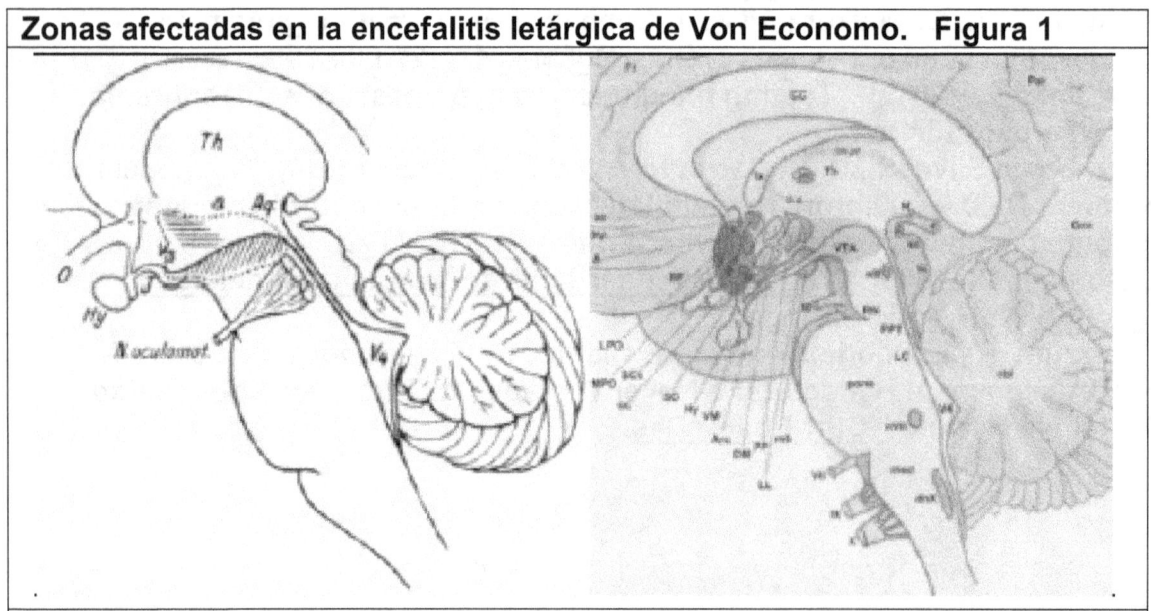

Constantin von Economo, médico neurólogo y psiquiatra que hizo estudios anatomopatólogicos para describir las causas de la encefalitis letárgica.

La histamina comparte una serie de semejanzas con otras de las monoaminas que se han descrito como neurotransmisores previamente, como la dopamine, norepinefrina y serotonina. Sin embargo la presencia del grupo imidazol, le proporciona a la histamina ciertas propiedades químicas diferentes a los otros dos grupos, dentro de estas propiedades, está el hecho de que esta puede presentarse en dos grupos químicos, propiedad que se conoce como tautomérica. Esta última propiedad le permite a la histamina el actuar em diferentes tipos de receptores.

Aun cuando la existencia de la histamina en el cerebro se conoce desde hace 50 años, el papel neuromodulador de la misma ha sido evidente solo hasta hace pocos años. Los efectos de la histamina periféricamente, se han conocido desde hace muchos años, como resultado de la respuesta inmune, de procesos inflamatorios y como agente de la permeabilidad vascular. La histamina es un estimulante endógeno de la secreción gástrica. También interviene en procesos inmunológicos e inflamatorios. Esta molécula es liberada de los basófilos y mastocitos como respuesta ante la presencia de ciertos antígenos.

Síntesis de la histamina.

El precursor de este neurotransmisor es el amino ácido L-histidina. Existe un solo paso en este proceso de síntesis que está regulado por la enzima L-histidina descarboxilasa. (HDC). El catabolismo de la histamina se hace por dos vías. En la primera hay un proceso de oxidación, llevado a cabo por la diamino oxidasa (DAO), la cual produce el ácido imidazol acético (IAA), mientras que la segunda vía de catabolismo es mediante la metilación, e interviene la enzima Histamina N-metil transferasa (HMT) , para producir la tele metilhistamina (t-MSH). El IAA es un agonista del receptor a GABA la t-MH es metabolizada por la MAO-B, produciendo el ácido acético metilimidazol (ver la figura 2).

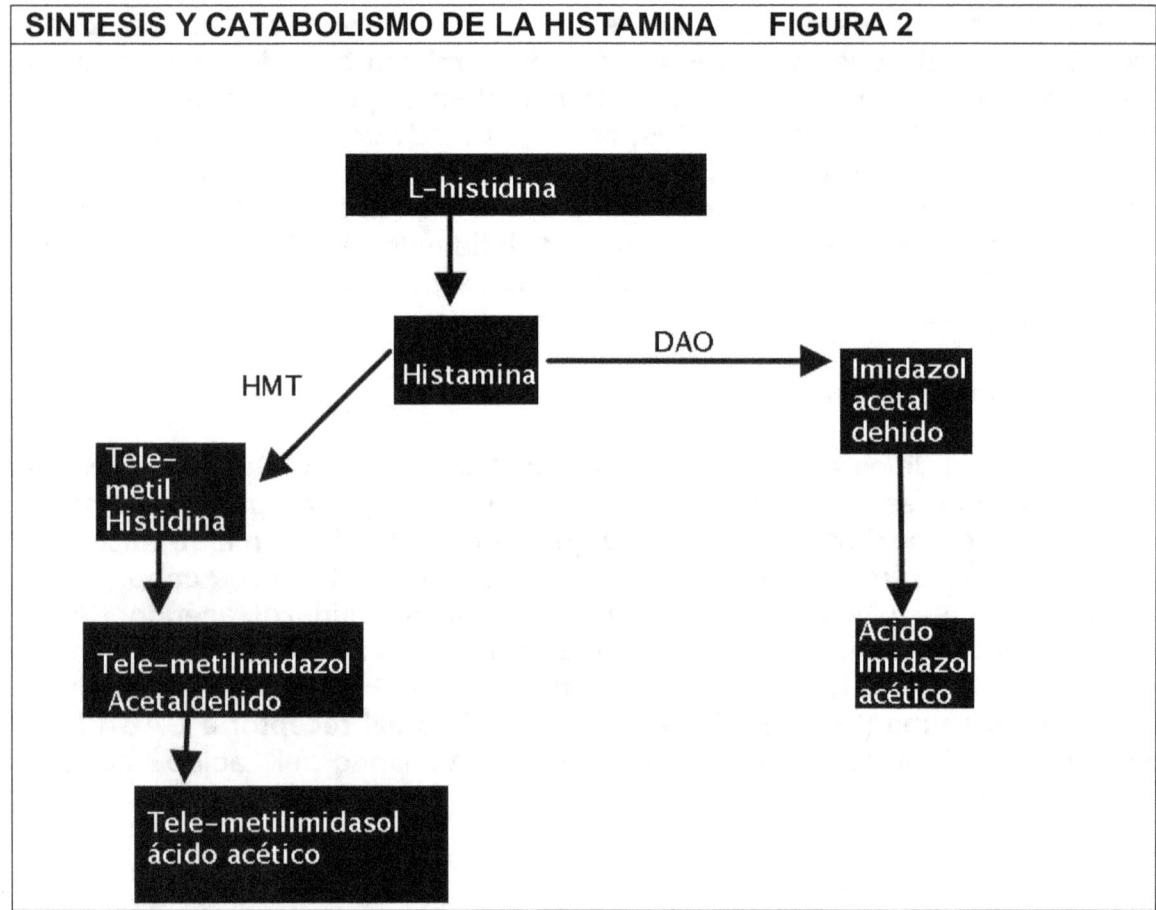

SINTESIS Y CATABOLISMO DE LA HISTAMINA   FIGURA 2

L–histidina

HMT

Histamina

DAO

Tele-
metil
Histidina

Imidazol
acetal
dehido

Tele-metilimidazol
Acetaldehido

Acido
Imidazol
acético

Tele-metilimidasol
ácido acético

Existen diferentes formas de HDC las cuales derivan de un solo gen. La mayor concentración del RNAm para la HDC, se encuentra en la región posterior del hipotálamo, lo cual es consistente con la localización de células histaminérgicas.

En el ser humano, el gen que codifica para la HDC es largo, y está compuesto por 12 exones, con un tamaño aproximado de 2.4 kb. La enzima que requiere fosfato de piridoxal, como coenzima, comparte ciertas homologías con la dopa descarboxilasa, la cual es otra enzima que requiere dicho factor. La purificación de la enzima muestra que es un dímero, compuesto de dos unidades idénticas de 55-kDa. Existe una conversión post-transduccional de la enzima, que está mediada por una enzima similar a la elastasa, que convierte la cadena de 74 kDa en una molécula mas pequeña (Agundez, Luengo et al. 2008).

Los dos eventos que controlan la síntesis de histamina, son por un lado la disponibilidad del precursor, l-histidina, y por el otro la actividad de la enzima de síntesis (HDC).

La Km es de 0.1 mM para la HDC, la cual no está saturada con los niveles de L-histidina que se encuentran disponibles en el cerebro. Esto explica el porque las cargas de precursor, pueden aumentar de manera importante los niveles de histamina.

Aun cuando se detectan niveles de histamina en el plasma, esta no atraviesa la barrera hematoencefálica, debido a la acción enzimática de esta barrera. El amino ácido L-histidina es transportado al cerebro, por un mecanismo que depende de energía y que es saturable, pero no se ha detectado un mecanismo similar en las células histaminérgicas. La localización subcelular de la HDC es principalmente en las terminaciones nerviosas (sinaptosomas).

Una vez que se termina de sintetizar, la histamina se almacena en vesículas sinápticas, no se ha determinado que exista un trasportador específico para la histamina. Se ha encontrado que el transportador de mono aminas también funcione para almacenar histamina en las vesiculas presináticas (VMAT2). La liberación de este neurotransmisor es voltaje dependiente o por medio de la entrada de calcio a la terminal presináptica. No se conoce a la fecha mecanismo de recaptura neuronal. Existe la posibilidad de que los astrocitos puedan intervenir en el proceso de catabolismo de la histamina.

La enzima metilante HMT, usa como donadora de metilos a la S-adenosil-metionina (SAM). Esta enzima tiene una Km de cerca de 10 μM tanto para la la histamina como para su cofactor SAM. Esta metilación es probable que ocurra por fuera de las células histaminérgicas. En apoyo de lo anterior están las siguientes evidencias: hay niveles de HMT en glía; lesiones que destruyen selectivamente las células histaminérgicas, con una reducción importante de HDC, no muestran cambios en la enzima catabólica HMT; y por último, su distribución es mucho mas abundante que la reportada para las células histaminérgicas.

Otro sitio importante de regulación de la histamina es el autoreceptor, H3. Se ha observado que la histamina puede inhibir su propia liberación, en sinaptosomas, y que esto se correlaciona con los niveles de la histamina liberada. Existen compuestos agonistas y antagonists de este sitio H3. La tioperamina es un antagonista, y aumenta la frecuencia de activación de las células histaminérgicas, y aumenta la liberación de la propia histamina. Por otro lado los agonistas H3 como la R-alfa-metilhistamina, producen el efecto opuesto. El receptor H3 funciona como autoreceptor y heteroreceptor.

Receptores a histamina.

La histamina actua por lo menos en tres diferntes receptores: H1, H2 y H3. Todos ellos se piensa que están unidos a la proteina G y su localización es dentro y fuera del SNC. En la tabla 1, se observan algunas características de estos receptores y su farmacología. Es posible que los H3 tengan funciones de autoreceptores (Chee and Menard 2013).

TABLA 1
CARACTERISTICAS DE LOS RECEPTORES HISTAMINERGICOS

Característica	H1	H2	H3
Distribución en el SNC	Cerebelo, tálamo Hipocampo	Corteza Cerebral, Estriado. N. Accumbens	Estriado, N. Accumbens, S.Negra
Efectores	GMPc y Ca++	AMPc	Desconocido
Conductacias	K+ (aumento)	Ca++ (Disminuye)	K+ (aumento)
Clonación	Si	Si	No
Localización genetica (ratón)	Cromosoma 6	Cromosoma 13	Desconocido
Agonistas Selectivos	2-Tiazolil etilamina 2-fenilhistamina	Ipromidina Antamina	R-α-metilhistamina Imetit imepip
Antagonistas	Pirilamina (mepiramina) terfanidina	Ranitidina Zolantidona	Tiperamina clobenpropit

Células histaminérgicas en el SNC

En la mayoría de los mamíferos estudiados, incluyendo el ser humano, las células histaminérgicas se localizan en la región tumeromamilar (TMN), localizada en la región posterior del hipotálamo. (ver figura 3)

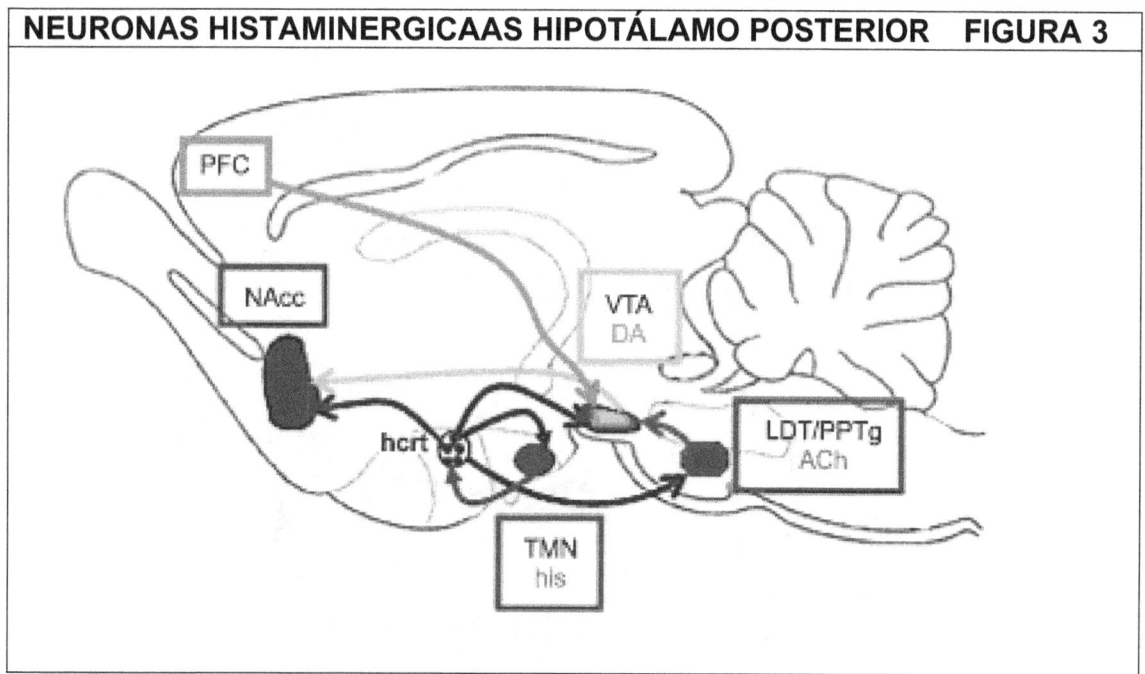

En el cerebro de la rata, se han descrito cinco agrupaciones de células histaminérgicas, denominadas E1 a E5. Las conexiones que se hacen desde esta región al resto del SNC son dos conexiones acendentes y una decendente. Los tractos acendentes son principalmente ipsilterales en un 70% a 80 %. La mayor densidad de fibras histaminérgicas se localizan en los núcleos hipotalámicos, la región medial del septum, el núcleo de la banda diagonal, y la región tegmental ventral. Una densidad de inervación moderada se encuentra en la corteza cerebral, la amigdala y los ganglios basales. La mayoría de las regiones del tallo cerebral y de la médula espinal están pobremente inervadas por estsa fibras.

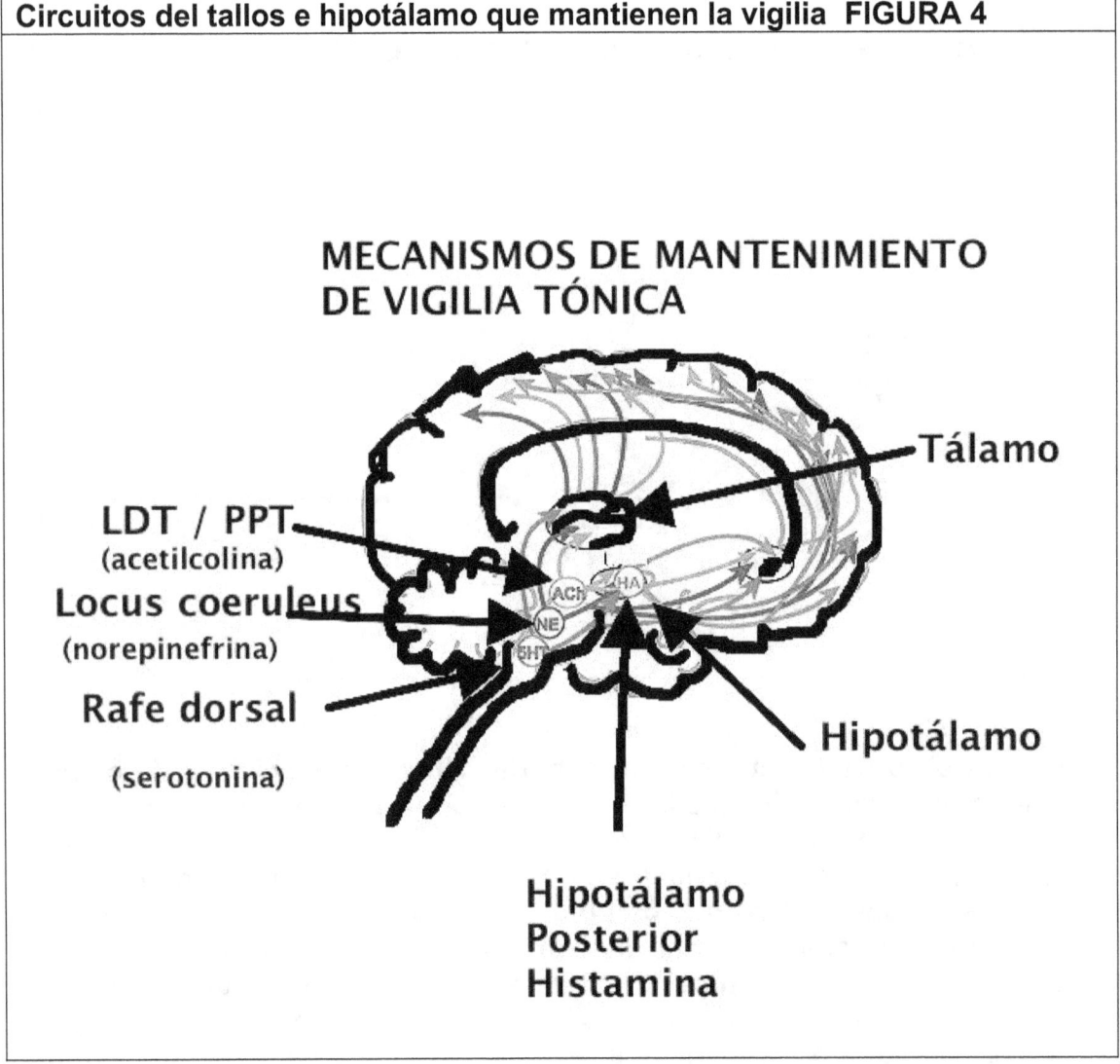

MECANISMOS DE MANTENIMIENTO
DE VIGILIA TÓNICA

Tálamo

LDT / PPT
(acetilcolina)

Locus coeruleus
(norepinefrina)

Rafe dorsal
(serotonina)

Hipotálamo

Hipotálamo
Posterior
Histamina

Una serie de sustancias se encuentran co-localizadas con histamina en la región del TMN, estas incluyen a la glutamato descarboxilasa, GABA, la GABA transaminasa (GABA-t), la adenosine deaminasas, y la mono amino oxidasa B (MAO-B). Todas estas sustancias sugieren que conjuntamente con la histamina, otros neurotranmisores como el GABA y la adenosina estan trabajando en esta región del hipotálamo posterior. Como se vea mas adelante estas mismas sustancias se han implicado en algunos aspectos de la regulación del sueño (Ver figura 4)(capítulo de neurobioquímica del sueño). Otras conexiones, que a manera de aferencias llegan a la región del TMN, son las fibras monoaminergicas (noradrenérgicas y serotoninérgicas), provenientes del tallo cerebral, lo mismo que el neuropeptido Y (NPY), cuyas fibras provienen de otras áreas del hipotálamo.

Otra fuente de histamina, que puede ser importante en algunos mamiferos, y quizas en el ser humano, es la que proviene de los mastocitos. Estas células liberan grandes cantidades de histamina, y se han observado en estructuras vasculares del cerebro así como en el plexo coroide. Esta fuente no neuronal de histamina, puede tener un papel como neuromodulador.

Funciones del SNC en las que se ha involucrado a la histamina

La liberación de histamina, como resultado de la estimulación de las células del TMN produce excitabilidad en las mismas. La histamina activa tanto respuestas "lentas" celulares, es decir mediadas por segundos mensajeros, con respuestas rápidas (cambios en la conductancia y excitabilidad celular).

Se ha propuesto que la función básica del la histamina, es la de excitar a las neuronas, de manera general. Por ejemplo, en ratones "knockout" para los receptores H1, presentan un defecto en los patrones de exploración.

En esta sentido, se ha propuesto que las células histamnérgicas de la región TMN intervienen en el mantenimiento de la vigilia. Cuando las neuronas del núcleo ventral lateral preóptico (VLPO) del hipotálamo anterior, se activan durante el inicio del sueño, inhiben a las neuronas del TMN, facilitando la aparición del sueño de ondas lentas. Esta conexión se ha propuesto que sea GABAergica (ver figura 4) (Zeitzer 2013). La células histaminérgicas activarían a regiones talámicas y de la corteza cerebral. La administración de algunos antihistamínicos, que cruzan la barrera hematoencefálica, producen somnolencia, sin que sean inductores de sueño fisiológico (Zecharia, Yu et al. 2012). En una serie de estudios en donde se adminstro antihistamínicos, principalmente H1, y se evaluó el sueño de sujetos voluntarios, bajo las condiciones de un laboratorio de sueño, se pudo corroborar que el sueño observado es superficial (fases I y II) y que al cabo de dos a tres días de administración los sujetos desarrollaron tolerancia al efecto de somnolencia (Nagata and Urade 2012).

Otras actividades en las cuales se ha involucrado a la histamina son la regulación de la excitabilidad neuronal y posiblemente algunos aspectos del aprendizaje. En el primer caso se sabe que los antagonistas de los receptores H1 aumentan la frecuencia de las crisis convulsivas, y la duración de las mismas tanto en humanos como en animales de laboratorio. La densidad de los receptores H1, se han reportado como elevada en algunos tipos de epilepsia. En estudios farmacológicos se ha propuesto que la histamina tiene efectos sobre la retensión y un aumento de aprendizaje, en los animales experimentales.

A nivel neuroendócrino, se ha propuesto que la histamina pueda tener una modulación en la secreción de algunas hormonas, dentro de las cuales tenemos a la vasopresina en primer lugar, seguida por la oxitocina, prolactina, ACTH. El efecto sobre este grupo de hormonas es como consecuencia de las acción directa con la hormona liberadora de la corticotrofina y vasopresina.

La regulación de la ingesta de alimentos y agua, está regulado también por la histamina. El aumento de los niveles de histamina extracelulares son un estímulo importante para la inhibición de la ingesta de alimentos. Los receptores H1 en la porción ventromedial del hipotálamo (VMH) parace que tiene relevancia sobre este efecto, que esta mediado por los receptores H1. En el modelo de rata obesa Zucker, se ha observado una baja en las concentraciones hipotalámicas de histamina. Ahora, con el descubrimiento de las orexinas y su regulación del apetito, se ha ponderado la relación entre estos dos compuestos, histamina y orexinas (también llamadas hipocretinas), esta regulación de la ingesta de alimentos. La histamina es un poderoso agente dipsogénico, ta sea cuando se administra sistémicamente o directamente en el hipotálamo.

En relación al efecto antinociseptivo, se ha propusto que los receptores H1 y H2 puedan estar involucrados, para los receptores H2 se les ha vinculado a formas de analgesia endógena (Nowak, Kowalinska-Kania et al. 2013).

Finalmente otra serie de funciones con evidencias de participación de la histamina son la termoregulación, regulación de la glucosa y el metabolismo de lípidos, control de la presión arterial y finalmente en la percepción del dolor, en donde tanto los componente periféricos como centrales del mismo se han visto involucrados.

Enfermedades en las que se ha involucrado a la histamina

Se ha propuesto que pueda tener un papel en la fisiopatología de algunas alteraciones neuropsiquiátricas como la esclerosis múltiple, la enfermedad de Alzheimer y la encefalopatía de Wernicke. Ya sea que la participación sea a partir de las células histaminérgicas o de los mastocitos, los cuales afectarían los vasos sanguineos y la barrera hematoencefálica. Las neuronas histaminérgicas están también activas en algunas alteaciones del sistema vestibular, ocasionando la liberación de la misma a nivel de los centros heméticos del tallo cerebral, por lo que se ha involucrado a este mecanismo en los síntomas del vértigo por movimiento.

Algunos medicamentos ejercen sus efectos primarios o secundarios a nivel de las células histaminérgicas. Por ejemplo algunos antihistamínicos tienen efecto sedante importante, por ejemplo la difenhidramina y la clorfeniramina, ya que pasan de manera importante la barrera hetamoencefálica. Mientras que otros compuestos como la loratadina y la terfenadina, lo hacen en menos cantidad, por lo que pueden ser utilizadas para las manifestaciones periféricas de algunas reacciones alérgicas. Algunos antidepresivos tricíclicos y antipsicóticos tienen un efecto importante en la interacción con los receptores a histamina H1, lo cual se traduce en cambios en el nivel de concienci, generalmente sedación y por otro lado en un aumento de peso, como resultado del efecto antagonista de la histamina.

En el síndrome de Tourette, en donde hay tics, movimientos motores incontrolados, coprolalia y tics verbales, en algunas formas de esta enfermedad se ha descrito una mutación para el gen que codifica para la enzima descarboxilasa de la L-Histidina .

Michas de las drogas que modifican el apetito y la regulación del sueño y la vigilia, lo pueden hacer a través de la manipulación de los receptores a histamina. El bloqueo de los receptores H1, en algunos medicamentos como los antidepresivos, antipsicóticos, antialérgicos, producen como efectos secundarios somnolencia y aumento de peso.

Los receptores H3, se han convertido en una blanco atractivo para muchos agentes farmacológicos, ya que a nivel presináptico, se hubican en sinapsis de catecolaminas, acetilcolina y serotonina. Algunos antagonistas de estos receptores se están probando para el manejo de enfermedades como la narcolepsia, enfermedad de Alzheimer, enfermedad de Parkinson, esquizofrenia (He, Deng et al. 2013) y trastorno por atención deficiente(Brabant, Charlier et al. 2013).

LECTURAS RECOMENDADAS

Agundez, J. A., A. Luengo, O. Herraez, C. Martinez, H. Alonso-Navarro, F. J. Jimenez-Jimenez and E. Garcia-Martin (2008). "Nonsynonymous polymorphisms of histamine-metabolising enzymes in patients with Parkinson's disease." Neuromolecular Med 10(1): 10-16.
Brabant, C., Y. Charlier and E. Tirelli (2013). "The histamine H(3)-receptor inverse agonist pitolisant improves fear memory in mice." Behav Brain Res 243: 199-204.
Chee, S. S. and J. L. Menard (2013). "The histaminergic H1, H2, and H3 receptors of the lateral septum differentially mediate the anxiolytic-like effects of histamine on rats' defensive behaviors in the elevated plus maze and novelty-induced suppression of feeding paradigm." Physiol Behav 116-117: 66-74.
He, M., C. Deng and X. F. Huang (2013). "The role of hypothalamic H1 receptor antagonism in antipsychotic-induced weight gain." CNS Drugs 27(6): 423-434.

Nagata, N. and Y. Urade (2012). "[Endogenous sleep-promoting substance]." Nihon Rinsho 70(7): 1227-1232.

Nowak, P., M. Kowalinska-Kania, D. Nowak, R. M. Kostrzewa and J. Malinowska-Borowska (2013). "Antinociceptive effects of H(3) (R-methylhistamine) and GABA(B) (baclofen)-receptor ligands in an orofacial model of pain in rats." Neurotox Res 24(2): 258-264.

Zecharia, A. Y., X. Yu, T. Gotz, Z. Ye, D. R. Carr, P. Wulff, B. Bettler, A. L. Vyssotski, S. G. Brickley, N. P. Franks and W. Wisden (2012). "GABAergic inhibition of histaminergic neurons regulates active waking but not the sleep-wake switch or propofol-induced loss of consciousness." J Neurosci 32(38): 13062-13075.

Zeitzer, J. M. (2013). "Control of sleep and wakefulness in health and disease." Prog Mol Biol Transl Sci 119: 137-154.

OTROS SISTEMAS DE NEUROTRANSMISIÓN

En este capítulo revisamos neurotransmisores poco convencionales, es decir que no tienen todas las características de los que hemos revisado previamente y que sin embargo funcionan como señales celulares.

PROSTAGLANDINAS

Estas son un grupo de sustancias activas en el SNC, derivadas del ácido araquidónico, a las cuales se les llama también eicosanooides, y que poseen 20 átomos de carbono en su estructura molecular. Hay dos rutas para el metabolismo de estas moléculas, las ciclooxigenasa que lleva eventualmente a las prostaglandinas y los tromboxanos; y la vía de las lipoxigenasas, que lleva a formar leucotrienos.

El ácido araquidónico se forma a demanda de ácido linoléico, el cual proviene de la dieta. El nombre de prostaglandinas viene del reconocimiento de que el semen recién eyaculado hace contraer al útero. Por lo tanto, como el líquido seminal proviene de la próstata, a las moléculas que producían este efecto biológico, se les llamo prostaglandinas. Las primeras caracterizadas fueron la Prostaglandina E (PGE), y la prostaglandinas F (PGF) y efectivamente uno de sus sitios de síntesis son las vesículas seminales.

Al descubrirse uno de los mecanismo de acción de las aspirinas (ácido acetil salicílico), y otros agentes anti-inflamatorios no esteroideos. Estos actúan inhibiendo la enzima de síntesis de las prostaglandinas, la ciclo oxigenasa. En el SNC hay posiblemente tres tipos de ciclo oxigenasas (COX-1; COX-2 y COX-3), los AINES, sólo inhiben a la tipo 1. Estas intervienen en procesos inflamatorios.

El papel de tipo neuromodulación de las prostaglandinas ha sido difícil de establecer, entre otros factores, por ser sustancias que no se almacenan en la presinápsis , sólo se les encuentra presentes a demanda y al parecer en situaciones de enfermedades. Actúan en muy poco tiempo y en concentraciones de millonésimas de Moles.

La indometasina es uno de los bloqueadores específicos de la COX-1, pero no hay agentes tan selectivos para el resto de las COX. Se han propuesto una serie de funciones en donde puedan actuar las PG. La PGE modula la liberación de NE, bloque el efecto convulsivamente del pentilen tetrazol, estricnina y picrotoxina (sitio de acción de glicina y barbitúricos), tal vez por una acción medida por GABA.

La mayoría de los efectos mencionado previamente de la PG, se han observado in vitro, por lo que se ha propuesto que pueda haber un efecto como segundos mensajeros del ácido araquidónico y las lipo oxigenasas. Según lo reportado por el laboratorio de Julius Axelrod, la activación de receptores metabotróficos acoplados a proteínas G, pueden activar a fosfolipasas A2. Debido a que son agentes lipofílicos, pueden abandonar la célula que los fabricó y servir como primeros mensajeros en las comunicaciones intercelulares. Las PGE están vinculadas a mecanismo de regulación de la fiebre y las PGD en la regulación del sueño delta, al parecer por un mecanismo dependiente de activación de las meninges.

La prostaglandina (PG) D2 es el más potente promotor de sueño endógeno. PGD2 es producido por lipocalina tipo DGP sintasa localizada en las leptomeninges, plexo coroideo, y los oligodendrocitos en el cerebro, y es secretada en el líquido cefalorraquídeo como una hormona del sueño. PGD2 estimula los receptores DP1 localizads en las leptomeninges en el prosencéfalo basal y el hipotálamo. Como consecuencia, la adenosina se libera como un sistema paracrino para fomentar el sueño al activar el receptore de adenosina A2A. Y para fomentar el sueño en las neuronas al inhibir los receptores de adenosina A1, que poseen de las neuronas promotoras del alerta. PGD2 activa uno de los centro de movimiento ocular no rápido (NREM) en la región preóptica ventrolateral (PVA), probablemente mediante la señalización de la adenosina, que inhibe la activación histaminérgica que proviene del núcleo tubero mamilar del hipotálamo posterior, descendiendo además con proyecciones GABAérgicas y galaninergicas. La administración de un inhibidor de la sintetasa lipocalina PGD de tipo (SeCl4), DP1 antagonista (ONO-4127Na) o antagonista del receptor de adenosina A2A (cafeína) suprime tanto el sueño NREM, como el movimiento ocular rápido (MOR) dormir, lo que indica que el sistema PGD2-adenosina es crucial para el mantenimiento del sueño fisiológico.

OXIDO NÍTRICO

Esta molécula actúa como un segundo mensajero, y actúa en una gran número de sistemas cardiovasculares, renales, pulmonares, endócrinos, y del sistema inmune.
El óxido nítrico (NO), la molécula de señalización originalmente identificado como factor relajante derivado del endotelio (FEDER), ha despertado una gran atención en la comunidad científica, como lo demuestra por los varios

miles de informes que aparecen anualmente. Difunde bien y es reactivo, este compuesto gaseoso se encuentra entre los mas pequeños mensajeros biológicos conocidos. Se sintetizados a través de la acción de las cuatro principales NO-sintetazas (NOS), la endotelial (eNOS), neuronal (nNOS), inducible (iNOS) y mitocondrial (MNO).

NO está implicado en el control de una plétora de mecanismos biológicos y fisiológicos. Inicialmente descrito como un vasodilatador, NO también puede servir como un neurotransmisor cuando es producido por las neuronas o como un componente de los sistemas de defensa cuando se sintetizan por el sistema inmunológico de las neuroglias. Aparte de su diversas funciones fisiológicas, el NO también puede ser citotóxico.

Se sintetiza a partir de la arginina, la enzima que emplea es la NO sintetaza (NOS), que es una enzima del grupo de la flavina adenina dinucleotido y flavina mononucleotido. Requiere de oxígeno molecular. El subtipo de enzimas neuronales son activadas por el sistema de calcio calmodulina. Hay una forma de NO que es activado por el glutamato a través de los receptores NMDA.

Este gas NO, actúa en las cisteínas S-nitrato, de varias proteínas, por ejemplo de canales iónicos, transportadores de membrana. Se le involucrado en regulación transináptica de post sinapsis a presinapsis.

MONÓXIDO DE CARBONO

Es esta otra molécula gaseosa, que se ha detectado con propiedades atípicas de neurotransmisión., es un segundo mensajero que activa la guanidil ciclasa. Se genera mediante la oxigenasa hem. Hay tres subtipos de estas enzimas: La hem oxigenasa 1, localizada en hígado y bazo, la oxigenasa 2 y oxigenasa 3, que son enzimas que pueden ser inducidas.

ENDOCANABINOIDES

Parecido al fenómeno que se observó al detectar los receptores endógenos a opioides, alfo similar ocurrió con os receptores a canabinoides. Fueron los mismos investigadores de Israel, que habían encontrado que el principio activo de la mariguana ere el tetrahidro canabinol, los que encontraron receptores a esas sustancias.

Los endocanabinoides son derovados del ácido araquidónico y se les denominó "anandamidas". Esta familia de ligandos es del miso tipo que las prostagñandinas, ácido araquidónico, y se han descrito dos tipos de receptore CB-1 y CB-2-

El sistema Endocanabinoide es un grupo de lípidos neuromoduladores y sus receptores que están implicados en una variedad de procesos fisiológicos incluyendo apetito, sensación de dolor, estado de ánimo, y la memoria.

Se ha comprobado que los alimentos ricos en grasas son los que más contribuyen al aumento de peso y la obesidad, pero también son los más difíciles de resistir. Los responsables, como podría pensarse, no son los carbohidratos que contienen.

Una nueva investigación descubrió que lo que hace a estos alimentos irresistibles es que cada vez que los consumimos nuestro intestino produce una sustancia similar a los compuestos que contiene la marihuana que provoca nuestra conducta glotona.

Estas sustancias, llamadas endocanabinoides, se producen únicamente cuando consumimos alimentos grasos, afirman los científicos de la Universidad de California, en Irving.

Tal como afirman los investigadores en Proceedings of the National Academy of Sciences (PNAS), (Actas de la Academia Nacional de Ciencias), el hallazgo podría conducir a una estrategia para reducir el ansia por los alimentos grasos bloqueando la producción de estas sustancias.

Los endocanabinoides son un grupo de moléculas grasas que, se sabe, están involucradas en varios procesos fisiológicos, incluido el apetito, la sensación de dolor, la memoria y el estado de ánimo.

Son sustancias similares al cannabis, pero producidas de forma natural por el propio organismo.

Como estos compuestos actúan tanto en el cerebro como en el resto del organismo, desde hace tiempo están siendo investigadas por su potencial para tratar varias enfermedades y adicciones.

El nuevo estudio, llevado a cabo en ratones, encontró que cuando los animales comen un producto grasoso un grupo de células en su aparato digestivo comienza a producir endocanabinoides.

Este efecto, sin embargo, no se vio con azúcares o proteínas.

El proceso, explican los científicos, comienza en la lengua donde las grasas generan una señal que viaja primero al cerebo y después hacia el nervio vago, un conjunto de nervios que va desde la faringe hasta el intestino.

Allí la señal estimula la producción de endocanabinoides los cuales conducen a un aumento en las señales celulares que provocan el ansia por seguir consumiendo alimentos grasos.

Los científicos creen que este mecanismo involucra la liberación de compuestos digestivos vinculados al hambre y la saciedad, por eso sentimos el ansia por comer más.

"Ésta es la primera demostración de que las señales de los endocanabinoides en el estómago juegan un rol importante en la regulación del consumo de grasas" afirma el doctor Daniele Piomelli, profesor de farmacología y quien dirigió el estudio.

Los científicos no saben porqué este mecanismo se desata únicamente con las grasas y no con otro tipo de alimentos, como proteínas o azúcares.

Pero el profesor Piomelli cree que quizás este proceso ha sido una respuesta evolutiva de los mamíferos.

"Los animales tienen una necesidad imperiosa de consumir grasas que, aunque son escasas en la naturaleza, son cruciales para el adecuado funcionamiento de las células" explican los investigadores.

"En la sociedad humana contemporánea, sin embargo, las grasas están ampliamente disponibles y la necesidad innata de comer alimentos grasos ha conducido a la obesidad, la diabetes y el cáncer" agregan.

Es decir, este mecanismo natural que alguna vez ayudó a los mamíferos a sobrevivir, ahora está provocando el efecto inverso.

Los investigadores creen que este hallazgo podría conducir a un tratamiento potencial para suprimir el ansiedad por comer alimentos grasos, por ejemplo con un fármaco que pueda obstruir la actividad de los endocanabinoides.

Se les ha involucrado también en el manejo del dolor y el aumento de este en situaciones estresantes. También interviene en el control cardiovascular, y el los mecanismos de placer y recompensa

REFERENCIAS

1: Gądek-Michalska A, Tadeusz J, Rachwalska P, Bugajski J. Cytokines, prostaglandins and nitric oxide in the regulation of stress-response systems. Pharmacol Rep. 2013;65(6):1655-62..

2: Haast RA, Kiliaan AJ. Impact of fatty acids on brain circulation, structure and function. Prostaglandins Leukot Essent Fatty Acids. 2014 Jan 15. pii: S0952-3278(14)00005-2.

3: Rosenblat JD, Cha DS, Mansur RB, McIntyre RS. Inflamed moods: A review of the interactions between inflammation and mood disorders. Prog Neuropsychopharmacol Biol Psychiatry. 2014 Jan 25. pii: S0278-5846(14)00014-1.

4: Cudaback E, Jorstad NL, Yang Y, Montine TJ, Keene CD. Therapeutic implications of the prostaglandin pathway in Alzheimer's disease. Biochem Pharmacol. 2014 Jan 13. pii: S0006-2952(13)00798-3.

5: Ferrini F, De Koninck Y. Microglia control neuronal network excitability via BDNF signalling. Neural Plast. 2013;2013:429815.

6: Fonseca BM, Costa MA, Almada M, Correia-da-Silva G, Teixeira NA. Endogenous cannabinoids revisited: a biochemistry perspective. Prostaglandins Other Lipid Mediat. 2013 Apr-May;102-103:13-30.

7: Sumich AL, Matsudaira T, Heasman B, Gow RV, Ibrahimovic A, Ghebremeskel K, Crawford MA, Taylor E. Fatty acid correlates of temperament in adolescent boys with attention deficit hyperactivity disorder. Prostaglandins Leukot Essent Fatty Acids. 2013 Jun;88(6):431-6.

8: Yu SY, Sun L, Liu Z, Huang XY, Zuo LJ, Cao CJ, Zhang W, Wang XM. Sleep disorders in Parkinson's disease: clinical features, iron metabolism and related mechanism. PLoS One. 2013 Dec 23;8(12):e82924.

9: Kaushik MK, Aritake K, Kamauchi S, Hayaishi O, Huang ZL, Lazarus M, Urade Y. Prostaglandin D2 is crucial for seizure suppression and postictal sleep. Exp Neurol. 2014 Mar;253:82-90.

10: Zeitzer JM. Control of sleep and wakefulness in health and disease. Prog Mol Biol Transl Sci. 2013;119:137-54.

11: Kaneko K, Yoshikawa M, Ohinata K. Novel orexigenic pathway prostaglandin D2-NPY system--involvement in orally active orexigenic δ opioid peptide. Neuropeptides. 2012 Dec;46(6):353-7.

12: Nagata N, Urade Y. [Endogenous sleep-promoting substance]. Nihon Rinsho. 2012 Jul;70(7):1227-32.

13: Urade Y, Hayaishi O. Prostaglandin D2 and sleep/wake regulation. Sleep Med Rev. 2011 Dec;15(6):411-8.

14: Hoffmann J, Goadsby PJ. Emerging targets in migraine. CNS Drugs. 2014 Jan;28(1):11-7.

15: Lima MG, Maximino C, Matos Oliveira KR, Brasil A, Crespo-Lopez ME, Batista Ede J, Rocha FA, Picanço-Diniz DL, Herculano AM. Nitric oxide as a regulatory molecule in the processing of the visual stimulus. Nitric Oxide. 2014 Jan 30;36:44-50.

16: Murugan M, Ling EA, Kaur C. Glutamate receptors in microglia. CNS Neurol Disord Drug Targets. 2013 Sep;12(6):773-84.

17: Zhihui Q. Modulating nitric oxide signaling in the CNS for Alzheimer's disease therapy. Future Med Chem. 2013 Aug;5(12):1451-68. doi: 10.4155/fmc.13.111.

18: Jung J, Na C, Huh Y. Alterations in nitric oxide synthase in the aged CNS. Oxid Med Cell Longev. 2012;2012:718976. doi: 10.1155/2012/718976. Epub 2012 Jul 5. Review.

19: Pierucci M, Galati S, Valentino M, Di Matteo V, Benigno A, Pitruzzella A, Muscat R, Di Giovanni G. Nitric oxide modulation of the basal ganglia circuitry: therapeutic implication for Parkinson's disease and other motor disorders. CNS Neurol Disord Drug Targets. 2011 Nov;10(7):777-91. Review.

20: Banach M, Piskorska B, Czuczwar SJ, Borowicz KK. Nitric oxide, epileptic seizures, and action of antiepileptic drugs. CNS Neurol Disord Drug Targets. 2011 Nov;10(7):808-19. Review.

21: Bernstein HG, Keilhoff G, Steiner J, Dobrowolny H, Bogerts B. Nitric oxide and schizophrenia: present knowledge and emerging concepts of therapy. CNS Neurol Disord Drug Targets. 2011 Nov;10(7):792-807

22: Förstermann U, Sessa WC. Nitric oxide synthases: regulation and function. Eur Heart J. 2012 Apr;33(7):829-37, 837a-837d. doi: 10.1093/eurheartj/ehr304. Epub 2011 Sep 1.

23: Kucerova J, Tabiova K, Drago F, Micale V. Therapeutic Potential of Cannabinoids in Schizophrenia. Recent Pat CNS Drug Discov. 2014 Mar 6.

24: Chiou LC, Hu SS, Ho YC. Targeting the cannabinoid system for pain relief? Acta Anaesthesiol Taiwan. 2013 Dec;51(4):161-170.

25: Higgins A, Yuan S, Wang Y, Burrell BD. Differential modulation of nociceptive versus non-nociceptive synapses by endocannabinoids. Mol Pain. 2013 Jun 1;9:26.

26: Mechoulam R, Parker LA. The endocannabinoid system and the brain. Annu Rev Psychol. 2013;64:21-47

27: Zamberletti E, Rubino T, Parolaro D. The endocannabinoid system and schizophrenia: integration of evidence. Curr Pharm Des. 2012;18(32):4980-90.

28: Pryce G, Baker D. Potential control of multiple sclerosis by cannabis and the endocannabinoid system. CNS Neurol Disord Drug Targets. 2012 Aug;11(5):624-41.

.

NEUROBIOQUIMCA DE LOS NEUROPEPTIDOS.

Evolutivamente los péptidos como neurotransmisores son muy antiguos. Se encuentran en algas e hidras, en donde no se detectan los neurotransmisore como acetilcolina o serotonina. Los péptidos fueron identidficados en sitios periféricos al sistema nervioso, y se le bautizó con nombres que representaban las funciones primarias descibiertas: colecisto cinina, aquellos que liberados en el duodeno ante la presencia de grasa, hacían un vaciamiento de la vesícula biliar.

La mayoría de los neurotransmisores que han sido tratados en este libro, son compuestos de bajo peso molecular (por debajo de los 200 daltons), sin embargo en los últimos años se ha hecho mas aparente que que estas moléculas químicas, no son las únicas señales que se localizan en el SNC. Una gran cantidad de péptidos coexisten en el SNC, de algunos de ellos se sabe que son neurotransmisores o candidatos a serlos. En relación a las funciones de estos neuropéptidos se sabe poco en realidad, sin embargo es claro que estas moléculas tienen funciones de neurotransmisión, en diversas regiones del SNC. La coexistencia de neurotransmisores clásicos y neuropéptidos es un hecho aceptado ampliamente, sin embargo se conoce poco de las funciones que presentan entre sí en el SNC. A nivel del SN periférico, por ejemplo, se conoce que sucede con la coexistencia entre el péptido vasointestinal activo (VIP) con la acetilcolina. La manera como actuan estas sustancias es de manera complementaria. El VIP se libera tan pronto las neuronas colinérgicas empiezan a disparar, y de esta manera tenemos que hay un aumento en el flujo sanguineo de ciertas estructuras, como las glándulas salivales, lo cual favorece la acción de la acetilcolina.

Por supuesto que el concepto de que las neuronas producen y liberan neuropéptidos es mas o menos antiguo. Este tipo de actividad se ha reportado en el hipotálamo, en donde los neuropéptidos constituyen factores de liberación o de inhibición de las secreciones del hipotálamo anterior. El estudio de los neuropéptidos se hizo muy popular debido a una serie de factores como son el descubrimiento de los ligandos endógenos a los receptores a opioides, así como al desarrollo y utilización de métodos como el radioinmuno análisis (RIA) y posteriormente los métodos de ingenería genética.

Las principales diferencias entre neuropéptidos y neurotransmisores clásicos, es que los primeros están en concentraciones muy bajas. Por ejemplo las concentraciones de otros neurotransmisores como la serotonina, acetilcolina, esde 100-500 nmol/l,mientras que los neuropéptidos está entre 3 a 10 mnol/L. La biosíntesis de los neuropéptidos se hace sólo en el cuarpo neuronal, porque ahí está el retículo endoplasmico rugoso. Los neurotransmisores, por otro lado se fabrican en la termina sináptica, con moléculas que se recapturan.

La caracterización de un neuropéptido se hace en base a los estudios en los cuales, se caracteriza una función biológica, cuyo factor(es) se desconoce (n). Es decir, el primer evento es el establecimiento de un bioensayo. Cuando se ha identificado uno de los principios activos, este se somete a la acción de enzimas proteolíticas (carboxipeptidasas o endopeptidasas) u otra técnica de inactivación de proteinas (v.gr., temperatura, cambios en el pH, antibióticos que inhiben la síntesis de proteinas, etc.) y de esta manera se obtiene como resultado la reversibilidad del bioensayo. Una vez que se tiene aislado el principio activo, y que se ha verificado su potencia de inactivación, el siguiente evento será la secuenciación del péptido. Posteriormente se procede a la replicación del bioensayo y en caso de que exista identidad biológica, entonces se procede a la elaboración de anticuerpos para el RIA y otro tipo de técnicas inmuno histoquímicas. El trabajo de caracterización, aislamiento, purificación, secuenciación, etc., con una sustancia proteica, puede llevar mucho tiempo y esfuerzo, como se comprenderá por lo expuesto anteriormente. Un evento final en el estudio de un neuropéptido es la localización de los sitios de unión o receptores, que pueden llevar a su vez a la elaboración de autorradiografías que perfeccionen la localización de estas sustancias.

La primera observación, que apunto hacia que algunos péptidos pudieran actuar como neurotransmisores vino de von Euler en el año de 1936. Este investigador aisló una misma sustancia del cerebro y de los intestinos, una vez purificada esta, resultó ser un polvo blanquecino al cual se le denomino sustancia P. Los efectos farmacológicos de esta sustancia pudieron ser modificados, si se agregaba tripsina, lo cual significa que esta sustancia es un péptido. En la actualidad se han descrito alrededor de 40 neuropéptidos, aunque no en todos se ha probado sus propiedades como neurotransmisores.

Los péptidos neuroactivos se han encontrado al menos de tres maneras diferentes: (1) como neurotransmisores locales en neuronas adyacentes a estructuras neuroefectoras; (2) mediante su liberación a sistemas portales locales, como se observa en el sistema portal-hipofisiario; (3) como hormonas propiamente dichas, liberadas a la circulación para que se utilicen en tejidos blanco.

No existe una clasificación de los neuropéptidos como tal, aunque un sistema útil puede ser el sitio anatómico en el que fueron descubiertos.

1. Neuropéptidos del sistem gastro-intestinal y del sistema nervioso central.
2. Neuropéptidos del hipotálamo, los cuales controlan la liberación de hormonas de la adenohipófisis.
3. Neuropéptidos encontrados en la adenohipófisis.
4. Neuropéptidos encontrados en la hipófisis posterior.

En la tabla 1 se enumeran algunos neuropéptidos.

TABLA 1
ALGUNOS NEUROPEPTIDOS Y SUS SITIOS DE ORIGEN.
1. PEPTIDOS OPIOIDE LOCALIZADOS EN EL SNC.
Leucina y Metionina encefalinas
ß-Endorfina
Dinorfina
2. PEPTIDOS DEL TRACTO GASTROINTESTINAL Y EL SNC.
Colecisticinina (CCK)
Polipéptido Vasoactivo Intestinal (VIP)
Sustancia P (SP)
Neurotensina (NT)
Bombesina
Gastrina
Secretina
Neuropéptido Y
Neurocinina A y B
Angiotensina
3. PEPTIDOS HIPOTALAMICOS.
Somatostatina
Hormona liberadora de las gonadotrofinas (GnRH)
Hormona liberadora de la tirotrofina (TRH)
Bradicinina
Hormona liberadora de lo hormona del crecimiento (GHFR)
Factor liberador de la corticotrofina (CRF)
Hipocretinas (orexinas)
4. PEPTIDOS PITUITARIOS.
Hipófisis Anterior
Corticotrofina (ACTH)
Hormona del crecimiento (GH)
ß-Lipotrofina
Hormona estimulante de los melanocitos (MSH)
Hormona estimulante del tiroides (TSH)
Hipófisis Posterior.
Oxitocina
Vasopresina

SINTESIS

Los péptidos son sintetizados en los cuerpos neuronales. El DNA es codificado hacia RNAm, el cual sirve como patrón para la síntesis del péptido ribosomal. El péptido así producido es llamado pre-propéptido, el cual no solo contiene al propétido, sino también a la secuencia de aminoacidos que sirven pera el procesamiento del propéptido hacia formas de almacenamiento. Este último proceso se lleva a cabo mediante paquetes membranales que proporcionan el aparato de Golgi. Este propéptido se almacena en las terminales sinápticas. Al igual que con los neurotransmisores clásicos, los neuropéptidos tienen un proceso de almacenamiento similar y son liberados por un mecanismos mediado por calcio.

Se han propuesto receptores para cada neuropéptido, aunque no todos han sido caracterizado. Los mecanismos de inactivación y terminación de los neuropéptidos se llevan a cabo por enzimas peptidasas, que digieren las cadenas primarias y los aminoácidos así resultantes se reciclan en nuevos neuropéptidos o proteínas estructurales.

Hasta hace poco, el principio de Dale (Sir Henry Dale), sostenía que cada neurona trabajaba con solo un tipo específico de neurotramisor, y este era era válido. Sin embargo, con las nuevas técnicas de inmunohistoquimica y marcado radioactivo, se ha demostrado que hay una sobreposición en la distribución de neurotransmisores clásicos y neuropéptidos en la misma terminal nerviosa, además puede haber una interacción funcional de tal manera que una sustancia actua como neurotransmisor clásico, mientras que la otra puede estar actuando como neuromodulador. A todo este fenomeno se le conoce con el nombre de CO-TRANSMISION. Algunos ejemplos al respecto se muestran en la tabla 2.

TABLA 2 EJEMPLOS DE CO-TRANSMISION		
Neurotransmisor 1	Neurotransmisor 2	Sitio
5-HT	Sustancia P CCK Encefalinas	Tallo cerebral Médula espinal
Acetilcolina	VIP Encefalinas Sustancia P	Corteza Cerebral Glándulas salivales Médula espinal
Dopamina	CCK Neurotensina	Mesencéfalo ventral
Norepinefrina	Encefalina Neuropéptido Y	Tallo cerebral Corteza Cerebral

GABA	CCK Somatostatina Sustancia P Encefalinas	Corteza Cerebral Hipocampo Hipotálamo Gánglios basales
Adrenalina	Sustancia P Neuropeptido Y	Tallo cerebral
GABA	5-HT Dopamina Glicina Glutamato Acetilcolina	Núcleos del Refé N. Arqueado Cerebelo Corteza cerebral Septum medial

PÉPTIDOS OPIOIDES

Esta familia de péptidos fue descubierta en 1975 por Jonh Hughes y Hans Kosterlitz, y está formada por una serie de péptidos los cuales poseen actividad morfinérgica. Se han descrito en la actualidad tres familias de péptidos opioides:

(1) Pro-opiomelanocortina (POMC)
(2) Pro-encefalina
(3) Pro-dinorfina

La familia de la POMC contiene secuencias de la hormona estimulante de los melanocitos (gama-MSH), de la hormona adrenocorticotrofica (ACTH) y ß-lipotrofina (ß-LPH), en esta última están las secuencias de la ß-endorfina y la ß-MSH. Por otro lado la molecula de la pro-encefalina contiene la estructura de la metionina encefalina (Met-encefalina), leucino-encefalina (leu-encefalina) y un residuo conocido como octapeptido. Finalmente la prodinorfina contiene las secuencias de bases para la leu-encefalina, dinorfina (1-17), la cual puede ser degradada a dinorfina A (1-18), dinorfina B (1-13) y y ß neo-endorfinas.

LAS FAMILIAS DE NEUROPÉPTIDOS FABRICADOS EN EL CUERPO CELULAR SE TRANSPORTAN CONTENIDOS ENTRE SI COMO LAS MATRYOSHKAS RUSAS

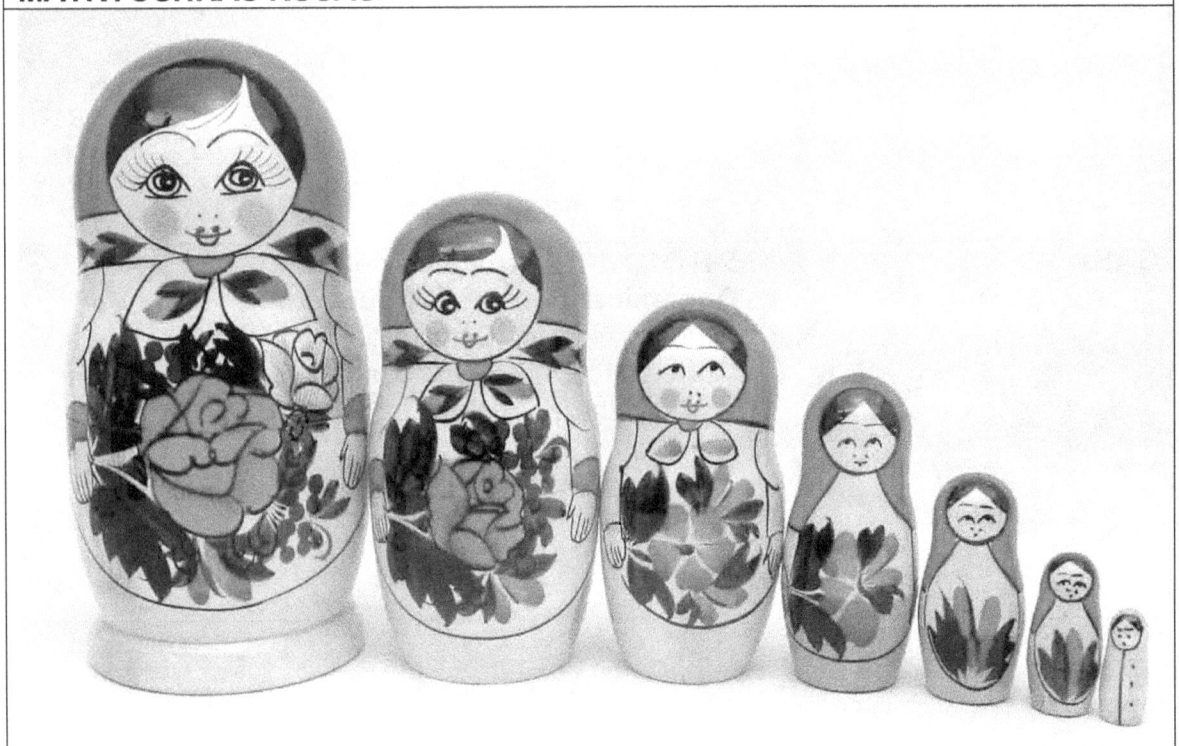

Los mecanismos de síntesis, almacenamiento y liberación de los peptidos opioides, al parecer son similares a los de los neuropéptidos.

Los receptores a opioides varian en su afinidad por los agonistas. Estos fueron descubiertos por Salomon Snyder y su grupo en 1970, y dieron lugar a una "carrera científica" para la busqueda de los ligandos endógenos, que finalmente fueron encontrados por Hughes, quien trabajaba en el laboratorio de Kosterlitz en Escocia. En el SNC se han descrito tres tipos de receptores: µ, y Kappa, un cuarto receptor el , ha sido propuesto.

El receptor μ, tiene una gran afinidad por la ß-endorfina, siguiendo la morfina, la met-encefalina y la leu-encefalina en cuanto a afinidad. Este tipo de receptores esta ampliamente distribuida en el SN periférico y en el tallo cerebral hay una gran densidad, el núcleo trigeminal, médula espinal, sustancia gris periacueductal, núcleo caudado, putamen, amígdala y corteza cerebral, también presentan receptores de este tipo. La estimulación electrofisiológica o farmacológica de estos receptores produce hiperpolarización debida a la apertura de los canales de potasio (K+) y al cierre de los canales de calcio (Ca++), o también por la inhibición de los mecanismos presinápticos. En relación con lo anterior algunos receptores μ aparecen asociados con la inhibición del sistema de la adenil ciclasa, que da como resultado una reducción en la producción del AMP cíclico. Sin embargo en algunos sitios los receptores μ están ligados a mecanismos exitatorios, por ejemplo en hipocampo, donde estos receptores median la inhibición presináptica sobre las terminales GABA ergicas. Algunos de los síntomas de supresión que se observan en personas adictas a la morfina pueden estar mediadas por estos receptores. Síntomas característicos de este cuadro clínico son: bradicardia, disminución en la peristálsis, constricción de las pupilas, depresión, etc. Así, algunos de los síntomas de la supresión a morfina se pueden aliviar con la misma morfina o con la administración de otro tipo de agonistas de los receptores μ-opioides, pero no se mejoran con sustancias como la ketaciclazocina que interacciona con los receptores kappa. Las ß-endorfinas han sido propuestas como ligandos naturales de este tipo de receptores, además los receptores μ-opioides son mas sensibles a la acción bloqueadora de la naloxona

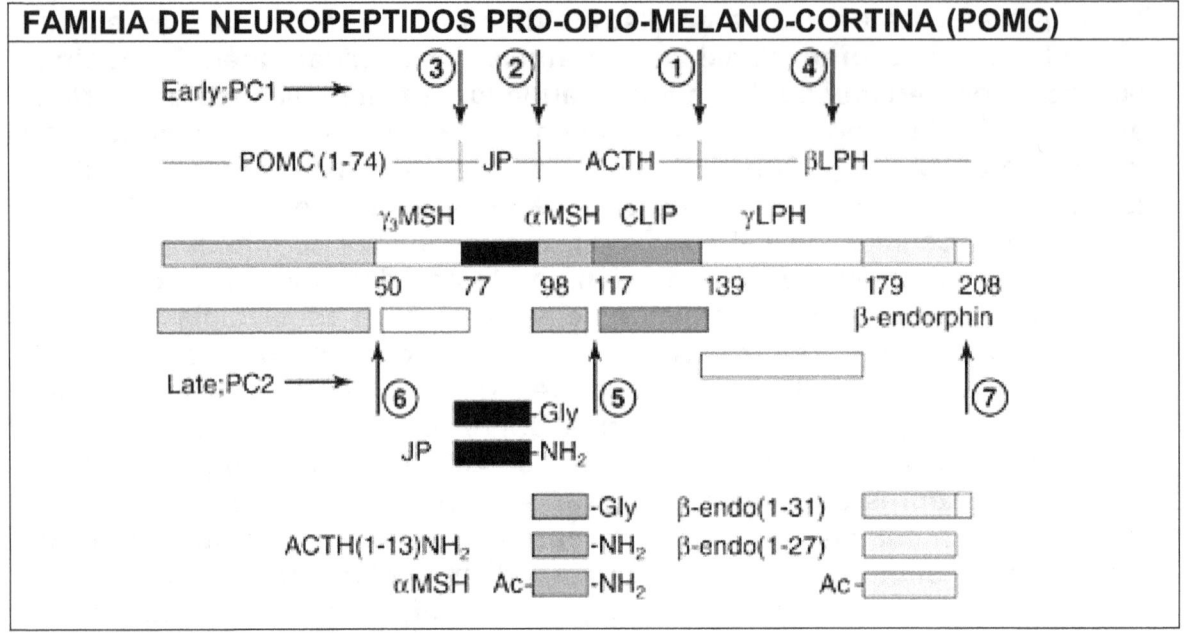

FAMILIA DE NEUROPEPTIDOS PRO-OPIO-MELANO-CORTINA (POMC)

Los receptores opoides muestran una gran afinidad por la leu-encefalina, mientras que la met-encefalina, ß-endorfina y morfina son sucesivamente menos potentes. Estos receptores se localizan tanto en el SNC como periférico, su distribución en general corresponde a la concentración tisular de encefalinas. En general la estimulación de los receptores media la hiperpolarización que en gran medida es similar a la de los receptores μ-opioides. Estos receptores causan inhibición de la liberación de los norepinefrina en la membrana nictitante.

El receptor kappa difiere de los otros receptores que se han estudiado previamente, en que sus agonistas no revierten los síntomas del síndrome de supresión, en los animales que son morfina dependientes, además difieren del espectro de actividad analgésica. Dentro de los agonistas del receptor kappa-opioide tenemos a la pentazocina, la etil cetociclazocina, la bromazocina y el butarfenol. La estimulación de estos receptores opioides causan alucinaciones y sedación, sin que tengan un efecto importante depresor de los centros respiratorios, esto se piensa es debido a que este tipo de receptores tienen una mayor densidad en los sitios a nivel espinal.

A nivel electrofisiológico, la estimulación de los receptores kappa causa respuestas diferenciales dependiendo del sitio de estudio. La acción excitatoria ha sido registrada en la médula espinal, hipocampo y el complejo nuclear putamen-caudado, mientras que en el tallo cerebral se tienen efectos inhibitorios. Como agonistas endógenos de este sistema de receptores tenemos a las dinorfinas (particularmente los fragmentos 1-13) y la neodinorfina que aparece como un agonista endógeno a nivel de los receptores kappa-opioides. La naloxona es un antagonista competitivo a nivel de estos receptores, pero es mucho menos potente en estos sitios que en los receptores μ-opioides.

DISTRIBUCION ANATOMICA DE LOS PEPTIDOS OPIOIDES.

Las regiones del SNC que tienen gran densidad de encefalinas (aumento para la inmunoreactividad) son las astas dorsales de la médula espinal, la sustancia gris periacueductal, y la parte media del tálamo. También se observan altas concentraciones de inmunoreactividad para encefalinas y de receptores opioides en la amígdala, la corteza frontal y la pars tuberallis del hipotálamo, así como en los ganglios basales. Las regiones que se mencionaron en primer término, forman las vías analgésicas inespecíficas, mientras que el segundo grupo de estructuras forman parte del sistema límbico, estructura en donde se expresan las emociones. El efecto eufórico que se ha reportado en los opioides bien puede tener su sustrato en estas regiones.

Un tercer grupo de estructuras que contienen encefalinas y receptores a opioides lo constituyen el tallo cerebral y el núcleo del vago en el área postrema. Estas estructuras se relacionan con el efecto antitusígeno y la acción sobre la nausea y el vómito a nivel de esta región. la inervación encefalinérgica de la región del núcleo parabraquialis, puede estar involucrada en la acción depresora sobre la función respiratoria de algunos opioides.

Además de las funciones en el sistema del dolor, hay evidencias experimentales que involucran al sistema de los péptidos opioides en mecanimos fisopatogénicos como la epilepsia, así como en los mecanismos de recompensa. Las encefalinas y receptores opioides se encuentran también en el tracto gastrointestinal, de ahí que la morfina tenga como acción la reducción de los movimientos peristálticos propulsivos del intestino. Por otro lado el efecto constipante de los compuestos morfínicos ha llevado a que estos sea utilizados como antidiarreicos.

LAS VIAS DEL DOLOR

El dolor puede ser difundido como un estímulo muy displacentero y dañino, que notifica de un daño tisular actual o potencial. La señal algógena asi generada en los nociceptores, viaja a través de las fibras mielinizadas "A" delta o de fibras desmielinizadas "C", de las aferentes primarias, las cuales ingresan a las raíces sensoriales dorsales de la médula espinal.

Dentro de la médula espinal hay dos tractos ascendentes. Un tracto espino tálamico lateral, el cual conduce dolor y temperatura (termoalgesia) y el otro que es el espinoreticular, que conduce dolor y sensibilidad táctil de la formación reticular del tallo cerebral y cerebro medio. El fascículo espinoreticular conduce información dolorosa de vísceras que ingresan también a las astas dorsales y de ahí a la formación reticular en la médula y el cerebro medio y de ahí al tálamo y a la corteza sensorial con un patrón multisináptico.

Los neurotransmisores que se han involucrado en estas vías son del tipo de los aminoacidos excitatorios (glutamato y aspartato), también neuropéptidos como la sustancia P (SP), aunque otros péptidos como la somatostatina, el péptido vasointestinal activo (VIP) y un fragmento de la colecistocinina (CCK) también han sido propuestos en este sistema. En las astas posteriores un número de interneuronas intrínsecas han sido identificadas, algunas utilizan a los péptidos opioides como neurotransmisores, en particular las encefalinas y la dinorfina. Otro grupo de neurorreguladores, que tienen un posible papel en el sistema de la información dolorosa son el GABA, la glicina, la serotonina y neuropéptidos no-opioides.

Además de las vías ascendentes que se han descrito anteriormente, también se ha propuesto vias descendentes, las cuales modulan la transmisión sináptica.Estas vías proyectan desde regiones como el cerebro medio, de células que contienen péptidos opioides. Así se tiene un nivel en el cual los péptidos opioides están modulando señales aferentes provenientes de los nociceptores. La función de este sistema descendente y del control de las astas dorsales a nivel de la sustancia gelatinosa

COLECISTOCININA.

El péptido que en la actualidad se conoce con el nombre de colecistocinina (CCK) fue identificado originalmente en dos fracciones, las cuales eran responsables de causar contracciones en la vesícula biliar así como la secreción de enzimas pancreáticas. Posteriormente se comprobó que ambas actividades radicaban en un fragmento de 33 aminoacidos de la CCK porcina (CCK-33). Las formas de mayor número de aminoacidos (CCK-39) corresponden a precursores de este péptido. A este neuropéptido se le ha adjudicado papeles de neurotransmisor y de neuromodulador. En el cerebro se han detectado tanto la forma de CCK-33 como la de CCK39 que actúan como precursores siendo la forma activa el octapeptido CCK-8.

Este péptido corresponde a la familia de las gastrinas los cuales se caracterizan por poseer una secuencia terminal muy estereotipada (Gly-Trp-Met-Asp-Phe-NH2). Lo cual crea dificultades metodológicas cuando se emplea el radio inmuno analisis para cuantificar la localización y distribución de esta sustancia. Un hecho poco usual del CCK-8 cerebral es que el amino ácido tirosina esta sulfatado, esto tiene ciertas implicaciones funcionales.

La CCK-8 sulfatada es el componente de mayor presencia en la corteza cerebral. También es posible encontrar productos del CCK de mas bajo peso molecular (CCK-7, CCK-5, CCK-4) los cuales se unen con mayor afinidad a los sitios de unión del CCK. Por otro lado la gastrina se ha localizado en solo dos áreas del SNC: en neuronas hipotálamo/neurohipofisiarias y en la médula oblongada. La gastrina que se encuentra en la pituitaria es idéntica a la que se ha detectado en las paredes gástricas del antro, las formas de gastrina detectadas son la gastrina-34 y la gastrina-17. Estas formas pueden estar presentes en forma sulfatadas y no sulfatadas.

La distribución de los péptidos relacionados al CCK en el SNC es la siguiente: una gran concentración se localiza en la corteza cerebral, hipocampo y septum. Existen varios reportes de la coexistencia del CCK con otros sistemas de neurotransmisores clásicos. Por ejemplo dentro de la región catecolaminérgica A10, en donde hay gran densidad de las neuronas que contienen dopamina (DA), el CCK está presente por lo menos en la mitad de estas neuronas. El CCK parece también coexistir con vasopresina y con la sustancia P en el hipotálamo. En el cerebro anterior de la rata las células que contienen CCK son mas abundantes a nivel de la corteza cerebral. Esto cuerpos celulares se han encontrado principalmente en la corteza piriforme, el cíngulo anterior y en las areas entorrinal y prefrontales.
En el tallo cerebral las neuronas de las áreas dopaminérgicas A8,A9 y A10 así como de otras áreas del rafé como la B6 y B8 y del sistema de células de serotonina de esta región, contienen CCK. Las células de la sustancia negra que contienen CCK se localizan en la pars compacta y de ahí tienen numerosas proyecciones hacia los ganglios basales. Aunque en las estructures del sistema límbico existe una buena correlación entre coexistencia de DA y CCK, en otras regiones como en el estriado hay una clara separación entre estos dos neurorreguladores.

En médula espinal una sub-población de neuronas se localiza en los ganglios de la raíz dorsal y en algunas neuronas del sistema intrínseco. Una serie de vías sensoriales de la médula están asociadas con este neuropéptido (vía visual, auditiva, olfatoria, gustativa y visceral)

Síntesis y metabolismo.

Se ha podido secuenciar al DNAc que codifica para le preproCCK en la rata, este es un péptido con 95 residuos amino ácidos, la tirosina en la región terminal no esta sulfatada, lo cual indica que este proceso de sulfatación es post-translacional. Se ha podido identificar a la enzima que en el cerebro es capaz de sulfatar a la tirosina, en varios de los peptidos de CCK, esta es la 3'-fosfoadenil 5'fosfo sulfato: CCK sulfotransferasa. Como la sulfatación parece ser uno de los eventos mas cruciales de la síntesis, y además porque de esto depende la actividad fisiológica de esta enzima, se ha propuesto que la renovación del grupo tirosil sulfato pueda ser un evento catabólico que termine la actividad de estos neuropéptidos. Aunque en realidad hay pocas evidencias sobre una desulfatación de los péptidos del CCK, la mayoría de las evidencias apuntan mas bien hacia un catabolismo por peptidasas.

Liberación

En respuesta a un estímulo depolarizante, los péptidos CCK son liberados de preparaciones sinaptosomales y de rebanadas en diferentes regiones cerebrales que incluye, a la corteza cerebral, hipotálamo y la sustancia gris periacueductal.

Efectos fisiológicos.

El CCK-8 tiene efectos exitatorios cuando es aplicado por iontoforesis a las neuronas de la corteza cerebral, hipocampo y astas dorsales posteriores de la médula espinal, estas son áreas de SNC que contienen grandes concentraciones del CCK. En forma común con el glutamato, CCK aumenta la excitabilidad y disminuye la resistencia membranal de las células piramidales en el hipocampo. La coexistencia de CCK y dopamina en el sistema límbico ha llevado a pensar que existe un efecto cuando se aplica por ejemplo CCK-8 en regiones como la región A10. Lo que se ha observado es un aumento del patrón de disparo que sigue tanto a la administración sistémica como por iontoforesis de este péptido.

Receptores a CCK

Dos sustancias no peptídicas surgieron como dos antagonista muy potentes en vesícula biliar del efecto de CCK, estos son el benzotrip y la proglumida. Estos dos tienen una potencia baja de unión, lo cual creaba problemas técnicos para la identificación del probable receptor. Con la utilización de la aspercilina esto cambio. Esta sustancia es un antagonista selectivo de los efectos de CCK periféricos y centrales. Recientemente se ha sintetizado otro compuesto con mayor afinidad que el anterior y que corresponde al L-364,718. Lo cual ha hecho posible que se detecten sitios de unión en páncreas y en vesícula biliar. Aunque todavía no está corroborado que los sitios de unión a los antagonistas de CCK sean receptores funcionales, de existir estos serían de dos tipos: Tipo (A) los cuales estan asociados con el páncreas y receptores Tipo (B) que están a asociados con diferentes estructuras del SNC.

Distribución de los sitios de unión de CCK en el SNC

Con ayuda del isótopo marcado con Iodo 125, se han podido detectar algunos sítios en los cuales hay gran concentración de CCK. Estas regiones son el área olfatoria, visual, limbica y cortical. La presencia de altas concentraciones de péptidos de CCK en las regiones olfatorias sugieren que pueda haber una influencia clave de estos péptidos en la regulación de la función de la olfación.

En el sistema visual encontramos sitios de unión presentes en la retina, en las células ganglionares y en sus axones, en el núcleo ventrolateral del geniculado y en el colículo superior. En el sistema límbico, los sitios de unión del CCK se encuentran en los cuerpos mamilares, el hipocampo y la amígdala. En la corteza cerebral están en grandes concentraciones en en las capas II,IV y V. En el sistema mesolímbico la localización de los sitios de unión se postula que sea en cuerpos neuronales de interneuronas.

Saciedad

Los péptidos del CCK parecen estar relacionados con el fenómeno de la saciedad. La administración de los mismos ya sea en forma periférica o central causa inhibición de la conducta de la alimentación. Esta observación se ha hecho inclusive en el ser humano en donde la saciedad ocurrió después de la administración de CCK por via intravenosa. El siguiente problema es determinar el sitio de acción, para el efecto antes mencionado. La administración del isotopo de I-125 de la CCK intracerebro ventricular, hace que se detecten niveles de este compuesto en sangre periférica. En la rata cuando se efectua la una vagotomía bilateral a nivel abdominal se interrumpe la saciedad inducida por el CCK, lo mismo ocurre si se lesiona el núcleo del tracto solitario y los núcleos pareventriculares del hipotálamo. Esto sugiere que el efecto de la saciedad se logre en el sistema nerviosos periférico. Sin embargo, un sitio central de acción puede ser considerado, es interesante observar que en una grupo de ratones obesos existen niveles de CCK cerebrales, más bajos que en sus controles de camada.

También se ha implicado a los péptidos relacionados con el CCK con funciones de analgesia, las cuales se han mencionado como más potentes que la morfina. Este efecto parece ser muy específico de un cierto nivel de

CCK, por arriba del cual se produce el efecto opuesto (hiperalgesia). El tipo de receptor que se ha propuesto para esta función es el tipo A.

EL NEURO PÉPTIDO Y.

Este neuro péptido tiene mucho receptores en sistema nervioso central y desempeña un papel importante en la regulación de la alimentación. También se la ha involucrado en algunas enfermedades, como el alcoholismo y la depresión. La molécula del neuro péptido Y está formada por 36 aminoácidos, y es uno de los más abundantes en el sistema nervioso central. Sitios en donde se localizan receptores a este neuropéptido son, la amígdala, el hipocampo, el hipotálamo, el LC, el estriado y la corteza cerebral. En los seres humanos hay cinco subtipos de receptores al péptido Y. La liberación de este puede disminuir la actividad del glutamato, por lo que se considera que están localizados en las mismas terminales sinápticas. Esta disminución de la liberación del aminoácido exitatorios, se logra mediante la activación de una cinasa para la proteína c -Jun. Esto lleva a una reducción de la entrada de calcio en las terminales pre sinápticas.

Cuando el NPY aumenta en el hipocampo, el aprendizaje espacial se dificulta al igual que hay una disminución del potencial a largo plazo. La elevación de este neuro péptido Y en el hipocampo, no impide la inducción de crisis compulsivas en animales de laboratorio, pero estas son menos dramáticas.

En seres humanos la disminución del neuro péptido Y se ha relacionado algunas enfermedades como la ansiedad, depresión, alcoholismo, esquizofrenia y el estrés postraumático. La alteración de un solo nucleótido que llevaba un polimorfismo en el gen para el péptido Y lleva una baja de esta proteína, lo cual se ha asociado con depresión y alcoholismo. Las alteraciones en el receptor NPY2 y 5, se han asociado a alcoholismo, crisis compulsivas independencia de la cocaína. Por lo anterior se están desarrollando antagonistas específicos de este tipo de receptores que puedan ser utilizados en problemas psiquiátricos.

Receptores a neuro péptido.

La mayoría de los receptores a neuro péptidos están acoplados a la proteína G, y tiene siete dominios tras membranales. En términos generales hay más receptores a neuro péptidos, que los propios neuro péptidos. Esto lleva a pensar a la existencia de familias para cada tipo de molécula. Para la somatostatina, por ejemplo, hay cinco subtipos de receptores. Todos ellos inhiben a la adenil ciclasa.

La transmisión con los neuro péptidos no está confinada a regiones sinápticas. Esto es, se trasmiten de manera volumétrica. Por ejemplo, la sustancia P tiene pocos receptores localizados enfrente de la membrana que lo libera. La mayoría de sus receptores están a distancia considerable del sitio de liberación. Los neuro péptidos pueden actuar en muchos sitios, por ejemplo a nivel post sin ático, en la presinapsis, en células adyacentes o en otras estructuras celulares varios centímetros de distancia del sitio de liberación (efecto paracrino). Algunos péptidos pueden pasar al torrente sanguíneo y actuar a distancia, a esto se le llama efecto endocrino.

BOMBESINA

La bombesina fue aislada primariamente de la piel de anfibios. Es un péptido de 14 amino ácidos. Tiene algunas secuencias similares con CCK y sustancia P, por la tanto comparte también algunas similitudes funcionales. A la bombesina se le ha localizado en estómago y sistema nervioso. En la médula espinal se han aislado tres formas de bombesina. La neuromedina B (10 a.a.), dos formas extendidas de péptido llamados neuromedinas B-30 y B-32 y otro decapéptido conocido como neuromedina C .

En el SNC los niveles mas altos de bombesina se localizan en la sustancia gelatinosa y en el núcleo del tracto solitario así como en los núcleos interpedunculares y arcuatos. Las áreas mesolímbicas (amígdala, núcleo acumbens y la estria terminal) también contienen inmuno reactividad a bombesina. Niveles altos de neuromedina C se localizan en la glándula pituitaria, y un poco mas bajos en bulbo olfatorio, hipocampo, estriado, cortex e hipotálamo.

Funciones de la bombesina

A nivel periférico la bombesina actúa como estimulante de la contracción de fibras musculares del tracto gastrointesinal y útero, también estimula la liberación de gastrina y colecistocinina, así como de amilasa y tripsina en páncreas y hormona del crecimiento por parte de pitituitaria.

Dentro de las funciones que se le ha relacionado a bombesina en el SNC está la inhibición de la secreción gástrica, aumento de la actividad simpática, efectos antinosiceptivos, producir hiperglicemia y una conducta de estiramiento esterotipada. Además en común con CCK la bombesina se ha relacionado con la saciedad y con la transmisión en la médula espinal.

En cuanto a receptores se han propuesto dos tipo, aunque esto requiere aún de ser confirmado, estos receptores, estarían interactuando con los fragmentos terminales C- o N-.

TAQUICININAS.

La sustancia P, es un ejemplo de esta familia de neuropéptidos. Fue aislada en 1931 por Euler y Gaddum de un estracto de intestino de caballo. Estos investigadores observaron que esta sustancia producía una contracción en músculo liso, que no era revertida por atropina. Otras sustancias de la misma familia son las neuroquininas A, B y K, asi como la Eledoisina, Uporoleina, Kasinina y Fisalaemin.

Los detalles relacionados a la síntesis de las sustancia P no se conocen del todo, aunque se sospecha que este péptido provenga de una molécula precursora de un mayor peso molecular, se han propuesto a las   y ß preprotaquicinina, ya que en ambas existen secuencias de la sustancia P. El almacenamiento y transporte a lo largo del axón son poco conocidos, aunque se sabe que existe. Se ha demostrado la liberación dependiente de potasio en diferentes preparaciones "in vitro" y en perfusado de tejidos, en regiones como la médula espinal, las neuronas de las raíces dorsales de la médula espinal. La liberación a nivel fisiológico, es dependiente de calcio y se sabe que la liberación de las células de las raices dorsales puede ser reducida por la presencia de morfina. También existen una serie de enzimas, las cuales se les conoce con el nombre genérico de endopeptidasas las cuales inactivan a la sustancia P.

En cuanto a los receptores, se han propuesto dos, el primero que tiene como principal agonista a la fisalaemina (Physalaemin), por lo que se le conoce como receptor (P) (SP-P); mientras que el segundo tipo de receptores tiene como principal agonista al eledoisin (receptor E o SP-E). Con estudios del tipo de la autoradiografía se han podido mapear receptores en diferentes regiones del tallo cerebral. Los receptores, de diferente tipo, a la sustancia P se encuentran en ganglios basales, septum, amígdala, hipocampo, bulbo olfatorio, puente, núcleo del tracto solitario, y en las láminas I, II y X de la médula espinal.

Una de las principales funciones de la sustancia P es la que se relaciona con los mecanismos sensoriales. La sustancia P causa dolor si se administra en las terminales de las vias sensoriales. Se ha propuesto que sea el agente algógeno del dolor neurogénico, así como que sea el agente que media la respuesta dolorosa a las zonas de inflamación. También se ha propuesto que sea el agente que produce la vasodilatación de la respuesta triple de Lewis. Esta
reacción parece estar mediada por histamina, la cual se desprende de los mastocitos.

POLIPEPTIDO VASOINTESTINAL ACTIVO (VIP)

El VIP en una molécula de 28 amino ácidos, el cual se encuentra en los nervios del tracto gastro intestinal, desde el esófago hasta el recto, y en órganos accesorios al tracto gastrointestinal como el páncreas y la vesícula biliar. También se le encuentra en las paredes sanguíneas de algunos vasos sanguíneos y de los bronquios. La acción principal del VIP es producir la relajación del músculo liso, y en casos como los vasos sanguíneos, produce vasodilatación, lo cual conduce a la hipotensión, broncodilatación, y relajación de la pared intestinal. En el páncreas el VIP causa la liberación de insulina, glucagon y somatostatina. En las cápsulas suprarrenales promueve la génesis de esteroides.

La inmunoreactividad a VIP es más notoria en la corteza cerebral, hipotálamo, amígdala, hipocampo, cuerpo estriado, sustancia gris periacuductal y algunas neuronas primaria aferentes que proyectan hacia la médula espinal. No se conoce mucho de los mecanismos de síntesis y almacenamiento. Cuando se administra iontoforéticamente, el VIP causa depolarización y excitación. Se supone que existen dos tipos de receptores a VIP, uno de alta y otro de baja afinidad. El VIP puede estimular la liberación de prolactina, ACTH, hormona luteinizante y hormona del crecimiento.

En el gato se han identificado coexistiendo al VIP y a la acetil colina, en las glándulas salivales. Cuando se estimulan las fibras postganglónicas hay aumento en la liberación de la acetilcolina y VIP, esta última hace que aumente el riego sanguíneo en la glándula, mientras que la acetilcolina aumenta la secreción de saliva. Este es un ejemplo de coliberación, el cual se da en diferentes sistemas de neurotransmisión. A el VIP se le ha implicado en los mecanismos de regulación del sueño de movimientos oculares rápidos (SMOR).

NEUROTENSINA

La neurotensina (NT) es una molécula de 13 amino ácidos. Esta se identificó en un principio como un vasodilatador potente. Esta neuropéptido se localiza en áreas como el hipotálamo, ganglios basales, el núcleo interticial, y la estría terminalis, el sistema límbico y la sustancia gelatinosa de la médula espinal. Esta molécula tiene como precursor a la preproneurotensina. Se le ha implicado también en la modulación sensorial aunque su efecto en esta dirección, no es modulado por la naloxona.

SOMATOSTATINA.

Es una molécula con 14 amino ácidos, aunque también se ha reconocido una forma mayor de 28 amino ácidos. Este péptido tiene una amplia distribución en el hipotálamo, hipocampo, corteza cerebral, y en el área límbica. Se ha observado fibras que proyectan desde el hipotálamo hacia el sistema límbico y que proyectan caudalmente a la sustancia negra y al <u>locus coeruleus</u>. Se ha demostrado la liberación, tanto de la forma de 14 como de 28 amino ácidos de rebanadas de hipotátalo. Esta liberación es calcio dependiente y puede ser estimulada con potasio.

A nivel funcional, se ha propuesto que la somatostatina desempeñe un papel en la modulación sensorial, se le ha asociado a las neuronas sensoriales aferentes primarias a la médula espinal, también inhibe la liberación de la sustancia P a los estímulos nocivos. El mecanismos preciso de su acción antinociceptivo está aún por establecerse.

A nivel fisiológico se sabe que la somatostatina actúa sobre la eminencia media inhibiendo la secreción de la hormona del crecimiento. Debido a su distribución se ha propuesto que este neuropéptido pueda tener que ver con algunas funciones como el estado de ámimo (depresión y manía), así como en aspectos de regulación motora. Estas últimas funciones requieren de mas estudios.

LOS NEUROPEPTIDOS HIPOCRETINAS/OREXINAS.

El hipotálamo desempeña un papel relevante en el mantenimiento de una serie de funciones apetitivas: la ingesta de alimentos, la libido, la sed y el sueño. En este artículo revisamos los aspectos recientes de la regulación del apetito y el sueño en el contexto del descubrimiento de los neuropéptidos conocidos como hipocretinas/orexinas [1]. También se comentarán algunas posibles implicaciones clínicas de estos descubrimientos.

En cuando al control la ingesta de alimentos, se sabe que la lesión de la porción ventro–medial del hipotálamo produce hiperfagia, mientras que las lesiones del hipotálamo lateral causan hipofagia o anorexia, esto ha sugerido la existencia de zonas que regulan la saciedad y la ingesta alimenticia. Los sistemas neurohumorales que regulan estas áreas han aumentado, de tal forma que, tenemos que a los neuropéptidos como la hormona liberadora de la corticotrofina (HLC), al neuropéptido Y (NPY) y a la galanina, a las que se han agregado otras moléculas como son la Hormona concentradora de la melanina (HCM) y las orexinas.

HIPOCRETINAS/OREXINAS

Las hipocretinas fueron identificadas por primera vez en 1998 (De Lecea y cols.1998). Se aisló primero el mRNA de las preprohipocretinas, que

---

[1] No hay en la actualidad un consenso sobre cual de los dos nombres: hipocretinas u orexinas se debe de dar a estas dos moléculas,

transcribe para los dos neuropéptidos específicos, hypocretina-A e hipocretina-B, las cuales se localizan en vesículas presinápticas y poseen un efecto excitatorio. La existencia de estas proteínas fue confirmada de manera independiente por Sakurai et al. (1998), quienes utilizaron técnicas de purificación y de unión a las líneas celulares que expresan diferentes receptores "huérfanos", dos péptidos fueron observados por este grupo, que se ligaban a estos receptores, los cuales se encuentran acoplados a proteínas "G". Para este procedimiento se utilizaron cincuenta líneas celulares, una vez que estas células expresaron los dos tipos de receptores, ahora conocidos como receptores Orex-1 y Orex-2, se les expuso a las orexinas con buenos resultados, para un efecto biológico. Los péptidos que se han aislado, se denominaron inicialmente hipocretinas y después orexinas. Estos neuropéptidos tienen un efecto sobre los receptores pre y postsinápticos, aun cuando orexina 1 es mas potente que orexina 2, algunas de las neuronas que son afectadas por las orexinas, son las GABAérgica y glicinérgicas (Van der Pot, 1998).

La principal localización de las neuronas que sintetizan orexina (v.g., orexinérgicas), es el hipotálamo lateral, utilizando antisuero contra orexina, se han identificado una serie de neuronas que son inmunoreactivas, lo mismo que las conexiones que se establecen con estas células mediante la inmunoreactividad con sus axones a orexina (Orex-ir). En el hipotálamo, en la región parafornical y en el hipotálamo lateral, se ha observado Orex-ir, también en las terminales varicosas, con una amplia distribución de estas en la corteza cerebral, el grupo medial del tálamo, los órganos circunventriculares, el sistema límbico y el tallo cerebral (locus coeruleus y núcleos del rafe)(Sakurai et al. 1998; Sutcliffe y Kilduff. 1998).

Se han identificado dos receptores orexina: Orex-1 y Orex-2. El RNAm pare el Orex-1 es mas abundante en las regiones del hipotálamo ventromedial, mientras que el Orex-2 se expresa de manera predominante en las áreas paraventriculares, también se ha detectado una gran cantidad de RNAm para Orex-1 en el hipocampo, el rafe dorsal y el locus coeruleus. El RNAm de Orex-2 se expresa en la corteza cerebral, el núcleo acumbens, y los núcleos subtalámicos y paraventriculares (Triverdi et al.,1998; Risold et al. 1999).

Se ha observado que la expresión de la orexina aumenta con el ayuno prolongado, mientras que la administración central de las orexinas induce hiperfagia. Por ejemplo, los efectos de la inyección en el ventrículo lateral de orexina y NPY se han estudiado conductualmente. Orexina A produce en la rata una conducta de lavado de cara, mientras que la orexina B, tienen un efecto de acicalamiento en general, y conducta de enterramiento. Sin embargo el efecto mas importante sobre la conducta alimentaria se observó con NPY, a los 10 minutos de que está fue administrada. Este mismo efecto estimulador de la conducta de ingesta se observó con la orexina A pero fue menos intenso (Ida et al., 1999; Sweet et al., 1999; Beck et al., 1999; Edwards et al., 1999; Mondal et al., 1999).

El mecanismo de regulación de la conducta alimentaria es diferente entre NPY y orexinas. En ratones genéticamente obesos (ob/ob y db/db) comparados con ratones controles (C57B1/6j), mediante la técnica histoquímica de hibridación in situ, se encontró que la expresión de los genes pre-pro-orexina era menor para los ratones obesos que en los controles. Mientras que la expresión de los genes para el NPY en el núcleo arqueado estaba aumentada de manera significativa comparada con los ratones controles (Yamamoto, 1994).

Las neuronas que contienen orexina en el hipotálamo lateral son también activadas por la hipoglicemia inducida por la insulina (Mariguchi et al., 1999). En estudios neurofisiológicos se ha observado que algunas de las neuronas del hipotálamo lateral está mas activas por la hipoglicemia, y se les ha denominado "neuronas sensibles a la glucosa". Utilizando lo técnica de expresión de genes inmediatos como el c-Fos, (que implican activación de mecanismos intracelulares y por lo tanto excitabilidad celular), se observó que las neuronas que contienen orexina en el hipotálamo lateral, están mas activas durante la hipoglicemia, que es cuando mayor expresión de inmunoreactividad a c-Fos se observa. Utilizando la técnica de la doble tinción, Marogushi et al (1999), observaron que un 33 % de las neuronas del hipotálamo lateral presentaban los dos tipos de inmunoreactividad. Lo cual sugiere que algunas neuronas orexinérgicas están mas activas en la hipoglicemia.

LA CONEXION CON EL SUEÑO

El sueño es un estado neurofisiológico complejo, que puede separarse en dos fases, una llamada de movimientos oculares rápidos o sueño MOR y otra que es sin movimientos oculares rápidos o sueño No-MOR. Este último en los seres humanos adultos puede dividirse en cuatro estadios, los cuales se denominan del 1 al 4. A los estadios 3 y 4, también se les conoce como sueño delta (Dement, 1994). El sueño MOR, tiene una serie de fenómenos que lo constituyen: los fenómenos fásicos y los fenómenos tónicos. Los fenómenos fásicos son los movimientos oculares, las sacudidas musculares y la actividad ponto genículo occipital, también conocida como PGO. La principal característica de los fenómenos fásicos es su periodicidad, es decir su expresión en forma de salvas. Los fenómenos tónicos se presenta durante todo el tiempo que el sujeto se encuentra en el sueño MOR: desincronización electroencefaligráfica (EEG) y atonía muscular (Dement, 1994).

Existen una serie de alteraciones del sueño, pero la narcolepsia ha llamado la atención a neurólogos, psiquiatras y especialistas de la medicina del sueño, por ser una de las alteraciones "primarias" del sueño y mas concretamente del sueño MOR. Los síntomas clásicos de la narcolepsia son: ataques de sueño, somnolencia excesiva diurna, cataplexia y alucinaciones hipnagógicas. En la "International Classification of Sleep Disorders" (ICSD-1990), se menciona que la somnolencia diurna junto con la cataplexia, son los dos síntomas "mayores" de la narcolepsia. Los ataques de sueño, son súbitos, generalmente duran algunos minutos, después de los cuales el paciente se encuentra recuperado, pero si se resiste el enfermo a dormir, se desarrolla el estado de somnolencia continua, que llega a ser mencionado como de "borrachera de sueño". La cataplexia se define como la pérdida súbita y bilateral del tono muscular, generalmente asociado a un tipo de emociones (de las llamadas emociones positivas: por ejemplo risas después de una broma, pocas veces se presenta con tristeza, o pánico, es decir las llamadas emociones negativas), hay aflojamiento de las rodillas, aflojamiento de músculos de la cara, la cabeza se cae hacia un lado, lo mismo que hay caída de la mandíbula. El paciente está consciente durante la crisis de cataplexia, a menos que el ataque de cataplexia se prolongue, entonces se puede presentar somnolencia, con alucinaciones al inicio del sueño, que es a lo que se llama, alucinaciones hipnagógicas. La parálisis de sueño (imposibilidad para moverse cuando se pasa del estado de dormido al despierto). Finalmente es común que presenten conductas automáticas similares a las epilépticas (las cuales se explican por la somnolencia) y alucinaciones hipnagógicas.

El principal tratamiento de los enfermos con narcolepsia es con estimulantes, lo cual nos ha enseñado bastante sobre la fisiopatología de la enfermedad, también está el modelo de perros con cataplexia, de la raza doberman. Este modelo canino, nos ha enseñado bastante de los aspectos neurobioquímicos de la enfermedad. La mayoría de la drogas utilizadas para la cataplexia trabajan bloqueando la recaptura de la norepinefrina[2], tal es el caso de la clorimipramina, la cual se considera como de primera elección en el tratamiento de esta alteración. La somnolencia excesiva diurna, se maneja con agentes que aumentan los niveles de dopamina a nivel postsináptico, estos compuesto son en su mayoría estimulantes (metilfenidato, anfetaminas y recientemente el modafinil) (Neylan et al 1999).

El sueño MOR se ha ligado al sistema colinérgico. Las microinyecciones de agentes colinérgico y específicamente de agonistas de los receptores M2, inducen cataplexia en un perro normal, pero en el modelo canino de narcolepsia/cataplexia (perros doberman), la manipulación farmacológica es mucho mas sensible (Nishino y Mignot, 19997). La acetilcolina se libera normalmente durante el sueño MOR en la formación reticular pontina, en donde hay neuronas colinoceptivas (Kodama et al.1999) en los perros con

---

[2] Se habla de recaptura de un neurotransmisor cuando este es retirado de la hendidura sináptica, hacia la presinapsis por una proteina transportadora y un mecanismo activo, el cual puede ser bloqueado farmacológicamente.

narcolepsia/cataplexia, esta liberación de acetilcolina, se presenta cada que el perro tiene un ataque espontaneo de cataplexia (Mignot, 1998), lo cual apoya la idea que ambos mecanismos colinérgico son empleados en los dos casos. Una hipersensibilidad del sistema muscarínico se ha encontrado en el modelo de perros doberman en la región de hipotálamo basal. La inyección de carbacol (agonista muscarínico inespecífico), induce cataplexia, mientras que la misma inyección produce una reacción de despertar en los perros no-narcolépticos (Nishino et al, 1995; Nishino and Mignot 1997). Estas diferencias podrían estar relacionadas a las conexiones entre el sistema límbico y el hipotálamo, lo cual explicaría, el porque las emociones son capaces de desencadenar cataplexia.

Los casos de familias de narcolépticos no son muy frecuentes, se conoce que solo del 8 al 10 % de los familiares de pacientes con narcolepsia, presentan alguna forma de esta enfermedad y la incidencia de familiares de primer grado es solo de un 1 a 2 % (Mignot, 1998). En los perros doberman con narcolepsia/cataplexia, la herencia es Mendeliana, con un patrón autosómico recesivo, con una penetrancia completa (Foutz et al., 1979). En un trabajo reciente, Lin et al, (1999) reportaron que la narcolepsia canina puede estar causada por la mutación del receptor Orex-2. Utilizando la clonación posicional para identificar mutaciones autosómicas recesivas en esos perros doberma, este grupo ha mostrado que un gen que codifica para los receptores de alta afinidad para hipocretina/orexina, del subtipo 2 (Orex-2r), presenta una mutación. El problema para los investigadores del área es ahora ver cual de los síntomas que hemos descrito para la narcolepsia, pueden ligarse a este receptor y a su expresión. Los perros con narcolepsia, presentan principalmente cataplexia y una entrada en a sueño principalmente iniciando cada episodio en sueño MOR, todo esto pudiera indicar que el defecto en el receptor mutado pudiera indicar un problema en la regulación del sueño MOR, el cual aparecería mas frecuentemente. Chemelli et al (1999) reportaron también el desarrollo de un modelo de narcolepsia en un raton "knockout" para orexinas. A diferencia del trabajo del grupo de Stanford (Lin et al., 1999), este grupo obtuvo un ratón que no sintetiza las pre-pro-orexinas. Este ratón muestra ataques de narcolepsia, que en realidad son ataques de cataplexia, caracterizados por un estado de ataxia, y de inmovilización. En sus registros nocturnos (fase de mayor actividad para estos roedores), los ratones "knockout" para las orexinas, tienen mayor número de episodios de sueño en la fase de oscuridad, y en ellos se tiene un ingreso en sueño MOR directamente, mas frecuentemente que los ratones "salvajes". No se encontró ninguna alteración estructural en el cerebro de los ratones homocigotos para la deficiencia de orexinas. Utilizando hibridación in situ para la secuencias de orexinas A y B, no se pudieron detectar estos péptidos en los ratones homocigotos. Este estudio, refuerza el papel que el sistema de orexinas parece tener en algunos aspectos de regulación del sueño.

Si recordamos que los cuerpos celulares de las neuronas que producen orexina/hipocretina, se encuentran en el hipotálamo lateral, resulta interesenta hacer una revisión del papel de esta estructura en la regulación del sueño y la vigilia.

ASPECTOS FUNCIONALES DEL HIPOTÁLAMO EN EL MANTENIMIENTO DEL CICLO SUEÑO VIGILIA.

MANTENIMIENTO DE LA VIGILIA

EL papel del hipotálamo en la regulación del ciclo sueño-vigilia fue observado, en primer lugar, por el estudio de los pacientes con encefalitis letárgica o encefalitis de Von Economo. Los pacientes con lesiones en la región del hipotálamo anterior desarrollaron insomnio, o reducción de las necesidades de sueño, mientras que los pacientes con lesiones en el hipotólamo posterior y en la región de la formación reticular mesencefálica, presentaron hipersomnolencia (revisado por Shiromani, 1999).

Tanto el tallo cerebral como el diencéfalo se han propuesto que participen en algunos aspectos de la regulación del sueño. En el tallo cerebral, Moruzzi y Magoun (Revisado por Shiromani, 1999), mostraron que la estimulación de la formación reticular del tallo cerebral inducía una reacción de despertar en los animales sedados. Por otro lado se ha indentificado, que las regiones involucradas con esta reacción del despertar, eran aquellas que se localizaban en las regiones del tegmento pontino laterodorsal (LDT) y la porción tegmental del puente, también conocida como PPT (revisado en Steriado y McCarley 1990). Se sabe que hay un grupo de neuronas que están mas activas durante la vigilia, y otro grupo que está mas activo únicamente durante el sueño MOR, mientras que otras células están activas en ambas situaciones (células REM-on/Waking-on). Estas células hacen relevo con el tálamo y participan en los aspecto que tienen que ver con los ritmos oscilatorios a este nivel.

Hay un grupo de neuronas colinérgicas en esta región, que tienen que ver con el mantenimiento de la vigilia y de la desincronización EEG (Szymusiak, 1995). En la región del cerebro anterior, las estructuras que son colinérgicas son: las estrias de las bandas diagonales de Broca, la sustancia inominada, y la región preóptica magnocelular, en donde están las células que se encuentran activas durante el sueño (Szymusiak, 1995; Szymusiak and McGinty, 1986a).

Estas células colinérgicas se encuentran con una mayor frecuencia de activación en la vigilia, cuando el animal se encuentra alerta y durante el sueño MOR. Estas últimas células disminuyen la frecuencia de disparo en respuesta a la administración de calor local, el cual es somnogénico (Szymusiak and McGinty, 1986b). Cuando se lesiona de manera selectiva esta zona, utilizando la toxina 192 IgG-saporin, no se modifica la cantidad total de vigilia (Bessant et al. 1995), por lo que pudiera ser que esta región del hipotálamo anterior, no sería responsable, de manera exclusiva de la reacción de despertar.

En el hipotálamo posterior, las neuronas histaminérgicas de los núcleos tuberomamilares (TMN), también son responsables de la vigilia. Las lesiones de hipotálamo posterior que incluyen el TMN producen hipersomnolencia (McGinty, 1969; Shiham and Teitelbaum, 1982). Estas neuronas tienen su mayor nivel de descarga durante la vigilia y están completamente silentes durante el sueño MOR y el sueño no-MOR (Sakai et al. 1990; Szymusiak et al. 1989; Vanni-Mercier et al., 1984). Una interacción recíproca entre el TMN en el hipotálamo basal ha sido propuesta, en base al calentamiento de las células de la región preóptica, lo cual inhibe a las células del TMN (Krilowicz et al., 1994).. De manera opuesta, las microinyecciones de histamina en esta región del hipotálamo anterior, producen un aumento dosis dependiente de la vigilia (Lin et al, 1994). El bloqueo de la síntesis de histamina en la región preóptica (POA), aumenta el sueño y disminuye la vigilia (Lin et al.1994). Los receptores a histamina H1 y H2 se han propuesto como los responsables de la mediación de la reacción del despertar. Sin embargo algunos de los neuropéptidos, que hemos comentado se relacionan con la regulación del apetito, pudieran estar actuando también en esta área. Como se mencionó ya, las hipocretinas/orexinas, pudieran tener una función relevante en la modulación del sueño, la células orexinérgicas se localizan en la porción lateral del hipotálamo, y una de las eferencias mas importantes, en cuanto al número de fibras es la del Locus Coeruleus (LC). Esta última estructura, con un porcentaje de 50% a 70% de neuronas noradrenérgicas, podrían explicar algunas de los efectos de la orexina, como promotora de la vigilia, y supresora del sueño MOR.

La norepinefrina (NE) y la serotonina (5-HT), también se han implicado en la reacción del despertar. Las neuronas del LC y DR tienen su mas alto nivel de descargas durante la vigilia, este disminuye cuando el animal se encuentra en sueño No-MOR, y finalmente están inactivas cuando el animal se encuentra en sueño MOR. (Steriade y McCarley, 1990). Utilizando el método de la doble tinción, para c-Fos y la Colina Acetil Transferasa (CAT), se ha visto que existen un grupo de células colinérgicas en la región del hipotálamo basal y el los núcleos LDT y PPT del tallo cerebral, que están también involucrados en el mantenimiento de la vigilia (O'Hara et al. 1993; Ottlecz et al., 1988; Tononi et al., 1994).

MANTENIMIENTO DEL SUEÑO SIN MOVIMIENTOS OCULARES RAPIDOS.

Un grupo de neuronas de la región del hipotálamo anterior, conocida como la región anterior preóptica (POA), se han demostrado que desempeñan una función importante en el inicio del sueño de ondas lentas o sueño No-MOR. Hay grupo selectivo de neuronas, que se encuentran mas activas cuando el animal se encuentra en sueño No-MOR, estas son células no colinérgicas, que promueven esta fase del sueño (Szymusiak y McGinty 1986a; Symusiak y McGinty 1986b; Wagner y cols, 2000). Se ha propuesto que el neurotransmisor con el que trabajan es el GABA, y que estas célula se localizan entremezcladas con las células colinérgicas (Koyama y Hayaishi, 1994).

En esta zona POA y en la médula oblongada, son las únicas regiones, que se encuentran activas cuando el animal se encuentra en ondas lentas (Egushi y Satoh, 1980). Las neuronas activas durante el sueño, se encuentran en la región POA y en regiones adyacentes en la rata, gato y conejo (Szymusiak y McGinty 1986a; Symusiak y McGinty 1986b). Estas células comienzan a disparar en la somnolencia y aumentan la frecuencia de descargas simultáneamente al aumento de la amplitud y duración de las ondas delta. El aumento de la temperatura ya sea local o sistémica, induce aumento del sueño lento (Symusiak y McGinty 1986b). Este calentamiento aumenta la actividad de las neuronas no colinérgicas de la zona POA, por lo que se ha propuesto que estas células monitorizan la temperatura y el sueño No-MOR.

Aunque no se conoce con exactitud cual pueda ser el neurotransmisor de esta región, una posibilidad es que se el GABA. Este neurotransmisor es predominante en esta región hipotalámica, y hay conexiones GABAérgicas a las neuronas del TMN (Gritli y col., 1994). Nitz y Sigel (1995), reportaron un aumento en la liberación de GABA por microdialisis, en el hipotálamo posterior durante el sueño. También reportaron que las microinyecciones de muscimol (agonista GABA), en el hipotálamo posterior, inducen sueño No-MOR (Moraity et al. 1996). Se ha visto inducción de sueño No-MOR en animales insomnes por la administración de para-cloro fenil-alanina (PCPA-inhibe la síntesis de 5-HT) y en animales con lesiones de la región POA (Lin y cols., 1989).

Debido a que las células no-colinérgicas están mezcladas con las colinérgicas en la región POA, un abordaje que se hizo para identificar las células activas durante el sueño-NoMOR, fue el identificarlas con anticuerpos anti-c-fos. Cuando el animal está dormido, un grupo con inmunoreactividad positiva a fos (fos-ir), se encuentran en la región conocida como área preóptica ventrolateral (Sherin et al., 1996). La ratas fueron examinadas en función a los diferentes periodos de duración de su sueño. Las ratas con periodos de sueño de mas del 80% tienen una aumento significativo de las células que son reactivas a c-fos (fos-ir), mientras que las ratas con una cantidad de sueño menor al 30 %, tienen muy pocas células fos-ir en el VLPO. Para descartar la influencia circadiana sobre la expresión de c-fos, se realizó un estudio, en el cual las ratas fueron privadas de sueño, a lo largo de diferentes tiempos: 9 y 12 horas, durante el día, algunas se sacrificaron inmediatamente después de la privación, pero otras se les permitió dormir por tres horas. La hipótesis era, que independientemente del horario en que durmieran los animales, hay un aumento de la inmunoreactividad a c-Fos en las células del VLPO. Se observó que las células del VLPO, aumentaron el fos-ir, cuando se encontraban en sueño, aun cuando este fuera en la fase en la cual el animal se encuentra mas activo (fase de obscuridad), mientras que los animales que fueron sacrificados inmediatamente al finalizar la privación, tuvieron una disminución importante del numero de fos-ir. Estas mismas células están mas activas, cuando los animales se encuentran en sueño- No-MOR (Sherin et al. 1996). Por otro lado, estas neuronas, no están mas activas cuando el animal está siendo privado de sueño, lo cual indicaría, que son células que responden a la presión para que se inicie el sueño, sino que por el contrario, solo están activas si el animal es privado de sueño y se le permite dormir, es decir solo cuando se instalo el sueño, esto pudiera indicar que las células del VLPO son el elemento "ejecutor" de un sistema encargado de la regulación del sueño No-MOR,

Las células del VLPO fos-ir proyectan a las células histaminérgicas de la región TMN, las células del VLPO son GABAérgicas, y este neurotransmisor se ha encontrado elevado en las región posterior del hipotálamo (Sherin et al. 1996). Las células Fos-ir del VLPO contienen galanina, de hecho estas células se tiñen mejor para galanina, que para GABA, el cual es mas o menos ubicuo. Galanina estimula la liberación de GHRH del hipotálamo y de la hormona del crecimiento de la adenohipófisis (Kitajime et al. 1990; Ottlecz et al. 1998). Esta última hormona se ha observado que aumenta su fase de liberación, cuando se está en la fase de sueño No-MOR. Esto en humanos, rata, y otras especies. Aunque no se ha demostrado efectos de galanina sobre sueño (Topila et al., 1995), si hay efectos de la hormona del crecimiento sobre este (Obal et al., 1999).También la hormona del crecimiento y la hormona liberadora de la hormona del crecimiento promueven el sueño delta. Obal et al. (1999) han demostrado que el facto de crecimiento, similar a insulina 1 (IGF-1), que actúa como molécula que frena la liberación de la hormona del crecimiento y la hormona liberadora de la hormona del crecimiento, produce una supresión importante del sueño (tanto sueño MOR como sueño No-MOR). La administración oral del secretagogo MK-677, produce cambios en la calidad del sueño en jóvenes y en ancianos. En los primero, las dosis elevadas, aumentan de manera significativa el estadio IV de sueño (50 %), mientras que el sueño MOR se incrementa moderadamente (20%), cuando son comparados con la administración de placebo. En los ancianos, solo se observó un aumento en el sueño MOR y un acortamiento en la latencia a sueño. Estos hallazgos indican que los péptidos del sistema somatotrófico, también intervienen en la modulación del sueño. La insulina a su vez modula la liberación de la hormona del crecimiento a través de la hipoglicemia, la administración intra cerebro ventricular de insulina aumenta el sueño de ondas lentas (Valatx et al. 1999), lo cual pudiera ser un efecto de la insulina directamente en sus receptores cerebrales y/o, el efecto de la misma sobre la hormona del crecimiento.

Una posibilidad, en cuanto al papel del VLPO es que inhiba a células que tienen una papel en el mantenimiento de la vigilia, por ejemplo las células VLPO, tienen una influencia inhibitoria importante en las células TMN y quizás a otras regiones del tallo cerebral como el LC y el DR.

IMPLICACIONES CLINICAS

En base a lo descrito anteriormente, se pueden hacer algunas especulaciones del como los péptidos que regulan el apetito y los mecanismos que mantienen las distintas fases del sueño y la vigilia, se pueden vincular.

En primer lugar tenemos a la depresión mayor, en donde hay dos aspectos clínicos que interesan discutir en el contexto del presenta artículo. Los enfermos deprimidos tienen una disminución importante en su apetito, aunque un grupo de aproximadamente 10 % puede tener el patrón opuesto, es decir aumento en el consumo de alimentos, con una selección por carbohidratos (APA-DSM-IV, 1990). Los pacientes deprimidos también tienen alteraciones en el sueño MOR. Estas se caracterizan por, un acortamiento en la latencia al primer episodio de sueño MOR de la noche (que de ser 90 a 120 minutos en el adulto joven, se acorta a menos de 60 minutos) y un aumento en la duración y en la densidad de los movimientos oculares rápidos en la primera parte de la noche (Gillin et al, 1993). Se ha propuesto que los enfermos deprimido tenga una hipersensibilidad en los receptores muscarínicos M2, y que esto explique el acortamiento de la alternancia al sueño MOR (Shiromani et al.,1987), sin embargo, si las hipocretinas/orexina, estuvieran disminuidas o los receptores a ellas modificados como en el caso de los perros narcolépticos, entonces esto también podría explicar la latencia acortada al sueño MOR en los deprimidos y la disminución en el apetito. También es posible que se pueda asociar un efecto antidepresivo de la orexina. La mayoría de los medicamentos antidepresivos suprimen el sueño MOR (Jobert et 1999; Salin-Pascual et al. 1997; Trivedi et al, 1999; Yamadera et al 1998), aun cuando ya existen otros medicamentos antidepresivos como la mirtacepina y la nefazodona, lo cuales conservan la arquitectura del sueño estable, sin el efecto supresor en el sueño MOR (Rush et al. 1998).

Otra patología del sueño y la obesidad es la apnea obstructiva del sueño. Aun cuando no se presenta exclusivamente en los obesos, estos representan un grupo importante por la prevalencia de esta alteración en ellos (ICSD-1990). La apnea obstructiva del sueño consiste en la interrupción del flujo inspiratorio de aire, debido a un factor obstructivo en las vías aéreas superiores, cuando el paciente se encuentra dormido (Dement, 1994). Si el paciente tiene un índice de mas de 5 episodios de apnea por hora con una desaturación importante en la oxigenación sanguinea, podemos hacer el diagnóstico de esta entidad. El paciente con apnea presenta una serie de síntomas y signos característicos. Por la noche, presenta una gran fragmentación del sueño, con una gran cantidad de despertares, y una modificación en la arquitectura del sueño. Durante el día hay somnolencia diurna, cefalea frontal, disminución de la concentración, irritabilidad, etc. El paciente obeso parece tener una alteración en la regulación de las leptinas, de tal forma que a pesar de que estas se encuentran elevadas, hay una refractoriedad a su acción (Scheen y Luyckx 1999; Halle et al. 1999; Obal et al. 1999). Por otro lado, en las células orexinérgicas del hipotálamo lateral, se han observado receptores a leptinas (Hakansson et al., 1999), con lo cual se puede especular que las hipocretinas/orexinas, también están teniendo un mal funcionamiento en el obeso-apnéico, ya que por un lado, no frenen su ingesta de alimentos y por el otro no mantienen al sujeto alerta, despierto. No se conoce a la fecha cual sería la explicación de esta alteración en la regulación de las leptinas. Se han propuesto, modificaciones en los mecanismos a nivel de la barrera hematoencefálica, y por otro lado a nivel de los posibles efectores de las leptinas, como son los sitios de regulación al NPY o a otros péptidos.

Si embargo, un aspecto interesante es que se ha sugerido que el paciente obeso con apnea del sueño tiene un problema en la secreción de la hormona del crecimiento, lo cual podría ser multicausal: fragmentación el sueño delta (estadios 3 y 4), alteraciones en la regulacion de la insulina y posiblemente un aumento en la producción de la orexinas y otros de los neuropeptidos que llevaría a un aumento importante en el consumo de alimentos.

Finalmente, está una alteración conjunta del sueño y la de la alimentación: el síndrome de la ingesta nocturna de alimento. Este consiste en una hiperfagia nocturna importante, insomnio y una relativa disminución del apetito durante el día. Se describió en 1955 por primera vez, pero solo hasta muy recientemente, ha aumentado el interés por esta alteración. En un trabajo se estudió a 10 obesos con el síndrome de ingesta noctuna (SIN), comparándolos con sujetos controles apareados por edad, sexo, y peso. Se documentó el número de calorías que consumían a lo largo de las 24 horas, por una semana y el tiempo en el cual estas eran cosumida. El número de calorias consumida por ambos grupos fue similar, pero el grupo con SIN mostró tener mas episodios de ingesta de alimentos al día (9.3 vs 4.2 del otro grupo). El grupo con SIN mostró consumir esa cantidad de calorias entre las 20:00 y 06:00 horas, es decir, consumir un 56 % de su ingesta calórica por la noche. Los pacientes en el grupo SIN mostraron despertan 3.6 veces mas en la noche que el grupo control (si despertares) (Schenk y Mahowald 1994). En otro estudio (Birketvedt GS et al., 1999) se midieron los niveles plasmáticos de leptinas, melatonina, y cortisol por 24 horas a 12 mujeres con SIN, cinco de las cuales eran obesas y se compararon con 11 mujeres obesas sin el SIN y 10 mujeres no obesas sin el SIN. El patrón circadiano de la mujeres en el grupo SIN fue similar al observado en personas con alteraciones afectivas. El patrón de estado de ánimo en los pacientes con SIN al caer la noche, es muy bajo, contrario a lo observado en la mayoría de los pacientes deprimidos, cuya variación circadiana del estado de ánimo coloca a una mejoría del afecto en la noche. Las paciente con SIN mostraron niveles elevados de cortisol y una atenuación en la amplitud de los niveles de melatonina y leptina. En este último artículo se propone que la administración de leptinas, melatonina o de la hormona liberadora de la corticotrofina, pueden tener un futuro en el manejo de este tipo de pacientes.

En conclusión podemos decir, que el descubrimiento de la hipocretinas/orexinas es un evento cardinal en la investigación de los mecanismos moleculares de la regulación del ciclo sueño-vigilia, que pone de manifiesto nuevamente el papel del hipotálamo en la fisiología de este ciclo, pero ademas conecta otros aspectos de la regulación de las apetencias, como la ingesta de alimentos y el sueño, con lo cual se espera que existan nuevas lineas de investigación muy prometedoras en futuro.

REFERENCIAS

American Psychiatric Association. Manual for Diagnostic and Statistical Classification of Mental Disorders. IV Edition.

American Sleep Disorder Association Diagnostic Classification Steering Committee: International Classification of Sleep Disorders: Diagnostic and Coding Manual. Rochester, MN, American Sleep Disorders Association, 1990.

Bassant MH, Apartis E, Jazat-Pondessous FR, Wiley RG, Lamour YA (1995) Selective immunolesion of the basal forebrain cholinergic neurons: effects on hippocampal activity during sleep and wakefulness in the rat. Neurodegeneration 4:61-70.

Beck B, Rchy S.Hypothalamic hypocretin/orexin and neuropeptide Y: divergent interaction with energy depletion and leptin (1999) Biochem Biophys Res Commun 258: 119-122.

Birketvedt GS, Florholmen J, Sundsfjord J, Osterud B, Dinges D, Bilker W, Stunkard A (1999) Behavioral and Neuroendocrine Characteristics of the Night-Eating Syndrome JAMA 282:657-663

Chemelli R, Willie JT, Sinton CM, Elmquist JK, Scammell T, Lee C, Richardson JA, ClayWilliams S, Xiong Y, Kisanuki Y, Fitch TE, Nakazato M, Hammer RE, Saper CB, Yanagisawa M (1999) Narcolepsy in orexin knockout mice: molecular genetics of sleep regulation. Cell 98:437-451, 1999.

Dement WC (1994) History of sleep physiology and medicine. In Principles and Practices of Sleep Medicine. M.H. Kryger, T Roth, and WC Dement (eds) Saunders Co. Philadelphia pp: 3-15.

De Lecea, L., Kilduf, T.S., Peyron, C., Gao, X.-B., Foye, P.E., Danielson, P.E., Fukuhara, C., Battenberg, E.L.F., Gautvik,V.T., Bartlett II, F.S., Frankel, W.N. van den Pol, A.N., Bloom, F.E., Gautvik, K.M., Sutcliffe, J.G.(1998) The hypocretins: Hypothalamus-specific peptides with neurosecretory activity. Proc Natl Acad Sci 95: 322-327.

Edwards, C.M., Abusnana, S., Sunter, D., Murphy, K.G., Ghatei, M.A, Bloom, S.R.(1999) The effect of the orexins on food intake: comparison with neuropeptide Y, melanin-concentrating hormone and galanin. J. Endocrinol 160: R7-R12.

Eguchi K, Satoh T (1980) Characterization of the neurons in the region of solitary tract nucleus during sleep. Physiol Behav 24:99-102

Foutz AS, Mitler MM, Cavalli-Sforza LL, Dement WC (1979) Genetic factors in canine narcolepsy. Sleep 7:413-421.

Gillin JC, Salin-Pascual RJ, Velazquez-Moctezuma J, Shiromani P, Zoltoski R (1993) Cholinergic receptor subtypes and REM in animals and normal controls. Progress in Brain Research 98:379-387.

Gritti I, Minville L, Jones BE (1994) Projections of GABAergic and cholinergic basal forebrain and GABAergic preoptic-anterior hypothalamic neurons to the posterior lateral hypothalamus of the rat J Comp Neurol 339:251-268.

Hakansson M, De Lecea L, Sutcliffe JG, Yanagisawa M, Meister B (1999) Leptin receptor- and STAT3- immunoreactivities in hypocretin/orexin neurons of the lateral hypothalamus. J Neuroendocrinol 11:653-663

Halle M, Berg A, Garwers U, Grathwohl D, Knisel W, Keul J (1999) Concurrent reductions of serum leptin and lipids during weight loss on obese men with type II diabetes. Amer J Physiol 277: E277-E282.

Ida T, Nakahara K, Katayama T, Murakami N, Nakazato M.(1999) Effects of lateral cerebroventricular injection of the appetite stimulating neuropetide, orexin and neuropeptide Y, on the various behavioral activities of the rats. Brain Res 821:526-529.

Jobert M, Johning O, Schulz H (1999) Effect of two antidepressant drugs on REM sleep and EMG activity during sleep. Neuropsychibiology 39:101-109.

Kitajima N, Chihara K, Abe H, Okimura Y, Shakutsui S (1990) Galanin stimulates immunoreactive growth hormone releasing-factor secretion from rat hypothalamic slice perfused in vitro. Life Sci 47: 2371-2376.

Kodama T, Takahashi Y, Honda Y (1990) Enhancement of acetylcholine release during paradoxical sleep in dorsal tegmental field of the cat brain stem. Neurosci Lett., 114:277-282.

Krilowicz BL, Szymusiak R McGinty D. Regulation of posterior lateral hypothalamic arousal related neurons discharge by preoptic anterior hypothalamic warming. Brain Res 668:30-38.

Koyama Y, Hayaishi O (1994) Modulation by prostaglandins of activity of sleep-related neurons in the preoptic-anterior hypothalamic areas in rats. Brain Res Bull 33: 367-372.

Lin JS, Sakai K, Jouvet M (1994) Hypothalamo-preoptic histaminergic projections in sleep/wake control in the cat. Eur J Neurosci 6:618-625

Lin JS, Sakai K, Vanni-Mercier G, Jouvet M (1989) A critical role of the posterior hypothalamus in the mechanisms of wakefulness determined by micro-injections of muscimol in freely moving cats. Brain Res, 479:225-240.

Lin L, Faraco J, Li R, Kadotani H, Rogers W, Lin X, Qiu X, de Jong PJ, Nishino S, Mignot E (1999) The sleep disorder canine narcolepsy is caused by a mutation in the hypocretin (orexin) receptor 2 gene. Cell 98:365-376.

McGinty DJ (1969) Somnolence, recovery and hypersomnia following ventromedial diencephalic lesions in the rat. Electroencephalogr Clin Neurophysiol 26:70-79.

Mignot E (1998) Genetic and familial aspects of narcolepsy. Neurology 5: S16-S22.

Mignot E. Narcolepsy. Lydic, R and Baghdoyan HA (ed)/ Handbook of Behaviorla State Control: Cellular and Molecular Mechanisms. CRC Press 1999 pp. 129-141.

Mondal MS, Nakazato M, Date Y, Nurakami N, Yanagisawa M, Matsukura S. (1999) Widespread distribution of orexin in rat brain and its regulation upon fasting. Biochem Biophys Res Commun 256:495-499.

Morairty S, Thompson D, Szymusiak R, Hays T, McGinty D (1996) The somnogenic effects of prostaglandin D2 infusion in rat with preoptic/anterior hypothalamic lesions. In Proc Annual Meeting of Association of Professional Sleep Societies.

Neylan TC, Reynolds III CF, Kupfer DJ. Sleep Disorder. Textbook of Psychiatry 3er edition. The American Psychiatric Press. Washington DC, 1999 pp. 955-981

Nitz DN, Siegel JM, GABA, glutamate, and glycine release in the posterior hypothalamus across the sleep/wake cycle. Sleep Res., 24:12.

Nishino S, Tafti M, Reid MS, Shelton J, Siegel JM, Dement WC, Mignot E (1995) Muscle atonia is triggered by cholinergic stimulation of the basal forebrain: implications for the pathophysiology of canine narcolepsy. J Neurosci, 15:4806-4811.

Nishino S, Mignot E (1997) Pharmacological aspects of human and canine narcolepsy. Prog Neurobiol 52:27-78.

Obal F Jr, Kapas L, Gardi J, Taishi P, Boosi B, Kruger JM (1999) Insuline-like growth factor-1 (IGF-1)-induced inhibition of growth hormone secretion is associated with sleep suppression. Brain Res 818:267-274.

O'Hara BF, Young K, Watson F, Heller HC, Kilduff TS (1993) Immediate early gene expression in brain during sleep deprivation: preliminary observations. Sleeep 16: 1-7.

Ottlecz A, Snyder GD, McCann SM (1988) Regulatory role of galanin in control of hypothalamic-anterior pituitary function. Proc Natl Acad Sci USA 85:9861-9865.

Risold. P.Y., Griffond, B., Kilduff.T.S., Sutcliffe,J.G, Fellmann, D. (1999) Preprohypocretin (orexin) and prolactine-like immunoreactivity are coexpressed by neurons of the rat lateral hypothalamic area. Neurosci Lett 259:153-156.

Rush AJ, Armitage R, Gillin JC, Yonkers KA, Winkur A, Moldofsky H, Vogel GW, Kaplita SB, Fleming JB, Montplaisir J, Erman MK, Albala BJ, McQuade

RD (1988) Comparative effects of nefazodone and fluoxetine on sleep in outpatients with major depressive disorder.Biol Psychiatry 44:3-14.

Sakai K, El Mansari M, Lin JS, Zhang G, Vanni-Mercier G. The posterior hypothalamus in the regulation of wakefulness and paradoxical sleep.In: Mancia M and Marini G (Eds). The Diencephalon and Sleep. Raven Press, New York, 1990 pp, 171-198.

Sakurai, T., Amemiya, S., Ishii, M., Matsuzaki, I., Chemelli, R.M., Tanaka,H., Williams, S.C., Richardson,J.A., Kozlowski,G.P., Wilson, S., Arch,J.R., Buckingham,R.E., Haynes,A.C., Carr,S.A., Annan,R.S., McNulty,D.E., Liu,W.S., Terret.J.A., Elshourbagy,N.A., Bergsma,D.J., Yanagisawa,M. (1998) Orexins and orexin receptors: a family of hypothalamic neuropeptides and G protein-coupled receptors that regulate feeding behavior, Cell 92: 573-585.

Salin-Pascual RJ, Galicia-Polo L, Drucker-Colin R (1997) Sleep changes after 4 consecutive days of venlafaxine administration in normal volunteers. J Clin Psychiatry 58:348-350.

Scheen AJ, Luyckx FH (1999) Medical aspects of obesity. Acta Chir Belg 99:135-139.

Schenck CH, Mahowald MW (1994) Review of nocturnal sleep-related eating disorders. Int J Eat Disord 15:343-356.

Shiham S, Teitelbaum P (1982) Subcortical waking and sleep during lateral hypothalamic " somnolence" in rats. Physiol Behav 28:323-333.

Sherin JE, Shiromani PJ, McCarley RW, Saper CB (1996) Activation of ventrolateral preoptic neurons during sleep. Science 271:216-219.

Shiromani P, Scammell T, Sherin JE, Saper C (1999) Hypothalamic regulation of sleep. In:Lydic R, Bagdoyan HA (Eds) Handbook of Behavioral State Control: Cellular and Molecular Mechanisms. CRC Press, Boca Raton Fl.pp311-325.

Shiromani P, Guillin JC, Henriksen SJ (1987) Acetylcholine and the regulation of REM sleep: basic mechanisms and clinical implication for affective ilness and narcolepsy. Ann Rev Pharmacol Toxicol 27:137-156.

Sutcliffe, J.G., Kilduff, T.S. (1998) Neurons containing hypocretin (orexin) project to multiple neuronal systems. J. Neurosci 18: 9996-10015.

Steriade M, McCarley RW. Brainstem Control of Wakefulness and Sleep. Plenum Press, New York, 1990.

Sweet DC, Levine AS, Billington CJ, Kotz CM.(1999) Feeding response to central orexins, Brain Res 821:535-538.

Szymusiak R (1995) Magnocellular nuclei of the basal forebrain: substrates of sleep and arousal regulation. Sleep 18:478-500.

Szymusiak R Iriye T, McGinty (1989) Sleep-Waking discharge of neurons in the posterior lateral hypothlamic area of cats. Brain Res Bull 23:111-120

Szymusiak R, McGinty D (1986a) Sleep-related neuronal discharge in the basal forebrain of cats. Brain Res 370:82-92.

Szymusiak R, McGinty D (1986b) Sleep suppression following kainic acid-induced lesions of the basal forebrain. Exp Neurol 94: 598-614.
Thase ME (1998) Depression, sleep and antidepressants. J Clin Psychiatry 59 Suppl 4:55-65.

Tononi G, Pompeiano M, Cirelli C (1994) The locus coeruleus and immediate-early genes in spontaneous and forced wakefulness. Brain Res Bull 35:589-596.

Toppila J, Stenberg D, Alanko L, Asikainen M, Urban JH, Turek FW, Porkka-Heiskanen T (1995) REM sleep deprivation induces galanin gene expression in the rat brain. Neurosci Lett 183: 171-174.

Trivedi MH, Rush AJ, Amrmitage, Gullion CM, Grennemann BD, Orsulak PJ, Roffward HP (1999) Effects of fluoxetine on the polysomnogram in outpatients with major depression. Neuropsychopharmacology 20:447-459.

Triverdi, P., Yu, H., MacNeil,D.J., Van der Ploeg, L.H., Guan,X.M (1998) Distribution of orexin receptor mRNA in the rat brain FEBS Lett 438:71-75.

Valatx JL, Douhet P, Bucchini O. Human insuline insertion in mice: Effects on the sleep-wake cycle? (1999) J Sleep Res 8 Suppl 1:65-68.

Vanni-Mercier G, Sakai K, Jouvet M (1984) Neurones specifiques de l'eveil dans l'hypothalamus posterieur. C.R.Acad Sci 298:195-200

Van den Pol, A., Gao, X-B., Obrietan, K., Kilduff,T.S., Belousov,A.B. (1998) Presynaptic and postsynaptic actions and modulation of neuroendocrine neurons by a new hypothalamic peptide, hypocretin/orexin. J Neurosci 18:7962-7971.

Wagner D, Salin-Pascual RJ, Greco MA, Shiromani PJ. Distribution of hypocretin-containing neurons in the lateral hypothalamus and c-Fos-immunoreactive neurons in the VLPO. Sleep Research Online 3:35-42,2000.

Yamadera H, Nakamura S, Suzuki H, Endo S (1998) Effects of trazodone hydrochloride and imipramine on polysomnography in healthy subjects. Psychiatry Clin Neurosci 52:439-443.

Yamammoto Y, Ueta Y, Date Y, Nakazato M, Hara Y, Serino R, Nomura M, Shibuya I, Matsukura S, Yamashita H (1994) Down regulation of the prepro-orexin gene expression in genetically obese mice. Brain Res Mol Brain Res. 65:14-22.

LECTURAS RECOMENDADAS.

1. Bloom,F.E. The endorphins. Ann Rev Pharmacol Toxico., 23:151-170, 1983.

2. Low, L-M, and Ptaff,D.W. Neuromodulatory actions of peptides. Ann Rev Pharmacol Toxicol, 28, 163-188, 1988.

3. Lewis,D.A. and Bloom,F.E. Clinical perspectives on neuropeptide. Ann Rev Med, 38:143-148, 1987.

LA ADENOSINA COMO UN NEUROTRANSMISOR.

El nucleosido de purina, la adenosina desempeña una serie de funciones relevantes en el sistema nervioso por lo que se le ha atribuido un papel, como neurotransmisor/neuromodulador. Esta sustancia actúa modificando la liberación de otros sistemas de neurotransmisión al actuar sobre heteroreceptores presinápticos.

Hubo ciertas resistencias en admitir su función como NT, entre otro factores, su papel en la regulación del metabolismo intermedio y como parte estructural del DNA y RNA. Pero es claro hoy en día que se encuentra en concentraciones elevadas en ciertas sinapsis. Se le ha mencionado como un neurotransmisor atípico, por que en algunos de los eventos que comporten la mayoría de los NT no se establecen claramente en la adenosina. En la familia de las purinas solo la adenosina y el ATP, tienen funciones como neurotransmisores. Está en discusión el considerar la unión de dos moléculas de adenosina o adenin dinucleotido como neurotransmisor, ya que es liberado por la presinapsis y parece tener acciones sobre los receptores.

Este tipo de compuestos se han encontrado co-liberándose en sinápsis con otros neurotransmisores.

Los transportadores de nucleosidos se encuentran unidos a las membranas e introducen al interior de la célula nucleotidos y nucleosidos. Estos transportadores selectivos de purina y pirimidina.

La adenosina es una de las sustancias candidatas, para estar vinculada de alguna manera al proceso "S" del "Modelo de los dos procesos", en la regulación del ciclo sueño vigilia (Figura 1). El metabolismo neuronal, muy activo en la vigilia, incrementa los niveles de adenosina en el espacio extracelular, esta al aumentar sensibiliza los receptores de adenosina de igual forma que ocurre con los receptores D2 ante la presencia repetida de gonistas dopaminérgicos. La cafeína, teofilina y en general las xantinas son sustancias que bloquean de manera inespecífica los receptores para adenosina y promueven el mantenimiento del estado de vigilia por tiempo prolongado. Chagoya y cols., encontraron que la adenosina en humanos tiene variaciones circadianas, con niveles más altos en vigilia, que en SNMOR.

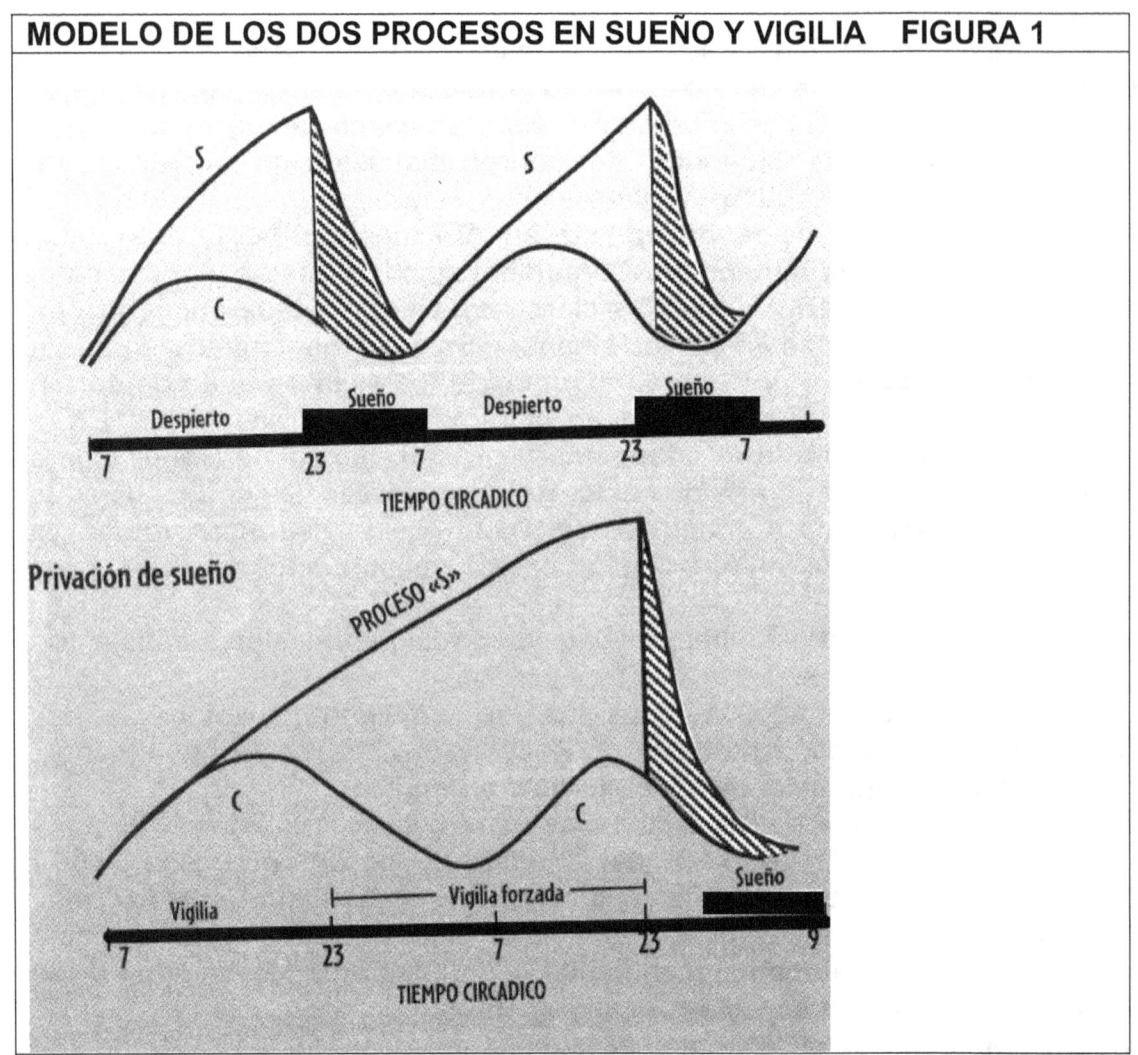

MODELO DE LOS DOS PROCESOS EN SUEÑO Y VIGILIA   FIGURA 1

La perfusión de adenosina mediante microdialsis inversa en la región colinérgica del cerebro anterior del gato, reduce la vigilia. La administración de adenosina, mediante micro inyecciones en estructuras colinérgicas del tallo cerebral, aumenta la duración del sueño a expensas de la fase de la fase de sueño NMOR.

La relación con adenosina y las fases de sueño, se ha estudiado con técnica de microdiálisis y se ha encontrado que esta sustancia aumenta en la vigilia, aún más en la vigilia prolongada y disminuye, después de un tiempo de sueño. Los mismos resultados se obtuvieron, cuando se aplicó un inhibidor del transporte de adenosina NBTI, que aumenta los niveles de adenosina extracelular, de manera equivalente a la que se observa después de 6 hrs. de privación de sueño.

La región VLPO tiene una alta densidad de receptores a adenosina, los cuales, al ser activados desarrollan un proceso de inhibición por células GABA, que conectan con los núcleos que mantienen la vigilia (ver figura 2).

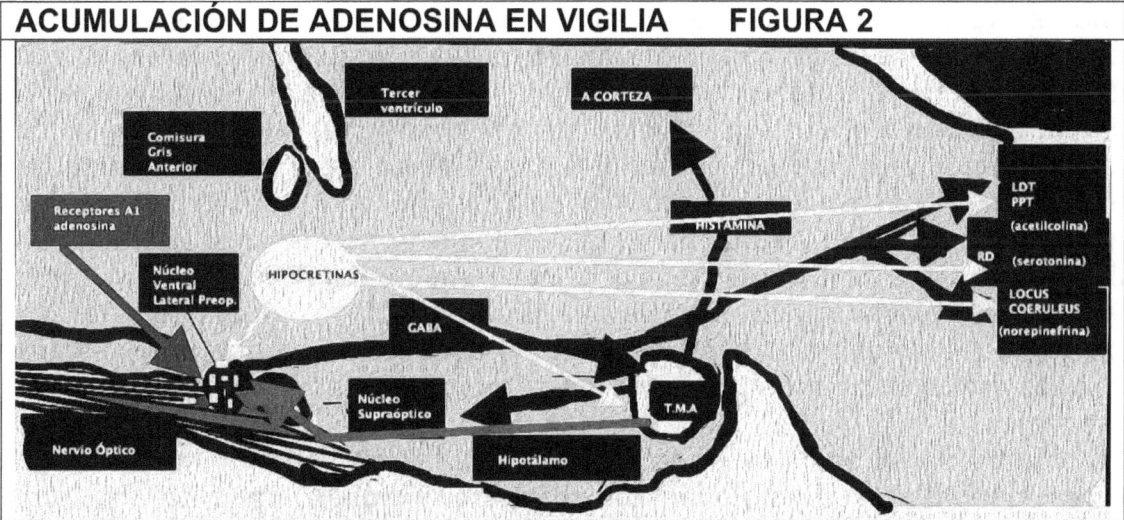

ACUMULACIÓN DE ADENOSINA EN VIGILIA   FIGURA 2

La acumulaciòn de adenosina sensibiliza los receptores A1 del núcleo ventral lateral preópticos (VLPO) en hipotálamo anterior, y activa la inhibición, mediada por GABA de estructuras claves para el manteniemitno de la vigilia.

Una de las áreas que han contribuido a la relación entre adenosina y sueño es el estudio de los cambios en el sueño con el envejecimiento. Tanto en animales de laboratorio como en humanos, los cambios en el patrón de sueño son fragmentación del mismo, aumento en el tiempo de vigilia después de haber iniciado el sueño, disminución en la duración de los episodios de sueño. Hay una baja importante en la amplitud de la actividad delta en diferentes especies estudiadas incluyendo a los seres humanos. El decline en esta actividad delta se traduce en el ser humano en una baja significativa del estadio III y IV. Estos cambios en el sueño se propusieron que pudiera ser debido a una disminución en el número de células nerviosas que están implicada en la regulación de sueño delta, sin embargo esto no se ha comprobado. La región ventro lateral preoptica (VLPO), situada en el hipotálamo anterior, que se encarga de la regulación de sueño delta, es similar en ratas de diferentes edades (Vg., 3.5 meses a 21.5 meses). Sin embargo, al administrar diferentes dosis de cafeína a ratas jóvenes (3 meses); de edad media (12 meses) y viejas (20 meses), se encontraron diferentes respuestas. En ratas viejas y de edad media, las diferentes dosis de cafeína produjeron un efecto de inducción de alerta, más pronunciado que en ratas jóvenes. Este efecto puede deberse a cambio en el número de receptores y afinidad de los mismos, situación que hasta el momento actual no ha sido concluyente.

La dieta hipocalórica se ha sugerido como una estrategia del llamado envejecimiento óptimo, ya que retarda algunos eventos de la senectud. Sin embrago en un estudio previo no se observaron diferencias entre ratas viejas normocalóricas e hipocalóricas. La rata hipocalórica no revierten, los cambios observados en el sueño, entre ratas jóvenes y viejas. El reto con cafeína en ratas de ambas edades, mostró que la sensibilidad diferencial a la cafeína se mantiene igual en ratas con dieta hipocalóricas jóvenes o viejas.

La posibilidad de que los niveles de adenosina tuvieran una serie de variaciones, dependiendo de la edad fue estudiada mediante la técnica de microdiálisis en las regiones hipotalámicas. Se encontró que las ratas viejas tienen niveles mas elevados de adenosina que los roedores jóvenes. En animales privadas de 6 horas de sueño, nuevamente las ratas viejas tuvieron niveles mas elevados de adenosina. Este resultado, subraya que los receptores a adenosina pueden estar modificados en las ratas viejas y ser estos los responsables de una serie de cambios que se han atribuido a las ratas viejas.

La adenosina se localiza dentro de las neuronas pero es transportada bidireccionalmente, dependiendo de varias condiciones, como la actividad metabólica externa y la hipoxemia (ver figura 3). La mutación de la adenosina deaminasa, puede dar como resultado una acumulación de adenosina, o una metabolización muy rápida.

Almacenamiento presináptico

Estos se transportan al interior de las vesículas mediante gradientes de concentración y de carga, por el transportador específico de nucleótidos (VNUT), que transporta ATP, el cual ademas se libera con otros NTs. Estos sistemas de ATP en mayor grado y menor cantidad de adenosina, son sistemas de señalización importante para la neuroglia. De estas, principalmente destacan los astrocitos.

Los nucléotiddos extracelulares son regulados por las ectoenzimas. Por ejemplo el ATP es convertido a adenosina. Algunas de estas ecto enzimas son: ecto-ATPasa, ecto-ADPasa. Enzima unida al plasmolema. La adenosina es un neurotransmisor atípico, porque no se almacena en vesículas

---

REGULACION DE ADENOSINA ENDOGENA Y EXOGENA   FIGURA 3

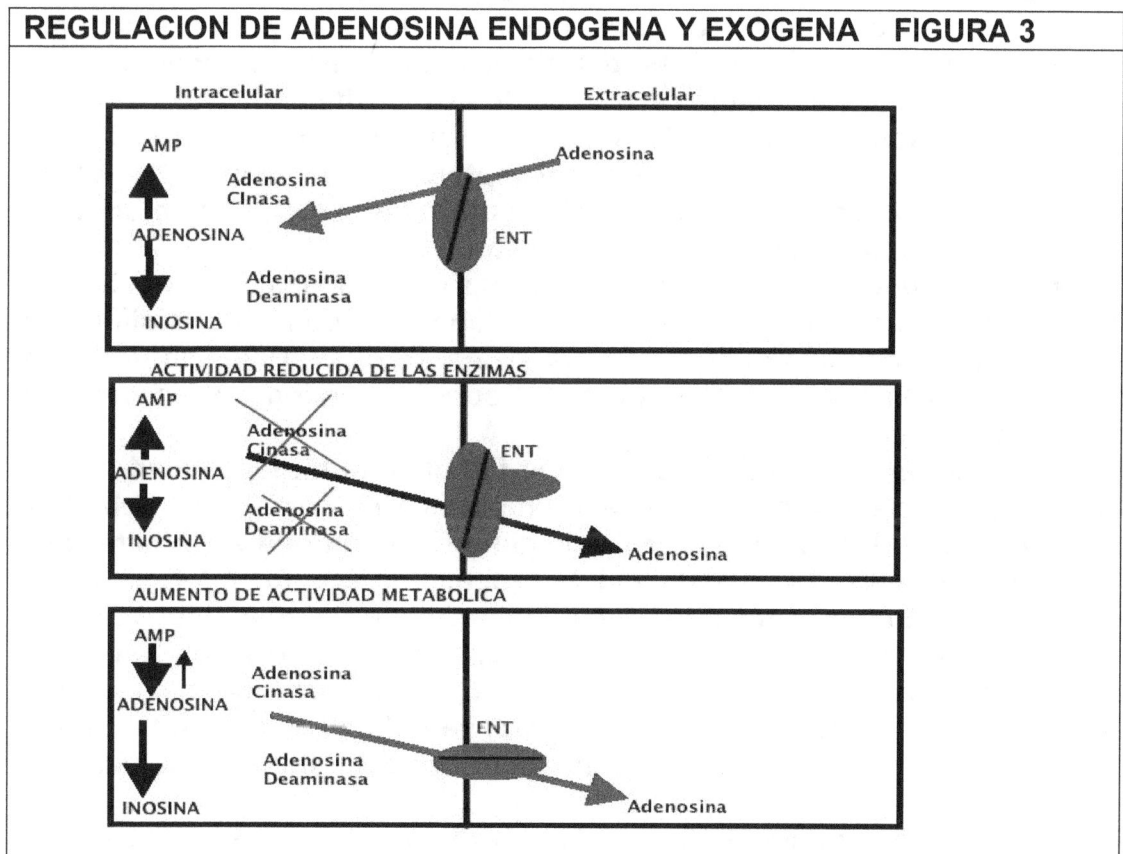

Transportadores de equilibrio (ENT) permiten el transporte de adenosina bidereccional. La Ad intracelular se fosforina y se convierte en inosina. En condiciones de aumento de actividad (o en hipoxia) se revierte el gradiente y sale la adenosina.

presinápticas, no se libera en cuantos moleculares acomplados a un potencial de acción.

La inactivación de la adenosina se hace por recaptura y conversión a AMP por la adenosin cinasa por la degradación a inosinas por la adenosina deaminasa. La actividad elevada de esta enzima, se ha relacionado a un cuadro clínico de insomnio primario, ansiedad e intolerancia a la cafeína.

RECEPTORES PURINÉRGICOS

Es un grupo grande de estas moléculas que se agrupan como P1 y P2. El receptor P1 es el receptor a adenosina, que está acoplado a proteína G. Se expresa en el cerebro y en la médula espinal. Su activación se ha relacionado con efectos farmacológicos del tipo anticonvulsivante, analgésico, sedante, analgésico. El antagonismo de este tipo de receptores por agentes como las metilxantinas, por ejemplo, la cafeína, aumenta el estar despierto. A bajas dosis aumenta el estado de alera, irritabilidad.

En el estriado los receptores A2A y sus agonistas inhiben a los receptores D2. Esta interacción recíproca entre los receptores a adenosina A2 y los de dopamina D2, ha llevado a explicar ciertas controversias en cuanto al papel de la adenosina en la enfermedad de Parkinson.

La cafeína bloquea los fectos de adenosina en los receptores A2, esto lleva a incrementar el alerta. La adenosina tiene propiedades ansiolíticas e hipnóticas y la administración de adenosina o sus agonistas inducen somnolencia, mientras que los antagonistas como la cafeína y otras xantinas producen el efecto opuesto.

El efecto neuroprotector de la adenosina tambien se ha investigado. Esto puede ser de utilidad en el manejo de los infartos o hemorragias cerebrales. En la isquemia, se induce un aumento de glutamato con una entrada masiva de calcio en las neuronas, que activa una cascada de eventos citotoxicos. La adenosina, activando sus receptores A1, inhibe la liberación de glutamato en otras neuronas abre los canales de potasio, e hiperpolariza las neuronas limitando asi la salida de mayores cantidades citotóxicas de amino ácidos excitatorios. Al disminuir el influjo de calcio, se detiene la muerte neuronal. La activación de receptores A2 tiene el efecto opuesto, es decir aumenta la citotoxicidad.

Otro aspecto importante, es la relación entre adenosina y enfermedad de Parkinson. Los receptores A2 están en una alta densidad en el estriado. Los agonistas de este receptor producen eventos bioquímicos y conductuales que semejan a lo que ocurre cuando baja el tono dopaminérgico en esta región. Los compuestos antagonistas de los receptores A2, en modelos animales de Parkinson, revierten las deficiencias motoras. La co-administración de agonistas A2 con L-Dopa, disminuye las manifestaciones de disquinecia.

INSOMNIO Y CAFEINA EN HUMANOS.

El insomnio es definido como la dificultad para iniciar el sueño y/o permanecer dormido, o el despertar muy temprano antes de la hora habitual y/o el tener un sueño no reconstituyente o superficial. El insomnio es una cuestión de salud pública importante, que tiene un impacto negativo en la calidad de vida de los individuos que lo sufren.

Algunos pacientes con alteraciones por ansiedad evitan el consumo de cafeína, y esto puede ser debido a un aumento de su sensibilidad, que lleva a un efecto de alerta extrema y repercusiones de tipo anxiogénicos (neurovegetativas). Algunos pacientes con insomnio tienen una sensibilidad especial frente a la cafeína porque de manera anecdótica evitan tomarla o bebidas que contienen cafeína. La cafeína es el estimulante del sistema nervioso central más utilizado en el mundo. A nivel cerebral la cafeína actúa como un antagonista competitivo, no selectivo de receptores adenosina, en particular de los receptores A_{1A} y A_{2A}.

La adenosina desempeña un papel importante en la regulación del sueño, y es muy probable que sea el factor que regula la actividad metabólica cerebral y el inicio a sueño por inactivación de los centros que nos mantienen despiertos en tallo cerebral y diencéfalo. Se ha propuesto que como resultado del consumo de glucosa por las neuronas, hay una mayor síntesis de adenosina y durante los episodios de sueño largos, esta adenosina disminuye, al mismo tiempo que se abastece el cerebro de glucosa (ver figra 1).

Seis pacientes con insomnio y seis voluntarios sanos fueron estudiados por nuestro grupo. Se obtuvo su consentimiento escrito de todos los sujetos después de explicar totalmente el procedimiento de investigación. Todos los pacientes llenaron los criterios diagnósticos para el "Insomnio Primario" según el DSM-IV, y fueron discontinuados de cualquier tipo de tratamiento farmacológico, dos semanas antes del estudio. Todos los sujetos estudiados (pacientes y voluntarios) no eran consumidores regulares de cafeína, bebidas con cola u otra forma de medicina con cafeína y no tenían una historia del consumo regular de café (definido como más de cinco tazas de café por semana). Todos los pacientes y los voluntarios fueron no fumadores y no habían fumado previamente de manera regular.

Los sujetos acudieron al laboratorio de sueño y después de una noche de aclimatación se realizó un registro basal. A la mañana siguiente se hicieron las pruebas de latencia múltiples a sueño (PLMS). La siguiente noche, se les mantuvo despiertos en una privación total de sueño, esto ocurrió en el laboratorio de sueño a fin de asegurar la adhesión al protocolo. A la mañana siguiente de la privación, se les administró cafeína (200 mg.) o placebo (en cápsulas idénticas) y treinta minutos más tarde se efectuaron las PLMS de recuperación con siestas a las 10:00, 12:00, 14:00 y 16:00 hrs. La privación de sueño y las PLMS fueron repetidos una semana más tarde de modo que los sujetos que habían recibido la cafeína la primera vez recibieran el placebo durante el segunda vez y viceversa. La cafeína y el placebo fueron administrados a todos los sujetos en un doble diseño cruzado.

Los pacientes estudiados con insomnio fueron seis, igual número de voluntarios. En los datos de la arquitectura del sueño al inicio del estudio (basales), se observó que los voluntarios sanos tuvieron más tiempo de sueño total y el sueño de delta comparado a los insomnes (p <0.05). En cuanto a las PLMS, no mostraron diferencias en los valores basales, entre ambos grupos. Sin embargo los sujetos con insomnio respondieron diferente a la cafeína administrada después de la privación de sueño total. La cafeína aumentó la latencias a sueño en la PLMS, en todos los sujetos con insomnio comparados con los voluntarios sanos (p <0.05). La cafeína en los voluntario sanos, después de la privación de sueño, no tuvo un efecto alertante, es decir que no impidió un acortamiento de la latencia de sueño, y esta no fue diferente al efecto del placebo (figura 4). Por oro lado, en los pacientes con insomnio primario, la cafeína si tuvo un efecto diferente al placebo, cuando se administró después de la privación de sueño total. La latencia con placebo y privación de sueño, fue significativamente más corta que cuando las mismas personas fueron privadas de sueño, y tomaron cafeína.

Las diferencias de respuesta de los deprimidos, ante el reto farmacológico con cafeína, apoya la sensibilidad del sistema de alertamiento en este tipo de pacientes. El entender la relación entre hipersensibilidad a la cafeína, la ansiedad y el insomnio, permitirá el desarrollo de nuevas estrategias terapéuticas y de discriminación de genotipos susceptibles.

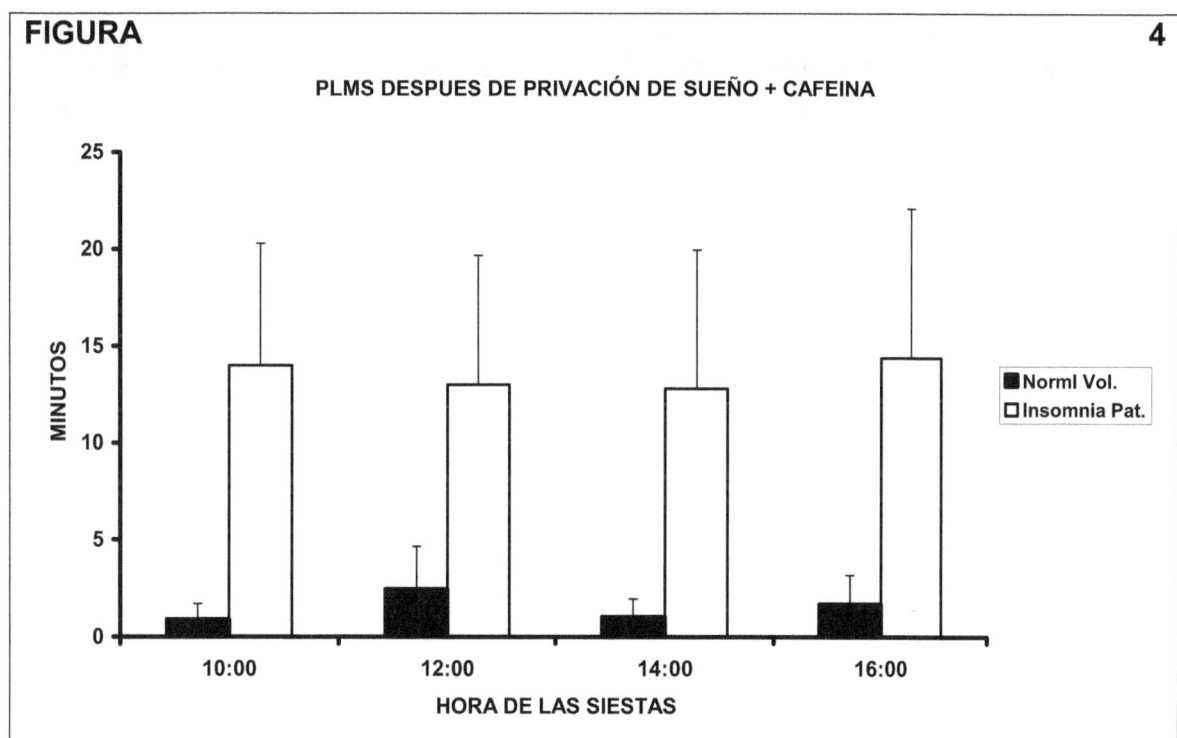

FIGURA   **4**

PLMS DESPUES DE PRIVACIÓN DE SUEÑO + CAFEINA

Prueba de latencias múltiples a sueño, después de la privación de sueño total en voluntarios sanos y pacientes con insomnio primario. A los dos grupos se les administró cafeína (200 mg), media hora antes del inicio de la primera siesta. Se aprecia como en los voluntarios sanos, la cafeína no previno el acortamiento de la latencia a inicio de sueño, situación que si se observó en lo insomnes.

von Economo C. Sleep as a problem of localization. J Nervous and Mental Disease 1930; 71:249-259.

Nauta JH. Hypothalamic regulation of sleep in rats. An experimental study. J Neurophysiol 2005; 9:285-316.

Porkka-Heiskanen T. Adenosine and sleep and wakefulness. Ann Med 1999; 31:125-129.

Salin-Pascual RJ, Gerashchenko D, Blanco-Centurion C, Shiromani PJ. Hypothalamic regulation of sleep. Neuropsychopharmacology 2001; 25(5 Suppl.):S21-S27.

LA ADENOSINA Y EL DORMIR.

La comprensión sobre el papel del hipotálamo en la regulación del ciclo sueño-vigilia ha mejorado desde los últimos diez años, principalmente con el descubrimiento de dos neuropéptidos, las hipocretinas A y B. La vinculación del sistema de la adenosina que enlaza algunos aspectos de la homeostasis del sueño y la vigilia (27, 27) (1, 2) y el papel causal que la adenosina pueda tener en la inhibición junto con otros neurotransmisores como el GABA, con las estrucutras encargadas del mantenimiento del estar despierto.

La regulación del sueño por el hipotálamo se propuso por primera vez por Von Economo alrededor de 1930, después de la pandemia de encefalitis que se observan a principios del siglo XX. Él propuso que el hipotálamo posterior contenía un "centro de la vigilia" porque algunos de sus pacientes con lesiones en esta zona, eran hipersomnes (28) (3). Nauta propuso también que había un "centro del sueño" debido a que las lesiones aisladas del área preóptica (POA) producían insomnio (29) (4). Después del descubrimiento del sueño de movimientos oculares rápidos (SMOR), una gran cantidad de la investigación se centraron en la regulación de esta fase y se enfocaron principalmente al nivel del tallo cerebral como un área ejecutiva para el SMOR.

La idea de "centros de sueño y de vigilia" no se ha visto apoyada del todo, ya que hay una redundancia de los sistemas que pueden contribuir a la generación y mantenimiento de diferentes estados neurofisiológicos. Los mecanismos de activación y vigilia, por ejemplo, incluyen el glutamato, la noradrenalina (NA), la dopamina (DA), 5-hidroxitriptamina (5-HT), la histamina, hipocretinas (orexinas) y las neuronas de acetilcolina (ACh). Los cuerpos neuronales se encuentran tanto en médula oblongada, puente y en el mesencéfal. Estos sistemas comparten algunas características como proyecciones que son generalizadas o difusas a la corteza cerebral, con relevos a tálamo, zonas sub cortical e incluso a la médula espinal o del tronco cerebral (30) (5).

LA REGULACIÓN DEL SUEÑO A TRAVÉS DEL SISTEMA NEUROTRANSMISOR ADENOSINA.

En la actualidad la hipótesis de que la adenosina está involucrada en la inducción, así como en el mantenimiento del sueño y que además, esta sustancia se acumula después de la vigilia prolongada está operativamente bien apoyada. Este efecto inductor de sueño es parcialmente revertido por la aplicación de la cafeína, sustancia que funciona como un bloqueador selectivo de los receptores de adenosina. El monitoreo continuo de los niveles de adenosina durante un ciclo de sueño-vigilia en los gatos en libre movimiento, mostraron que la adenosina se acumula durante la vigilia prolongada (6 h), en zonas del diencéfalo y en menor grado en la corteza (21) (Porkka-Heiskanen et al., 1997). Tras un episodio de sueño se restauran las concentraciones de adenosina a los niveles basales. Estos experimentos se han repetido en ratas con resultados similares (22, 23) (Bashir et al, 1999;. Murillo-Rodríguez et al, 2004.). Una elevación experimental de la concentración de adenosina en las zonas colinérgicas del cerebro anterior basal (24) (Portas et al., 1997) o mediante la inhibición de los transportadores de nucleósidos (25) (PorkkaHeiskanen et al., 2000),en donde se observó que esta estrategia farmacológica, imitó los efectos electroencefalográficos y el comportamiento electroencefalográfico secundario a la privación del sueño.

ADENOSINA Y EL PROCESO DEL DORMIR.

As purinas como el ATP y la adenosina juega un papel importante como vínculo entre metabolismo y la excitabilidad del sistema nervioso. Se reconoce que se libera de las neuronas y otras células, produciendo un amplia variedad de efectos, al activar a sus receptores purinérgicos en la superficie celular. La adenosina no es uno de los neurotransmisores clásicos, porque no se almacena en las vesículas sinápticas neuronales, ni es pone en libertad en forma de cuantos, o cantidades de molecualas capaces de generara un efecto postsináptico mediante liberación mediada por calcio. La adenosina puede ser formada a través de nucleótidos de adenina en el espacio extracelular y la ADO puede ser formada por una proteína transportado al citoplasma. La adenosina actúa como un mensajero metabólico, que avisa del metabolismo extracelular (31) (6).

Los efectos hipnagógicos de la adenosina se describieron por primera vez en los gatos de Feldberg y Sherwood en 1954 (31) (6) y más tarde en los perros por Haulilca et al., 1973 (32) (7). Desde entonces, los efectos sedantes, y la inducción del sueño se observan incluso con la administración sistémica de ADO, lo mismo que de una administración central (33,34) (9,10). Algunos estimulantes bien conocidos, como la cafeína y la teofilina, contrarrestan los efectos de la adenosina al actuar como antagonistas de sus receptores (35) (11). Esto último se ha demostrado cuando los análogos de la adenosina promueven el sueño delta. La adenosina tiende a acumularse en el espacio extracelular durante el tiempo que transcurre del despertar, mantenerse despierto y esto es más notorio cuando el sujeto es privado de sueño. Al mismo tiempo, la adenosina extracelular disminuye durante el sueño (36,37) (1, 12, 13). Por todas las anteriores razones se ha propuesto que la adenosina podría ser un candidato que explican el proceso de "S" en la "hipótesis de los dos procesos". El metabolismo neuronal, que es alto durante la vigilia aumento de los niveles extracelulares de adenosina y después del episodio del sueño, estos se reducen (38,39) (14, 15). El ritmo circadiano de la adenosina en el plasma humano se ha descrito también, y es similar al de otras especies de mamíferos, con un alto nivel durante el tiempo de vigilia y se reduce en proporción directa al tiempo de finalizar el sueño   (40)   (16).

Un posible mecanismo para los efectos inductores del sueño de la adenosina fue propuesto a partir de los resultados de estudios electrofisiológicos in vitro. Los datos in vitro han demostrado que la ADO tiene un efecto inhibitorio post-sináptico en las neuronas del hipotálamo anterior, así como en las neuronas colinérgicas en los núcleos laterodorsal tegmental (LDT) y pedúnculo pontino tegmentales (PPT). Tanto las neuronas colinérgicas y no colinérgicas se hiperpolarizan por la adenosina, un efecto que fue mediado por un aumento de la conductancia de K +. En los núcleos LDT, también por el bloqueo de la corriente de depolarización hiper-activa. Además, la inhibición tónica de las neuronas colinérgicas en el LDT a es través de los receptores A1 pre-sinápticos (41) (17). Estas observaciones apoyan la idea de que la adenosina podría promover la somnolencia por la inhibición de la liberación de los neurotransmisores en las neuronas de la promoción de la vigilia (Ver figura 1). Los efectos inhibitorios de la adenosina podría ser ejercida sobre las neuronas colinérgicos y no colinérgicos. El cerebro anterior basal, de tipo colinérgico es una área importante para mediar alguno de los efectos somnogénicos de la ADO, después de la privación prolongada del sueño. Los efectos de la adenosina en esta área son mediados por receptores de adenosina A1. Uno de los problemas a resolver en relación con la adenosina es cómo este neurotransmisor inhibitorio podría activar la zona ventrolateral preóptica del hipotálamo (VLPO), que contiene una población de neuronas activas durante el sueño, esta es una de las hipótesis importantes del proceso inductor del sueño. También en células completas sometidas al procedimiento de "patch-clamp" que se obtuvieron de rodajas del cerebro de rata y las drogas fueron aplicadas al baño de incubación de las rebanadas. Las neuronas del VLPO son electrofisiológicamente heterogéneos. Estos datos son consistentes con la hipótesis de que un mecanismo que ADO puede promover el sueño mediante el bloqueo de mecanismos inhibitorio sobre las neuronas VLPO sueño   activo   (42)   (18).

Los efectos de la ADO en el sueño también puede ser mediados a través de la interacción con las células GABA, como ha sido propuesto con anterioridad (43) (19). De hecho, receptores A2A en las células GABAérgicas han sido identificados. En un estudio reciente de un agente que modula a la adenosina , el A2A , KW6002, el cual es selectivo a los antagonista de los receptores se investigó mediante la función de los receptores A2A en el núcleo accumbens de la rata in vitro e in vivo (44) (20). Los estudios de unión de radioligandos confirmaron una mayor selectividad de 50 veces de KW6002 de receptores A2A en comparación con los receptores A1. La liberación de [H (3)]-dopamina en el núcleo accumbens, estudiado esto por las rebanadas in vitro se duplicó casi en la presencia de 300 KW6002 nM, mientras que la liberación de GABA se inhibió en aproximadamente un tercio. de estos receptores con N-ethoxycarbonyl-2-etoxi-1, 2 dihydroquinoline (EEDQ); el agotamiento de la dopamina con reserpina. A su vez, la activación de los receptores A2A modificó la respuesta a la estimulación de los receptores D2: la CE (50) para Quinpirol aumento de cerca de mil veces en los receptores A (2A) fueron estimulados. El antagonismo de A2A receptores en ausencia de agonistas agregó inhibido [H (3)] la liberación de GABA que indica la ocupación del receptor de la adenosina endógena (45) (21).

El interés de nuestro grupo sobre la adenosina surge del estudio del sueño y el envejecimiento. Hay varios cambios en el sueño con la edad: la fragmentación del sueño, aumento del tiempo de despertar, la disminución de la duración y de la percepción de sueño profundo escaso o nulo, la baja amplitud de los ritmos diurnos de sueño y SMOR (46) (22). Varias especies como las ratas F344 (47) (23), los gatos (48) (24), los monos (49) (25) y los humanos (50) (22) tienen un pronunciado descenso en la amplitud de la actividad EEG de ondas lentas al envejecer. La disminución en el sueño no se puede atribuir a la pérdida de las neuronas implicadas en los mecanismos de regulación del sueño, ya que el número de neuronas en el núcleo ventral lateral preóptica (VLPO), es similar entre las ratas jóvenes (3,5 meses) y ratas viejas (21,5 meses) (51) (23). Otra posibilidad, era que el deterioro en la function y el número de células del núcleo supraquiasmático, pero esto también ha sido descartado (52) (26).

Una explicación alternativa podría estar relacionado con el funcionamiento del sistema de la adenosina. Una forma de explorar esto es a través de los efectos de la cafeína en el patrón de sueño-vigilia de los animales y los seres humanos. La cafeína es un antagonista de los receptores A1 y A2A de adenosina y es un potente agente para promover la atención. En efecto, la cafeína (10-15 mg / kg ip) provocó un aumento dosis-dependiente en la vigilia en ratas, con el aumento del sueño delta después de la privación del sueño (53) (27) y redujo la potencia delta en humanos (54) (28). La cafeína se ha utilizado para promover el estado de alerta durante la vigilia prolongada. Tras 49 horas de vigilia prolongada diferentes dosis de cafeína o placebo se administraron a voluntarios sanos en un diseño aleatorizado, doble-ciego.

La vigilia continuó durante 12 h. Después de la administración de cafeína, las respuestas a la latencia del sueño, y la somnolencia y el tiempo de reacción mostraron cambios relacionados con la dosis, que indica que las altas dosis de cafeína tiene un efecto significativo sobre el estado de alerta durante la vigilia prolongada (55) (29). Estos resultados han sido observados en otros estudios (55, 56, 57, 58) (29-32). Este efecto sobre el estado de alerta se ha demostrado también que puede ayudar a algunos pacientes con somnolencia excesiva como la apnea obstructiva del sueño (OSA). En un estudio naturalístico pacientes con AOS notificaron un consumo significativamente mayor de cafeína que aquellas persona sin AOS (58, 59) (32,33). En Los gatos la cafeína (20 mg / kg / día por vía oral) administrada crónicamente produce un aumento en la vigilia. Sin embargo, se observa un fenómeno de tolerancia en el tiempo de sueño total , el cual que se recupera. Los animales dormían más en la fase I de SWS más de la fase II. Después de que la cafeína se detuvo se observó un aumento de la Etapa II del sueño (60) (34).

Para probar la posibilidad de que la reducción en el sueño con la edad podría deberse a los cambios en el nivel de los receptores de adenosina, se examinó los efectos de la cafeína sobre el sueño en la edad media corta edad (3 meses), (10 meses) y ratas viejas (21 meses). Se planteó la hipótesis de que las ratas de edad deben ser más sensibles a los efectos de promover la reactivación de la cafeína en comparación con las ratas jóvenes. En los resultados se encontró que la edad media y las ratas de edad son más sensibles a los efectos de alertar a la cafeína que las ratas jóvenes. También se encontró que después de la privación del sueño, la recuperación fue diferencial en función de la edad de los animales, sino también la reducción de la recuperación con cafeína se redujo casi en animales de mediana edad, pero no en los otros dos grupos(62)(36).

También se estudió la posibilidad de una baja acumulación de ADO en ratas viejas. Se estudiaron ratas vieja (21,5 meses de edad) y jóvenes (3,5 meses), con la técnica de microdialisi para adenosina en el cerebro anterior basal. Los animales viejos tuvieron una elevación mayor de ADO que los amales jóvenes.

También cuando los dos grupos de animales fueron privados de sueño durante 6 h. Las ratas viejas tuvieron mayores cantidades de adenosina. Entonces, ¿cómo es posible que las ratas viejas con más adenosina duerman menos?

La siguiente pregunta a esplorar fue ¿Cómo están los receptores de adenosina en el anciano? Hay un par de reportes de que hay una baja respuesta del los receptores A1 y en humanos una hipersensibilidad de estos receotires ante la privación de sueño (37). La alta producción de adenosina en animales viejos podría regular hacia abajo, o reducir la sensibilidad del receptor de la adenosina, y explicar con esto algunos de los cambios en el sueño en sujetos de edad.

La densidad de receptores A1 receptores fue examinado en el cerebro de rata a través de autorradiografía cuantitativa para obtener una visión detallada de los cambios anatómicos durante el envejecimiento (63), (38). Los receptores A1 se evaluaron en animales jóvenes, viejos y senescentes, de 3, 24 y 30 meses de edad, respectivamente. Hubo una clara reducción dependiente de la edad de los receptores de adenosina A1 en la mayoría de las áreas cerebrales examinadas, pero la magnitud de esta reducción varía mucho entre regiones. Además, mientras que algunas regiones muestran una disminución gradual en A1 sitios de unión entre los tres grupos de edad, otras regiones mostraron una reducción particularmente fuerte entre las edades de 24 y 30 meses. Por ejemplo, mientras que el hipocampo y el tálamo mostraron una disminución gradual en A1 , algunas regiones corticales y septal mostró una caída más abrupta después de la edad de 24 meses.

La dieta hipocalórica es uno de los pocos métodos que han demostrado retardar el impacto del envejecimiento en algns funciones (64,65) (39, 40). Sin embargo, los efectos de una hipocalórica en el sueño no se había investigado. En nuestro grupo se estudió a ratas de 21 meses de edad ratas F344 macho alimentadas con una dieta de 60% reducida en calorías. Las ratas viejas no mejoraron la reducción del sueño deta, este persistió con una reducción significativa en el poder del delta (0.3-4 Hz EEG); además de menos horas de sueño después de 12 h de privación total de sueño (TSD) y aumento de la sensibilidad a la cafeína en comparación con las ratas jóvenes (3 meses) alimentados con una dieta similar. Estos resultados indican que la restricción calórica es incapaz de evitar la disminución en el sueño que se produce   con   el   envejecimiento   (66)   (41).

El insomnio se define como la dificultad para conciliar el sueño, dificultad para permanecer dormido, despertar temprano por la mañana y / o sueño no reparador (67) (42). Además, el insomnio puede ser clasificado un síntoma o una enfermedad, en ambos casos con un impacto significativo sobre el rendimiento físico y social de un individuo, la capacidad de trabajo y la calidad de vida (68) (43). La posibilidad de que los pacientes con insomnio puede tener una alteración en los mecanismo de homeostasis del sueño, y que la ADO fuera reponsable se ha explorado recientemente por retos farmacológicos con cafeína (200 mg) . Se estudiaron seis pacientes con insomnio primario, en comparación con voluntarios sanos (69) (44). Ambos grupos fueron estudiados de la siguiente manera: una noche de registro basal de referencia, la prueba múltiple de latencia del sueño (MSLT); una segunda noche de privación total de sueño y al día siguiente otra ronda de MSLT pero ahora los sujetos recibieron cafeína o placebo en un diseño cruzado con cada sujeto como su control. Los paciente con insomnio tuvieron significativamente menos sueño delta y el tiempo total de sueño que los voluntarios . Después de una noche de privación total de sueño y bajo la administración de cafeína, el insomne tuvo un efecto significativo de alertamiento, con latencias a sueño prolongadas y menor tiempo total de sueño en el MSLT en comparación con voluntarios sanos, en los que la cafeína no fue capaz de revertir la escasez de latencia del sueño y el aumento del total de la hora de dormir

La importancia de la adenosina deaminasa en la duración e intensidad del sueño en los seres humanos se ha señalado recientemente (71) (46). Estudios en animales sugieren que la necesidad de sueño está genéticamente controlada, lo mismo parece suceder en los seres humanos, que una variante genética en donde una variación de la adenosina deaminasa, que se asocia con la disminución del metabolismo de la adenosina a inosina, específicamente mejora el sueño profundo (aumento de sueño delta) durante el sueño. Esto significa que la enzima que cataboliza a la adenosina, está trabajando con baja actividad, por lo que la adenosina se mantiene elevada, y los pacientes duermen profundamente. Por otro lado los pacientes con insomnio primarion podría tener un cambio opuesto en la actividad de la enzima, un polimorfismo distintas del gen del receptor de adenosina A2A, que se ha asociado con las diferencias individuales entre los síntomas de ansiedad después de la ingesta de cafeína en voluntarios sanos, afecta el electroencefalograma durante el sueño y la vigilia de una manera no específica.

La evidencia reciente indica que el sueño inducido por la adenosina, una sustancia endógena para fomentar el sueño, requiere de la activación de los receptores A2A, la hipótesis de que la adenosina podría activar las neuronas preóptica ventrolateral del sueño núcleo a través de los receptores de adenosina A2A fue examinado en rebanadas de cerebro de rata (72) (47) . Tras la la identificación in vitro de estas neuronas las que son inhibidas por la noradrenalina y acetilcolina, transmisores de la excitación, se estableció que el núcleo preóptica ventrolateral se compone de dos subtipos entremezclado de las neuronas del sueño, que difieren en sus respuestas a la serotonina, y una inhibición (Tipo- 1 en las células) o del tipo excitación (Tipo-2 células).

Los efectos sobre el sueño de un inhibidor del transporte de ADO, nitro bencil-tio-inosina (NBTI) y los agonistas de los receptores A1 y antagonistas para A2A / evaluados por micro diálisis que en el área lateral preo-óptica (LPOA) han sido evaluados recientemente. Los resultados mostraron que la zona para fomentar el sueño es LPOA: 1) la estimulación de los receptores A1 o inhibición del transporte de ADO por despertar NBTI inducida y 2) de los receptores A2A del sueño inducido por la estimulación. También se confirmó que la administración NBTI tras la promoción de la zona del cerebro anterior basal aumentó el sueño. Los efectos de la EA podría estar mediado, ya sea directamente o indirectamente a través de la interacción con otros sistemas de neurotransmisores. Estas observaciones apoyan la hipótesis de que los efectos mediados por AD en los ciclos sueño-vigilia son dependientes del sitio y el receptor (73) (48).

La adenosina induce el sueño a través del mecanismo de los receptores A2A en la que el GABA podría tener un papel importante. Las ratas fueron estudiadas con registros electroencefalograma y electromiograma junto con la de microdiálisis in vivo para investigar los efectos de un agonista A2AR, CGS21680, sobre el sueño y sobre la liberación de histamina y GABA en el cerebro. En las ratas con libre movimiento, se aplicó CGS21680 al espacio subaracnoideo de la base del cerebro anterior, en la región basal y rostral del sueño dependiendo de la zona se promovió o se inhibió la liberación de hitamina en lacorteza frontal. La liberación de histamina se correlacionó negativamente con la cantidad de sueño NO-MOR
($r = 0.652$). En ratas anestesiadas con uretano, el CGS21680 inhibió la liberación de histamina, tanto en la corteza frontal medial y el área pre-óptica de una manera dosis-dependiente, y el aumento de la liberación de GABA en concreto en el núcleo tuberomammilar histaminérgicos, pero no en la corteza frontal. Por otra parte, el CGS21680 la inhibición inducida por la liberación de histamina fue antagonizado por la perfusión del núcleo tuberomammillary con un antagonista del GABAA, picrotoxina. Estos resultados sugieren que los agonistas A2AR del sueño inducido por la inhibición del sistema histaminérgicos mediante el aumento de la liberación de GABA en en el núcleo tuberomammillary (74) (49).

La actividad del cerebro anterior basal (BF) en las neuronas colinérgicas, ni la acumulación de AD en el BF en consecuencia son necesarias para la unidad del sueño. Eso fue probado por Blanco-Centurión et al (2006) (76), directamente a prueba si el cerebro anterior basal de las neuronas colinérgicas son fundamentales para la regulación de ADO de la unidad del sueño mediante la administración de 192 IgG saporin a la lesión de las neuronas colinérgicas BF y luego medir AD niveles en el BF. En ratas with95 lesión% de las neuronas colinérgicas BF, los niveles de AD en el BF no aumentó con 6 horas de vigilia prolongada. Sin embargo, las ratas con la destrucción de las células colinérgicas en este nivel había unidad del sueño intacto después de 6 y 12 horas de vigilia prolongada, lo que indica que la acumulación de AD en el BF no está funcionando a través de mecanismos colinérgicos. A continuación se determinó que, en ausencia de las neuronas colinérgicas BF, la adenosina A1 selectivo agonista del receptor N6-cyclohexyladenosine, administrado a la BF, sigue siendo eficaz para inducir el sueño, lo que indica que las neuronas colinérgicas BF no son esenciales para la inducción del sueño . Por supuesto que no excluye el papel central de la adenosina en la promoción del sueño, pero sólo una interacción particular con algunas células colinérgicas en esas estructuras.

References

Gogia, S.; Jain, A.; Puranik, M. Structures, ionization equilibria, and tautomerism of 6-oxopurines in solution. J. Phys. Chem. B, 2009, 113, 15101-15118.

Chagoya de Sánchez, V. Circadian variations of adenosine and of its metabolism. Could adenosine be a molecular oscillator for circadian rhythms? Can. J. Physiol. Pharmacol., 1995, 73, 339-355.

Dudycz, L.; Stolarski, R.; Pless, R.; Shugar, D. A 1H NMR study of the syn-anti dynamic equilibrium in adenine nucleosides and nucleotides with the aid of some synthetic model analgues with fixed conformations. Z. Naturforsch. C., 1979, 34, 359-373.

Butanda-Ochoa, A.; Hojer, G.; Morales-Tlalpan, V.; Diaz-Muñoz, M. Recognition and activation of ryanodine receptors by purines. Curr. Med. Chem., 2006, 13, 647-657.

Alberty, R.; Smith, R.M.; Bock, R.M. The apparent ionization constants of the adenosinephosphates and related compounds. J. Biol. Chem., 1951, 193, 425-434.

Loenen, W.A. S-adenosylmethionine: jack of all trades and master of everything? Biochem. Soc. Trans., 2006, 34, 330-333.

Chagoya de Sánchez, V.; Brunner, A.; Piña, E. In vivo modification of energy charge in the liver cell. Biochem. Biophys. Res. Commun., 1972, 46, 1441-1445.

Chagoya de Sánchez, V.; Hernández-Muñoz, R.; Yáñez, L.; Vidrio, S.; Díaz-Muñoz, M. Possible mechanism of adenosine protection in carbon tetrachloride acute hepatotoxicity. Role of adenosine by-products and glutathione peroxidase. J. Biochem. Toxicol., 1995, 10, 41-50.

Batra, V.; Mishra, K.P. Modulation of DNA methyltransferase profile by methyl donor starvation followed by gamma irradiation. Mol. Cell. Biochem., 2007, 294, 181-187.

Pradet, A.; Raymond, P. Adenine nucleotide ratios and adenylate energy charge in energy metabolism. Annu. Rev.Plant Physiol., 1983, 34, 199–224.

Liss., B.; Roeper, J. Molecular physiology of neuronal K-ATP channels (review). Mol. Membr. Biol., 2001, 18, 117-127.

North, R.A.; Verkhratsky, A. Purinergic transmission in the central nervous system. Pflugers Arch. Eur. J. Physiol., 2006, 452, 479-485.

Borea, P.A.; Gessi, S.; Bar-Yehuda, S.; Fishman, P. A3 adenosine receptor: pharmacology and role in disease. Handb. Exp. Pharmacol., 2009, 193, 297-327.

Morelli, M.; Carta, A.M.; Jenner, P. Adenosine A2A receptors and Parkinson´s disease. Handb. Exp. Pharmacol., 2009, 193: 589-615.

Goddard, W.A.; Abrol, R.; Kim, S.K.; Trzaskowski, B.; Griffith, A.R. Predicted 3 D structures for adenosine receptors bound to ligands; comparison to the crystal structure. J. Struct. Biol., 2010, Epub ahead of print.

Kawate, T.; Michel, J.C.; Birdsong, W.T.; Gouaux, E. Crystal structure of the ATP-gated P2X4 ion channel in the closed state. Nature, 2009, 460, 592-598.

Burnstock, G. Purinergic signalling.-An overview. Novartis Found. Sym., 2006, 276, 26-48.

Fredholm, B.B.; Chen, J.F.; Masino, S.A.; Vaugeois, J.M. Actions of adenosine at its receptors in the CNS: insights from knockouts and drugs. Annu. Rev. Pharmacol. Toxicol., 2005, 45, 385-412.

Snyder, S.H.; Katims, J.J.; Annau, Z.; Bruns, R.F.; Daly, J.W. Adenosine receptors and behavioral actions of methylxanthines. Proc. Natl. Acad. Sci. U.S.A., 1981, 78, 3260-3264.

Huang, Z.L.; Qu, W.M.; Eguchi, N.; Chen, J.F.; Schwarzschild, M.A.; Fredholm B.B.; Urade, Y.; Hayaishi, O. Adenosine A(2A), but not A(1), receptors mediate the arousal effect of caffeine. Nat Neurosci 2005, 8, 858-859.

Porkka-Heiskanen T. Adenosine and sleep and wakefulness. Ann Med 1999; 31:125-129.

Basheer R, Rainni DG, Porkka-Heiskanen T, Ramesh V, McCarley RW. Adenosine, prolongued wakefulness, and A1-activated NF-kappaB DNA binding in th basal forebrain of the rat. Neuroscience, 2001; 104: 731-739.

Murillo-Rodriguez E, Liu M, Blanco-Centurion C, Shiromani PJ. Effects of hypocretins (orexin) neuronal los son sleep and extracellular adenosine levels in the rat basal forebrain. Wur. J. Neurosci., 2008; 28: 1191-1198.

Portas CM, Thakkar M, Rainnie DG, Greene RW, McCarley RW. Role of adenosine in behavior state modulation: a microdialysis study in the freely moving cat. Neuroscience 1997; 79: 225-235.

Porkka-Heiskanen T, Strecker RE, Thakkar M, McCarley RW. Brain extracellular adenosine level during sleep waking and prolonged wakefulness. Soc Neurosci Abst 1997; 23:312.

Porkka-Heiskanen T, Strecker RE, Björkum AA, Thakkar M, Greene RW, McCarley RW. Adenosine a mediator of the sleep-inducing effects of prolonged wakefulness. Science 1997; 276:1265-1268.

Salin-Pascual RJ, Gerashchenko D, Blanco-Centurion C, Shiromani PJ. Hypothalamic regulation of sleep. Neuropsychopharmacol 2001; 25:S21-S27.

von Economo C. Sleep as a problem of localization. J Nervous and Mental Disease 1930; 71:249-259.

Nauta JH. Hypothalamic regulation of sleep in rats. An experimental study. J Neurophysiol 2005; 9:285-316.

30. Jones, B.E. Basic mechanisms of sleep-wake states In: Kryger M.H. Roth T, Dement WC. (eds) Principles and Practice of Sleep Medicine Elsevier Saunders; 2005: 136–153.

31.   Linden JM. Purinergic Systems. In: Siegel GL, Agranoff BW, Albers RW, Fisher SK, Uhler MD, editors. BasicNeurochemistry: molecular, cellular an medical aspects. Philadephia: Lippincott - Raven, 1999: 347-362.

32.   Feldberg W, Sherwood SL. Behaviour of cats after intraventricular injections of eserine and DFO. J Physiol., 1954; 125: 488-500.

33.   Haulica I, Ababei L, Branisteanu D, Topoliceanu F. Letter: Preliminary data on the possible hypnogenic role of adenosine. J Neurochem. 1973, 4:1019-1020.

34. Radulovacki M, Virus RM, Djuricic-Nedelson M, Green RD.
Adenosine analogs and sleep in rats. J Pharmacol Exp Ther. 1984, 228:268-74.

35. Virus RM, Djuricic-Nedelson M, Radulovacki M, Green RD. The effects of adenosine and 2'-deoxycoformycin on sleep and wakefulness in rats. Neuropharmacology. 1983;22 :1401-1404.

36. Fredholm BB, Lindstrom K. Autoradiographic comparison of the potency of several structurally unrelated adenosine receptor antagonists at adenosine A1 and A(2A) receptors.Eur J Pharmacol. 1999;380:197-202.

37. Elmehorst D, Meyer PT, Winz OH, Matusch A, Ermert J, Coenen HH, Basheer R, Zilles K, Bauer A. Sleep deprivation increases A1 adenosine receptor binding in the human brain: a positron emission tomography study-J. Neurosci., 2007; 27: 2410-2415.

38.   Maquet P, Dive D, Salmon E, Sadzot B, Franco G, Poirrier R, Franck G.Dive D, Salmon E. Cerebral glucose utilization during stage 2 sleep in man. Brain Res 1992; 571:149-153.

39.   Mitchell JB, Lupica CR, Dunwiddie TV. Activity-dependent release of endogenous adenosine modulates synaptic responses in the rat hippocampus. J Neurosci 1993; 13:3439-3447.

40. Chagoya de Sanchez V, Hernandez-Munoz R, Suarez J, Vidrio S, Yanez L, Aguilar-Roblero R, Oksenberg A, Vega-Gonzalez A, Villalobos L, Rosenthal L, Fernandez-Cancino F, Drucker-Colin R, Diaz-Munoz M.
Temporal variations of adenosine metabolism in human blood. Chronobiol Int 1996;13:163-177.

41. Arrigoni, E., Chamberlin, N.L., Saper, C.B., McCarley, R.W.,. The effects of adenosine on the membrane properties of basal forebrain cholinergic neurons. Sleep 2003; 26: 45

42. Morairty S, Rainnie D, McCarley R, Greene R.Disinhibition of ventrolateral preoptic area sleep-active neurons by adenosine: a new mechanism for sleep promotion. Neuroscience. 2004;123:451-457.

43. Mendelson W. Sleep-inducing effects of adenosine microinjections into the medial preoptic area are blocked by flumazenil. Brain Res. 2000;852: 479-482

44. Harper LK, Beckett SR, Marsden CA, McCreary AC, Alexander SP.
Effects of the A(2A) adenosine receptor antagonist KW6002 in the nucleus accumbens in vitro and in vivo. Pharmacol Biochem Behav. 2006 Jan 29; [Epub ahead of print]

45. Floran B, Gonzalez B, Floran L, Erlij D, Aceves J. Interactions between adenosine A(2a) and dopamine D2 receptors in the control of [(3)H]GABA release in the globus pallidus of the rat. Eur J Pharmacol. 2005; 27;520(1-3):43-50.

46.   Bliwise DL. Sleep in normal aging and dementia. Sleep 2005; 16:40-81.

47.   Shiromani PJ, Lu J, Wagner D et al. Compensatory sleep response to 12 h wakefulness in young and old rats. Am J Physiol (Regulat Integ Comp Physiol) 2000; 278:R125-R133.

48.   Bowersox SS, Baker T, Dement WC. Sleep-wakefulness patterns in the aged cat. Electroencephalogr Clin Neurophysiol 1984; 58:240-252.

49.   Pegram V, Bert J, Naquet R. The ontogeny of EEG sleep patterns in the baboon. Psychophysiology 1969; 6:228.

50.   Czeisler CA, Duffy JF, Shanahan TL, Brown EN, Mitchell JF, Rimmer DW, Ronda JM, Silva EJ, Allan JS, Emens JS, Dijk DJ, Kronauer RE. Stability , precision ad near-24-hour period human circadian pacemacker. Science 1999; 284:2177-2181.

51.   Schwierin B, Borbely AA, Tobler I. Effects of N6-cyclopentyladenosine and caffeine on sleep regulation in the rat. Eur J Pharmacol 1996; 300:163-171.

52. Landolt HP, Retey JV, Tonz K, Gottselig JM, Khatami R, Buckelmuller I, Achermann   P.   Caffeine   attenuates   waking   and   sleep electroencephalographic markers of sleep homeostasis in humans. Neuropsychopharmacology 2004; 29:1933-1939.

53.   Kamimori GH, Penetar DM, Headley DB, Thorne DR, Otterstetter R, Belensky G. Effect of three caffeine doses on plasma catecholamines and alertness during prolonged wakefulness. Eur J Clin Pharmacol 2000; 56:537-544.

54.   B Bardwell WA, Ziegler MG, Ancoli-Israel S, Berry CC, Nelesen RA, Durning A, Dimsdale JE.   Does caffeine confound relationships among adrenergic tone, blood pressure and sleep apnoea? J Sleep Res., 2000; 9:269-272.

55.   Lagarde D, Batejat D, Sicard B, Trocherie S, Chassard D, Enslen M, Chauffard F. Slow-release caffeine: a new response to the effects of a limited sleep deprivation. Sleep 2000; 23:651-661.

56.   Wurts SW, Edgar DM. Caffeine During Sleep Deprivation: Sleep Tendency and Dynamics of Recovery Sleep in Rats. Pharmacol Biochem Behav 2000; 65:155-162.
 57.   Hindmarch I, Rigney U, Stanley N, Quinlan P, Rycroft J, Lane J. A naturalistic investigation of the effects of day-long consumption of tea, coffee and water on alertness, sleep onset and sleep quality. Psychopharmacology 2005; 149(203):216.

58.   Sinton CM, Petitjean F. The influence of chronic caffeine administration on sleep parameters in the cat. Pharmacol Biochem Behav 1989; 32:459-462.

59.   Wyatt JK, Cajochen C, Ritz-De Cecco A, Czeisler CA, Dijk DJ. Low-dose repeated caffeine administration for circadian-phase-dependent performance degradation during extended wakefulness. Sleep 2004; 27:374-381.

60.   Salin-Pascual RJ, Wagner D, Upadhyaya U, Shiromani PJ. Caffeine decreases sleep in middle -aged and old rats but not young rats. Sleep 2000; 23:A53.

61. Salín-Pascual RJ, Urvashi Upadhyaya U, Shiromani PJ. Cambios en la vigilia y el sueño, relacionados al envejecimiento evaluados mediante un reto con cafeína en la rata F344. Rev Mex Neuroci. 2009; 10: 184-194.

62.   Murillo-Rodriguez E, Blanco-Centurion C, Gerashchenko D, Salin-Pascual RJ, Shiromani PJ. The diurnal rhythm of adenosine levels in the basal forebrain of young and old rats. Neuroscience 2004; 123:361-370.

63.   Meerlo P, Roman V, Farkas E, Keijser JN, Nyakas C, Luiten PG.
Ageing-related decline in adenosine A1 receptor binding in the rat brain: an autoradiographic study. J Neurosci Res. 2004, 1;78:742-8.

64.   Singh MA. Combined exercise and dietary intervention to optimize body composition in aging. Ann N Y Acad Sci. 1998;854:378-93.

65. Algeri S, Biagini L, Manfridi A, Pitsikas N.   Age-related ability of rats kept on a life-long hypocaloric diet in a spatial memory test. Longitudinal observations.
Neurobiol Aging. 1991;12:277-82.

66.   Salin-Pascual RJ, Upadhyay U, Shiromani PJ. Effects of hypocaloric diet on sleep in young and old rats. Neurobiol Aging 2002; 23:771-776.

67.   Thorphy MJ. International Classification of Sleep Disorders: Diagnostic and Coding Manual. Rochester, Minnesota. USA: American Sleep Disorders Association, 1990.

68.   Billiard M, Bentley A. Is insomnia best categorized as a symptom or a disease? Sleep Medicine 2004; 5:S35-S40.

69. Salin-Pascual RJ, Valencia-Flores M, Campos RM, Castaño A, Shiromani PJ. Caffeine challenge in insomnia patients after total sleep deprivation. Sleep Medicine 2006;7:141-145.

 Carskadon MA, Dement WC, Mitler MM, Roth T, Westbrook PR, Keenan S. Guidelines for the multiple sleep latency test (MSLT): A standard measure of sleepiness. Sleep 1986; 9:519-524.

Retey JV, Adam M, Honegger E, Khatami R, Luhmann UF, Jung HH, Berger W, Landolt HP. A functional genetic variation of adenosine deaminase affects the duration and intensity of deep sleep in humans. Proc Natl Acad Sci U S A. 2005;102:15676-15681.

Gelopin T, Luppi P-H, Cauli B, Urde Y, Rossier J, Hayaishi O, Lambolez B, Fort P,. The endogenous somnogen adenosine excites a subset of sleep-promoting neurons via A2A receptors in the ventrolateral preoptic nucleus. Neuroscience: 2005; 1377-1390.

Methippara MM, Kumar S, Alam NA, Szymusiak R, McGinty D,. Effects on sleep of microdialysis of adenosine A1 and A2a receptor analogs into the lateral preoptic area of rats. Am J Physiol Regul Integr Comp Physiol 2005; 289: R1715-R1723.

74.   Hong Z-Y, Huang Z-L, Qu W-M, Eguchi N, Urade Y, Hayaishi O. An adenosine A2A receptor agonist induces sleep by increasing GABA release in the tuberomammillary nucleus to inhibit histaminergic systems in rats. J Neurochem, 2005, 92: 1542–1549.

75. Verret L, Goutagny R, Fort P, Cagnon L, Salvert D, Leger L, Boissard R, Salin P, Peyron C, Luppi PH. A role of melanin-concentrating hormone producing neurons in the central regulation of paradoxical sleep.
BMC Neurosci. 2003,9: 4-19.

76. Blanco-Centurion C, Man Xu, Murillo-Rodriguez, Gerashchenko D. Shiromani A, Salin-Pascual RJ, . Hof PR, Shiromani PJ. Adenosine and Sleep Homeostasis in the Basal Forebrain. J Neurosci 2006; 26(31):8092–8100.

77. Esser SK, Tononi G. Breakdown of effective connectivity during slow wave sleep: investigating the mechanism underlaying a cortical gate using large-scale modeling. J. Neurophysiol 2009; 102: 2096-2111.

NEUROBIOLOGÍA DEL DORMIR Y EL SOÑAR

EL SUEÑO Y SUS TRASTORNOS EN LA PRÁCTICA MÉDICA.

El hecho de que los seres humanos necesitemos dormir por un periodo de tiempo relativamente prolongado, entre 6 a 12 horas en las e3tapas adultas, y mayor tiempo en los recién nacidos, no incursionó en el pensamiento científico, sino hasta épocas recientes. EL sentido común suponía que el sueño era una función pasiva. Sólo se necesita un sitio protegido, aislado, en donde desconectemos la información sensorial externa, de luz, ruido, temperatura extrema y como si el cerebro fuera un foco, por ejemplo, este se apagará. Está posición de pasividad del sueño fue sostenida hasta la segunda mitad del siglo XX, hasta que se pudo demostrar que hay una actividad cerebral que coordina las fases del dormir y del estar despierto.

El hecho de que se tenga un tiempo prolongado en las diferentes etapas del sueño, ha llevado a que se le visualice como un signo vital a obtener en las visitas a enfermos, en el interrogatorio en el que se explora la enfermedad de un paciente, en las repercusiones de los medicamentos en el estadio de sueño y vigilia.

¿Qué tal durmió anoche? No es únicamente una pregunta de cortesía, es en sí una exploración clínica. También se puede explorar si durante el día hay somnolencia, con lo cual ya hay una aproximación somera a la interacción que se da entre una buena calidad de sueño nocturno, debe de estar complementada con un estado de despierto adecuado.

La medicina de los trastornos del dormir es ya una sub-especialización, que integra a varias especialidades médicas. La neurología, la neumología, la psiquiatría, la otorrinolaringología, entre otras. A la fecha, en la última versión de la Clasificación Internacional de los Trastornos del Dormir en su segunda edición (2005), se documentan 85 alteraciones del sueño y la vigilia. Es de importante hacer notar que hasta el momento, no se haya integrado al plan curricular de las licenciaturas o especialidades de medicina la materia de trastornos del dormir, y que en algunas escuelas de psicología se imparta como optativa, con énfasis en el enfoque psicoanalítico pero no científico.

En México, se ha tenido una pléyade de investigadores básicos notables en el área de los mecanismos fisiológicos del sueño. La escuela de estos Maestros y científicos se inició con el Dr. Raúl Hernández Peón, egresado de la Facultad de Medicina de la UNAM, quien en las décadas de los años cincuenta y sesenta abordó los problemas de mecanismos de neurofisiológicos y neurobioquímicos del dormir, con un enfoque centrado en la atención, memoria, conciencia. Alumnos del Maestro Hernández Peón son los investigadores Dr René Drucker Colín y el Dr. Augusto Fernández Guardiola.

En nuestro cerebro ocurre a lo largo de las 24 horas, la alternancia de tres estados de vigilancia: despierto, sueño sin movimientos oculares rápidos y sueño con movimientos oculares rápidos (o fase de ensoñaciones). Una de las tendencias naturales del ser humano, es la de disminuir su estado de alerta y entrar en somnolencia. Esto es fácil de observarlo en personas que se colocan en situaciones transitorias de relativa disminución de la atención, y con baja de su estado de conciencia. Una de las conquistas de la humanidad ha sido la de mantener la vigilia atenta por un tiempo prolongado. Esto lo ha conseguido con la ayuda de algunas sustancias como la cafeína, chocolate, guaraná, hoja de coca y otras sustancias estimulantes, las cuales cumplen la función de potenciar el estado de despierto de los sujetos. El sistema de alertamiento se encuentra en el tallo cerebral. Las neuronas de la formación reticulada, reciben información de las vías sensoriales que la atraviesan y mandan colaterales. Es a través de ellas que la información del medio ambiente que rodea al individuo puede ejercer cierta influencia en el mantenimiento del estado de alerta, con por lo menos tres sistemas de neurotransmisores: serotonina, acetilcolina y dopamina. Mientras que a lo largo de un episodio de sueño, las diferentes etapas o estadios de sueño tienen un mecanismo neurobiológico específico y orquestado por factores circadianos y metabólicos.

¿QUÉ ES EL SUEÑO?

El sueño en general, puede ser conceptualizado como: "La disminución natural, periódica y reversible de la percepción del medio externo, con la conservación de una reactividad y de las funciones vegetativas" (Michel Jouvet). Esta definición nos permite diferenciar al sueño del estado de coma. El sueño es una sucesión de fases o estadios que se suceden a lo largo de un episodio de sueño (este puede durar de 6 a 10 horas, y en el ser humano ocurren preferentemente en la noche).

Los estadios, etapas o fases del sueño, pueden separarse por criterios neurofIsIológico, que se denominan polisomnográficos. Este nombre es el resultado de la combinación de señales biológicas que se utilizan en la calificación de los estadios de sueño. También hay una separación de las fases de sueño, por criterios conductuales. Los animales adoptamos posiciones características, dependiendo de las fases de sueño. Por ejemplo en el gato, uno de los animales que más se han estudiado, en cuanto a su sueño, se sabe que en sueño de delta, cuando tiene una posición que se llama de "Esfinge", por su similitud con el monumento egipcio del mismo nombre. Mientras qué cuando el gato ingresa a sueño MOR, tiene que descansar sobre uno de sus costados, y presenta movimientos de las vibrisas (bigotes), así como de orejas y brincos esporádicos.

Finalmente, en el ser humano, la actividad mental es diferente en las dos fases del dormir. En la fase de sueño No-MOR, existe un tipo de pensamiento lineal, contaminado por lo ocurrido a lo largo del día, en el cual se ha hecho la similitud con el pensamiento obsesivo de tipo circular. Mientras que en el caso del sueño MOR, el pensamiento es ilógico, muy contaminado con la serie de fenómenos alucinatorios de predominio visual, que llamamos ensoñaciones o actividad onírica. Esta actividad cognitiva del sueño MOR se ha comparado a un estado psicótico, especialmente porqué cuando soñamos, estamos convencidos de que lo que alucinamos es real.

Como se mencionó anteriormente, el sueño es un proceso heterogéneo dividido por criterios polisomnográficos; por un lado está el sueño sin movimientos oculares (sueño No-MOR), el cual está constituido por una serie de estadios (cuatro en los seres humanos), en donde hay una disminución de la actividad electroencefalográfica, lo cual significa, menos neuronas activas, y las que siguen trabajando lo hacen de manera sincronizada. Lo anterior hace que zonas del encéfalo diferentes a la corteza, expresen sus ritmos de descarga y que los patrones EEG resultantes sean de ondas de menor frecuencia y mayor amplitud (Ver la figura 1).

Trazo EEG en vigilia y sueño	FIGURA 1

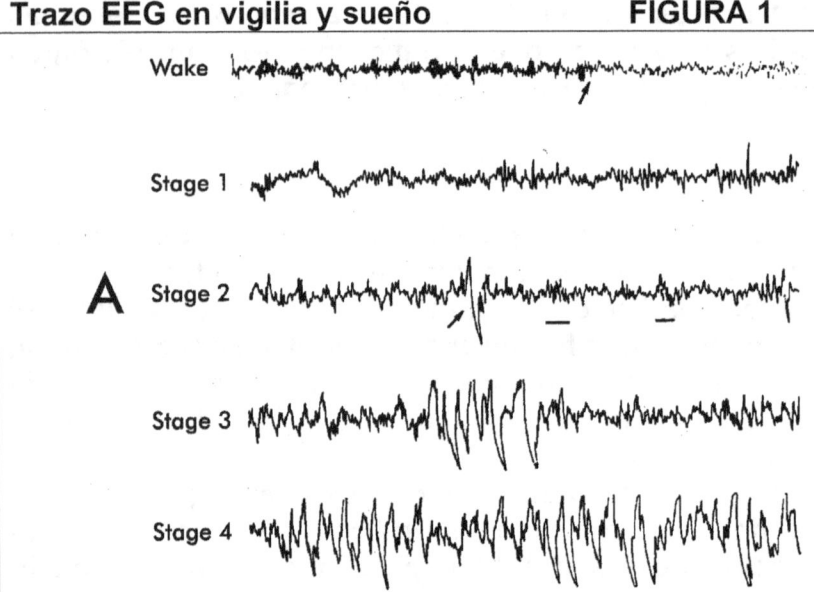

La frecuencia (número de eventos por unidad de tiempo) en el EEG de vigilia es rápida, de 15 a 20 cps. En las fases 1 y 2 aparece actividad distintiva como son los husos de sueño, las espigas vertex, y las ondas teta (5 a 7 cps). Finalmente en los estadios 3 y 4 encontramos las ondas delta de 0.5 a 2 cps, lentas pero con una amplitud (tamaño de la onda) de 90 micro volts.

En la fase de sueño 1, aparece actividad del hipocampo (V. actividad theta de 5 a 7 ciclo por segundo = cps), mezclada con actividad cortical rápida (ritmo beta: 15 a 20 cps) (Ver la figura 1). En la fase 2, hay expresión de actividad talámica, con la irrupción de actividad rápida entrecortada, conocida como "Husos de sueño" (12 a 14 cps.). Finalmente en las fases 3 y 4, aparecen grandes ondas lentas (0.5 a 2 cps y de 70 a 90 µv), que es también conocido como actividad lenta, sueño delta, o sueño sincronizado. Este avance en las diferentes fases del sueño sin movimiento oculares rápidos, conlleva también a una modificación en la reactividad, es decir con la capacidad de un sujeto para responder a los estímulos del medio ambiente. En la fase 1, también conocida como somnolencia, la reactividad está sólo ligeramente disminuida, pero en la medida que el individuo llega a las fases 3 y 4, la intensidad de los estímulos que son capaces de despertar a un individuo se ha multiplicado. A estas fases del sueño, también se les conoce como sueño profundo.

Figura 2 Sitios del hipotálamo anterior (VLPO) que intervienen en el Sueño No-MOR

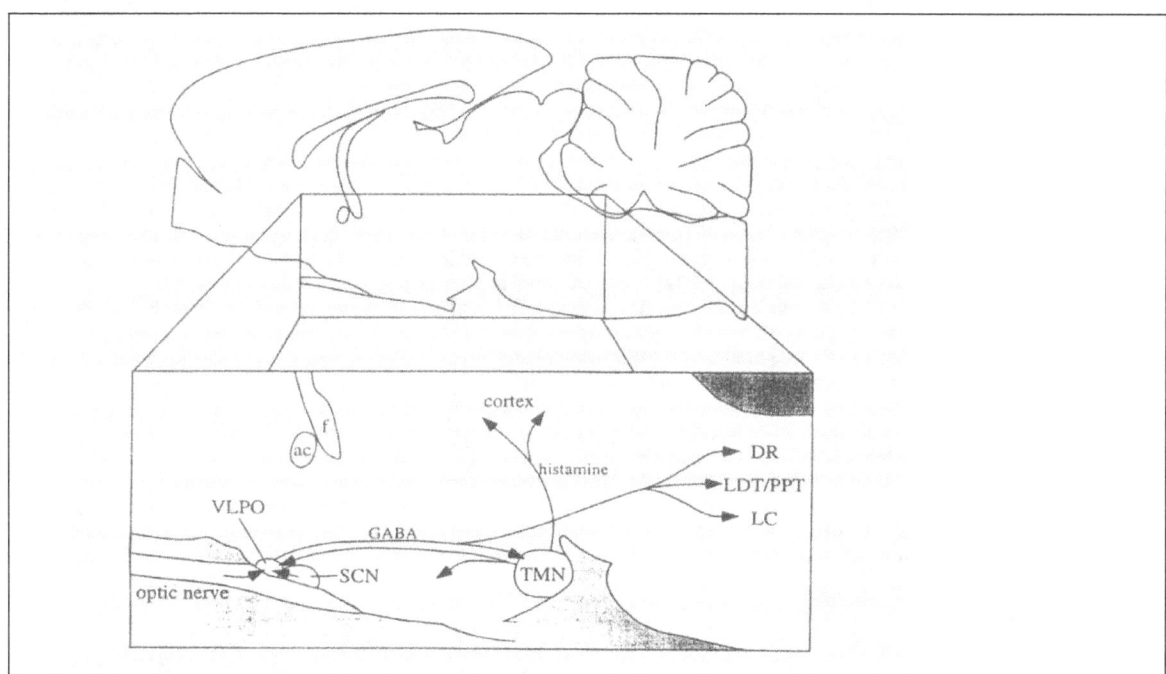

No existe un centro que regule de manera única al sueño No-MOR. Se han detectado estructuras en el tallo cerebral, como es el núcleo del haz solitario; el hipotálamo anterior (el núcleo ventra lateral pre-óptico = VLPO) y quizás en otras regiones cuyas estimulaciones inducen esta fase del dormir. Los estudios del neurofisiólogo suizo Hess, con estimulación del tracto del haz solitario, en gatos saciados de sueño y que producían una nueva inducción de sueño, fueron los antecedentes de que el sueño en general, y en particular el sueño No-MOR, fuera un proceso activo.

En el caso del núcleo VLPO, localizado en el hipotálamo anterior, también hay reportes del neuro patólogo Constantino von Ecónomo, de que pacientes con lesiones secundarias a encefalitis en esta zona, desarrollaban un estado de insomnio pertinaz. Estudios recientes, utilizando marcadores de actividad neuronal, como son los llamados genes de expresión temprana V. c-Fos), han reportado que los animales privados de sueño, y que se sacrifican en la fase de recuperación, presentan una mayor expresión de la inmuno reactividad para la proteína c-Fos, en las zonas que corresponden al hipotálamo anterior y mas concretamente en el núcleo VLPO.

Por otro lado en cuanto a neurotransmisores involucrados en el sueño NoMOR, una serie de ellos se han propuesto: la adenosina, el GABA, y una serie de neuropéptidos, que parecen contribuir al inicio y mantenimiento de esta fase del dormir. Hay que mencionar que ontogenéticamente, los niños y los adultos jóvenes tienen una gran cantidad de esta fase del sueño, pero conforme el sujeto envejece va disminuyendo el tiempo y la amplitud del sueño delta (Vg. estadios III y IV). En la figura 3, se muestra el registro gráfico de la sucesión de estadios de sueño, a lo largo de la noche también llamado
Hipnograma.

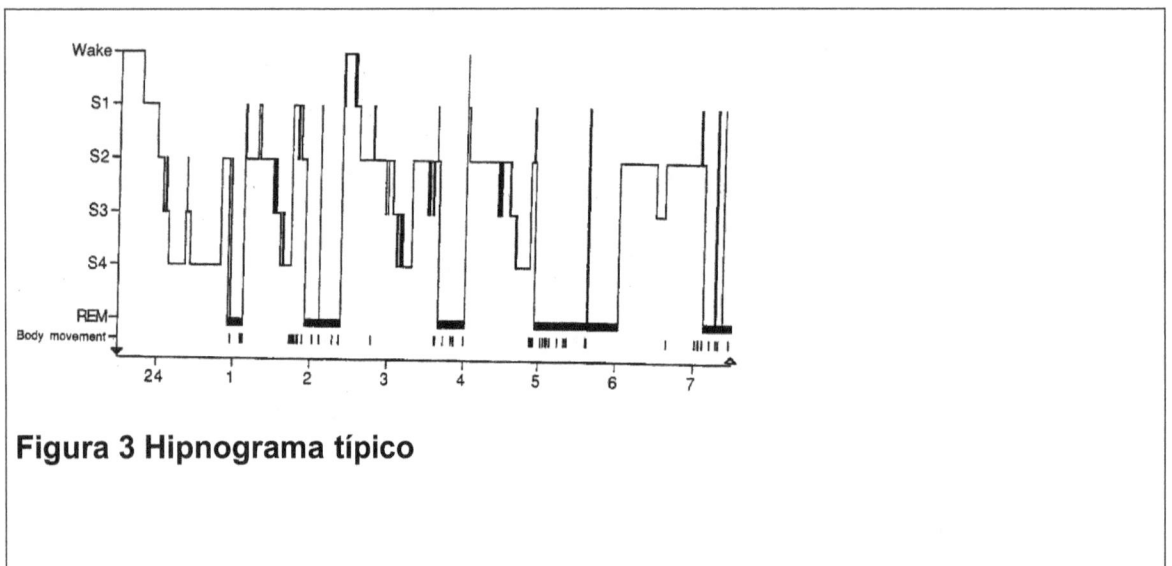

Figura 3 Hipnograma típico

El sueño con movimientos oculares rápidos, también es conocido como sueño MOR. Es un estado que complica las explicaciones lineales sobre las funciones del sueño. Ya que hay activación cortical, de tal manera que en el trazo electroencefalográfico se observan actividades rápidas que semejan a las ondas theta, solo que más agudas, por lo que se les ha denominado en "diente de tiburón" o en "dientes de sierra". Además hay movimientos oculares conjugados rápidos, atonía muscular y cambios vegetativos como arritmias respiratorias y cardiacas, erección del pene o del clítoris, y otros cambios neurovegetativos (Ver la figura 4)

Figura 4   Estadio de Sueño MOR Típico.

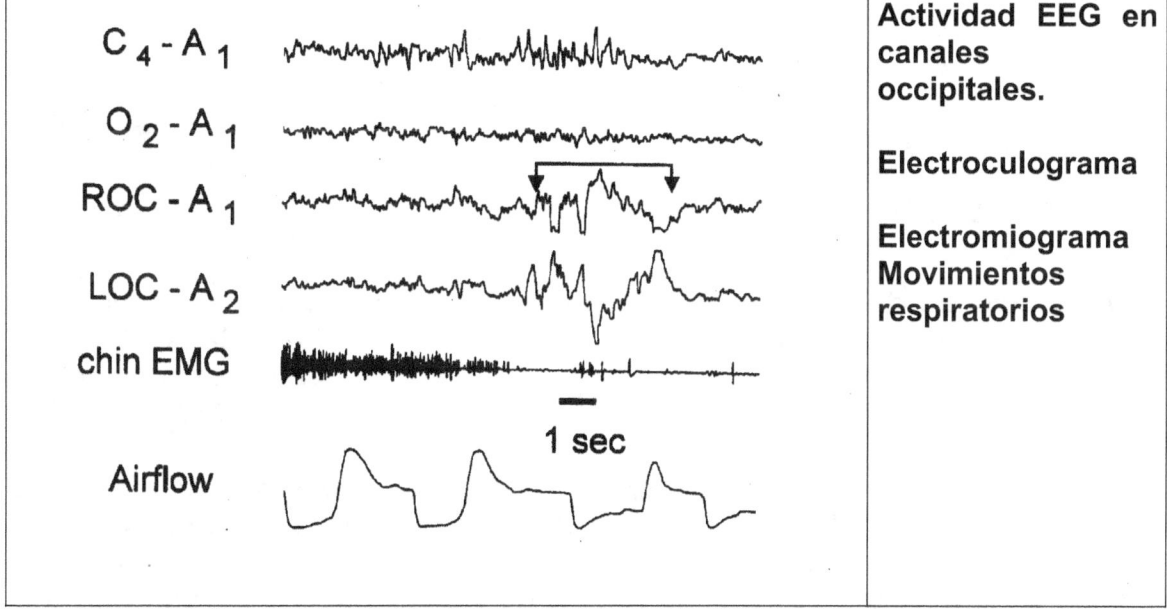

Actividad EEG en canales occipitales.

Electroculograma

Electromiograma Movimientos respiratorios

La exploración de los mecanismos neurobiológicos del sueño paradójico, como también se le conoce al SMOR, lo ubican en el tallo cerebral y más concretamente en las regiones del puente y de la médula oblongada, que como se sabe se encarga de mecanismos autonómicos básicos, por ejemplo cardiorespiratorios, vasomotores, centro tusígeno y del vómito entre otros (ver figura 5)

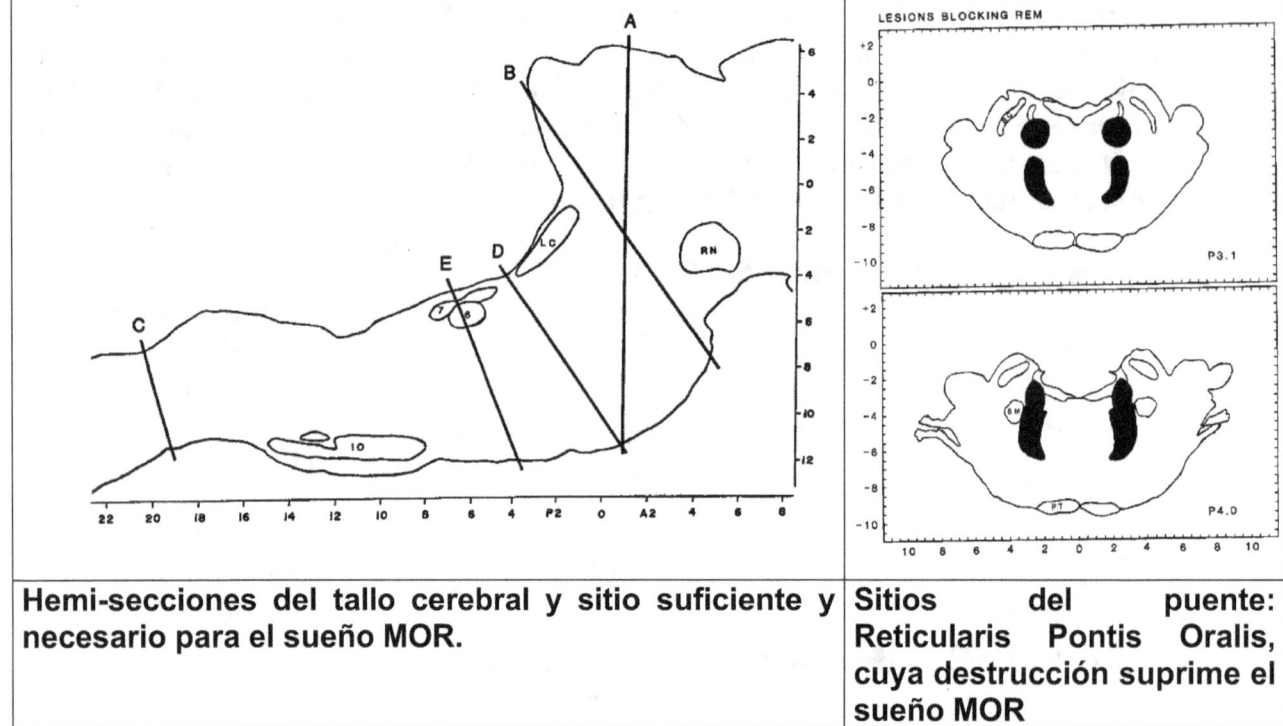

Hemi-secciones del tallo cerebral y sitio suficiente y necesario para el sueño MOR.	Sitios del puente: Reticularis Pontis Oralis, cuya destrucción suprime el sueño MOR

Se sabe que el puente es la estructura suficiente y necesaria para el inicio del SMOR (ver figura 5). Pero no existe un sitio único, están, por ejemplo, en el rafe pontino, células colinoceptivas y en una región conocida como campo gigante celular (CGC). Las células de este núcleo, están inhibidas por otras localizadas en el LC, que son noradrenérgicas y serotoninérgicas. Estas últimas, como ya ha sido comentado, se encuentran más activas en la vigilia atenta, de tal forma que en condiciones normales, no tenemos irrupción del sueño MOR en la vigilia, con la excepción de una enfermedad conocida como narcolepsia. Las hipocretinas u orexinas, que tienen un papel inhibidor sobre el sueño MOR, se han encontrado como deficientes en algunos enfermos con narcolepsia, y en el modelo animal de narcolepsia, el perro doberman, en donde el patrón hereditario de la enfermedad es autosómico dominante, hay una mutación de uno de los receptores de hipocretinas, el hipo-2, que puede explicar el este animal la enfermedad.

El proceso de regulación del sueño MOR, se ha explicado en el llamado modelo de "interacción recíproca", desarrollado por los psiquiatras y neurofisiólogos de la Universidad de Harvard, Alan Hobson y Robert McCarley, mediante la técnica de registro de neuronas aisladas, en animales en libre movimiento. Este modelo se ha enriquecido en años recientes, pero originalmente se podría explicar de la siguiente manera: conforme nos sumergimos en las fases de sueño nMOR, hay un "apagamiento" de las células del LC y rafe pontino (REM-off) , con lo cual se interrumpe la inhibición que estas estructuras ejercían, y de esta forma las estructuras del

CGC quedan facilitadas. Es en éste momento cuando otro grupo de núcleos pontinos (LDT = latero dorsal tegmental y PPT = pedúnculo pontino tegmental – neuronas REM-on) comienzan a disparar para activar a las células del CGC. Los núcleos del LDT y PPT son colinérgicos, de tal forma que al aumentar la liberación de este neurotransmisor en sus terminales a nivel del CGC se inicia el SMOR (Ver la Figura 6). Todo lo anterior se ha visto apoyado por diferentes aproximaciones neurobiológicas. Por ejemplo, si se hace una infusión sistémica de una sustancia colinomimética, del tipo de la fisostigmina, se acelera la aparición del sueño MOR y la duración de este es mayor. Por otro lado, si se hacen registros unitarios en las zonas antes mencionadas, se observa que hay aumento del disparo neuronal de las células del LDT y PPT, cuando los animales ingresan a sueño MOR, mientras que las células del LC y rafe dorsal pontino, se encuentran en silencio.

Figura 6
Estructuras involucradas en la regulación del sueño MOR en el modelo de "Interacción recíproca" Hobson y McCarley

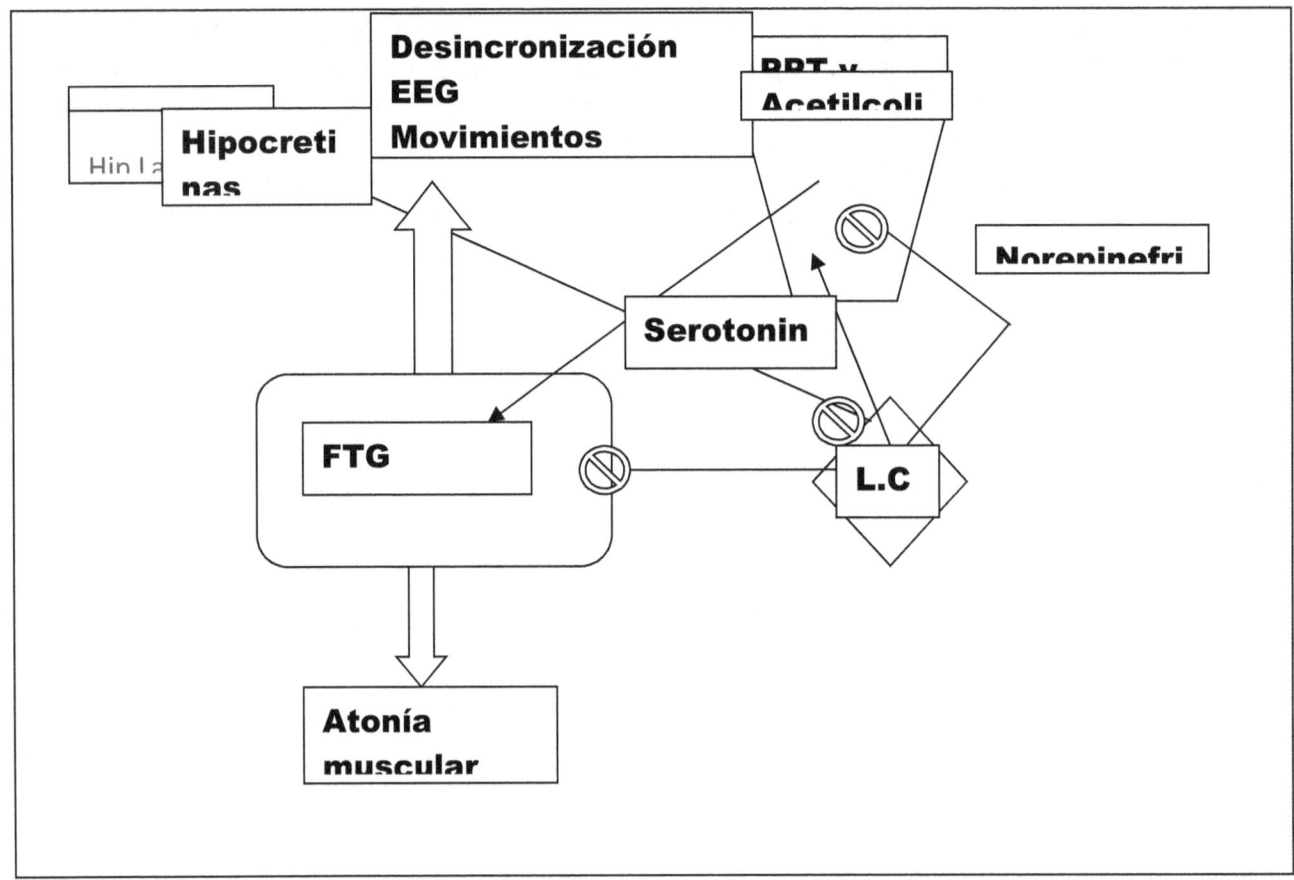

El sueño y el estado de vigilia se encuentran sincronizados, lo mismo que otros procesos biológicos, como son la temperatura corporal y el ritmo de secreción hormonal, es decir se suceden de manera orquestada. Esto es posible, debido a la existencia de un sistema cronobiológico, el cual funciona como un "reloj" o "marcapaso". En el ser humano y en la mayoría de los mamíferos y aves estudiados, se ha encontrado un marcapaso en el hipotálamo, a los lados del tercer ventrículo, conocido como el núcleo supraquiasmático (NSQ). Este recibe información luminosa no visual desde la retina, a través del tracto retino-hipotalámico, el cual informa al NSQ de la presencia o ausencia de luz (ver figura 7). Esta señal, permite sincronizar a los seres vivos, de tal manera que los ritmos que se generan internamente, se puedan sincronizar con uno de los ritmos medioambientales, que es ciclo luz-oscuridad. Uno de los ritmos que es sincronizado directamente por el NSQ es el de la producción de melatonina. Esta es una hormona, no proteica, que se produce en la oscuridad, tanto en los animales que tienen mayor actividad en la oscuridad (nocturnos), como los animales de hábitos diurnos. Se ha propuesto que la principal función de la melatonina, sea informar al NSQ de ciertos aspectos de los ritmos circadianos

Figura 7 Vía luminosa de la retina al núcleo supraquiasmático y glándula pineal.

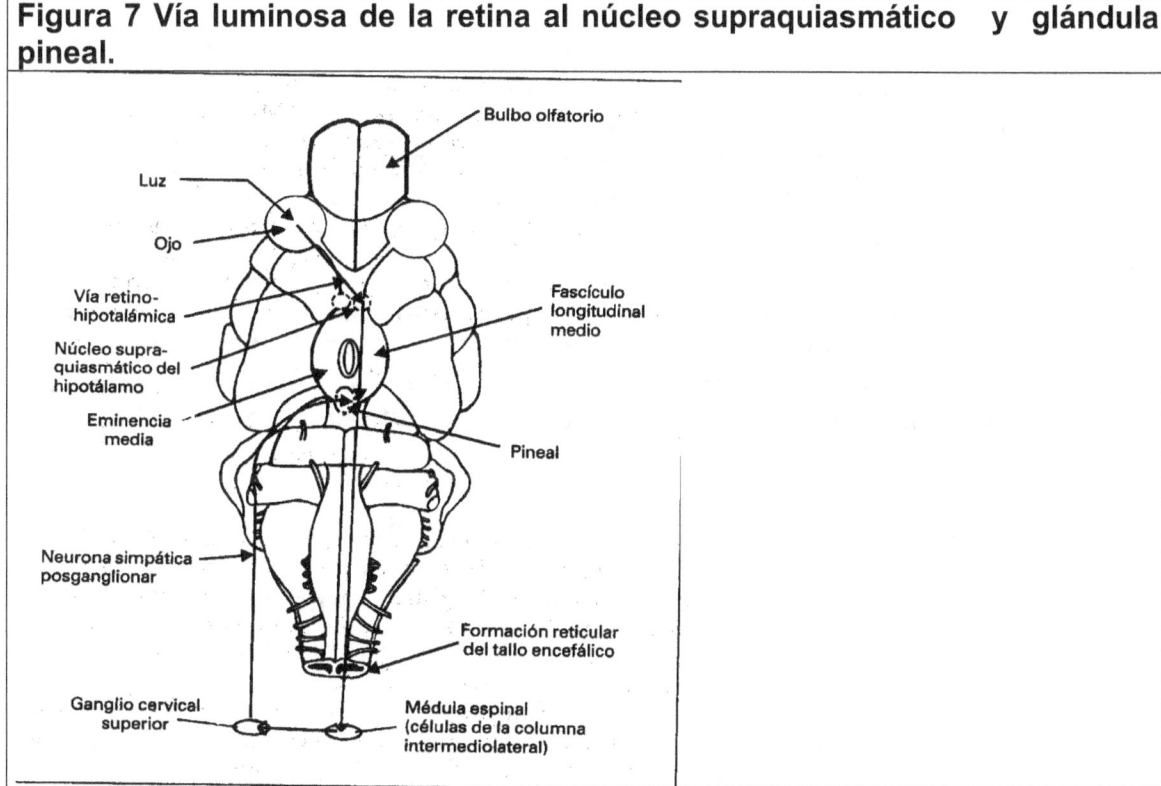

La luz es captada por un grupo de bastones, que la registran como información no visual. Esta información va al NSQ, mediante el tracto retino hipotalámico. Posteriormente mediante una vía descendente y recurrente llega a la glándula pineal de donde se produce y libera la melatonina.

El ciclo sueño-vigilia, es un ejemplo de este tipo de ritmos. En los seres humanos el mayor episodio de sueño se instala en la noche, mientras que la vigilia es diurna. En los roedores y los gatos ocurre exactamente lo opuesto.

Es fácil suponer que las diferencias en cuanto a estilos de ritmo sueño-vigilia, se debe a presiones medioambientales y la relación que existe entre una presa y un predador. Las presas duermen escondidas, mientras los predadores están alertas merodeando. En el hombre, su adaptación diurna, puede explicarse por su limitada percepción visual en la oscuridad, de tal forma que siendo cazador, se desarrolló una mayor actividad en fases luminosas.

El dormir está a su vez organizado rítmicamente, de tal forma que existen ciertas horas en donde hay mayor propensión para iniciar un episodio de sueño. La más obvia es entre las 22:00 y 06:00 hrs, pero también existen otros periodos en donde se puede iniciar un episodio de sueño con facilidad. Uno de ellos es alrededor de la 11:00 hrs y otro es entre las 15:00 y 16:00 hrs (hora de la siesta). Estos picos de propensión para dormir, son utilizados culturalmente para tener breves episodios de sueño, que habitualmente tienen claras funciones restauradoras.

En la primera parte del episodio de sueño nocturno, encontramos la aparición de un mayor porcentaje de sueño delta, mientras que el SMOR, se inicia entre 90 a 120 minutos después de que la persona pudo conciliar su sueño (entre 22:00 y 23:00 hr). Si una persona inicia su episodio de sueño nocturno más tarde (después de las 02:00 hrs), tendremos que el SMOR aparece mas precozmente (V. latencia a SMOR de menos de 60 minutos). Esto se debe a que en la segunda parte del episodio de sueño nocturno hay una mayor facilidad para que ocurra el SMOR y cuando éste se instala es de mayor duración. De hecho antes de despertarnos en la mañana, hemos tenido un episodio de SMOR , mas o menos largo (40 minutos, aproximadamente), que es la ensoñación que habitualmente recordamos al día siguiente.

Un modelo que permite integrar los aspectos de la fisiología del sueño con los aspectos relacionados con los ritmos circadianos, es el "Modelo de los dos procesos", que ha sido desarrollado recientemente por Alexander Borberly en Zurich (Ver la figura 8). Se propone que un proceso "S" (Sleep), el cual se acumula durante la vigilia. Esto puede ser un neurotransmisor (o varios), neuropéptidos (hipnotoxinas de Pieron) o facilitación entre circuitos neuronales. El proceso "S" se puede medir y está en relación con el número y magnitud de las ondas delta. Si se utiliza tecnología como el análisis espectral del EEG, puede obtenerse un espectro de la potencia delta que nos está indicando de la cantidad de proceso "S" acumulado. Es obvio decir que el aumento de este proceso es una consecuencia de la privación del sueño. El acumular vigilia, conlleva a incremento de proceso "S", una vez que pasamos un tiempo considerable en esta fase de sueño hemos gastado el proceso delta y volvemos a los niveles basales de este proceso que nos llevará al despertar.

El otro proceso del modelo de "los dos procesos", es el proceso "C" de circadiano. La propensión que hemos explicado anteriormente, para iniciar y terminar un episodio de sueño, está determinado por el NSQ en sincronía con el ritmo de luz-oscuridad. Pero además existen otros ritmos que se acoplan al del sueño, como por ejemplo, el de la secreción de la hormonas del crecimiento. Esta se libera de manera fisiológica en la primera parte de la noche, cuando nos encontramos en sueño delta. Otra hormona que en los seres humanos se libera durante la noche es la melatonina. Pero a diferencia de la anterior, esta última se produce independientemente de si el individuo esta o no dormido, ya que está acoplada más a la oscuridad que al ciclo sueño-vigilia. Sin embargo el hecho de que en los seres humanos, se libera en la oscuridad que acompaña nuestros sueño, ha llevado a tratar de relacionarla con ciertas propiedades hipnogénicas que está lejos de presentar del todo.

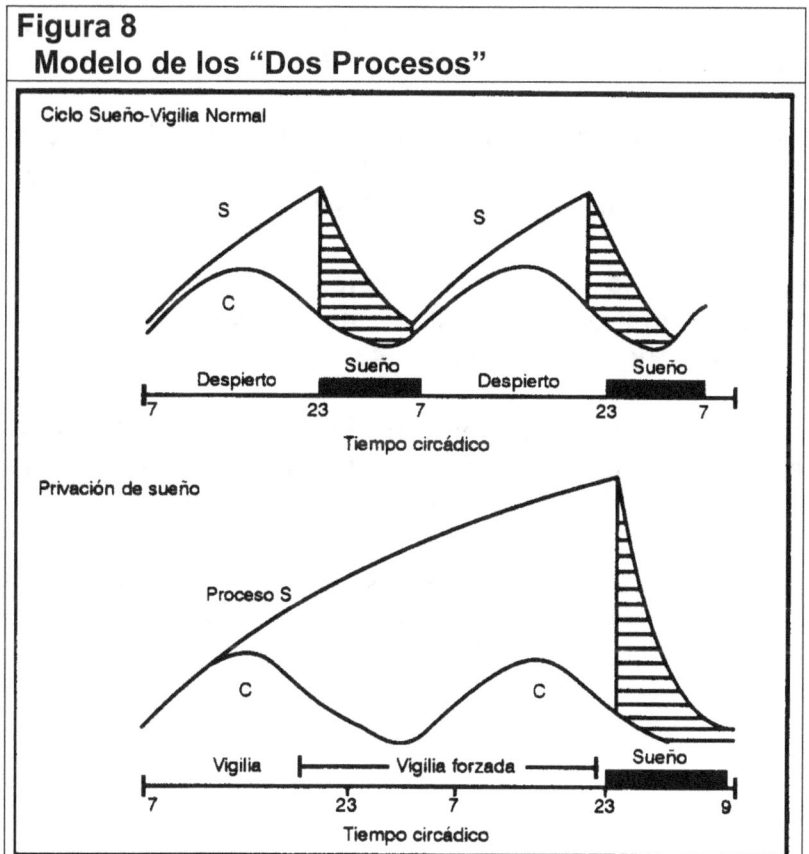

Figura 8
Modelo de los "Dos Procesos"

Lecturas recomendadas

1. Salin-Pascual RJ, Gerashchenko D, Greco MA, Blanco-Centurion C, Shiromani PJ. Hypothalamic regulation of sleep. Neuropsychopharmacology, 25:S21-S27, 2001.

2. Salín-Pascual RJ.___The fuction of the peptide hypocretin in the regulation of REM-sleep. Hypnos, Nov, 1-5, 2001.

3. Salin-Pascual, R, Gerashchenko, D, and Shiromani, PJ. Some Myths are Slow to Die (commentary), Behavioral and Brain Sciences, 23: 999, 2002.

4. Salín-Pascual RJ. Hipocretinas y adenosina en la regulación del sueño. Revista de Neurología (España)., 39: 354-358, 2004.

5. Gillin JC, Zoltoski RK, Salín-Pascual RJ. Basic Science of Sleep. En: Kaplan HI, Sadock BJ (Eds). Comprehensive Textbook of Psychiatry. Seven Edition. Williams & Wilkins, 2000, pag:80-90.

6. Adrien J. Neurobiology of the sleep-wake cycle. En: Billiard M. (ed) Sleep: Physiology, Investigations and Medicine. Kluwer Academic/ Plenum Publishers. New York, 2003. pags: 31-43

7. Siegel JM. Brainstem Mechanisms Generating REM sleep. En: Krieger MH, Roth T, Dement WC. Principles and Practices of Sleep Medicine. Third Edition. Saunders Co, Philadelphia 2000, pags: 112-133.

8. Jones BE. Basic Mechanisms of Sleep-Wake States. En: Krieger MH, Roth T, Dement WC. Principles and Practices of Sleep Medicine. Third Edition. Saunders Co, Philadelphia 2000, pags: 134-154.

TRASTORNOS DEL SUEÑO Y MEDICINA DEL DORMIR.

La medicina del dormir como tal es una especialidad relativamente joven. Sin embargo ya se han publicado dos clasificaciones de los trastornos del sueño, en menos de 20 años. En la primera de ellas del año de 1979 se proponen cuatro categorías.
(1) Alteraciones para iniciar y mantener el sueño.
(2) Alteraciones por somnolencia excesiva durante el día.
(3) Trastornos en el ritmo del sueño y la vigilia. (4) Parasomnias.

En 1990, la American Sleep Disorders Association publicó "The International Classification of Sleep Disorders"(ICSD), con el apoyo de la Asociación de Sueño Latino Americana, La Asociación Europea de Investigación del Sueño y La Asociación Japonesa de Investigación del Sueño.
La ICSD consiste de cuatro categorías (ver tabla 1). En el primer grupo están comprendidas las alteraciones para iniciar y mantener el sueño así como las alteraciones por somnolencia excesiva diurna. A este grupo se le denomina disomnias. El segundo grupo esta constituido por las parasomnias. El tercero por los trastornos del sueño asociados a problemas médicos o psiquiátricos y la ultima categoría corresponde a alteraciones del sueño que han propuesto como tales, aunque aun no se acepta del todo su estado de alteraciones   del   sueño

CLASIFICACIÓN INTERNACIONAL DE LAS ALTERACIONES DEL SUEÑO* (ICSD-1)
1.DISOMNIAS
A. ALTERACIONES INTRÍNSECAS DEL SUEÑO.
B. ALTERACIONES EXTRÍNSECAS DEL SUEÑO.
C. ALTERACIONES DEL SUEÑO DE LOS RITMOS CIRCADIANOS.
2. PARASOMNIAS.
A. ALTERACIONES DEL DESPERTAR.
B. ALTERACIONES DE LA TRANSICIÓN SUEÑO-VIGILIA.
C. PARASOMNIAS ASOCIADAS CON EL SMOR.
D. OTRAS PARASOMNIAS.
3. TRASTORNOS DEL SUEÑO ASOCIADOS A PROBLEMAS PSIQUIÁTRICOS, NEUROLOGICOS Y MÉDICOS.
A. ASOCIADOS A PROBLEMAS PSIQUIÁTRICOS.
B. ASOCIADOS A PROBLEMAS NEUROLOGICOS.
C. ASOCIADOS A OTRO TIPO DE PROBLEMAS MÉDICOS.
4. ALTERACIONES DEL SUEÑO PROPUESTAS.
* COMITE DE LA AMERICAN SLEEP DISORDERS ASSOCIATION (1990), CONJUNTAMENTE CON LA EUROPEAN SLEEP RESEARCH SOCIETY; JAPANESE SOCIETY OF SLEEP RESEARCH, LATIN AMERICAN SLEEP SOCIETY.

INSOMNIO

En este grupo están una serie de alteraciones que tienen en común la queja de insomnio. Este puede ser definido como la dificultad para iniciar el sueño, esto es que exista la percepción de una prolongación en el inicio del sueño (de un tiempo mayor de 60 minutos tomando en cuenta la hora de inicio habitual de la persona). También pueden haber dificultades en el mantenimiento o consolidación del sueño, que implica despertares frecuentes a lo largo de la noche, todo lo cual ocurre aún cuando se tiene el tiempo suficiente para dormir (un despertar interno a sueño de mas de 20 minutos de inicio de sueño es contabilizado como insomnio intermedio). Finalmente está el despertar prematuro matutino, que se observa en depresión mayor (despertar al menos una hora o mas, antes del horario habitual).

Todo lo anterior más las repercusiones diurnas de fatiga, irritabilidad, y dificultades para concentrarse es a lo que se le denomina insomnio, en la nueva clasificación.

El insomnio puede ser parte de una serie de alteraciones propias del sueño, médicas, neurológicas y psiquiátricas. En este caso la ICSD-2 hace una separación entre insomnio primario y secundario

INSOMNIO PRIMARIO

En la ICSD-2 se consideran seis tipos de insomnio primario: (1) Insomnio psicofisiológico, (2) Insomnio paradójico; (3) Insomnio por alteración de ajuste; (4) Insomnio por higiene de sueño inadecuada, (5) Insomnio idiopático, (6) Insomnio conductual de la infancia.

INSOMNIO PSICOFISIOLÓGICO.

También se le conoce como insomnio aprendido o condicionado. Se caracteriza por un umbral bajo para despertar, una vez que esto ocurre, hay un componente de condicionamiento negativo que impide al individuo volverse a dormir. Una serie de variables de tipo neurovegetativo muestran que hay un aumento neurovegetativo una vez que la persona se despierta: taquicardia, sudoración, aumento de la frecuencia respiratoria, todo lo cual se aumenta por un estado de disfunción cognitiva, en la cual hay una predicción que se cumple: ¡No voy a poder dormir!
Estas personas sueñen tener un inicio en la infancia, este es insidioso. Por ejemplo, episodios aislados de insomnio, generalmente vinculados a factores estresantes. Para luego irse consolidando un patrón de insomnio crónico. Este puede tener exacerbaciones y remisiones, pero en general puede durar años. En estudios polisomnográficos se observa una latencia de inicio de sueño de más de 30 minutos, una disminución de estadios III y IV, y aumento de fase I, lo que da las características de sueño superficial. Todo esto debe de estar presente por lo menos un mes. Algunos de estos pacientes pueden dormir mejor cuando están fuera de casa, en un hábitat diferente.

INSOMNIO PARADÓJICO

En la ICSD-1, se le denominaba Alteración por percepción inadecuada de fase de sueño; insomnio subjetivo. El punto cardinal de este tipo de problema es I queja de sueño insuficiente y poco restaurador a pesar de que no hay evidencias objetivas de que esto suceda. El paciente se queja de que está todo el tiempo consciente de lo que le sucede a su alrededor. A diferencia del insomnio psicofisiológico, en donde hay un gran número de repercusiones durante el día, en este tipo de problema, las repercusiones diurnas no se correlacionan con la severidad del insomnio nocturno evaluado por los pacientes. No hay datos de alteraciones de la personalidad o de una alteración ficticia.

Las alteraciones deben de estar presentes por lo menos durante un mes, con un patrón crónico, en el que el paciente está consiente de que su sueño es superficial, y con pocas repercusiones durante el día.

INSOMNIO POR ALTERACIÓN DE AJUSTE

Este era denominado como insomnio situacional. Insomnio de corta duración o relacionado al estrés. La principal característica de este insomnio es que se presenta en situaciones de estrés que en la mayoría de los casos es identificable. El insomnio desaparece o se resuelve cuando el evento estresante desaparece o cuando la persona se adapta a la situación que le produce insomnio.

Las situaciones estresantes que pueden precipitar este problema son diferentes y variadas, estas incluyen disputas interpersonales, hospitalizaciones, cambios de casa, etc. Una de las complicaciones más frecuentes de este tipo de insomnio es el abuso de alcohol, lo mismo que sedantes e hipnóticos,

HIGIENE INADECUADA SE SUEÑO

Este tipo de insomnio está relacionado a infracciones y vulnerabilidad para no dormir. Las conductas que van contra el sueño son de dos tipos: (a) Aquellas practicas que promueven el despertar y (b) prácticas inconsistentes con la organización del sueño. Algunas de las sustancias o situaciones promotoras de la vigilia que se encuentran en este tipo de insomnio son la cafeína, refrescos de cola, nicotina. En el segundo punto, las prácticas inconsistentes con la consolidación del sueño son el hacer ejercicio excesivo antes de dormir, luz excesiva, ruido, temperatura elevada, siestas durante el día, La utilización de la cama para actividades diferentes al sueño.

INSOMNIO IDIOPÁTICO.

Este es un problema crónico de incierto en la infancia, con repercusiones en el funcionamiento diario de la persona. Este problema tiene exacerbaciones u remisiones, no hay factores asociados o que puedan estar precipitando el problema. Hay evidencias de un patrón familiar de vulnerabilidad y el problema persiste a lo largo de la vida, sin que se asocie a factores precipitantes o asociado a alguna otra condición.

INSOMNIO CONDUCTUAL DE LA INFANCIA.

Esta alteración se caracteriza por una dificultad para iniciar el sueño o permanecer dormido. Este problema está vinculado a dificultad por parte de los padres para poner límites, o de condicionamiento inadecuado de los niños. Esta es un área muy común, a la cual no se le había dado mayor importancia. En el niño lactante esto puede deberse a un condicionamiento entre los padres o nodriza que arrulla al niño, y la inducción de sueño. También existen las formas de retaso de la hora de ir a la cama, y las formas en donde el niño exige un ambiente y condiciones especiales para dormir. Por ejemplo el dormir con los padres, es una de las demandas más frecuentes.

INSOMNIO DEBIDO A CONDICIONES FISIOLÓGICAS BIEN CONOCIDAS

Este es el tipo de insomnio relacionado a problemas médicos bien establecidos, puede ser insomnio de inicio, o de fragmentación del sueño. La queja puede ser únicamente de sueño superficial o que no restaurador. El sueño es una actividad que requiere confort, por lo que cualquier eventualidad que no lleve a este punto será causa de su fragmentación. Este puede ser el caso de pacientes con dolor crónico, enfermedades pulmonares, y aún problemas neurológicos, que fragmentan el sueño como la enfermedad de Parkinson y coreas.

Una característica de este tipo de insomnios secundarios, es que tiene un curso en paralelo con las manifestaciones clínicas que le dan origen.

INSOMNIO DEBIDO AL USO DE SUSTANCIAS

Este puede ser debido al uso de medicamentos o sustancias adictivas, estas últimas, ya sea por abuso o supresión. Algunas de las más utilizadas son el alcohol, en cuyo caso es la supresión la que produce insomnio o la cafeína, que posee un efecto totalmente opuesto, es decir supresión de sueño. Otros estimulantes de uso común son: cocaína, anfetaminas, metilfenidato. En el caso de los sedantes, como alcohol, hipnóticos, antihistamínicos, la historia va más en relación a la supresión del efecto sedante.

INSOMNIO DEBIDO A EFECTOS ADVERSOS DE ALGUNAS SUSTANCIAS

Este tipo de insomnio se observa con medicamentos o sustancias que se ingieren en dosis recomendadas, pero que por razones de farmacodinamia en personas sensibles puede producir insomnio. Un ejemplo común a esto es el uso de antidepresivos, que pueden exacerbar las manifestaciones del insomnio o incluso inducirlo. Otros medicamentos como teofilina, antiparkinsonicos, y corticosteroides pueden ser responsables de este fenómeno.

En este grupo también se colocan a toxinas, intoxicaciones con alimentos, reacciones alérgicas.

INSOMNIO DEBIDO A CONDICIONES NO FISIOLÓGICAS Y NO RELACIONADO AL CONSUMO DE SUSTANCIAS

En esta categoría están lo pacientes con insomnio secundarios a enfermedades psiquiátricas o manifestaciones conductuales.

Este tipo de insomnio de presenta como un síntoma prominente en el que alteraciones bien fundamentadas como depresión mayor, ansiedad generalizada o algún tipo de psicosis están presentes. El problema de insomnio debe de tener más de un mes de duración, tener una historia natural en paralelo al trastorno psiquiátrico al que está asociado.

ASPECTOS EPIDEMIOLÓGICOS DEL INSOMNIO

La prevalencia para el insomnio crónico se estima entre 4.4 % hasta 48 %. Esto tomado en una amplia gama de estudios, en donde gran parte de la variabilidad de la muestra es atribuible a clasificación, definición y otros aspectos de cómo se realizó la metodología de la recolección. Las cifras del 30 % para cualquier tipo de insomnio a lo largo de un años y de 10 % para insomnio crónico siguen siendo válidas.

Algunos aspectos de calidad de vida en las personas que padecen insomnio crónico son importantes. El insomnio crónico persistente afecta el funcionamiento diurno, entre otras cosas por problemas de irritabilidad, concentración y memoria. Estos pacientes reportan fatiga, variabilidad en su estado de ánimo, problemas en el funcionamiento laboral y familiar. Algunas consecuencias, bien documentadas de padecer insomnio crónico, tienen que ver con depresión mayor, ansiedad, y problemas digestivos y cardiovasculares.

HIPERSOMNIA DE ORIGEN CENTRAL

No debida a trastornos de los ritmos circadianos, trastornos relacionados a la respiración, u otra causa que pueda alterar el sueño nocturno.

En esta sección se describen alteraciones que producen somnolencia diurna, que no se atribuye a fragmentación nocturna o modificaciones en los ritmos circadianos de sueño-vigilia. La somnolencia durante el día se define como la incapacidad para permanecer despierto y alerta durante la etapa de vigilia. La somnolencia se presenta con más frecuencia cuando hay poca actividad, y aún cuando la persona pueda dormir una siesta, esta no resulta restauradora. La somnolencia puede ser tan severa, que ocasiona que el paciente desarrolle la mayor parte de sus actividades de manera automática (V., periodos de automatismo, similares a los observados en la epilepsia). Hay una serie de procedimientos de laboratorio de sueño para evaluar la hipersomnia diurna, el que es válido para esta clasificación es la prueba de las latencias múltiples a sueño (PLMS), la cual se aplica durante el día, permitiendo que el paciente tome cuatro siestas, cada 90 minutos y con una duración de 20 minutos. Antes de las PLMS, es necesario que el paciente tenga una noche de por lo menos 6 horas de registro polisomnográfico nocturno.

NARCOLEPSIA CON CATAPLEXIA

Nombres alternativos: Síndrome de Gelineau, narcolepsia-cataplexia, narcolepsia con deficiencia de hipocretina.
Aspectos esenciales:
Hay un estado de somnolencia excesiva, de aparición súbita (ataque), y atonía muscular (cataplexia), como datos cardinales o fundamentales. Muchas de las manifestaciones de esta enfermedad, se explican por el inicio del sueño de movimientos oculares rápidos (MOR), casi al mismo tiempo que se presenta el ataque de sueño.
En caso de que la persona luche contra la presencia de sueño, se observa una conducta de tipo automática y la llamada "borrachera de sueño". La cataplexia, es una característica única de la narcolepsia, y consiste en una baja de tono muscular súbito, la cual puede estar restringida o a ciertas zonas musculares. La cataplexia se activa por la presencia de emociones, de las llamadas positivas: risa, orgullo, sorpresa. La duración del episodio va de segundos a minutos, y no hay pérdida del estado de conciencia. En ocasiones, ante una serie de estímulos emocionales repetidos, o por retirar de forma brusca los medicamentos que se utilizan para el control de estos síntomas, se puede presentar un estado llamado "Status Cataplecticus".

Síntomas asociados:

La parálisis de sueño, alucinaciones y disrupción del sueño nocturno son otras de las manifestaciones que pueden presentarse en la narcolepsia con cataplexia. La primera es la incapacidad para moverse al despertar, puede estar acompañada de alucinaciones. La frecuencia de alucinaciones (hipnapómpicas e hipnagógicas), así como de parálisis de sueño es del 40 al 80 %, de las personas con narcolepsia con cataplexia. Otras de las alteraciones que se reportan con este tipo de pacientes son los lapsos de memoria, que pueden ocupar el tiempo de el automatismo o la hipersomnia. También es posible que se presenten alteraciones conductuales del sueño MOR.

El curso natural de esta enfermedad, es el de iniciar en la adolescencia, entres 15 y 25 años, con somnolencia excesiva, para de manera más tardía aparecer la cataplexia, y otras manifestaciones ya descritas. El paciente sin tratamiento, y en formas severas, puede desarrollar aislamiento, marginación obesidad, depresión mayor y diabetes tipo II.

Los procedimientos de diagnóstico, además de la clínica, son la polisomnografía, en donde se documenta, una latencia de inicio de sueño de menos de 10 minutos y un inicio de sueño en sueño MOR (latencia a sueño MOR menos de 10 minutos). En la prueba de latencias a sueño (PLMS), debe de haber por lo menos dos inicios de episodio de sueño en fase de sueño MOR. El antígeno de histocompatibilidad HLA DQB1*0602 y los DR2 y DRB1, son positivos. La medición de hipocretinas en el LCR , es útil y correlaciona adecuadamente, tener valores, por debajo de 110 pg/ml, se correlaciona muy bien con la presencia de este problema. Sin embargo la ausencia de baja de hipocretinas, no excluye el diagnóstico de narcolepsia.

NARCOLEPSIA SIN CATAPLEXIA

Este tipo de alteración es también conocida como hipersomnia asociada al sueño MOR, o hipersomnia esencial. Está caracterizada por siestas de breve duración y que son refrescantes. Otro tipo de manifestaciones que se observan en la forma de narcolepsia con cataplexia también pueden estar presentes, como son: Parálisis de sueño, alucinaciones hipnagógicas, conducta automática. En las pruebas de latencias múltiples a sueño, se deben de observar, por lo menos dos ingresos de sueño menos o iguales de 8 minutos o dos inicios de sueño en sueño MOR. (Sleep Onset REM Period = SOREMPs). Es posible que el paciente reporte episodios de cataplexia ocasionales, pero estos deben ser aislados. Estas personas tienen alteraciones con su sueño nocturno, incluso con episodios de insomnio. En cuanto a frecuencia, del total de enfermos con narcolepsia, aquellos con narcolepsia sin cataplexia van del 10 al 50 %. Algunas personas pueden tener los antígenos de histocompatibilidad DR2 y DQB1*0602 positivos, lo mismo que la baja en los niveles de hipocretinas, pero esto es menos frecuente, que en la forma con cataplexia.

NARCOLEPSIA ASOCIADA A ALGUNA CONDICIÓN FISIOLÓGICA CONOCIDA.

Este trastorno también es conocido como narcolepsia secundaria o narcolepsia sintomática. Los eventos claves son la co-existencia de manifestaciones típicas de la narcolepsia y enfermedades medicas o neurológicas. La somnolencia o ataques de sueño pueden variar en severidad, y se acompañan del resto de las manifestaciones ya comentadas para narcolepsia (Vg., parálisis de sueño, automatismo, cataplexia, alucinaciones hipnagógicas e hipnapómpicas).

Algunas de las alteraciones en las que se ha documentado la aparición de narcolepsia son: tumores en el hipotálamo, síndrome para-neoplásico, Enfermedad de Nieman-Pick del tipo C, algunos casos de trauma craneoencefálica, La narcolepsia secundaria, se puede presentar a otras enfermedades asociadas con somnolencia como la apnea obstructiva, y el síndrome de Prader-Willi. El dato más importante es que en la prueba de latencias múltiples a sueño se tenga además de la documentación de la hipersomnia, por lo menos dos inicios en sueño MOR. También la narcolepsia puede ser secundaria a tumores cerebrales, infecciones, lesiones vasculares, problemas neoplásicos o neurodegenerativos.

HIPERSOMNIA RECURRENTE

Se le conoce como hipersomnia recurrente (se incluye el síndrome de Klein-Levin y la hipersomnia asociada a cambios menstruales). El mejor ejemplo es el de la hipersomnia recurrente de Kleine-Levin. Este tipo de hipersomanias son episódicas, con separación de semanas o meses entre un episodio y otro. Los episodios duran días e incluso semanas. Existen pocos casos de esta enfermedad, a la fecha 200 reportados, de los cuales sólo en 4 se han realizado estudios anatomopatológicos. Se ha sugerido una encefalitis leve o moderada.

En estudios de laboratorio de sueño se ha reportado un aumento del tiempo de sueño a 18 horas, con múltiples despertares Esto último se ha realizado en estudios de 24 h. En las etapas intermedias al desarrollo de la somnolencia, las personas no muestran ningún tipo de alteración.

HIPERSOMNIA IDIOPÁTICA CON TIEMPO DE SUEÑO PROLONGADO.

Esta alteración se caracteriza por una somnolencia severa y constante, en donde el paciente toma siestas prolongadas, de 2 a 3 h, sin que se observe el efecto restaurador de las mismas. También se le conoce como hipersomnolencia idiopática del Sistema Nervioso Central. El episodio de sueño nocturno es prolongado, con una duración de 10 h en promedio (12 a 14 h) con pocos despertares, por la mañana es común que el paciente reporte un estado de inercia de sueño ("borrachera por somnolencia"). Este tipo de pacientes no se despierta con facilidad con las alarmas despertadoras, y requieren de avisos especiales (Vg., ser despertado por otra persona, llamadas despertadoras telefónicas).

Las personas con este tipo de hipersomnia, no tienen alucinaciones hipnagógicas, o parálisis de sueño. Pero presentan alteraciones disfuncionales autonómicas, como son cefaleas, hipotensión ortostática, taquicardia e irritabilidad. Este tipo de alteración puede tener un patrón hereditario, de tipo autosómico dominante, En las pruebas de latencias múltiples a sueño, pude ser difícil el mantener despierto entre una siesta y otra.

HIPERSOMNIA IDIOPÁTICA SIN TIEMPO DE SUEÑO PROLONGADO

Este tipo de pacientes presenta somnolencia durante el día, sin que tengan tiempo de sueño prolongado por la noche. También se observa presencia de siestas prolongadas, en las cuales no hay una restauración del nivel de vigilia adecuado. El episodio de sueño nocturno es normal o ligeramente aumentado, pero no más de 10 h, en las PLMS hay un promedio de 6.2±3.0 minutos. No se debe de observar inicios de sueño en fase de sueño MOR. Se observa un estado de inercia de sueño prolongada.

SÍNDROME DE SUEÑO INSUFICIENTE INDUCIDO CONDUCTUALMENTE

Esta alteración se presenta cuando la persona no obtiene la cantidad de sueño suficiente a sus necesidades, de manera voluntaria. Esto se observa cuando el paciente se somete a una privación de sueño crónica. Esto es de manera voluntaria y se debe a la extensión de las actividades en vigilia. Estas personas pueden desarrollar una serie de manifestaciones clínicas asociadas a la somnolencia diurna, como son irritabilidad, deficiencias en la atención y atención, distractibilidad, anergía, menos motivación, disforia, fatiga, incoordinación, sensación de malestar. No deben de estar presentes alteraciones médicas, psiquiátricas, neurológicas, uso de sustancias, u otras alteraciones del sueño

Se puede presentar en cualquier edad, pero es mas frecuente que ocurra en adolescentes, en donde las necesidades de sueño son altas, lo mismo que las demandas académicas, laborales y de tipo interpersonal. En el laboratorio de sueño, estas personas tienen reducción de latencia a sueño, un aumento de la eficiencia de sueño.

OTRAS HIPERSOMANIAS ASOCIADAS A CONDICIONES FISIOLÓGICAS CONOCIDAS.

El paciente tiene la queja de somnolencia, por lo menos de tres meses de duración, y esta condición está asociada a alguna condición médica o neurológica. No se debe incluir como causas de la somnolencia, los movimientos de las extremidades, apnea del sueño o insomnio. Algunos ejemplos clínicos de este tipo de hipersomnia ocurren en la enfermedad de Parkinson; hipersomnia postraumpatica; alteraciones genéticas asociadas con somnolencia primaria: Nieman dic Tipo C, la enfermedad de Norrie, síndrome de Prader-Willi (hipersomnia y anormalidades en el patrón de respiración); Síndrome de Magenis (inversión del ciclo de secreción de melatonina). Síndrome de Moebius, Síndrome de cromosoma X frágil.

Hipersomnia asociada a infecciones, tumores lesiones del sistema nervioso central. Demencia y otro tipo de lesiones neurodegenerativas. Hipotiroidismo. Alteraciones metabólicas: encafalopatía hepática, insuficiencia renal.

OTRAS HIPERSOMNIAS DEBIDAS A SUSTANCIAS (ABUSO DE SUSTANCIAS).

Esta alteración se debe a suspensión del uso de estimulantes del sistema nervioso o el uso de sedantes. No debe de estar asociado a alteraciones de sueño pre-existentes, como narcolepsia o apnea del sueño. Las drogas estimulantes pueden ser del tipo de las anfetaminas, cocaína o altas dosis de cafeína. Las drogas sedantes son del tipo de las benzodiacepinas, barbitúricos, ácido gama hidroxi butirato o alcohol.

HIPERSOMNIA DEBIDO A REACCIONES ADVERSAS DE UNA DROGA.

La prescripción de algún tipo de medicamento, en personas sensibles, por dosis inapropiadas, o por idiosincrasia. El paciente presenta exceso de sueño nocturno y diurno, predisposición para siestas aumentada. La hipersomnia se presenta en el contexto del empleo de medicamentos prescritos. Las sustancias que con más frecuencia inducen este tipo de reacción son: antihistamínicos, analgésicos, antiepilépticos, anti-hipertensivos, antidepresivos, antipsicóticos.

HIPERSOMNIAS NO DEBIDAS A USO DE SUSTANCIAS O CONDICIONES FISIOLÓGICAS.

Se presenta hipersomnia, pero no hay otro tipo de alteraciones fisiológicas o farmacológicas que la explique. La queja principal es hipersomnia y cuando se examina en detalle al paciente pueden aparecer algunos actores psiquiátricos como alteraciones en el estado de ánimo, alteraciones esquizoafectivas, reacciones de ajuste o alteraciones en la personalidad. La hipersomnia asociada con un episodio de depresión mayor, es referida en el contexto de una depresión de las llamadas atípicas o bipolar tipo II. En los casos de trastornos conversivos o debidas a alteraciones somatiformes, se han reportado estados de pseudo hipersomnia idiopática e incluso de pseudo narcolepsia.

PARASOMNIAS

Una serie de eventos físicos que acompañan al sueño antes, durantes o después del mismo, es lo que podría ser el concepto de parsomnias. Estos eventos son manifestaciones de la activación del sistema nervioso central, que se transmite hacia los músculos esqueléticos o hacia áreas del sistema nervioso autónomo. Las parasomnias son problemas en el área motora, de la conducta, emociones, percepción, ensoñaciones, y funcionamiento autonómico. Algunas manifestaciones de la actividad diaria se exacerban o cambian en las parasomnias. Por ejemplo la actividad violenta durante el sueño, estados de conducta sexual anormal durante el sueño, ingesta nocturna de alimentos.

El vocablo "parasomnia" proviene del griego: "para - a un lado de" y somnos – sueño. Las parasomnias son de importancia clínica, tanto para las personas que las padecen como para sus compañeros de cama. Es común que una misma persona tenga varias parasomnias, lo mismo que otras alteraciones del sueño, como es el caso de la apnea obstructiva del sueño (AOS), la cual puede estar asociada con las siguientes parasomnias:

1. Inducción de despertares desde el sueño MOR, por lo cual se le pude confundir con el síndrome de alteración conductual del sueño MOR (ACSMOR), razón por la cual se le conoce como pseudo-ACSMOR.
2. Inducción de despertares por AOS en el sueño no-MOR, con una conducta compleja que puede no ser distinguible de las alteraciones primarias como los despertares confusionales, sonambulismo, terrores nocturnos.
3. El uso de la presión positiva en AOS, puede dar origen a un rebote de sueño delta, con episodios de despertares confucionales.
4. Activar episodios del trastorno de alimentación nocturna,
5. Inducción de crisis convulsivas durante el sueño o ataques de ansiedad similares a los ataques de pánico.

DESPERTARES CONFUSOS

También se le conoce como borrachera de sueño, e inercia de sueño. Se caracteriza de un despertar en estado de confusión mental, el despertar se hace desde el sueño de ondas lentas, en la primera parte de la noche, pero también se puede observar al despertar en la mañana. El paciente se encuentra desorientado en tiempo y espacio, con un tipo de lenguaje de difícil entender (tartajoso), hay problemas de memoria anterógrada y retrógrada. Se pueden desarrollar conductas violentas e incluso criminales, el individuo tiene un estado de parcelación de la conciencia, pero en definitiva no va a recordar el evento. La conducta es lenta y sin una meta. La prevalencia es muy elevada en la infancia (17.3%, en los adultos es de 2.9 a 4.2 %), el factor genético es uno de los más importantes.

En los estudios polisomnográficos se ha documentado que los estados de despertar incompleto ocurren de la transición de sueño de ondas lentas a vigilia, por lo que se presentan con más frecuencia en el primer tercio de la noche.

Lo anterior se debe de presentar en ausencia de crisis convulsivas. Un subtipo de este trastorno es la llamada conducta sexual anormal relacionada al sueño. Esta puede ocurrir en personas con despertares incompletos o en sonámbulos. Se observa masturbación violenta, aproximaciones sexuales o inicio de actividad sexual indiscriminada, esta tiene características diferentes al patrón habitual de la persona, por ejemplo muy ruidosas, violentas, y puede ser con diversos miembros de la familia, además de con la pareja.

SONAMBULISMO

Se caracteriza por una serie de conductas violentas, complejas, que se inician con un despertar del sueño de ondas lentas, y que culmina con un deambular por la habitación o casa, en un estado de clara alteración de la conciencia y problemas de juicio. El episodio puede iniciar con un simple sentarse en la cama y mirar a su alrededor de manera confusa, antes de iniciar a caminar. También se pueden observar persona que se incorporan y caminan o corren, aún las hay que toman actitudes de tipo huida o beligerante, hay un estado de amnesia a todo el episodio de sonambulismo. Hay una dificultad por parte de los familiares para despertar a la persona, amnesia, realización de rutinas motoras inapropiadas.

Este tipo de alteración es más frecuente en los niños, pero puede estar presente en algunos adultos, ocurre en el primer tercio de la noche. Las formas agitadas del sonambulismo ocurren en niños mayores y púberes. Las formas tranquilas en la infancia. Algunos de los eventos asociados que se observan son conductas inapropiadas como orinar en el piso, conductas violentas, sexuales, hay reportes de homicidios o pseudo suicidios, ingesta de alimentos y otras. En niños pequeños es frecuente la asociación entre terrores nocturnos y sonambulismo.

La frecuencia de terrores nocturnos en la infancia es del 17 %, y hay una carga genética importante. La privación de sueño es uno de los factores precipitantes más frecuentes de este tipo de alteración. Otros factores precipitantes son el hipertiroidismo, migraña, lesiones en cabeza, estados febriles, encefalitis, apnea obstructiva del sueño. Algunos medicamentos que se han reportado como inductores de sonambulismo son: carbonato de litio, fenotiazinas, agentes anticolinérgicos.

TERRORES NOCTURNOS

Se caracterizan por un despertar súbito desde el sueño de ondas lentas, con un grito y un estado de agitación con hiperactividad neurovegetativa, que recuerda un estado de miedo intenso. Hay taquicardia, taquipnea, diaforesis, midriasis, aumento del tono muscular. Falta de reactividad ante estímulos del medio ambiente. La amnesia es característica. Puede haber fenómenos alucinatorios, vocalización incoherente. Hay factores genéticos, también muchos de los eventos o estímulos que se han comentado para el sonambulismo pueden ser activadores de este tipo de alteración. Es una alteración que se presenta mas en la infancia, y puede estar asociada al sonambulismo.

TRASTORNO CONDUCTUAL DEL SUEÑO MOR: Se incluyen alteraciones por parasomnias que se sobre imponen, y estados disociativos.

Es esta una conducta, la cual emerge cuando la persona se encuentra en sueño MOR, en donde se puede causar lesiones a las personas que conviven con el paciente y as mismo; se observa que se alteran la continuidad del sueño. En los registros polisomnográficos se observan modificaciones en el electromiograma, el cual debe de estar bajo, en condiciones normales, debido la atonía, sin embargo en esta alteración se observa un aumento del tono muscular cuando el animal se encuentra en sueño MOR.

La queja del paciente o de sus familiares consiste en lesiones relacionadas a las ensoñaciones, estos últimos están llenos de sueño violentos, en donde la persona es confrontada, atacada, o perseguido. Al terminar el episodio, la persona despierta rápidamente, y reporta lo que estaba soñando, lo cual es coherente con la conducta que desplegaba. Es frecuente que el paciente hable, se contorsione, grite, ataque con los puños, y muestre otro tipo de conductas agitadas. Es poco frecuente que la persona tenga una conducta similar al sonambulismo, pero puede presentarse. El paciente reporta las crisis con más frecuencia en la 2ª parte de la noche, a menos que este presente la narcolepsia en el mismo paciente.

Esta es una alteración que aparece con más frecuencia en los hombres, en la 5ª década de la vida, pero igual puede afectar a cualquier grupo de género y edades. Además de esta condición algunas enfermedades neurológicas pueden producirlo. Tal es el caso de la enfermedad de Parkinson, la demencia de los cuerpos de Loewy, narcolepsia, y accidentes vasculares cerebrales. Algunos medicamentos también pueden precipitar este problema, se han reportado casos con venlafaxina, mirtazapina, inhibidores de la recaptura de la serotonina. También pueden presentarse en el síndrome de Tourette, el síndrome de Mobius, y el autismo.

ALTERACIONES POR PESADILLA.

Esta entidad también es conocida como sueños recurrentes generadores de ansiedad, pesadillas del sueño MOR. Este se caracteriza por sueño recurrente de tipo pesadilla. Las emociones involucran ansiedad, terror, pero también ira, enojo, disgusto, y sentimientos negativos. El contenido de los sueños involucra la inminencia de daño físico. La persona, al ser despertado puede detallar el contenido de las ensoñaciones. Esta alteración puede presentarse como consecuencia del síndrome por estrés postraumático.

Las pesadillas como trastorno son muy frecuentes en los niños, se calcula que en los niños de 3 a 5 años, el porcentaje de quienes tienen pesadillas es del 10 al 50 %. En los adultos, del 50 al 85 % reportan pesadillas ocasionales.

PARÁLISIS DE SUEÑO RECURRENTE AISLADA

Este trastorno consiste en una incapacidad para ejecutar movimientos voluntarios, ya sea al inicio del sueño (hipnagógica – la cual es la forma predominante), o de despertar de sueño (hipnapómpica – forma postdormital). Durante el evento hay una incapacidad para hablar, o mover las extremidades, tronco o cabeza. La conciencia está conservada por entero. Estos episodios pueden durar de segundos a minutos. Este episodio puede aparecer de una vez al año a varias ocasiones. Estos episodios se acompañan de una gran ansiedad, puede haber alucinaciones. Los factores que aparecen como precipitantes son la privación de sueño, ritmos irregulares de sueño y vigilia.

ALTERACIÓN DISOCIATIVA NOCTURNA

También se le conoce como pseudo-parasomnia. El paciente presente un estado disociativo cuando se observa en el EEG un estado completo de despertar. Puede presentarse de la transición de vigilia a sueño, o después de varios minutos de haber iniciado el sueño, al despertar de los estadios 1 o 2. La alteración disociativa nocturna comprende una serie de alteraciones que están especificadas en el DSM-IV como parte de este grupo de alteraciones disociativas. Pueden observarse tres variantes: alteración disociativa nocturna con fuga; alteración disociativa de identidad, y alteración disociativa no especificada.

Estos pacientes tienen una serie de eventos precipitantes, como son el de tener una historia de abuso físico, verbal o emocional.

ENURESIS RELACIONADA AL SUEÑO

Esta se caracteriza por episodios recurrentes e involuntarios de vaciamiento vesical durante el sueño. Por lo menos dos veces por semana se tienen estos episodios. Se considera enuresis relacionada al sueño del tipo primaria, cuando el niño no ha tenido un periodo consistente de control vesical, por mas de seis meses. Es secundaria, cuando el paciente ya controlaba su vejiga, por un periodo de 6 meses, y ahora vuelve a tener episodios de enuresis de por lo menos dos veces por semana. Un factor asociado que se presenta con frecuencia es el del niño con atención deficiente, o de familias desorganizadas. Es importante aclarar que niños o personas adultas con diabetes, infecciones del tracto urinario, insuficiencia cardiaca congestiva, apnea obstructiva del sueño, depresión o demencia, pueden tener enuresis nocturna.

Un número pequeño de niños con enuresis, no produce niveles adecuados de vasopresina, lo cual les conduce a niveles de orina muy elevados durante el sueño, los cuales exceden con mucho la capacidad de la vejiga. Una serie de factores médicos y de uso de sustancias y malos hábitos se presentan acompañando esta alteración: (a) Imposibilidad para concentrar la orina (Vg., diabetes mellitus, diabetes insípida, secundaria a tratamiento con litio; (b) Aumento en la producción de orina secundaria a cafeína, diuréticos; (c) Afecciones congénitas o adquiridas del tracto genitourinario; (d) Constipación crónica y encopresis; (e) enfermedades neurológicas como epilepsia, vejiga neurogénica; (f) Apnea obstructiva del sueño; (g) Despertar incompleto en el niño, que orina en sitios inapropiados; (h) estresores psicosociales, como divorcios en padres.

Existe la sospecha de que existan factores hereditarios en la enuresis primaria. El 77 % de los niños con enuresis primaria, reportan padres con este problema.

CATATERNIA (GRUÑIDOS NOCTURNOS)

Es una alteración nocturna crónica, que se caracteriza por un gruñido espiratorio que se presenta durante el sueño, principalmente durante la segunda parte de la noche. En el registro polisomnográfico revela una bradipsiquia recurrente que aparece cuando la persona se encuentra en sueño MOR. La persona que presenta esta alteración no sabe de la tiene, y es el compañero de cama quien se la comunica.

SÍNDROME DE EXPLOSIÓN DE CABEZA EN EL SUEÑO

Esta caracterizado por la percepción de un ruido intenso súbito, o sensación de explosión violenta que puede ocurrir en la cabeza, cuando el paciente inicia su sueño o cuando se despierta en medio de la noche. Es un evento sin dolor, y se refiere como la explosión de una bolsa de plástico. Muchos pacientes asocian esta manifestación con el tener un accidente cerebro-vascular. Se ha reportado un destello de luz, y una sacudida intensa que acompaña esta alucinación primaria.

ALTERACIÓN DEL SUEÑO RELACIONADAS A LA INGESTA DE ALIMENTOS.

Está caracterizado por una serie de atracones que el paciente presenta durante el sueño. Son episodios involuntarios en donde el paciente come y bebe durante episodios de despertar nocturno. Estos episodios ocurren en cierta manera involuntarios. Sin similares en mucho sentido al sonambulismo, y el paciente puede no recordar lo que le ocurrió al despertar. El paciente puede ingerir comida preparada, pero inclusive alimentos de mascotas. Es frecuente que el paciente tenga insomnio, si el sueño se fragmenta, anorexia en las mañanas, y distensión abdominal. A la larga son personas con obesidad mórbida.

Entre los pacientes con obesidad mórbida, se ha propuesto que el 16.7 % pueden presentar esta ingesta nocturna de alimentos. El sonambulismo es otra de las parasomnias que con más frecuencia se asocian a esta alteración, también el antecedente de haber tenido en la infancia el sonambulismo. Una serie de factores pueden activar este tipo de alteración: Síndrome de piernas inquietas; movimiento periódico de las extremidades; apnea obstructiva del sueño; patrón irregular de sueño. Algunos factores de activación por medicamentos son: zolpidem, otras benzodiacepinas, síndrome de supresión a nicotina, alcohol y otras sustancias adictivas.

OTRAS PARASOMNIAS ASOCIADAS CON CONDICIONES FISIOLÓGICAS CONOCIDAS.

La parasomnia se manifiesta como consecuencia de una condición neurológica o médica conocida.

La alteración conductual durante el sueño MOR, es una de las parasomnias de esta categoría que mejor podemos ejemplificar.

La condición conocida como Oneirismo o actuación de sueño, es una situación relacionada al sueño MOR, en donde hay un estado de disociación entre el sueño MOR y la vigilia. La alteración que mejor la ejemplifica es la llamada "Agripnia excitata", la cual es un estado de actividad motora en extremo, incapacidad de la habilidad para mantener e iniciar el sueño; pérdida del sueño delta, y una activación motora simpática.

Una serie de alteraciones médicas y neurológicas pueden estar acompañando a parasomnias, como la narcolepsia, la enfermedad de Parkinson, la demencia de los cuerpo de Lewy; Pérdida de la vista; y patología en general del tallo cerebral.

PARASOMNIAS DEBIDAS AL USO DE SUSTANCIAS

Hay una asociación temporal estrecha, entre el consumo de medicamentos, drogas adictivas, o sustancias biológicas, que pueden explicar el cuadro clínico. Los medicamentos y drogas que con más frecuencia se han asociado a esta condición son: antidepresivos tricíclicos, inhibidores de las monoamino oxidasas, Inhibidores selectivos de la recaptura de la serotonina, mirtazapina, selegilina, colinérgicos diversos.

PARASOMNIAS NO DEBIDAS AL USO DE SUSTANCIAS O POR UNA ALTERACIÓN FISIOLÓGICA CONOCIDA.

Este tipo de alteraciones están asociadas a alteraciones psiquiátricas.

EL DIAGNOSTICO DE LAS ALTERACIONES DEL DORMIR

Semiología del sueño

La historia clínica centrada en las alteraciones del sueño es la narración de la cual partimos para efectuar el diagnóstico de las alteraciones del patrón de sueño-vigilia actual. Esta se deberá de comparar contra el mismo paciente en las situaciones en las cuales se encontraba antes de las alteraciones del dormir.

Resulta de utilidad el elaborar una entrevista centrada en los horarios de sueño. Algunas de las preguntas generales respecto a los horarios, nos proporcionan información sobre la hora de ir a la cama, tiempo aproximado en que tarda en conciliar el sueño (latencia a sueño), número de despertares que se tienen, una vez que se ha iniciado el episodio de sueño, duración aproximado de los mismos, dificultad para conciliar nuevamente el sueño, calidad percibida por el paciente de su sueño, evaluar si se despierta descansado, características generales de sus ensoñaciones.

Es importante en la semiología del sueño, el poder tener una entrevista indirecta con el compañero de cama, o con el compañero de cuarto, el cual nos proporcionará información suplementaria importante con respecto a movimientos involuntarios de piernas, brazos y cabeza. También podrá darnos informes respecto a la respiración nocturna de nuestro paciente. La presencia de ronquido, la intensidad del mismo, así como la interrupción de las excursiones respiratorias, por varios segundos (apneas), son frecuentemente reportados por los compañeros de cama, antes de que el pacientes pueda darse cuenta. Otras conductas que habrá que preguntar en la entrevista indirecta son sobre sonambulismo, bruxismo, terrores nocturnos, u otras conductas extrañas observadas durante el sueño. Pudiera ser que el paciente no tuviera compañero de cama, o de habitación. En este caso se puede solicitar que algún familiar duerma en la habitación por una semana o se puede utilizar una grabadora, con audio cintas de larga duración que permitan la monitorización de la frecuencia respiratoria de los pacientes.

Es importante que además de hacer semiología de los episodios de sueño, se haga semiología de la calidad de la vigilia. Episodios de somnolencia, número de siestas que se toman al día, duración aproximada de las mismas. Circunstancias en las cuales se tiende a tener somnolencia. ¿Son las siestas reparadoras? Esta pregunta puede ser la diferencia entre narcolepsia e hipersomnia inespecífica o idiopática. En la narcolepsia, después de una siesta de corta duración, el paciente se siente restablecido.

En las hipersomnias, por lo general las siestas duran horas y se tiene la sensación de que no se descansa.

Como parte de evaluar la vigilia se tiene que tener idea de algunos aspectos cualitativos, como son el nivel de energía, la capacidad de concentración, la fatigabilidad, etc. El aumento en el uso de estimulantes como la cafeína, té, tabaco o pastillas estimulantes, puede ser un indicador de que el paciente esté contendiendo contra la somnolencia excesiva.

Algunos síntomas que suelen acompañar a las alteraciones del sueño pueden ser, cefalea, periodos de automatismo (al tener el paciente somnolencia, puede realizar actividades automáticas y no percatarse de ellas), somatización en diferentes aparatos y sistemas, disminución del deseo sexual y en el hombre disfunción eréctil.

Diario de sueño

Este consiste en una cronología de actividades que el paciente lleva y anota cada 24 hrs., durante los periodos de monitorización de su sueño. Es un instrumento útil para el clínico, y para el paciente, ya que le permite auto-observarse y poder hacer mas objetivas muchas de sus dolencias. Sirve para que el paciente, además tenga una autoconciencia de sus problemas del dormir y de las manifestaciones diurnas de las mismas. Se anexa un ejemplo de diario de sueño (ver apéndices) .

Evaluación polisomnográfica.

Esta consiste en el registro electrofisiológico de una serie de señales biológicas, que se obtienen cuando el individuo se encuentra dormido o cuando se evalúa su somnolencia. Las tres señales básicas son: (1) electroencefalografía (EEG), la cual se obtiene de dos o tres derivaciones, bipolares, del sistema 10-20 Internacional. Se han seleccionado las derivaciones centrales u occipitales (que permiten monitorizar la presencia de actividad alfa), como las estándares; (2) Electro-oculograma, se colocan dos electrodos en los ángulos externos de cada ojo, y se derivan al mismo electrodo colocado en una apófisis mastoides. Se utilizan dos canales, uno para cada globo ocular. Esto nos permite observar los movimientos conjugados de los ojos, que se presentan durante el SMOR (3) Electromiograma, el cual se obtiene colocando dos electrodos derivados contra si mismos, en la zona de los músculos de la barbilla, o en los maseteros, con esto se obtiene un estado del cambio del todo muscular a lo largo de los diferentes estadios del sueño.

Es posible monitorizar mas señales biológicas, como movimientos de tórax y abdomen, entrada y salida de aire, por nariz y boca, erección peneana, presión arterial, frecuencia cardiaca, temperatura corporal, movimientos corporales, ronquido, etc., todo lo cual lleva a que se pueda tener una aproximación del tipo de estudio polisomnográfico que se desea obtener en base a la pregunta clínica que se desea contestar.

Habitualmente los estudios polisomniográficos están indicados cuando existen dudas diagnósticas o cuando se quiere evaluar la severidad de un problema. En el primer caso, para hacer diagnóstico diferencial entre alteraciones similares, por ejemplo narcolepsia vs. hipersomnia idiopática. En el segundo caso, se sabe el diagnóstico, pero se tiene que evaluar la severidad, por ejemplo en la apnea del sueño. Aquí el registro polisomnográfico está encaminado a cuantificar el índice de apneas por hora, y si es posible la misma noche, ajustar la presión del aparato de presión positiva, que es el aditamento que proporcionará el tratamiento de elección en estos pacientes.

Hay que recordar que el estudio polisomnográfico es costoso y que en ocasiones es preferible un procedimiento como el llenado de un diario de sueño o la observación de un familiar o del compañero de cama. El registro polisomnográfico nocturno, es un procedimiento de rutina en las clínicas de sueño. El paciente se presenta a dormir en condiciones lo mas semejantes posibles al de su hogar. Existe también la posibilidad de que se lleve un tipo de equipo portátil a la casa del paciente, y que en su propia cama se tomen los estudios de sueño.

Hay otro tipo de estudios polisomnográficos y que se toman para evaluar la severidad de la somnolencia diurna. Un tipo de estos exámenes es la "Prueba de Latencias Múltiples a Sueño" (PLMS). En una de sus formas consiste en que después de que el paciente estuvo una noche en el laboratorio de sueño, y que se le registró su sueño nocturno, se le pide que tome de 4 a 5 siestas de 20 minutos, separadas con intervalos de 90 minutos. Las siestas se inician a las 10:00, 12:00, 14:00, 16:00 y 18:00. El paciente está con los electrodos para registro de sueño, y en cada oportunidad de siestas, se le conecta al equipo de polisomnografía, y se le pide que trate de conciliar el sueño, que tiene 30 minutos para intentarlo. Durante el intervalo de 90 minutos, se mantiene a la persona despierta, y no se le permite que se acueste en la cama.

Si en dos o más siesta el paciente se queda dormido, con una latencia a sueño de menos de 5 minutos, podemos apoyar el diagnóstico clínico de hipersomnia. Si en dos o mas siestas presentó una latencia a SMOR de menos de 10 minutos podemos apoyar el diagnóstico clínico de narcolepsia.

El dormir y el soñar son parte del estudio de la conducta humana y de otros animales. En neurociencias clínicas tienen un papel fundamental pues se modifican a lo largo de la vida (ontogenia) y en enfermedades neuropsiquíatricas y otro tipo de procesos mórbidos (V.g. obesidad mórbida, EPOC, dolor, etc.). Además, gran parte de los medicamentos que se emplean en el manejo de estas alteraciones van a modificar los mecanismos que nos mantienen dormidos o despiertos (1-3).

En este capítulo consideraremos una revisión de las fases del dormir, los ciclos, las áreas cerebrales y sistemas de neurotransmisión involucrados en los mecanismos de regulación del estar despierto, dormir y soñar.

Uno de los aspectos básicos para organizar este capítulo es el reconocer y clasificar las diferentes fases del estar despierto y del dormir, así como los procesos mentales subyacentes. El dormir es un proceso heterogéneo, del mismo tenor que estar despierto. Esto último se ha reconocido solo hasta en épocas recientes. Estas fases del sueño y la vigilia, pueden ser identificadas con la ayuda de instrumentos de la neurofisiología, como son el electroencefalograma, electro-oculograma y el electromiograma. Estas tres señales nos permiten clasificar los estados neurofisiológicos del estar alerta en tres grandes grupos: despierto (vigilia), dormido y ensoñaciones. Sin embargo, no hay una división estricta de cada uno de ellos en los cerebros estudiados. Por ejemplo, una persona puede estar conductualmente despierta, y si ha estado privada de sueño, algunas zonas de su cerebro están con baja actividad, como sucede en los estados de automatismos. La conciencia, y sus variaciones son uno de los temas que están íntimamente vinculados al proceso de vigilia-sueño (4-6).

ESTADIOS DEL DORMIR

En el ser humano el mayor episodio de sueño se ubica durante el periodo de oscuridad, y por medio de las señales antes mencionadas se puede hacer la calificación de los diferentes estadios de sueño. Pero incluso esto es válido para las siestas y condiciones de hipersomnias diurnas.

ESTADIOS DE SUEÑO Y LA VIGILIA

DESPIERTO.

Cuando estamos despiertos el electroencefalograma se caracteriza por una actividad rápida y de baja amplitud. A esto se le conoce como actividad beta (aproximadamente 20 Hz), si la persona cierra los ojos, aparece la llamada actividad alfa, (8 a 13 Hz) que se observa principalmente en las regiones occipitales. Esta actividad se ha sugerido corresponde a un estado de inactividad relativa de las áreas visuales. Los ojos se mantienen con movimientos y parpadeo. El tono muscular está activo y vinculado a movimientos voluntarios.

ESTADIO DE SUEÑO 1.

Al entrar en somnolencia hay una desconexión progresiva con el medio ambiente. Esto se observa en el llamado estadio 1, en donde desaparece la actividad alfa, y se observa una actividad de bajo voltaje que se denomina theta (3 - 7 Hz). Los ojos iniciaron un movimiento de rodado lento, el tono muscular se mantiene elevado. Las personas pueden tener sacudidas, o sensación de caída. Se reportan episodios de ensoñaciones de breve duración. Esta fase también llamada somnolencia puede tener serias implicaciones en caso de que la persona se encuentre manejando un vehículo. La duración de un porcentaje de esta fase es de 5 %.

ESTADIO DE SUEÑO 2.

Este se caracteriza por la aparición de los llamados complejos K y los husos del sueño. Los primeros son actividad de gran amplitud con una onda inicial de tipo negativa y otra, de mayor amplitud de tipo positivo, se pueden evocar por estímulos medioambientales externos. Los husos de sueño tiene una frecuencia de 12 – 15 Hz. El durmiente está desconectado parcialmente del medio ambiente y su umbral para despertar está elevado. La actividad de los usos del sueño se ha vinculado a los núcleos intralaminares del tálamo. Puede haber actividad onírica en esta dase del dormir.

ESTADIO DE SUEÑO 3.

En la primera parte de la noche principalmente, aparecen ondas de gran amplitud, aproximadamente de 75 a 90 µV y una frecuencia de 0.5 a 2 Hz. No hay movimientos oculares, y el tono muscular está disminuido. A esta fase del dormir también se le conoce con el nombre de sueño delta. Si un sujeto es despertado en esta fase se le observa confuso. Algunas de las alteraciones del sueño del tipo de sonambulismo, terrores nocturnos, o despertares confusos se consideran patologías de la fase delta del dormir. En el pasado a esta fase se le llamaba estadios 3 y 4, pero con el advenimiento de los métodos de registro y calificación digitales se les cconsollidó en el estadio 3 o de sueño delta.

Se ha propuesto que en esta fase hay un estado de suspensión de la experiencia consciente y onírica. Tononi y su grupo (7), efectuaron un estudio con estimulación magnética transcraneal (EMT), en sujetos con EEG de alta densidad (aproximadamente 100 electrodos en el cráneo), y midieron la propagación de la corriente que se genera despues de la EMT en las diferentes fases del dormir. En la vigilia y en el sueño MOR, la corriente se transmite a los largo del cráneo, desde el sitio de estimulación, literalmente como cuando se arroja un piedra a un estanque lleno de agua. Esto es de manera uniforme. Pero cuando la misma manipulación se hace en las personas en sueño de ondas lentas, la corriente se detiene. Si se cambia de sitio estimulado, se vuelve a detectar que esta no se irradia al resto del cráneo. La inferencia que se obtiene de este tipo de estudio, es que en la fase delta, la corteza cerebral evidencía una desconección modular, condición que parece necesaria para que las columnas de cortez cerebral almacenen glucógeno. Sin embargo, el resto de las neuronas no se "apagan del todo". Esto da por un lado el patrón de sincronización delta y la sincronía del EEG. Pero por otro lado, que hay una parcelación de la corteza cerebral. Si se despierta a una persona en esta fase presenta datos de confusión y esto ha llevado a proponer que una condición suficiente y necesaria para estar conciente es tener la corteza cerebral inter-conectada (8)

SUEÑO MOR.

A este sueño también se le conoce con el nombre de sueño paradójico, porque la actividad de la corteza cerebral es similar al de estar despierto o a la fase de estadio uno, y sin embargo la persona está dormida. Los datos característicos del sueño MOR son:
(1) actividad electroencefalográfico de 3 a 7 Hz.
(2) baja del tono muscular o atonía.
(3) movimientos oculares rápidos, que se manifiestan en trenes de actividad y reposo.
(4) cambios vegetativo: irregularidad en respiración y frecuencia cardiaca, erección del pene o clítoris, sacudidas musculares.
(5) Ensoñaciones con alucinaciones visuales y auditivas.
Este tipo de fenómenos del sueño MOR, se pueden dividir en tónicos, si se presentan todo el tiempo en que el sujeto está dormido en sueño MOR, o básicos, si se presentan únicamente en salvas o trenes de actividad. El umbral para despertar una persona en sueño MOR es mayor que en el sueño lento (1).

CICLOS DE SUEÑO.

A lo largo del episodio de sueño hay alternancia entre los episodios de sueño no-MOR y sueño MOR. A esto se le llama ciclo de sueño y tiene una duración aproximada de 90 a 120 minutos. A lo largo de un episodio de sueño nocturno se pueden observar de cuatro a cinco de estos ciclos. El sueño de ondas lentas predomina en la primera parte de la noche, en el primero o segundo ciclo, y disminuye a lo largo del episodio de sueño nocturno. En la segunda parte de la noche hay un incremento en la duración de los episodios de sueño MOR que se ha correlacionado con la caída de la temperatura corporal.
Una persona adulta joven tiene un porcentaje de sueño en fase 1 de aproximadamente 5 %; de fase 2 del sueño del 50 %; de fase de sueño de ondas lentas o fase tres del 20 % y de fase de sueño MOR del 25%.

La arquitectura del dormir se gráfica en el llamado hipnograma, que permite tener una idea general de las diferentes etapas del sueño a lo largo de la noche. Estos patrones del dormir se van a modificar a lo largo de la vida. Los recién nacidos tienen periodos de 16 a 18 horas de sueño por día, con una versión primitiva de sueño MOR, que se denomina sueño activo. Es hasta los tres o cuatro meses de edad, que el sueño se consolida durante la noche. En la infancia después de los dos años de edad, disminuye el sueño MOR y aumenta significativamente el sueño de ondas lentas, etapa en la cual se libera la hormona del crecimiento.

A partir de los 40 años de edad hay una disminución gradual del sueño de ondas lentas, que puede desaparecer por completo después de los 60 años de edad. El sueño MOR se mantiene estable a lo largo de la vida adulta e incluso en anciano.

REGULACIÓN DE LOS ESTADOS DE DESPIERTO.

Mantenimiento del estado de despierto.

Este va depender de un grupo heterogéneo de neuronas de diferente tipo, en cuanto al neurotransmisor con el que se comunican. En el tallo cerebral encontramos al llamado "sistema reticular activador ascendente" SRAA. Este grupo de células forman parte de la llamada formación reticular. Esta contiene sustancias como la acetilcolina, histamina, norepinefrina, glutamato e hipocretinas. Las células funcionan con acetilcolina se localizan dos pequeños núcleos en la transición del puente y el mesencéfalo, los núcleos PPT/LDT. Estas células disparará alta frecuencia al estar despierto, disminuyen su actividad durante el sueño de ondas lentas, y se activan finalmente durante el sueño MOR (9, 10).

Estas células proyectan hacia la región del tálamo, intervienen en los procesos de activación de los núcleos intra laminares de esta región. Los núcleos intra laminares proyectan de manera difusa hacia la corteza cerebral en ambas condiciones al estar despierto y durante el sueño MOR (10), y de esta forma sincronizar la llamada actividad gama (mayor a 28 Hz). Otras proyecciones de este sistema de células colinergicas se dirigen al tallo cerebral y el hipotálamo para proporcionar actividad exploratoria mediada por el aminoácido exitatorios glutamato (11). En la región posterior del hipotálamo las neuronas colinergicas se conecta con las células de esta región que transmite, histamina (12). Estas últimas células también proyectan sus axones hacia la corteza cerebral, muy activas durante el estar despierto y se inhiben por completo durante el sueño Delta y en el sueño MOR.

El componente mayor de los sistemas que promueven el estar despierto proviene de diferentes células del tallo cerebral en las que destacan aquellas que trasmiten con glutamato. Éste último actúa a través de sus receptores acoplados a segundos mensajeros (11). También es de destacar las células de norepinefrina localizadas en el piso del cuarto ventrículo, que disparan enérgicamente en la vigilia atenta y en situaciones de estrés. Al igual que las cédulas con histamina estas con norepinefrina están silenciosas durante el sueño Delta y en el sueño MOR (13). Lo mismo ocurre con las cédulas de la formación reticular que contienen serotonina. Éstas se mantienen con una actividad elevada durante la fase de estar despiertos. Sin embargo diferencia de las células con norepinefrina, las que contienen serotonina sin activan cuando los animales desarrollan selección de conductas o se orientan hacia un estímulo emergente, y se activan en actividades motoras que se repiten, como es el caso de la marcha y de las conductas de limpieza y aseo (14).

El grupo de células que contienen dopamina, localizadas en la parte superior del tallo cerebral, en mecenecéfalo, forman parte también del sistema activador esto se localizan en la sustancia negra, y en el núcleo VTA. Desde esta zona se va enervar a la corteza frontal, estructural de ganglios basales y del sistema límbico. Se sabe que medicamentos que aumente la liberación de dopamina o su disponibilidad en la hendidura sintáctica de estas zonas, son promotoras del mantenimiento del estar despierto. Su función está vinculada a los mecanismos de recompensa, al mismo tiempo que al mantenimiento de la vigilia atenta (15).

El sistema de hipocretinas se localizan en el hipotálamo. Éstas son dos moléculas de péptidos con funciones Exitatorios, actuando directamente sobre los sistemas antes mencionados, para el mantenimiento de la vigilia. Localizadas en el hipotálamo lateral, desde este sitio, se conectan y mantienen la vigilia, de manera especial en conductas vinculadas a la exploración y alimentación. Dejaron de disparar cuando el animal se encuentra en el sueño Delta y en el sueño MOR (12).

NEUROBIOLOGÍA DEL SUEÑO DELTA.

Los sistemas que intervienen en el inicio del sueño inhiben o antagonizar a los grupos de neuronas que mantienen el estado de vigilia. Hay una disminución de los niveles de acetilcolina y de otras de las sustancias que promueven el mantenimiento del estar despierto. Esto nuevo modulador es y neurotransmisores producen la apertura de canales de potasio, en las neuronas de la corteza cerebral y el tálamo, las cuales tienen un estado de inhibición al híper polarizarse (1, 16).

Un grupo de células del hipotálamo anterior, de la zona llamada área pre-óptica ventrolateral (VLPO), se mantienen activas durante el sueño de ondas lentas. Estas neuronas contienen receptores para la adenosina, sustancia que se acumula como resultado del metabolismo cerebral. Se ha propuesto que al menos que un tipo de estos receptores tenga un fenómeno de sensibilización, similar al de los receptores D-2, ante algunos estimulantes como las anfetaminas y cocaína. Desde este núcleo VLPO se conectan las neuronas con otras regiones que ya hemos comentado intervienen en el mantenimiento del estar despierto: LDT/PPT con células colinergicas, el sistema reticular activador con células de serotonina, norepinefrina y dopamina. También inhiben a las células con orexinas y de histamina. Éstas conexiones funcionan con sinapsis que contienen GABA acoplado al subtipo de receptor GABA-A (17).

En estudios con tomografía por emisión de positrones se ha observado que la actividad metabólica y el flujo sanguíneo cerebral está globalmente disminuidos durante el sueño de ondas lentas, comparado con el resto de los estadios de despierto y sueño MOR. Se ha propuesto que la baja metabólica sea de un 40%. Si la actividad metabólica que se consume del cerebro es su mayoría debido a la transmisión sináptica, está se reduce de manera importante en esta fase de dormir (18).

En la fase de sueño de ondas lentas, aun cuando es posible que los estímulos del medio ambiente lleguen a la corteza, si esta zona está parcialmente desconectada, e hiperpolarizada, no habrá ninguna respuesta a los estímulos que ingresan. En esta fase del dormir se habla de "una compuerta talámica" parcialmente cerrada hacia la corteza cerebral (18).

NEUROBIOLOGÍA DEL SUEÑO MOR.

Después de 90 a 120 minutos en un adulto joven, se observa el primer episodio de sueño MOR. En el modelo de "activación - síntesis" de Hobson y McCarley, se ha propuesto un oscilador en tallo cerebral. Las neuronas del locus coeruleus (norepinefrina), del rafé pontino (serotoninérgicas) y las del hipotálamo lateral (hipocretinérgicas), mantienen inibido el sueño MOR, durante la fase de estas despierto y alerta. A estas neuronas se les conoce como REM-off (neuronas inhibidoras del sueño MOR) (19-22). Un ejemplo de esto, se observa en el trastorno del sueño llamado narcolepsia. Aquí las personas y algunos animales, como los perros doverman, presentan ataques de sueño, que en un laboratorio de sueño se detectarían corresponden al sueño MOR. Se sabe que por lo menos en el modelo del perro doverman, que presenta un patrón heredotario mendeliano, autosómico dominante, hay una mutación del receptor OREX-2, en los animales que tienen esta enfermedad. Por lo tanto, al no haber inhibición del sueño MOR, tienen ataques de esta fase del sueño (23-25).

Al iniciar el sueño delta, las células REM-off, que tambien participan en el mantenimiento del estar despierto, se inhiben. Esto libera a las neuronas colinérgicas del puente, de los núcleos LDT y PPT. Estan son las neuronas REM-on (que activan el sueño MOR), proyectan hacia dos sitios. El puente a los núcleos del rafé, en especial al reticularis pontis oralis, y se activan células probablemente glutamatérgicas, que proyectan hacia niveles rostrales para iniciar los eventos como desincronización EEG, moimientos oculares, ensoñaciones, y también proyectan a la médula espinal, quizás con una proyección con glicina, que hiperpolariza las alfa motoneuronas, y de esta forma se explica la atonía muscular, uno de los eventos tónicos del sueño MOR (26).

Durante la fase de sueño MOR los niveles de flujo sanguíneo y de actividad metabólica están elevados, llegan a ser similares a los observados en el momento de estar despiertos, y esto es probable que se deba a los estados de polarización tónica y la alta frecuencia de disparos neuronales. Sin embargo, hay diferencias regionales. Por ejemplo, hay una mayor activación de las arias vinculadas al sistema límbico, que incluyen la amígdala y la corteza del hipocampo. Las zonas de la corteza que reciben estímulos del amígdala también están intensamente activas: la corteza anterior del cíngulo, y los lóbulos parietales. También hay una actividad excesiva en las zonas correspondientes a los lóbulos hospitales. Una zona que tiene relativamente baja actividad en la que corresponde al lóbulo pre frontal. Se ha especulado que esto pueda explicar la falta de juicio para juzgar lo que se sueña. Para algunos autores la actividad onírica durante el sueño MOR es equivalente a un estado psicótico (27).

Durante el sueño MOR, las neuronas están totalmente despolarizadas, y las vías sensoriales "ocupadas". Esto puede explicar el relativo aislamiento de estímulos medioambientales. La desactivación de las áreas parietales y prefrontal es tienen como función el que se dirige a que se mantenga la atención hacia las corteza sensoriales. Sin embargo, a diferencia de las personas en estado de coma o vegetativo, en el sueño MOR si es posible despertar a una persona, siempre y cuando sea un estímulo suficientemente intenso (28).

LA ACTIVIDAD ONÍRICA Y EL SUEÑO MOR NO SON SINÓNIMOS.

Una de los mejores ejemplos de las generalizaciones en ciencia, que eventualmente crean una gran cantidad de información poco confiable, es el argumento en el cual se hacen similares o por lo menos contextuales, la actividad onírica con el sueño MOR. La ecuación "sueño MOR = ensoñaciones" se ha ido dejando atrás gradualmente. Sin embargo, hay que tener claro el contexto en que esta ecuación se gestó.

Después del descubrimiento del sueño MOR, a las personas a las que se despertaba cada que ingresaban al sueño MOR, recordaban sus ensoñaciones vívidamente (29), incluso las confundían con la realidad, como alguna vez había comentado Rene Descartes.

La pregunta central que motivo ese experimento, no estaba contestada no estaba orientada en la actividad onírica. Se buscaba suprimir esta fase del dormir y si esto podría tener un efecto dañino en los voluntarios. El doctor Dement, estaba muy influenciada por la corriente psicoanalítica, que era una moda seudocientífico entre los psiquiatras y psicólogos, de muchas escuelas de medicina y psicología del mundo en la década de los años cincuenta, del pasado siglo. Él trataba de observar, si la privación del recién descubierto sueño MOR, producía alteraciones psicológicas o incluso psicosis de algún tipo en los voluntarios sanos. Su pregunta central, motivo del estudio, se basaba en la vaga propuesta de Sigmund Freud sobre las ensoñaciones, que eran para el médico de Viena, como el "camino principal al inconsciente". Sin embargo, no les sucedió nada a esas personas, fuera de la irritación por los frecuentes despertares (29) Los investigadores que descubrieron el sueño MOR, en la década de los años cincuenta, de inmediato sospecharon que esta fase estaba conectada a las ensoñaciones. Algunas de las observaciones apuntaban en esa dirección: En esta etapa del dormir, hay una activación cortical y neurovegetativa intensa, después de que el cerebro ha estado en una fase de relativa calma, con un ritmo EEG lento y sin activación neurovegetativa, sin que aparentaran tener ningún proceso mental. En el sueño MOR hay, además de los comentado previamente, atonía muscular, no total ya que los músculos extrínsecos del ojo están activos y moviendo los globos oculares de manera conjunta (lo mismo ocurre con los músculos tensores del martillo y el yunque en el oído medio). Todo lo anterior, además de lo recabado por Dement y Kleitman, apuntaron a una aparente correlación entre el sueño MOR y la actividad onírica (3). En ese momento de las investigaciones pioneras de esta fase del dormir, se equiparó el sueño MOR con la actividad onírica, los científicos de la época pensaron que ya se tenía un escalón avanzado para explorar la relación entre la función cerebral y la cognición. El hecho de que el sueño MOR estuviera presente no solo en humanos, sino también en mamíferos y aves, proporcionó de inmediato modelos animales para explorar aspectos de neuroanatomía y neurofisiología del sueño MOR, y por lo tanto de la actividad onírica.

El Profesor Michel Jouvet y su grupo en Lyon Francia (30), en el laboratorio de sueño molecular, efectuaron experimentos claves, con el objeto de determinar la localización anatómica de las estructuras "suficientes y necesaria" para iniciar y mantener el sueño MOR. Fue el gato el animal más estudiado en este sentido. Primero por haber una tradición en los neurofisiólogos en el estudio del cerebro de este animal, quien presenta cráneos relativamente constantes (Con excepción de los gatos siameses), lo cual permitió desarrollar mapas estereotáxicos precisos, para estudiar las estructuras claves del encéfalo, para determinadas funciones. En segundo lugar, por ser un animal cuyo patrón de sueño es diurno y esto permite al investigador que trabaja con estos animales, no sacrificar su propio sueño.

Jouvet y cols., (30) encontraron que si se hace una lesión en el gato, conocida como "encéfalo aislado", para la cual se hace una sección entres médula oblongada y médula espinal, el animal sigue presentando SUEÑO MOR rostralmente, con excepción de la atonía muscular (ver las figuras 1 y 2, y tabla 1). Pero si la lesión se hace por arriba de los tubérculos cuadrigéminos, a nivel del mesencéfalo, y se obtiene así la preparación conocida en neurofisiología como "cerebro aislado", el animal únicamente presenta datos atonía muscular, pero no hay desincronización electro encefalografía, ni movimientos oculares rápidos

Figura 1 – Secciones transversales en el tallo cerebral y Sueño MOR
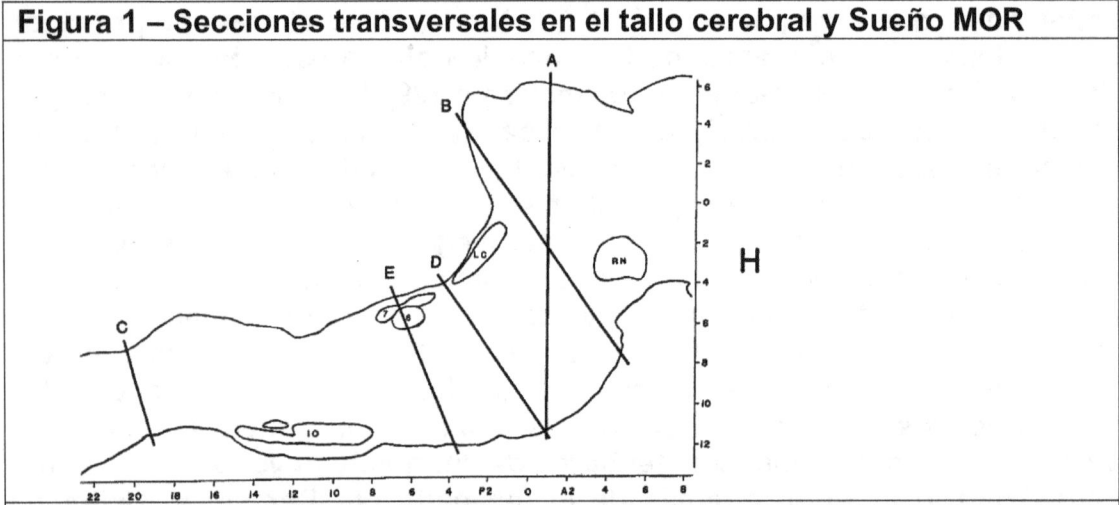
En el trabajo de Michel Jouvet, la sección en la letra A, corresponde al cerebro aislado. El SUEÑO MOR solo se manifiesta con atonía muscular, y ya no hay desincronización EEG ni movimientos oculares rápidos. La sección a nivel de C, corresponde al "encéfalo aislado", el animal tiene todas las manifestaciones del sueño MOR, pero no la atonía muscular.

Finalmente, la zona que demostró suprimir el sueño MOR se localiza en el puente, en la zona de la formación reticulada pontina (ver figura 2) conocida como "reticularis pontis oralis". Estos estudios demostraron la existencia de un generador del sueño MOR (31). Esta serie de trabajos, de inmediato cuestionaron que la actividad onírica tuviera algún tipo de significación psicológica. Ya que no se estaba gestando en la corteza cerebral, sino en tallo cerebral, el cual es asiento de funciones neurovegetativas, que son totalmente ajenas a la conciencia.

Figura 2.
Núcleo reticlularis pontis oralis. La lesión de esta zona suprime e l SUEÑO MOR

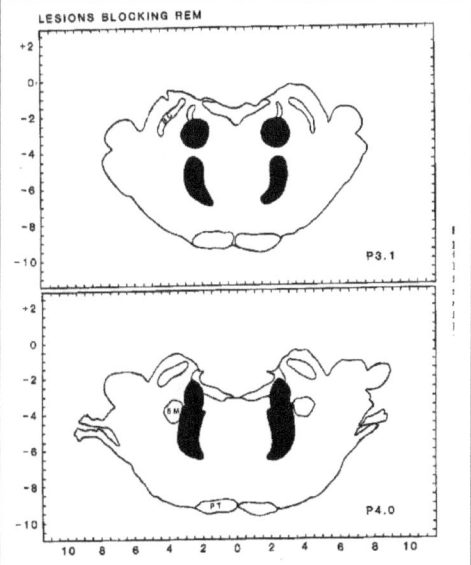

Corte trasversal de tallo cerebral del gato a nivel del puente, por atrás se observa el piso del IV ventrículo

DOS TIPO DE FENÓMENOS EN EL SUEÑO MOR		Tabla 1
Fenómenos Fásicos	Movimientos oculares rápidos PGOs (en animales) Respiración irregular	Están presentes en forma de ráfagas o trenes de actividad
Fenómenos Tónicos	Desincronización EEG Atonía muscular Erección de pene Ensoñaciones	Están presentes durante todo el tiempo que la persona está en SUEÑO MOR.
Estos fenómenos se pueden disociar y presentarse aisladamente.		

Sin embargo, las ensoñaciones presentan fenomenológicamente, un estado de conciencia alterado y están con un componente emocional intenso, el cual puede ser coherente o incoherente. Para algunos investigadores las ensoñaciones son: "Experiencias de conciencia alterada, cargada de emociones". Lo anterior promovió un nuevo paradigma de las ensoñaciones: estas eran solo un epifenómeno. Ráfagas de actividad eléctrica se generan por un grupo de osciladores neurales, localizados en el puente, con un intervalo de 90 a 120 minutos. son las responsables de la activación. Ante la ausencia de actividad sensorial, esta actividad que se enciende en el puente, sube a los tálamos, a una estructura conocida como cuerpos geniculados laterales (ver la figura 3), y de ahí continúan a varias zonas de la corteza cerebral y el sistema límbico. Michel Jouvet y su grupo, cuando identificaron esta actividad en el gato, las bautizaron como ondas ponto-geniculo-occipitales y se les abrevió como PGO (32). En el felino se observan estas ondas PGO, unos segundos antes de la aparición del SUEÑO MOR, se arriban hasta manifiesta de la desincronización electroencefalográfica, y por este hecho, se les colocó un apellido: PGOs heráldicas. Porque parecen estar avisando de que ya viene "su majestad el SUEÑO MOR". Además, todo el tiempo que el animal está en esta fase del dormir tiene este tipo de actividad. La actividad PGOs tiene una correlación significativa con los movimientos oculares, pero no todas las PGOs intervienen en ellos. Hay un grupo de estos potenciales de campo que viajan a la amígdala de los lóbulos temporales.

TRAYECTORIA DE LAS PONTO GENICULO OCCIPITAL O PGO   -
FIGURA 3

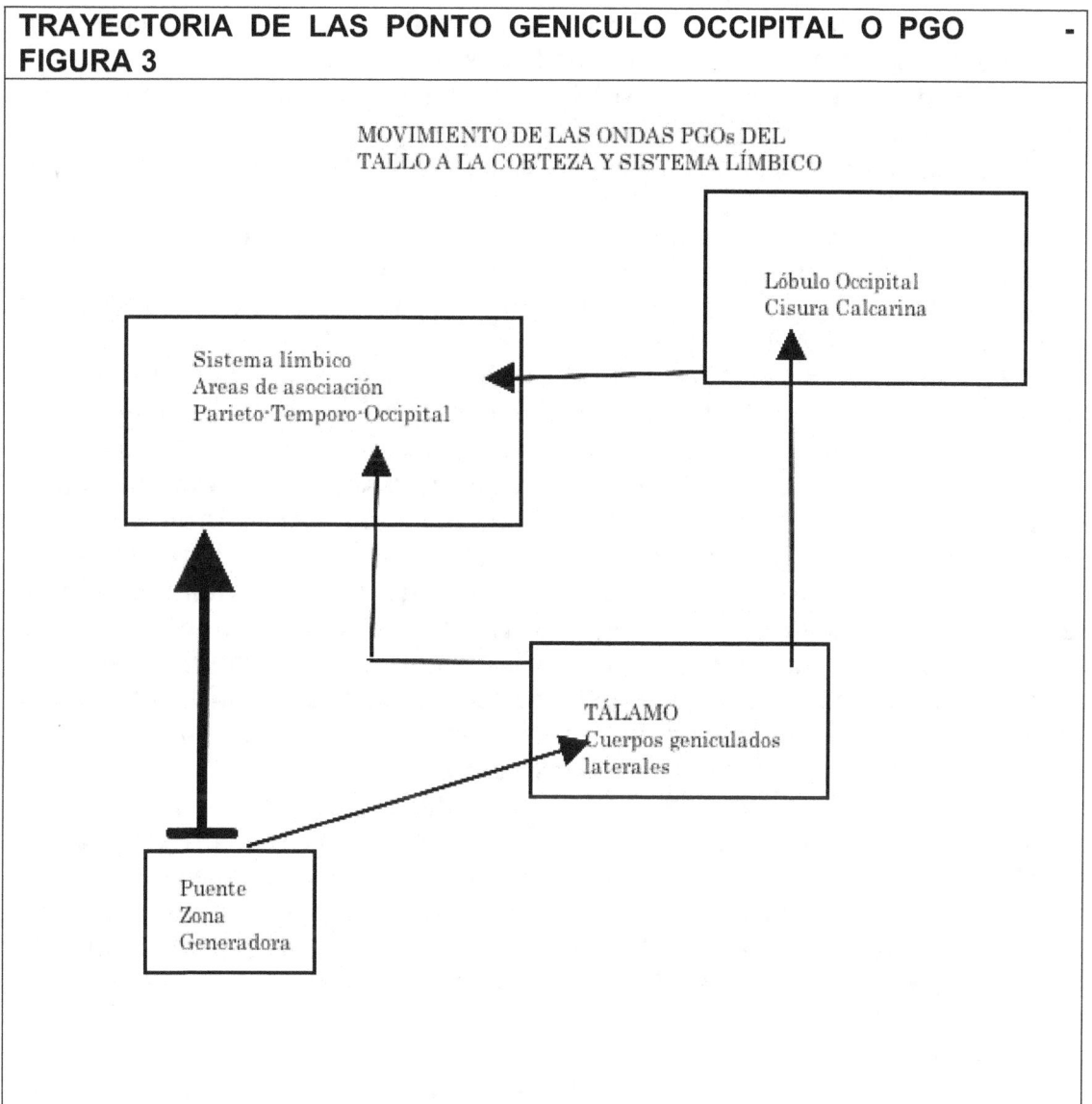

MOVIMIENTO DE LAS ONDAS PGOs DEL
TALLO A LA CORTEZA Y SISTEMA LÍMBICO

Lóbulo Occipital
Cisura Calcarina

Sistema límbico
Areas de asociación
Parieto-Temporo-Occipital

TÁLAMO
Cuerpos geniculados
laterales

Puente
Zona
Generadora

El camino de las PGOs tiene dos tipos de vías finales. Las primeras van a la corteza calcarina en el lóbulo occipital. Las segundas van al sistema límbico.

En este punto, es importante hacer mención que es muy frecuente que el soñador al referir el contenido de uno de sus sueños, se asombre por la incoherencia que pueda existir entre lo que evoca y la sensación que presentó en el sueño y al despertar. Para los que sostiene que las ensoñaciones son un epifenómeno, la secuencia de eventos sería la siguiente:

1.   La persona se encuentra en sueño delta
2.   Hay un patrón de activación en la zona del tallo cerebral, conocida como puente. Se gestan los potenciales PGOs.
3.   Estos potenciales de campo PGO, toman varias vías sensoriales, en especial la visual.
4.   Los cuerpo geniculados laterales del tálamo, están involucrados con la vía visual.
5.   Las PGOs llegan a la cisura calcarina en la corteza occipital, y activan aleatoriamente las neuronas de áreas primarias y secundarias.
6.   Otro grupo de neuronas van a la amígdala basolateral y al septum, del sistema límbico y también activan esta zona.
7.   Toda la corteza cerebral, con excepción de la prefrontal está con un nivel de actividad equivalente al estar despierto. Y sin embargo hay atonía muscular generalizada, menos en los músculos extrínsecos de los ojos.
8.   Al despertar tratamos de hacer coherente lo soñado, como en un tipo de edición cinematográfica, con una contextualización autobiográfica.

El intentar enmarcar lo narrado con respecto de las ensoñaciones se hace una fabulación total. Una actividad que es cotidiana para el sistema nervioso. ¿Para que sirve soñar? Es una pregunta que puede parecer ociosa. Al igual se podría decir que para que sirven los ruidos cardiacos. Evolutivamente no surgieron con la finalidad de que los médicos se colocaran un estetoscopio y diagnosticaran. Algo parecido podríamos decir de las sensaciones, imágenes y actividad neurovegetativa que todos tenemos el soñar.

La relación entre la actividad onírica y el sueño MOR se convirtió en un dogma. Pero pronto aparecieron resultados contradictorios. En un estudio de 1997 se reportó que 6 pacientes, con daños por diferentes eventos o enfermedades de la zona descubierta por Jouvet y su grupo, "núcleo reticularis pontis oralis"(33), se les preguntó sobre si continuaban soñando y en todos la respuesta fue afirmativa. Mientras que a 40 pacientes con lesiones en otras zonas del cerebro referían tener total ausencia de ensoñaciones.

Otros reportes del grupo de David Foulkes encontraron que de hecho las ensoñaciones que ocurren fuera del sueño MOR son idénticas a las reportadas en esta fase (34). Las ensoñaciones similares a las del sueño MOR se observan al inicio del sueño y al finalizar el episodio de sueño nocturno, sin estar en sueño MOR. El error principal de los neurofisiólogos y psicólogos avocados a estudiar las ensoñaciones fue el hacer similar el soñar al sueño MOR. Los datos que se han consignado sobre los mecanismos de sueño MOR son únicamente válidos para esta etapa del dormir, y tienen poco que ver con las ensoñaciones en general, sobre todo si tomamos en cuenta que es muy probable que exista más porcentaje de ensoñaciones fuera de sueño MOR, solo por la probabilidad de que el sueño sin movimientos oculares rápidos es más abundante (34).

Utilizando método de la fisiopatología, hay dos líneas de evidencias que han permitido moverse desde el tallo cerebral a los hemisferios cerebrales para localizar los generadores de las ensoñaciones. La primera evidencia fue aportada del estudio de la epilepsia en el sueño. Hay una forma de epilepsia parcial que se localiza en el sistema límbico. Si está forma de epilepsia parcial se localiza en la amígdala o el hipocampo, las manifestaciones clínicas son experiencias mentales complejas que pueden expresarse incluso como psicosis (35) (36).

Si las crisis ocurren durante el sueño, estas se expresan con más frecuencia en los estadios de sueño dos. En esta fase, la más abundante del dormir, hay una actividad eléctrica en el EEG, llamada huso de sueño, la cual es una actividad de 12 a 14 ciclos por segundo, que se genera en los núcleos intralaminares de los tálamos, y producen una facilitación de las crisis epilépticas. En los pacientes con este tipo de epilepsia, se presentan pesadillas recurrentes y estéreo típicas (36). Estas dos evidencias han hecho proponer que las ensoñaciones repetidas que presentan, en forma de pesadillas, sean en si la expresión de este tipo de epilepsia. Estos estudios clínicos, en donde ya no se requiere que la persona muera para hacer su autopsia, apuntan a que el tallo cerebral no es el sitio que produce los sueños(37, 38).

En una serie de estudios del tipo casos y controles, o de reportes de casos clínicos, se ha puesto en evidencia que si hay pacientes en quienes se suspenden totalmente las ensoñaciones. Una de estas zonas corresponde a las áreas de la corteza occipital, parietal y temporal, una de las mayores zonas de asociación cortical, en donde se recibe, analiza y se almacena la experiencia a lo largo de la vida. La del lado derecho, por ejemplo, se ha vinculado con la experiencia de identidad y corporeidad individual. Es el centro de la autopercepción. Lesiones en esa zona, en cualquiera de los hemisferios cerebrales, producen una ausencia de actividad onírica (39).

La fuente primaria de la neuropsicología de los sueños son los estudios de Solms (39) quien examinó a 361 pacientes neurológicos y les preguntó en detalle sobre sus sueños. En general, los estudios indican que el cambio o ausencia de ensoñaciones depende de regiones del cerebro específicas, en lugar de la activación del generador de sueño MOR en el tallo (39). En la mayoría de los casos, una ausencia global de los sueños fue secundaria a un daño en la unión temporo-parieto-occipital de la corteza cerebral (en torno al área de Brodmann 40), más a menudo de manera unilateral que bilateral. Esta región organiza varios procesos cognitivos que son esenciales para la imaginería mental. En consecuencia, los pacientes con ese daño, típicamente muestran una disminución paralela en la vigilia de las habilidades visuo-espaciales. Estos resultados sugieren fuertemente que las imágenes mentales, es una de las capacidades cognitivas más relacionado al soñar (aunque una relación entre la pérdida de los sueños y la afasia también se ha sugerido en esos pacientes).

Con menor frecuencia, se observa también una disminución global de la actividad onírica, en lesiones bilaterales de tractos de la sustancia blanca, que rodean los cuernos frontales de los ventrículos laterales, y que están subyacentes a la corteza prefrontal ventromedial (40). Muchas de estas fibras nerviosas se originan o terminan en áreas límbicas, este es coherente con la mayor actividad límbica en el sueño MOR, según lo revelado por imágenes de resonancia magnética funcionales (41,42). La materia blanca ventromedial contiene proyecciones dopaminérgicas en el lóbulo frontal que se interrumpieron, por ejemplo en las leucotomías prefrontales, las cuales se practicaron en el pasado en muchos pacientes con esquizofrenia. La mayoría de los pacientes leucotomizados (70-90%) se quejaron de cesión global de soñar, así como de la falta de iniciativa, la curiosidad y la fantasía en la vida de vigilia (43). Dado que la dopamina puede instigar objetivo del comportamiento de búsqueda, estos datos se han interpretado en apoyo a la visión clásica psicodinámica de los sueños, como el cumplimiento de los deseos inconscientes relacionados con los impulsos egoístas.

Aparte de la suspensión global de los sueños, las lesiones más restringidas producen el cese de en los sueños del componente visual (44) o la interrupción de determinadas dimensiones visuales. Por ejemplo, las lesiones en regiones específicas que subyacen a la percepción visual del color o el movimiento, se asocian con déficits correspondientes en el soñar (43). En general, parece que las lesiones que conducen a alteraciones en la vigilia tienen déficits paralelos en los sueños. Algunas lesiones, especialmente en la corteza medial prefrontal, la corteza cingulada anterior y el prosencéfalo basal, se asocian con mayor frecuencia e intensidad de los sueños y su intrusión en la vida de vigilia (42). Es importante destacar que muchos pacientes con daño cerebral no reportan cambios en el sueño, lo que indica que en el sueño las redes neuronales de apoyo, tienen una especificidad considerable, pero que puede haber también funciones vicariantes, como ocurre en muchas otras de las funciones cerebrales y de otros órganos del cuerpo.

Los estudios de imágenes cerebrales han contribuido en este modelo anatomo-clínico, ya que no se requiere hacer una autopsia, para evidenciar las zonas involucradas en el soñar, además de que al ser esta una actividad con una especificidad por los episodios de sueño, el cerebro de un cadáver sería de poca utilidad.

Los estudio pioneros de imágenes y sueño MOR se hicieron en Bethesda MD, auspiciados por The National Institute of Health entre 1997 y 1998, utilizando la tomografía por emisión de positrones (44). Técnicamente, lo que los investigadores vieron es una mezcla de dos condiciones: el sueño MOR y las ensoñaciones, que se han comentado ya como que pueden coexistir en un 80 %, pero que no son lo mismo. Si la hipótesis propuesta por Hobson y McCarley (44), denominada de activación y síntesis, era la correcta, se debería de haber observado una activación global del diencéfalo y la corteza cerebral, generando con esto los aspectos sensoriales de imágenes, pensamientos y emociones. Pero se observó algo muy diferente. Los investigadores solos vieron partes selectivas del encéfalo activas durante el sueño MOR y las ensoñaciones, mientras que otras partes de esas mismas regiones estaban sin actividad. Esto nuevamente, estaba indicando que las ensoñaciones no se generan en el tallo cerebral sino en la corteza de los hemisferios cerebrales (43).

CONCLUSIONES

El estudio de los mecanismos que regulan el dormir y el soñar son una fuente epistemológica para las neurociencias clínicas, con una comunicación en ambos sentidos. Nos proporciona alternativas para entender estados de conciencia diferentes al de estar despierto y son una herramienta cada vez más apreciada por las diferentes ramas del saber, desde las neurociencias a la filosofía e inclusive para entender la expresiones artísticas del ser humano y de los otros animales también (45).

FUNCIÓN DE LAS HIPOCRETINAS Y ADENOSINA EN LA REGULACIÓN DE LA VIGILIA Y EL SUEÑO.

El papel del hipotálamo en la regulación de la vigilia y sueño se ha consolidado en los últimos años. Sin embargo, ya se había mencionado que podría estar involucrado al inicio del siglo XX, cuando von Economo propuso que el hipotálamo posterior contenía lo que él llamó "centro de la vigilia", basado en la observación de que los pacientes que sufrían de encefalitis viral, desarrollaban somnolencia (encefalitis letárgica), y que estos presentaban lesiones postmortem en esa región. Los trabajos de Nauta, apuntaron al hipotálamo anterior como el "centro del sueño", el cual fue localizado en la región preóptica (1).

El sueño es un proceso heterogéno, es decir compuesto de fases o estadios, que pueden ser identificados de diferentes formas: conductualmente, por medio de registro polisomnográfico y mediante la actividad mental que se registra en cada una de esas fases. En el ser humano se distinguen los estadios de sueño sin movimientos oculares rápidos o sueño No-MOR y el estadio de sueño de movimientos oculares rápidos o sueño MOR. A lo largo de un episodio de sueño, diferentes estructuras neurales se coordinan para activarse e inactivarse, de manera orquestada (2).

Un modelo heurístico, que ha permitido organizar la información generada y proponer hipótesis, es el llamado "Modelo de los dos procesos". Por una parte está el proceso "S" de sueño, como algo que cambia, se acumula, o modifica el nivel de excitabilidad neuronal durante los periodos de vigilia, y ese factor sólo disminuye cuando se duerme. Este proceso "S" es el llamado componente homeostático del sueño. El otro componente es el "C", de circadiano, que propone que hay una propensión horaria en los organismo, en donde es más fácil iniciar y mantener un episodio de sueño. En el ser humano esto ocurre en la noche, pero hay animales que duermen en la fase luminosa del día (3) (Ver figura 1)

[Colocar figura 1 aquí]

Se han detectado neuronas que están activas durante el sueño No-MOR. Estas se localizan en la región preóptica anterior, en las diferentes especies estudiadas, las cuales incluyen rata, gato y conejo (4). En estudios de registro unitario, estas neuronas elevan su frecuencia de activación desde las fases de somnolencia hasta el sueño de No-MOR (también llamado de ondas lentas o delta). Las neuronas activas durante en sueño No-MOR se han identificado, mediante la detección del marcador de activación neuronal, el oncogene C-fos, y se han observado que estas se localizan, de manera precisa en las región ventro lateral preóptica (VLPO) del hipotálamo anterior (4,5). Las células de esta región van a proyectar a las células histaminérgicas del hipotálamo posterior, en la región tubero mamilar y al grupo de núcleos de neuronas mono aminérgicas del tallo cerebral. Se ha propuesto que dichas proyecciones contienen GABA y galanina, por lo que se postula que inhiban a los núcleos encargados del mantenimiento de la vigilia (6,7) (ver figura 2)

[Colocar aquí la Figura 2]

Las células del VLPO, en la preparación de rebanadas de hipotálamo, han mostrado que se inhiben con acetilcolina, serotonina, norepinefrina, los cuales son neurotransmisores involucrados en la función del despertar (8,9). Las células histaminérgicas localizadas en el hipotálamo posterior, intervienen en el mantenimiento del estado de vigilia. La administración intraventricular de histamina tiene un efecto alertante, mientras que los antihistamínicos que cruzan la barrera hemato encefálica, es bien conocido que inducen un estado de somnolencia, que no es equivalente al sueño fisiológico.(8)

LOS NEUROPÉPTIDOS HIPOCRETINAS/OREXINAS

En 1998, dos grupos de investigadores trabajando en áreas independientes dieron con dos neuropéptidos. De Lecea y cols., (10), encontraron un pre-pro neuro péptido, que por su localización hipotalámica y por la similitud a la hormona secretina, se les denominó hipocretinas, en ese primer trabajo, ya se reportaba que las hipocretinas tienen efectos exitatorios y que los receptores de las dos sustancias: hipocretinas A y B, son metabotrópicos.

Otro grupo, Sakurai y cols (11), al estar buscando ligandos a un grupo de los receptores llamados "huérfanos", detectaron dos de ellos, que por mostrar funciones de regulación del apetito, se les denominó: Orexinas (Orex – apetito).

La Hipocretina-1/orexina A, está constituida por 33 amino ácidos, mientras que la hipocretina 2 / Orexina B, está formada por 28 amino ácidos. Se ha identificado la localización de neuronas que contienen estos neuropéptidos en humanos, perros, ratón, rata, y en gato (11,12,13,14). La localización de las células hipocretinérgicas es en el área de hipotálamo lateral, peri-fornix (15). Recientemente se han detectado células con hipocretina en la región central de la amígdala, del bulbo olfatorio (16,17). Se han identificado dos receptores para estos neuropépticos: Orexina 1 (Hipocretina 1), el cual es más abundante en el núcleo ventromedial del hipotálamo, la formación hipocampal, el rafe dorsal y el Locus Coeruleus. En el receptor Orexina 2 (Hipocretina 2), se expresa con mayor densidad en la corteza cerebral, núcleo accumbens, subtálamo y núcleos paraventriculares y los núcleos de la región pretectal posterior (16,17).

HIPOCRETINAS/OREXINAS Y SUEÑO.

La evidencia que introdujo a considerar a estos neuropéptidos como parte de los mecanismos moleculares del sueño, se originó de los estudios morfológicos, en donde se evidenció que una serie de núcleos que se relacionaban con el mantenimiento de la vigilia, estaban inervados densamente por este sistema de fibras con hipocretinas (Vg., Locus Coeruleus, TMN, rafe dorsal)(15).

La narcolepsia es una enfermedad neurológica, que se caracteriza por la siguiente tétrada clásica: ataques de sueño, cataplexia, parálisis de sueño y fenómenos alucinatorios en la transición de vigilia a sueño (18). El perro doberman presenta narcolepsia con una patrón autosómico recesivo, por lo que se desarrollaron grupos de doberman narcolépticos, en los cuales se detectó una mutación de uno de los receptores del sistema de las hipocretinas, el receptor hipocretina-2 (orexina-2). Se llegó a este descubrimiento después de detectar el gene canarc-1 (19), y la clonación del mismo dio como resultado la identificación del mencionado receptor.

Se reporto posteriormente, que ratones knockout para los neuropéptidos hipocretinas/ orexinas, muestran un patrón similar a la narcolepsia, con cataplexia e inicio de los episodios de sueño en la fase de sueño MOR (20).

En trabajos subsecuentes se ha administrado hipocretina a perros doberman, con una remisión de la sintomatología, específica para ciertas dosis (21); el bloqueo de la síntesis de receptor, mediante la técnica de antisentido, con infusión de un anti- ARN mensajero, para el receptor a hipocretina-2 en regiones discretas del puente en la rata, dio como resultado el aumento del sueño MOR (22).

Los sitios relevantes para las manifestaciones clínicas de la narcolepsia, se han estudiado, mediante la técnica de conjugados de saporina. Esta sustancia al ser introducida por la célula, produce una destrucción de la misma, al impedir la síntesis de proteínas, por interferir a nivel del ARN ribosomal (23). El conjugado de saporina-orexina, ha permitido hacer un mapa fisiopatológico de la enfermedad en la rata. Lesiones en el hipotálamo lateral producen todas las manifestaciones clínicas de la narcolepsia (23), mientras que las inyecciones en el septum modifican el patrón de actividad theta hipocámpica (24). Recientemente se ha reportado que la utilización de anti-dopamina-beta-hidroxilasa, conjugada a saporina, destruye células del Locus Coeruleus, con pocos efectos el sueño, solo un aumento las dos primeras horas en la transición de luz a oscuridad. Mientras que la inyección del conjugado hipocretina2-saporina, produjo una disminución leve del número de células noradrenérgicas en el LC, lo cual se ha explicado porque esta zona tiene mayor densidad de receptores orex-1 al cual se une menos el conjugado. Estas ratas muestran un aumento del sueño en la fase de oscuridad (fase de mayor actividad de los animales, por lo que equivale a somnolencia diurna en el humano) y movimiento de extremidades importante, esto último se ha interpretado como debido a la afectación de conexiones descendentes a médula espinal. En rata en donde se inyectó el conjugado saporina-hipocretina-2 en el hipotálamo lateral y se midió en el líquido cefalorraquideo la concentración de hipocretinas, estas se encontraron muy bajas, comparadas con las ratas controles (Vg., inyectadas con solución salina) (25). Beucmann y cols (26), utilizaron una rata transgénica que expresa un gen citotóxico: Poli-Glutamina-Ataxina-3, en las neuronas orexinérgicas, y en la 17ava semana, los animales despliegan un patrón similar al de otros modelos animales de narcolepsia, con la corroboración histológica que consistió en pérdida de las neuronas orexinérgicas y sus proyecciones.

En seres humanos, la narcolepsia no presenta un patrón hereditario, por lo que se han propuesto una fisiopatogenia diferente. Una posibilidad es que sea una enfermedad autoinmune de expresión limitada. En humanos narcolépticos en quienes se estudiaron los niveles de hipocretinas en el líquido cefaloraquídeo, se observó que 7 de 9 pacientes tuvieron niveles bajos, comparados con controles (27). En otro estudio, con un banco de cerebros de enfermos narcolépticos, empleando la técnica de hibridización "In situ", para el receptor a hipocretina, se encontró una baja en la señal en el área perifornical, tampoco se pudieron detectar los neuropéptidos (28).

Se han continuado reportando diferentes estudios en donde la deficiencia de hipocretinas es el factor principal en narcolépticos, comparado contra otras hipersomnias, incluidos en síndrome de Klein-Levin y otras alteraciones neurológicas, Por lo que se concluyó que la no detección de hipocretinas en narcolepsia, tiene una sensibilidad del (88.9 %) y una especificidad del (99.1 %) (29), y que esta baja o falta de detección en hipocretinas se presenta tanto en las formas familiares, como las no familiares (30).

ADENOSINA Y SUEÑO

El nucleosido de purina, adenosina desempeña una serie de funciones relevantes en el sistema nervioso por lo que se le han atribuido un papel, como neurotransmisor/neuromodulador (31). Esta sustancia actúa modificando la liberación de otros sistema de neurotransmisión al actuar sobre heteroreceptores presinápticos (32,33).

La adenosina es una de las sustancias candidatas, para estar vinculada de alguna manera al proceso "S" del "Modelo de los dos procesos". El metabolismo neuronal, muy activo en la vigilia (34), incrementa los niveles de adenosina en el espacio extracelular (35,36). La cafeína, teofilina y en general las xantinas son sustancias que bloquean de manera inespecífica los receptores a adenosina y promueven el mantenimiento del estado de vigilia por tiempo prolongado (37). Chagoya y cols., encontraron que la adenosina en humanos tiene variaciones circadianas, con niveles más altos en vigilia, que en SNoMOR (38).

La perfusión de adenosina mediante microdialsis inversa en la región colinérgica del cerebro anterior del gato, reduce la vigilia. La administración de adenosina, mediante micro inyecciones en estructuras colinérgicas del tallo cerebral, aumenta la duración del sueño a expensas de la fase de Son-MOR (39).

La relación con adenosina y las fases de sueño, se ha estudiado con técnica de microdiálisis y se ha encontrado que esta sustancia aumenta en la vigilia, aún más en la vigilia prolongada y disminuye, después de un tiempo de sueño (40). Los mismos resultados se obtuvieron, cuando se aplicó un inhibidor del transporte de adenosina NBTI, que aumenta los niveles de adenosina extracelular, de manera equivalente a la que se observa después de 6 hrs. de privación de sueño (41).

La región VLPO tiene una alta densidad de receptores a adenosina (42), los cuales, al ser activados desarrollan un proceso de inhibición por células GABA, que conectan con los núcleos que mantienen la vigilia. Este modelo se observa en la figura 2.

Una de las área que han contribuido a la relación entre adenosina y sueño es el estudio de los cambios en el sueño con el envejecimiento. Tanto en animales de laboratorio como en humanos, los cambios en el patrón de sueño son fragmentación del mismo, aumento en el tiempo de vigilia después de haber iniciado el sueño, disminución en la duración de los episodios de sueño (43). Hay una baja importante en la amplitud de la actividad delta en diferentes especies estudiadas incluyendo a los seres humanos (44,45,46). El decline en esta actividad delta se traduce en el ser humano en una baja significativa del estadio 3 y 4 (43). Estos cambios en el sueño se propusieron que pudiera ser debidos a una disminución en el número de células nerviosas que están implicada en la regulación de sueño delta, sin embargo esto no se ha comprobado. La región ventro lateral preoptica (VLPO), situada en el hipotálamo anterior, que se encarga de la regulación de sueño delta, es similar en ratas de diferentes edades (Vg., 3.5 meses a 21.5 meses) (47). Sin embargo, al administrar diferentes dosis de cafeína a ratas jóvenes (3 meses); de edad media (12 meses) y viejas (20 meses), se encontraron diferentes respuestas. En ratas viejas y de edad media, las diferentes dosis de cafeína produjeron un efecto de inducción de alerta, más pronunciado que en ratas jóvenes (48). Este efecto puede deberse a cambio en el número de receptores y afinidad de los mismos, situación que hasta el momento actual no ha sido concluyente.

La dieta hipocalórica se ha sugerido como una estrategia del llamado envejecimiento óptimo, ya que retarda algunos eventos de la senectud. Sin embrago en un estudio previo (49), no se observaron diferencias entre ratas viejas normocalóricas e hipocalóricas. La rata hipocalórica no revierten, los cambios observados en el sueño, entre ratas jóvenes y viejas. El reto con cafeína en ratas de ambas edades, mostró que la sensibilidad diferencial a la cafeína se mantiene igual en ratas con dieta hipocalóricas jóvenes o viejas.

La posibilidad de que los niveles de adenosina tuvieran una serie de variaciones, dependiendo de la edad fue estudiado mediante la técnica de microdiálisis en las regiones hipotalámicas. Se encontró que las ratas viejas tienen niveles mas elevados de adenosina que los roedores jóvenes. En animales privadas de 6 horas de sueño, nuevamente las ratas viejas tuvieron niveles mas elevados de adenosina. Este resultado, subraya que los receptores a adenosina pueden estar modificados en las ratas viejas y ser estos los responsables de una serie de cambios que se han atribuido a las ratas viejas (50).

CONCLUSIONES

La regulación del hipotálamo del sueño y la vigilia es crucial e integradora. Ejemplo de estos son los ritmos circadianos y la actividad metabólica en general, que esta estructura diencefálica organiza de una manera holística. El mal funcionamiento de esta coordinación, repercute en enfermedades neuropsiquiátricas, cuya nosología tendrá que ser reorganizada a la luz de los avances en neurociencias y en la genética, para una mejor correlación entre la expresión de síntomas y defectos bioquímicos. Por otro lado, la adenosina, parece ser el puente natural, entre el metabolismo celular y una de las funciones claves adscritas al sueño: la restauración de energía cerebral. Nuevas incógnitas respecto a mecanismos y funciones están en la actualidad en investigación. El sueño y la alimentación, son a fin de cuentas dos formas de reconstrucción de nuestros tejidos, que a fin de cuentas son el telar en donde descansan nuestros sueños.

BIBLIOGRAFÍA

1. Nauta JH Hypothalamic regulation of sleep in rats. An experimental study . J Neurophysiol 1946; 9:285-316.
2. Salín-Pascual RJ. Introducción al estudio de sueño. En: Valencia M, Salín R, Pérez R. (Eds) Trastornos del Dormir. McGraw-Hill Interamericana. México 2000.pag: 1-4.
3. Borbély AA. A two process model of sleep regulation. Hum Neurobiol 1982; 1:195-204.
4. Szymusiak R, McGinty D. Sleep-related neuronal discharge in the basal forebrain of cats. Brain Res 1986; 370: 82-92.
5. Koyama Y, Hayaishi O. Modulation by prostaglandins of activity of sleep-related neurons in the preoptic / anterior hypothalamic areas in rats. Brain Res Bull 1994;33: 367-372.

6. Sherin JE, Elmquist JK, Torrealba F, Saper CB. Innervation of histaminergic tuberomammillary neurons by GABAergic and galaninergic neurons in the ventrolateral preoptic neurons of the rats. J Neurosci 1998; 18:4705-4721.

7. Sherin JE Shiromani PJ, McCarley RW, Saper CB. Activation of ventrolateral preoptic neurons during sleep. Science 1996; 271: 216-219.

8. Gallopin T, Fort P, Eggermann F, Cauli B, Luppi P-H, Rossier J, Andino MG, Muhlethaler M, Serafin M. Identification of sleep-promoting neurons in vitro. Nature. 2000; 404: 992-995.

9. Lu J, Shiromani PJ, Saper CB. Effects of lesions of the ventrolateral preoptic nuclei on NREM and REM sleep. J Neuroscience 2000; 20: 3830-3840.

10. De Lecea L, Kilduff TS, Peyron C, Gao X, Foye PE, Danielson PE, et al., The hypocretins: hypothalamus-specific peptides with neuroexcitatory activity. Proc Natl Acad Sci USA 1998; 95:322-327.

11. Sakurai T, Amemiya A, Ishii M, Matsuzaki I, Chemelli RM, Tanaka h, et al., Orexins and orexin receptors: a family of hypothalamic neuropeptides and G protein-coupled receptors that regulate feeding behavior. Cell 1998; 92:573-585.

12. Wagner D, Salin-Pascual R, Greco MA, Shiromani PJ. Distribution of hypocretin-containing neurons in the lateral hypothalamus and c-Fos immunoreactive neurons in the VLPO. Sleep Research Online 2000; 3:35-42.

13. Date Y, Ueta Y, Yamashitya H, Yamaguchi H, Matsukura S, Kangawa K, Sakurai T, Yanigisawa M, Nakasato. Orexins, orexigenic hypothalamic peptides, interact with autonomic, neuroendocrine and neuroregulatory systems. Proc Natl Acad Sci USA 1999; 96: 748-753.

14. Trivedi P, Yu h, MacNeil DJ, Van der Ploeg LH, Guan XM distribution of orexin receptors mRNA in the rat brain. FEBS Lett 1998; 438: 71-75.

15. Peyron C, Tighe DK, Van den Pol AN, De Lecea L, Heller HC, Sutcliffe JG, Kilduff TS. Neurons containing hypocretin (orexin), projects to multiple neuronal systems. J Neurosci 1998;18:9996-10015.

16. Ciriello J, Rosas-Arellano MP, Solano-Flores LP, de Oliveira CV. Identification of neurons containing orexin-B (hypocretin-2) immunoreactivity in limbic structures. Brain Res 2003; 967: 123-131.

17. Cailol M, Aioun J, Baly C, Persuy MA, Salesse R. Localization of orexins and their receptors in the rat olfatory system: possible modulation of rat olfatory system: possible modulation of olfactory perception by a neuropeptide synthesized centrally or locally. Brain Res 2003; 960: 48-61.

18. Naumann A, Daum I. Narcolepsy: pathophysiology and neuropsychological changes. Behav Neurol. 2003;14:89-98.

19. Lin L, Faraco J, Li RH, Rogers W, Lin Xqiu x, De Jong PJ, et al., The sleep disorder canine narcolepsy is caused by a mutation in the hypocretin (orexin) receptor 2 gene. Cell 1999; 98:365-376.

20. Chemelli RM, Willie JT, Sinton CM, Elmquist JK, Scammell T, Lee C, et al., Narcolepsy in orexin knockout mice: molecular genetics of sleep regulation. Cell 1999; 98:437-451.

21. John J, Wu MF, Siegel JM. Systemic administration of hypocretin-1 reduces cataplexy and normalizes sleep and waking duration in narcoleptic dogs. Sleep Res 2000; 3:23-28.

22. Thakkar MM, Ramesh V, Cape EG, Winston S, Strecker RE, McCarley RW. REM sleep enhancement and behavioral cataplexy following orexin (hypocretin)-II receptor antisense perfusion in the pontine reticular formation. Sleep Res Online. 1999;2:112-20.

23. Garashchenko D, Kohls MD, Greco MA, Waleh NS, Salín-Pascual RJ, Kilduff TS, et al., Hypocretin-2-Saporin lesions of the lateral hypothalamus produce narcoleptic –like sleep behavior in the rat. J. Neuroscience 2001; 21:7273-7283.

24. Garashchenko D, Salín-Pascual RJ, Shiromani PJ. Effects of hypocretin-saporin injections into the medial septum on sleep and hippocampal theta. Brain Research 2001; 913: 106-115.

25. Gerashchenko D, Murillo-Rodriguez E, Lin L, Xu M, Hallet L, Nishino S, Mignot E, Shiromani PJ. Relationship between CSF hypocretin neuronal loss. Exp Neurol 2003; 184: 1010-1016.

26. Beuckmann CT, Sinton CM, Williams SC, Richardson JA, Hammer RE, Sakurai T, Yanagisawa M. Expression of a poly-glutamine-ataxin-3 transgene in orexin neurons induces narcolepsy-cataplexy in the rat. J Neurosci 2004;24: 4469-4477.

27. Nishino S, Ripley B, Overeem S, Lammers GJ, Mignot E. Hypocretin (orexin) deficiency in human narcolepsy. Lancet 2000; 355: 39-40.

28. Peyron C, Faraco J, Rogers W, Ripley B, Overeem S, Charmay Y, et al., A mutation in a case of early onset narcolepsy and a generalized absence of hypocretin peptides in human narcoleptic brains. Nat Med 2000; 6: 991-997.

29. Ebrahim IO, Sharief MK, de Lacy S, Semra YK, Howard RS, Kopelman MD, Williams AJ. Hypocretin (orexin) deficiency in narcolepsy and primary hypersomnia. J Neurol Neurosurg Psychiatry 2003; 74(1):127-30.

30. Hartwig G, Harsh J, Ripley B, Nishino S, Mignot E. low cerebrospinal fluid hypocretin leveles found in familial narcolepsy. Sleep Med 2001; 2:451-453.

31. Pull I, McIlwain H. Metabolismo of [14C] adenine and derivatives by cerebral tissues, superfused and electrically stimulated. Biochem J 1972; 126: 965-973.

32. Rainnie DG, Grunze HC, McCarley RW, Greene RW. Adenosine inhibition of mesopontine cholinergic neurons: implication for EEG arousal. Science 1994; 263: 689-692.

33. Mitchell JB, Lupica CR, Dunwiddie TV. Activity-dependent release of endogenous adenosine modulates synaptic responses in the rat hippocampus J Neurosci 1993; 13: 3439-3447.

34. Maquet P, Dive D, Salmon E, Sadzot B, Franco G, Poirrier R et al., Cerebral glucose utilization during stage-2 sleep in man. Brain Res 1992; 571: 149-153.

35. Schrader J, Wahl M, Kushinsky W, Kreutzberg GW. Increase of adenosine content in cerebral cortex of the cat during bicuculline-induced seizure. Pflügers Arch 1980; 387: 245-251.

36. Van Wylen DG, Park TS, Rubio R, Berne RM. Increases in cerebral interstitial fluid adenosine concentration during hypoxia, local potassium infusion, and ischemia. J Cereb Blood Flood Metab 1986; 6: 522-528.

37. Schwierin B, Borbély AA, Tobler I. Effects of N^6-cyclopentyladenosine and caffeine on sleep regulation in the rat. Eur J Pharmacol 1996; 300:163-171.

38. Chagoya de Sánchez V, Hernández-Muñoz R, Suárez J, Vidrio S, Yánez I, Aguilar-Roblero R, Oksenberg A et al., Temporal variations of adenosine metabolism in human blood. Chronobiol Int 1996; 13: 163-177.

39. Portas CM, Thakkar M, Rainnie DG, Greene RW, McCarley RW. Role of adenosine in behavioral state modulation: a microdialysis study in the freely moving cat. Neuroscience 1997; 79: 225-235.

40. Porkka-Heiskanen T, Strecker RE, Björkum AA, Thakkar M, Greene RW, McCarley RW. Adenosine a mediator of the sleep-inducing effects of prolonged wakefulness. Science 1997; 276: 1265-1268.

41. Porkka-Heiskanen T. Adenosine in sleep and wakefulness. Ann Med 1999;31:125-129.

42. Moriarty S, Rainnie D, McCarley R, Greene R. desinhibition of ventrolateral preotic area sleep-active neurons by adenosine: a new mechanism for sleep promotio. Neuroscience 2004; 123:451-457.

43. Bliwise DL. Sleep in normal aging and dementia. Sleep. 1993; 16:40-81.

44. Bowersox SS, Bajer T, Dement WC. Sleep-wakefulness pattern in the aged cat. Electroencephalogr Clin Neurophysiol 1984; 58:240-252.

45. Eleftheriou BE, Zolovick AJ, Elias MF. Electroencephalographic changes with age in male mice. Gerontologia 1975; 21: 21-30.

46. Feinberg I. Changes in sleep cycle patterns with age. J Psychaitr Res 1977; 10:283-306.

47. Shiromani PJ, Lu J, Wagner D, Thakkar J, Greco MA, Basheer R, et al., Compensatory sleep response to 12 h wakefulness in young and old rats. Am J Physiol (Regulat Integ Comp Physiol) 2000; 278:R125-R133.

48. Salín-Pascual R, Wagner D, Upadhyay U, Shiromani PJ. Caffeine decreases sleep in middle-aged and old rats but not young rats. Sleep 2000; 23:A53 (Abstract Supplement).

49. Salín-Pascual R, Upadhyay U, Shiromani PJ. Effects of hypocaloric diet on sleep in young and old rats. Neurobiology of Aging 2002; 23771-776.

50. Murillo-Rodriguez E, Blanco-Centurion C, Gerashchenko R, Salín-Pascual RJ, Shiromani PJ. The diurnal rhythm of adenosine levels in the basal forebrain of young and old rats. Neuroscience 2004; 123:361-370.

LAS CONSECUENCIAS DE LA RESTRICCIÓN Y PRIVACIÓN DE SUEÑO.

La principal diferencia entre privación de sueño e insomnio, es que en la primera se impone el no dormir de manera voluntaria, mientras que el insomne no consigue dormir o este evento no es de su satisfacción. La privación del sueño de manera cotidiana tiene repercusiones como un problema de salud pública, que impacta en el funcionamiento y desempeño adecuados. La falta de sueño, o el no tener las cuotas necesarias o siquiera mínimas van a repercutir en el aumento de accidentes de tráfico, errores humanos, problemas en las relaciones interpersonales, laborales y escolares, los cuales pueden llegar a niveles serios.

El sueño es un proceso activo del cerebro, esto es, intervienen un serie de estructuras en su orquestación. El dormir, está compuesto de diferentes fases a estadios. En el ser humano se han identificado cinco de estas fases, con características fisiológicas bien precisas y con sustratos neurobiológicos propios (ver la figura 1). El sueño es un proceso cíclico a lo largo del día y es un evento necesario y reversible

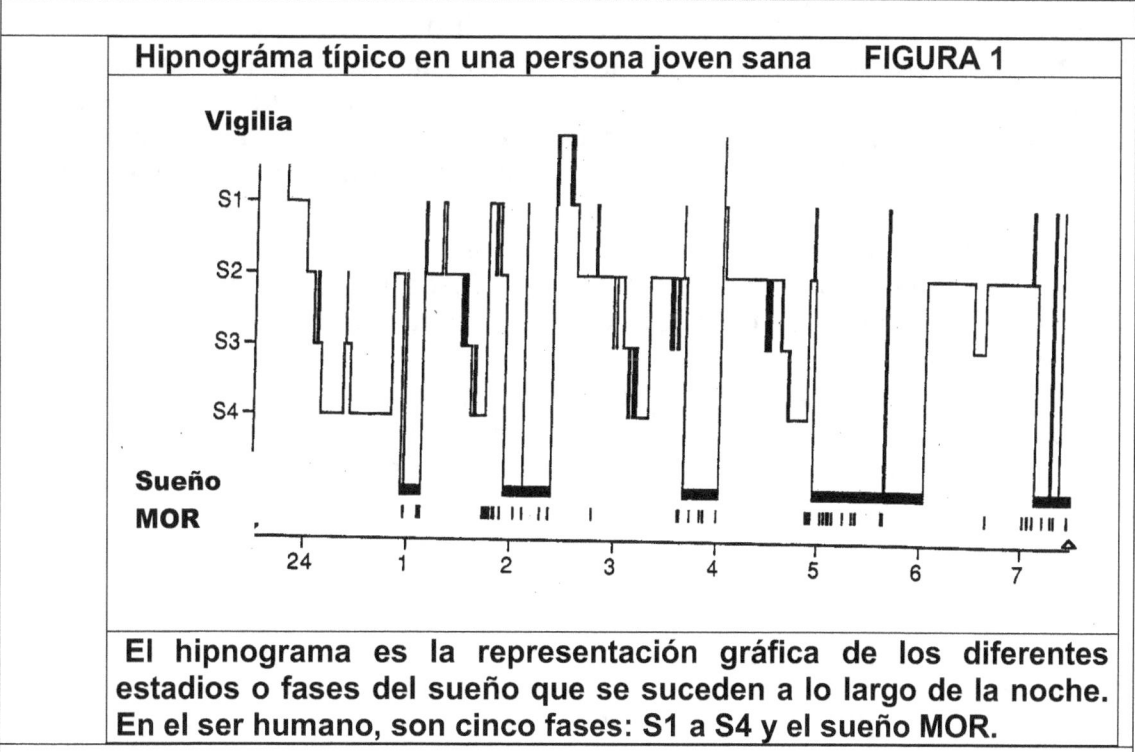

Hipnográma típico en una persona joven sana   FIGURA 1

El hipnograma es la representación gráfica de los diferentes estadios o fases del sueño que se suceden a lo largo de la noche. En el ser humano, son cinco fases: S1 a S4 y el sueño MOR.

Algunas de las áreas, en donde más se han estudiado el impacto de la privación del sueño son procesos de aprendizaje, memoria, atención, ejecución, cognición, y estado de ánimo.

La privación de sueño ha sido una de las herramientas que se han empleado para el estudio de las funciones implicadas en el dormir. Por otro lado, las presiones laborales y escolares, han hecho que se sacrifiquen horas de sueño, por lo que la privación crónica de sueño, ha llegado a ser un problema de salud pública, al que han llamado la atención los especialistas en el área.

TIPOS DE PRIVACIÓN DE SUEÑO.

Existe la posibilidad de privar de sueño de manera total, esto es que el sujeto no duerma del todo, por supuesto que esto sólo se podrá hacer por tiempos cortos, ya que de inmediato se genera una presión de sueño, manifestado por un estado de somnolencia imperativa. Se tiene el record Guiness de privación voluntaria de sueño, el cual fue de once días continuos, 264 horas, aunque no existe una comprobación fidedigna de lo anterior y se han hecho intentos de romperlo, pero se han logrado llegar sólo a 100 horas, en todos los casos, han sido locutores de radio que recaudan fondos para causas altruistas. Fuera de estados de distorsión de la percepción (Vg. Ilusiones), irritabilidad y mucho sueño, no hubo otras repercusiones que no se recuperaran después de dormir, por un tiempo prolongado.

También es posible privar selectivamente una fase de los estadios de sueño, por ejemplo privación de sueño MOR o de sueño delta. Esto se hace mediante la visualización, en el laboratorio de sueño, de la fase en la cual el sujeto está, y se impide que él ingrese a ese estadio de sueño en particular. Algunas de estas privaciones de sueño se presentan como fenómenos naturales, en situaciones especiales, por ejemplo alertas por catástrofes, o por aspectos de la relación presa-predador. Otros de los tipos de privación ocurren en condiciones de laboratorio y tienen una función clave en la investigación del sueño y procesos especiales. En el caso de la privación del sueño MOR, esta sólo ocurre en el laboratorio, sin embargo, el fenómeno de recuperación del sueño MOR, puede ser un fenómeno vinculado a situaciones inespecíficas, como el aprendizaje, estrés y ciertas formas de restricción de sueño.

Privación aguda de sueño

La restricción o privación de sueño es mencionada en la "Clasificación Internacional de las Alteraciones del Sueño" (International Classification of Sleep Disorders- ICSD) como un Síndrome por Sueño Insuficiente, sin embargo esta es una condición más o menos crónica, que en la mayoría de los casos es impuesta por la persona que la padece, con objeto de llevar a cabo o desempeñar alguna actividad laboral, escolar o de diversión. En el caso de algunos adolescentes, la combinación de las tres actividades es común, y va en detrimento de las horas necesarias de sueño, con lo que se obtiene un estado de somnolencia diurna importante.

La privación de sueño de este tipo, produce deficiencias en la ejecución psicomotora y cambios en el estado de ánimo. Una de las variables a tomar en cuenta en el caso del impacto de la privación del sueño es la cantidad de sueño previa de la persona privada, la cual es una condición individual. También está la respuesta de cada persona a la restricción de sueño, la hora del día y el tiempo que se priva. Otros factores a tomar en cuenta para evaluar la privación de sueño son: la actividad física que desarrolla el sujeto, la exposición previa a la privación de luz brillante, el ruido, la temperatura ambiental, la postura, el uso de sustancias que pueden mantener a la persona despierta por un tiempo prolongado. En este sentido, destacan una serie de sustancias que se han empleado para consolidar la vigilia, después de periodos prolongados de la misma. Sustancias como la cafeína, las anfetaminas, la nicotina, la cafeína, el metilfenidato, el modafinil y la pemolina, son sólo algunas de las mas importantes.

Otra serie de factores que pueden estar favoreciendo la privación voluntaria de sueño son la motivación y el interés por permanecer despiertos. En el caso de la motivación, hay un estudio en el cual se recompensaba económicamente a voluntarios que podían realizar una prueba de vigilancia. Los voluntarios se mantuvieron con muy buenos resultados durante las primeras 36 horas, después de las cuales, aún con la gratificación económica, no lograron buenos resultados. En cuanto a el interés, hay aquí los reportes anecdóticos de personas que ante juegos de póquer, azar, o electrónicos, han logrado estar hasta 48 horas sin que se altere su nivel de ejecución y decisión.

Los principales cambios fisiológicos que se observan en el EEG en seres humanos después de la privación de sueño son: la disminución y en algunos casos desaparición de la actividad alfa. Este decline es proporcional al número de hora que se privan de sueño, por ejemplo, después de 115 horas de privación de sueño, no se observa actividad alfa con los ojos cerrados, situación en la que se presenta normalmente. Por otro lado, la actividad delta, durante la vigilia tiene un efecto opuesto, es decir un aumento de esta actividad, en la medida que se prolonga la privación de sueño. A la presión por manifestarse o a la densidad aumentada de la actividad delta, es a lo que se le conoce como "micro sueño".

La activación de áreas corticales discretas ha sido reportado por Nofzinger y colaboradores en estudios de imágenes cerebrales, esta disminución en actividad se ha evidenciado mediante la tomografía por emisión de positrones (PET), en donde es claro un patrón de baja en la actividad de la corteza prefrontal y el tálamo. Esto podría estar relacionado con las alteraciones cognitivas y de memoria transitorias que se observan en las personas con privaciones de sueño.

La privación de sueño no tiene un efecto nocivo en la mayoría de las personas sanas. Sin embargo, algunos individuos con epilepsia, pueden desarrollar un aumento de la actividad paroxística en su EEG (situación que se emplea en el contexto clínico para la toma de estudios de electroencefalografía), o aún desarrollar crisis convulsivas.

Algunos cambios que se observan en la esfera del sistema nervioso autónomo, son baja de la temperatura corporal, la cual no es más de medio grado centígrado. Otros cambios se observan en la respuesta inmune, con una disminución de la células NK (Natural Killer). Algunos estudios han demostrado cambios en las interleucinas 1y 6.

Privación selectiva del sueño MOR.

Una de las áreas más activas de investigación en privación de sueño, la ha constituido la privación selectiva del sueño MOR. Poco después de su descubrimiento en los años cincuenta del siglo XX, uno de los estudiantes de Nataniel Kleithman, el entonces estudiante de psiquiatría William Dement, se encargó de los trabajos iniciales en esta área en la década de los años sesenta. El primer reporte confirmó dos cosas. Primero, que en las personas despertadas al inicio del sueño MOR tenían, ensoñaciones que era más fácilmente evocadas. Segundo, que las personas participantes, aumentaban la frecuencia de episodios de sueño MOR tan pronto aumentaba el tiempo de privación de esta fase, y que al dejarlos dormir sin despertarlos, tenían un aumento significativo del sueño MOR, por arriba de los niveles basales, condición que se ha denominado desde entonces "rebote" o recuperación del sueño MOR.

George Vogel y cols., privaron de sueño MOR, a personas que ya tuvieran una alteración psiquiátrica. Se estudiaron dos grupos de pacientes: esquizofrénicos y enfermos deprimidos. Los resultados fueron sorprendentes. Por una parte, los esquizofrénicos, no presentaban el rebote de sueño MOR, que se suponía era un fenómeno universal. Por otro lado, los enfermos deprimidos, fueron mejorando de su depresión, en la medida que aumentaban las noches en que se suprimía esta fase del dormir. El mecanismo exacto por medio del cual se logra una mejoría del estado de ánimo con la privación del sueño MOR, en 60 o 70% de pacientes, no se conoce. Se han propuesto numerosos mecanismos los cuales coinciden con los mecanismos de los antidepresivos: aumento de la disponibilidad de serotonina, acetilcolina, norepinefrina y dopamina. Todos ellos en regiones especiales, vinculadas con depresión y sueño: tallo cerebral, diencéfalo e hipocampo.
(1-4)

Reference List

(1)   Porkka-Heiskanen T, Strecker RE, Björkum AA, Thakkar M, Greene RW, McCarley RW. Adenosine a mediator of the sleep-inducing effets of prolonged wakefulness. Science 1997; 276:1265-1268.

(2)   Salin-Pascual RJ. Tratamiento de las alteraciones del sueño. In: Salin-Pascual RJ, editor. Trastornos del Dormir. Mexico: McGraw-Hill Interamericana, 2000: 211-220.

(3)   Thorphy MJ. International Classification of Sleep Disorders: Diagnostic and Coding Manual. Rochester, Minnesota. USA: American Sleep Disorders Association, 1990.

(4)   Trachsel L, Tobler I, Borbely AA. Sleep regulation in rats: effects of sleep deprivation, light, and circadian phase. Am J Physiol. 251[6 Pt 2], R1037-R1044. 1986.
Ref Type: Journal (Full)

ALTERACIONES DEL SUEÑO DEBIDAS A PROBLEMAS PSIQUIÁTRICOS

La incidencia de problemas de sueño en pacientes psiquiátricos va desde 75% en los cuadros agudos, y de 35 % en los problemas mentales de una duración mayor a los 18 meses, En la práctica psiquiátrica, es importante evaluar el sueños de los enfermos, lo cual le da al médico un índice de gravedad o de mejoría del cuadro clínico. Existen alteraciones del dormir en muchas de las enfermedades psiquiátricas, pero sólo algunas de ellas, son las que se presentan en este capítulo, ya que son las que se han estudiado a fondo. La premisa fundamental, para entender la relación entre sueño y enfermedades psiquiátricas, son los cambios bioquímicos subyacentes a las fisiopatología de las alteraciones psiquiátricas confluyen de alguna manera sobre los mecanismos que regulan las diferentes fases del sueño; de esta manera, las alteraciones en la estructura del ciclo sueño-vigilia traducen esta interacción que tienen como factor común las bases moleculares de ambos fenómenos.

Alteraciones afectivas

Se pueden considerar que en términos generales hay seis tipos de alteraciones del estado de ánimo. Estas son: 1) depresión mayor; 2) alteración bipolar; 3) distimia; 4) ciclotimia; 5) depresión atípica, y 6) alteraciones bipolares atípicas (p, ej., estaciónales).
En la gran mayoría de los casos (70%), los sujetos con alteraciones afectivas informan de insomnio, como la manifestación cardinal del trastorno del sue-ño. Sólo algunos individuos con depresión mayor refieren hipersomnia. Estos últimos son pacientes con el diagnóstico de ciclotimia y trastornos bipolares atípicos. La queja más frecuente de los pacientes con depresión mayor es la de insomnio tardío (despertares matutinos prematuros, por ejemplo a las 03:00 AM, con incapacidad para volver a conciliar el sueño), el paciente despierta varias veces a lo largo de la noche. El sueño puede ser percibido como superficial. Algunos pueden referir insomnio inicial, pero éstos son los menos.
En los enfermos con manía existe un patrón más o menos constante que se caracteriza por una disminución de la necesidad de sueño. El paciente tiene dificultades para iniciar y mantenerse en el sueño, con un promedio de dos a tres horas de sueño al día. Esto tiende a presentarse muy temprano en el inicio de la enfermedad, de suerte que es un dato precoz de que en un

paciente bipolar va a sobrevenir un episodio de manía. El cuadro típico es aquel en el cual el paciente deja de dormir unos días y luego se instala el cuadro de manía. Por otro lado, durante la aparición de cuadros de manía, hay una baja en los requerimientos de sueño, lo cual de alguna manera mantiene a la manía, Por otro lado, durante la aparición de cuadros de manía, hay una baja en los requerimientos de sueño, esta "privación" o restricción de sueño, mantiene a la manía, creándose un "circulo vicioso": falta de sueño = manía = falta de sueño = manía, etcétera.

Los datos polisomnográficos de la depresión son típicos y han sido reproducidos por numerosos laboratorios del mundo:

1. Latencia acortada al primer episodio de sueño MOR de la noche. La latencia a sueño MOR normal en un adulto joven es de 90 a 120 minutos. Se considera como acortada si está por debajo de 60 minutos.

2. Aumento de la duración del primer sueño MOR de la noche. El primer sueño MOR de la noche dura 5 a 10 minutos. En el enfermo con depresión puede subir hasta 30 minutos o más.

3. Aumento de la densidad de movimientos oculares rápidos por minuto de sueño MOR. El número de estos movimientos por minuto de sueño MOR se denomina densidad MOR, y en un individuo normal es muy baja para el primer sueño MOR de la noche. Esta densidad se incrementa conforme avanza el sueño durante la noche.

4. Disminución de sueño delta (fases 3 y 4).

5. Fragmentación del sueño.

Algunas de estas características del sueño del deprimido, como la latencia acortada al primer sueño MOR de la noche, persisten aun cuando el paciente esté ya en remisión de su sintomatología (p. ej., eutimia), por lo cual se ha propuesto que se trate de un marcador de rasgo genético. También se han estudiado algunos familiares de primer grado de estos individuos con depresión mayor y se han encontrado anormalidades en el sueño MOR. Como se describe en el capítulo 2, el sueño MOR es función directa del tono colinérgico, es decir" a mayor actividad de la acetilcolina o a mayor sensibilidad de los receptores colinérgicos, se observa una mayor duración del sueño MOR y un acortamiento de la latencia a sueño MOR.

En los enfermos con manía, a nivel polisomnográfico hay una reducción del sueño delta, latencia al primer sueño MOR acortada, múltiples despertares a lo largo de la noche y sueño superficial. Hay que recordar que en las hipóte-sis bioquímicas de la manía se sostiene que existe un aumento en la disponibilidad de las catecolaminas (p. ej., noradrenalina y dopamina), en las terminales sinápticas respectivas, y que esto conlleva al cuadro clínico de hiperactividad psicomotora, reducción en las necesidades de sueño y disminución en la necesidad de ingestión de alimentos, así como baja de peso corporal importante. A diferencia de los enfermos deprimidos, en donde no hay insomnio inicial, los pacientes maniacos sí presentan dificultades para iniciar su sueño.

Otro aspecto importante de la relación entre el sueño y la depresión la constituye el que la manipulación de esta función produce mejoría en el cuadro clínico, contrario a lo que se piensa a nivel popular.

Se han descrito cuatro tipos fundamentales de manipulación del sueño de los enfermos deprimidos: 1) privación total del sueño; 2) privación parcial del sueño; 3) privación selectiva del sueño MOR; 4) manipulación del ciclo sueño-vigilia.

La privación total del sueño fue descrita por Shulte, quien la advirtió de manera anecdótica en tres de sus pacientes. Posteriormente, otros autores han confirmado el hallazgo, habiendo un consenso de que la mejoría se da en 30 a 70% de todos los pacientes. Esta mejoría es fugaz, ya que se observan recaídas en los individuos después de un episodio de sueño, que puede ser de corta duración (siestas), o de episodios de mayor duración. Esto último ha hecho pensar que el sueño en los enfermos deprimidos pueda tener ciertas características de ser depresiógeno. La privación parcial del sueño es un método al cual los pacientes acceden con más facilidad que el anterior. La privación parcial del sueño consiste en permitir que los sujetos duerman la primera parte de la noche (22:00 a 23:00 horas) y después de cuatro horas de sueño se les despierta (02:00 a 03:00 horas) y ya no se les permite dormir de nuevo, hasta la noche siguiente. El mecanismo que se supone es el encargado del efecto antidepresivo es la supresión del sueño MOR, que ocupa mayor tiempo en la segunda parte de la noche.'

En la privación selectiva del sueño MOR, la forma como se llegó a identificar que la privación del sueño MOR era una maniobra antidepresiva es un ejemplo de serendipia (conocimiento que se obtiene si ser específicamente buscado, por un observados entrenado). Dement buscaba los efectos de la privación de la actividad onírica sobre la conducta humana, sin que observara grandes cambios en ella, cuando se despertaba a los sujetos del sueño MOR manera repetida; el principal hallazgo de este tipo de estudio fue que se producía un aumento de la frecuencia de los episodios de sueño MOR, tan pronto se interrumpía el sueño de los voluntarios y, por otro lado, una vez que se permitía dormir libremente a los sujetos privados de sueño MOR, se observaba un incremento de esta fase, a lo que se le denominó "rebote de sueño MOR".

Después Vogel decidió estudiar a sujetos con " alto riesgo" y seleccionó a pacientes deprimidos y esquizofrénicos. En los primeros se observó una mejoría en el estado de ánimo, en tanto que en los segundos se encontró que no podían incrementar su sueño MOR, una vez que éste es suprimido, por lo cual se propuso que tenían una baja importante en el fenómeno de rebote del sueño MOR. En un estudio cuidadosamente diseñado, Vogel y colaboradores compararon el efecto de la privación del sueño MOR contra un número creciente de despertares fuera del sueño MOR, sin que los sujetos deprimidos en esta maniobra recibieran algún otro tipo de tratamiento, y fueron distribuidos de manera aleatoria. Luego de tres semanas de privación, los grupos recibieron la maniobra opuesta. En ambos casos, siempre que los individuos recibieron la maniobra específica de privación del sueño MOR tuvieron un porcentaje mayor de respuesta, que la simple inducción de un mayor número de despertares.

¿Cuál es el sustrato fisiológico de la privación del sueño MOR y de qué manera mejora a un enfermo deprimido?

La aproximación que se ha hecho a este problema ha sido principalmente evaluando el efecto de la privación del sueño MOR, sobre los principales sistemas de neurotransmisión participantes en el sueño MOR y en la depresión; destaca en primer lugar la aceticolina, la noradrenalina y la dopamina.

En animales de laboratorio, se ha podido observar que la privación del sueño MOR, por el método de la plataforma invertida, produce una disminución de los receptores muscarínicos MI y M2. En el primer caso se utilizó la respuesta al biperidén, un antagonista MI selectivo, que reduce el sueño MOR, en relación a la dosis; no obstante, una dosis que en la situación basal no suprimió al sueño MOR, sí reduce el fenómeno de rebote del sueño MOR, cuando se aplicó al gato, inmediatamente después de la privación del sueño MOR; lo anterior indica que el biperidén fue eficaz, porque sé redujo el número y afinidad de los receptores muscarínicos MI, como resultado de la manipulación del sueño MOR . Este mismo trabajo se efectuó en seres humanos, con la administración sistémica de biperidén; se obtuvieron los mismos resultados.

Hay datos de que los receptores muscarínicos M2 se ven reducidos en los animales sometidos a privación de sueño MOR. La conducta de bostezo, inducida por colinomiméticos (p. ej., pilocarpina o fisostigmina), se vio atenuada después que los animales fueron privados del sueño MOR por diferentes tiempos; cuando se efectuó el análisis bioquímico de los receptores muscarínicos, con la N-metil-escopolamina[3H], se observó una disminución de la afinidad y número de los receptores muscaríncos, después de 96 horas de privación del sueño MOR, en tanto que el grupo sometido al control de estrés no sufrió cambios en la densidad, pero sí una baja en la afinidad de estos receptores.

En un trabajo más reciente en el cual se emplearon sinaptosomas de puente e hipocampo, se informó una baja en el número de receptores M2 en los animales inmediatamente después de la privación del sueño MOR (96 horas), en tanto que en los animales a los cuales se les permitió recuperarse por 48 horas, el cambio principal detectado en sus receptores fue a nivel de los M2 de hipocampo. Trabajos de otros autores sostienen que los receptores muscarínicos están disminuidos durante la privación del sueño MOR, mientras que la acetilcolinesterasa, la principal enzima que degrada este neurotransmisor, parece estar aumentada en su actividad cuando los animales son privados del sueño MOR; esto apoyaría que cuando los animales están siendo privados de sueño MOR, hay un aumento de los niveles de liberación de acetilcolina, y esto podría estar produciendo Una regulación hacia abajo de los receptores muscarínicos mencionados.

Una prueba más a favor del papel de la acetilcolina en el sueño de los enfermos deprimidos se ha propuesto recientemente por el grupo del autor del presente capítulo, cuando se estudió a otro grupo de receptores colinérgicos, los nicotinicos, y su papel sobre el sueño. Velázquez-Moctezuma y colaboradore, observaron que la administración de nicotina intracerebral podría; incrementar el sueño MOR en el gato. Esto se ha tratado de explicar porque los receptores nicotinicos en el sistema nervioso central son presinápticos, de tal forma que la acción de la nicotina en ellos es la de aumentar la liberación del acetilcolina, la cual actuaría sobre los receptores muscarínicos, que son los encargados del inicio y mantenimiento del sueño MOR. En trabajos posteriores, en donde se ha colocado nicotina transdérmica en sujetos voluntarios sanos no fumadores y en el gato, se halló que en los primeros hay una reducción del sueño MOR con la administración aguda de nicotina,[17] en tanto que en los segundos se advirtió una supresión de la actividad pontogeniculooccipital (PGO), sólo el día de aplicación de los parches de nicotina. Cuando se estudió a pacientes con depresión, los parches de nicotina, tanto de manera aguda como por cuatro días continuos, mostró que hay un incremento importante del sueño MOR que se correlacionó con la mejoría en su estado de ánimo. Este aumento del sueño MOR en los enfermos deprimidos se ha vinculado con la hipersensibilidad del sistema muscarínico que se ha informado en estos pacientes.

En cuanto al sistema de la noradrenalina, ésta se encuentra más activa en el locus coeruleus durante la vigilia, y menos durante el sueño MOR. Porkka-Heiskanen y colaboradores informaron que hay un aumento en la expresión de la tirosina hidroxilasa (principal enzima de la síntesis de la noradrenalina), que fue significativo para animales sujetos a 72 horas de privación de sueño MOR, en tanto que los niveles de la noradrenalina, detectados en la cromatografía líquida de alta presión, mostraron una baja en los niveles de este neurotransmisor. Lo anterior pudiera significar que, como resultado de la privación del sueño MOR, hay un aumento de la síntesis de la noradrenalina, lo cual induce a su sistema de síntesis, pero que finalmente debido a una inducción enzimática, se observa una baja en los niveles disponibles de noradrenalina. El grupo del autor informó que la privación del sueño MOR por cuatro días continuos llevó a un aumento del principal catabolito de la noradrenalina, el 3-metoxi-3hidroxifeniletilenglicol urinario, en sujetos voluntarios sanos, que si se liga con lo que se mencionó, podría explicarse por un aumento en el recambio de la noradrenalina, debido quizás a la manera como se efectúa la privación del sueño MOR, más que al mecanismo de rebote en sí. Los seres humanos son privados del sueño MOR mediante la inducción del despertar; por tanto, un sujeto que está siendo despertado varias veces durante la noche, tiene un aumento de la producción de noradrenalina y si ésta es degradada, hay incremento del catabolito periférico, es decir, del MHPG.

Se cree que la actividad dopaminérgica y la privación del sueño MOR están incrementadas como resultado de esta maniobra. Se ha observado, por autorradiografía, que hay un aumento de la densidad de los receptores D2 en diferentes regiones de la rata, debido a la privación del sueño MOR. En un trabajo reciente, se halló que si los animales con lesión de la vía nigro-estriatal, con 6-hidroxidopamina, son privados de sueño MOR, se advierte un aumento del número de vueltas sobre su propio eje (conducta de giro), cuando ellos son estimulados farmacológicamente con apomorfina. Esta conducta se disminuyó, si los animales recibían un trasplante de tejido cromafín de las suprarrenales de ratas neonatas.

Posteriormente se ha disecado el fenómeno y parece que los receptores participantes en este aumento de la inducción de la conducta de giro, después que los animales son privados de sueño MOR, son los D2. En un trabajo reciente, se buscó saber la participación que tiene la hiper-sensibilidad de los receptores dopaminérgicos en el papel de rebote del sueño MOR. Para lo anterior, se hicieron cuatro grupos de animales: al primero se le privó de manera repetida de sueño MOR, por 40 horas con ocho horas de recuperación, todo lo anterior por cinco ocasiones. A un segundo grupo se le estudió con la administración inicial de haloperidol, el cual es un antagonista de los receptores D2' por dos semanas previas a la privación del sueño MOR; después se procedió a privados en un esquema igual al grupo anterior. Un tercer grupo se sometió a la colocación de los animales en plataformas grandes, las cuales sirven de control de estrés. Un cuarto grupo de ratas recibió haloperidol y luego se les registró ocho horas, cada 40 horas. En los resultados se encontró que el primer grupo presentó un fenómeno de rebote acumulado del sueño MOR, de suerte que después de cada periodo de 40 horas de privación, los rebotes del sueño MOR fueron mucho mayores a los precedentes. En el segundo grupo, por el contrario, hubo una cancelación del rebote del sueño MOR, sin que éste fuera suprimido. No hubo rebote en los animales sujetos a las plataformas grandes, y en los animales con administración de haloperidol sin manipulación del sueño se encontró una disminución del sueño MOR durante los registros de ocho horas, pero sin que fuera significativa.

De lo anterior se puede concluir que la privación del sueño MOR puede estar ejerciendo su efecto antidepresivo al disminuir la sensibilidad de los receptores muscarínicos; como se recordará, éstos se han considerado hipersensibles en la depresión mayor. Se han abierto otras líneas de investigación respecto a ser la serotonina, ya que las modificaciones de este sistema de neurotransmisión son señaladas como terapéuticamente útiles en el enfermo deprimido.

Trastornos por ansiedad

El grupo de trastornos por ansiedad es también amplio; puede agruparse en las siguientes categorías:

1) Alteraciones fóbicas; 2) alteraciones por ataques de pánico; 3) trastorno por ansiedad generalizada; 4) trastorno obsesivo-compulsivo, y 5) alteración por estrés postraumático.

En las alteraciones fóbicas existe un miedo irracional a una serie de estímulos que el mismo paciente detecta como absurdos, por ejemplo, a estar en lugares pequeños y cerrados (claustrofobias), miedo a espacios abiertos (agorafobia), miedo a estar enfrente de otras personas (fobia social), etcétera. También encontramos un tipo de fobia, que según datos epidemiológicos, podría estar dentro de las cinco alteraciones psiquiátricas mas frecuentes, esta es la fobia social , o ansiedad social. El paciente tiene dificultades para interacciona con personas desconocidas, al grado que las evita. No puede hablar en público, y esto incluye el leer y escribir frente a desconocidos, comer en una mesa con extraños. Este tipo de personas pueden pasar como tímidos, cuando realmente tienen miedo a la crítica de los demás.

En los ataques de pánico o de angustia, hay una irrupción súbita de las manifestaciones autónomas de la ansiedad, que se instalan por completo en un tiempo de 10 a 20 minutos. Esto ocurre sin motivo aparente, y se repite con frecuencia variable. El paciente tiene patrones de evitación, en función de los sitios en donde se presentó el ataque de pánico. Por ejemplo, si esto ocurrió en un autobús, el enfermo evitará abordar estos transportes. Con el tiempo, los individuos desarrollan un tipo de ansiedad
anticipatoria a la aparición de las crisis.

El trastorno por ansiedad generalizada se conocía como neurosis de ansiedad en las clasificaciones psiquiátricas anteriores. Existe una serie de síntomas cognoscitivos (miedo sin saber a qué, aprensión, angustia) y manifestaciones neurovegetativas (palpitaciones, diarrea, sudación, etc.), todo lo cual se presenta de manera constante, con intervalos asintomáticos relativamente cortos.

En el trastorno obsesivo-compulsivo (TOC), el paciente tiene ideas repetitivas (obsesiones), que no se pueden desechar fácilmente; esto va acompañado a menudo de la repetición de actos motores, que tienden a disminuir la ansiedad. El individuo consume gran parte de su tiempo en la realización de estas actividades motoras o simplemente en un "compás de espera", como resultado de las obsesiones. El paciente puede disminuir sus horas de sueño, si sus obsesiones le impiden ir en horarios convencionales a dormir.

Por último, está la ansiedad por estrés postraumático en donde el paciente ha sido víctima de una situación violenta en extremo, cuando percibió que estaba a punto de perder la vida; después que pasa este tipo de situación, el sujeto tiende a repetir la experiencia estresante, con algunos estímulos ambientales, por lo cual los evoca. Por ejemplo, un veterano de alguna gue-rra, ante el estallido de un escape de algún automóvil, puede reaccionar lanzándose al piso en posición de resguardo. El paciente con estrés postraumático tiene un aumento de actividad onírica, con ensoñaciones relacionadas al evento traumático. Si estas son muy vívidas, el paciente puede evitar de manera prepositiva el dormir. Hay un aumento en la duración del sueño MOR y de la densidad de los movimientos oculares. Se ha propuesto que el aumento de las ensoñaciones con temas relacionados al problema que activó el estrés post traumático, tienen como finalidad, el crear un tipo de desensibilización conductual, por exposición repetida al estímulo estresante, hasta que este deja de ser significativo.

En estas alteraciones no existe un patrón de sueño, como ocurre en las alteraciones afectivas. Sin embargo se han descrito algunas particularidades. En la ansiedad generalizada, se ha informado insomnio inicial y predominio de fase 2 de sueño Y En los ataques de pánico, el problema de sueño puede no estar presente o ser incapacitante, si es que alguna vez el paciente se ha despertado con una crisis de pánico. Esta última se halla con más frecuencia en la fase 2 de sueño. En esta fase también es común que haya epilepsia durante el sueño, con la cual en ocasiones habrá que hacer diagnóstico diferencial; también será importante hacer diagnóstico diferencial con pesadillas, en donde el individuo recuerda el contenido del sueño que lo despertó; por ello, esta parasomnia ocurre en el sueño MOR. En las alteraciones fóbicas no se han señalado alteraciones del sueño específicas, en tanto que en los pacientes con trastorno obsesivo-compulsivo hay acortamiento de la latencia al primer sueño MOR, y disminución del sueño delta. Dicho acortamiento se observa sobre todo si se tiene la comorbilidad con depresión mayor. Por último, en pacientes con estrés postraumático, hay un aumento en la presentación de sueños generadores de ansiedad (p. ej., pesadillas), y cuando los sujetos cursan con depresión, es frecuente observar también algunos datos ya descritos para depresión mayor. Una de las características del sueño MOR en estos pacientes es un aumento en el número de fenómenos fásicos durante el sueño MOR (aumento de la densidad del movimiento de los ojos por minuto de sueño MOR). Lo anterior ha llevado a una proposición terapéutica, que consiste en una "desensibilización" que se induce en el paciente, al pedirle en vigilia que mueva los ojos de manera prepositiva, al mismo tiempo que evoca el episodio que originó el evento postraumático. Sin embargo, no hay estudios serios al respecto.

Esquizofrenias

Son un grupo de alteraciones psicóticas, las cuales se caracterizan por delirios (creencias ilógicas e irreductibles a las leyes de la lógica); alucinaciones (percepciones sin objeto); deterioro del nivel del funcionamiento y con una duración de por lo menos seis meses. Los subtipos de esquizofrenia son paranoide, catatónica, desorganizada, indiferenciada y residual. Los principales sistemas de neurotransmisión incluidos en estas alteraciones son el de la dopamina, serotonina y noradrenalina; también se sabe que hay una serie de alteraciones estructurales en el encéfalo, de las cuales destaca el hipofuncionamiento frontal.

Aun cuando existe cierta heterogeneidad en cuanto a las alteraciones del sueño en la esquizofrenia, hay numerosos informes de que el paciente tiene insomnio inicial, insomnio intermedio, y baja eficiencia de sueño. También, al igual que los enfermos con manía, las dificultades para iniciar el sueño preceden a la instalación de un cuadro psicótico, y se recuperan cuando el sujeto tiene mejoría. Se ha encontrado que algunos pacientes con esquizofrenia puedan presentar la latencia al primer sueño MOR de la noche acortada. Se ha buscado correlacionar esto con la presencia de los síntomas negativos. Estos últimos son el retraimiento emocional, apatía, alejamiento social, etc., en contraposición con los síntomas positivos, como alucinaciones, delirios, etcétera. Se ha propuesto que el predominio de los síntomas negativos en un enfermo con esquizofrenia es el resultado de hiperactividad colinérgica, lo cual explicaría la latencia acortada de este grupo de esquizofrénicos, en tanto que en los enfermos con predominio de síntomas positivos hay una hiperactividad dopaminérgica en el sistema mesolímbico. Esto último explicaría por qué algunos tienen un aumento de la densidad de movimientos oculares rápidos en el sueño MOR.

Una de las características más importantes del esquizofrénico en cuanto al sueño es la falta de "rebote" de sueño MOR, cuando estos enfermos son privados de esta fase del sueño. Una persona no esquizofrénica a la cual se le priva de sueño MOR por varias noches, cuando finalmente se le permite dormir, va a presentar un aumento del tiempo de sueño MOR, en comparación con el tiempo de sueño MOR basal. A este fenómeno se le conoce como "rebote" del sueño MOR y es más o menos universal en todos los animales que tienen sueño MOR. Esta generalización se rompe con los esquizofrénicos, y parece que tiene que ver con la hipersensibilidad dopaminérgica que se ha propuesto para estos enfermos. En un trabajo del laboratorio preclínico del autor, se sometió a ratas a haloperidol, un antagonista dopaminérgico con selectividad para las D2; después, estos animales al privarlos de sueño MOR de manera repetida no tuvieron fenómeno de rebote a la privación de sueño MOR. Esto podría ser lo que presentaran algunos de los esquizofrénicos, cuando sol1 privados de sueño MOR. No se ha efectuado aún el trabajo que evalúe si esta falta de rebote a la privación del sueño MOR pueda ser diferencial en los esquizofrénicos, dependiendo de su predominio de síntomas positivos o negativos.

La aparición de los llamados antipsicóticos atípicos, aquellos que a dosis terapéuticas no producen manifestaciones extrapiramidales, han aportado mas información sobre la relación entre sueño y esquizofrenia. Se ha documentado que uno de los hallazgos en esquizofrenia mas sólidos es el de la disminución del sueño delta. Este hallazgo se propuso podría estar indicando una disminución en el número de células y/o sinapsis. Sin embargo, la administración de olanzapina , un antipsicótico atípico con estructura similar a la clozapina, produjo un aumento del sueño delta, al mismo tiempo que mejoría de la eficiencia de sueño. Estos datos apoyan la posibilidad de que en la esquizofrenia pudiera haber una disfunción en el receptor serotoninérgico 5-HT2A, el cual al ser antagonizado aumenta el sueño delta y se sabe que olanzapina y clozapina, como la ritanserina, antagonizan este receptor, y esto incrementa el sueño delta.

Alcoholismo

Aun cuando el alcohol es un inductor de sueño de manera aguda y en dosis moderadas, es un
mal hipnótico. Su vida media corta hace que el efecto dure de tres a cuatro horas; pasado el efecto, el paciente se despierta. Algunas personas con insomnio utilizan alcohol para tratar el insomnio, con malos resultados, ya que aparece rápidamente tolerancia, lo cual conlleva a incrementar el uso de alcohol y, por último, su abuso.
En dosis moderadas, el alcohol produce los siguientes efectos sobre el sueño: disminución
del tiempo de despertares, aumento de la eficiencia de sueño, pero de corta duración. La administración crónica de alcohol lleva a sueño fragmentado, supresión del sueño MOR y disminución de sueño delta. Es común ver que los 'alcohólicos en síndrome de supresión presenl ten un incremento considerable del sueño MOR, lo cual se ha tratado de correlacionar con los aspectos alucinatorios, sin éxito.
Otro tipo de alteraciones psiquiátricas, como las de la personalidad, las disorexias (problemas de la ingestión de alimentos), da pocos trastornos específicos del sueño.

CAFEÍNA Y SUEÑO

El nucleosido de purina, adenosina desempeña una serie de funciones relevantes en el sistema nervioso por lo que se le han atribuido un papel, como neurotransmisor/neuromodulador. Esta sustancia actúa modificando la liberación de otros sistema de neurotransmisión al actuar sobre heteroreceptores presinápticos.
La adenosina es una de las sustancias candidatas, para estar vinculada de alguna manera al proceso "S" del "Modelo de los dos procesos". El metabolismo neuronal, muy activo en la vigilia , incrementa los niveles de adenosina en el espacio extracelular . La cafeína, teofilina y en general las xantinas son sustancias que bloquean de manera inespecífica los receptores a adenosina y promueven el mantenimiento del estado de vigilia por tiempo prolongado. Chagoya y cols., encontraron que la adenosina en humanos tiene variaciones circadianas, con niveles más altos en vigilia, que en SNoMOR.

La perfusión de adenosina mediante microdialsis inversa en la región colinérgica del cerebro anterior del gato, reduce la vigilia. La administración de adenosina, mediante micro inyecciones en estructuras colinérgicas del tallo cerebral, aumenta la duración del sueño a expensas de la fase de Son-MOR.

La relación con adenosina y las fases de sueño, se ha estudiado con técnica de microdiálisis y se ha encontrado que esta sustancia aumenta en la vigilia, aún más en la vigilia prolongada y disminuye, después de un tiempo de sueño. Los mismos resultados se obtuvieron, cuando se aplicó un inhibidor del transporte de adenosina NBTI, que aumenta los niveles de adenosina extracelular, de manera equivalente a la que se observa después de 6 hrs. de privación de sueño.

Una de las área que han contribuido a la relación entre adenosina y sueño es el estudio de los cambios en el sueño con el envejecimiento. Tanto en animales de laboratorio como en humanos, los cambios en el patrón de sueño son fragmentación del mismo, aumento en el tiempo de vigilia después de haber iniciado el sueño, disminución en la duración de los episodios de sueño. Hay una baja importante en la amplitud de la actividad delta en diferentes especies estudiadas incluyendo a los seres humanos. El decline en esta actividad delta se traduce en el ser humano en una baja significativa del estadio 3 y 4. Estos cambios en el sueño se propusieron que pudiera ser debidos a una disminución en el número de células nerviosas que están implicada en la regulación de sueño delta, sin embargo esto no se ha comprobado. La región ventro lateral preoptica (VLPO), situada en el hipotálamo anterior, que se encarga de la regulación de sueño delta, es similar en ratas de diferentes edades (Vg., 3.5 meses a 21.5 meses). Sin embargo, al administrar diferentes dosis de cafeína a ratas jóvenes (3 meses); de edad media (12 meses) y viejas (20 meses), se encontraron diferentes respuestas. En ratas viejas y de edad media, las diferentes dosis de cafeína produjeron un efecto de inducción de alerta, más pronunciado que en ratas jóvenes. Este efecto puede deberse a cambio en el número de receptores y afinidad de los mismos, situación que hasta el momento actual no ha sido concluyente.

La dieta hipocalórica se ha sugerido como una estrategia del llamado envejecimiento óptimo, ya que retarda algunos eventos de la senectud. Sin embrago en un estudio previo, no se observaron diferencias entre ratas viejas normocalóricas e hipocalóricas. La rata hipocalórica no revierten, los cambios observados en el sueño, entre ratas jóvenes y viejas. El reto con cafeína en ratas de ambas edades, mostró que la sensibilidad diferencial a la cafeína se mantiene igual en ratas con dieta hipocalóricas jóvenes o viejas.

La posibilidad de que los niveles de adenosina tuvieran una serie de variaciones, dependiendo de la edad fue estudiado mediante la técnica de microdiálisis en las regiones hipotalámicas. Se encontró que las ratas viejas tienen niveles mas elevados de adenosina que los roedores jóvenes. En animales privadas de 6 horas de sueño, nuevamente las ratas viejas tuvieron niveles mas elevados de adenosina. Este resultado, subraya que los receptores a adenosina pueden estar modificados en las ratas viejas y ser estos los responsables de una serie de cambios que se han atribuido a las ratas viejas.

NICOTINA

Esta sustancia se localiza como alcaloide en la planta del tabaco, por lo tanto esta es la principal forma de consumo. El tabaco puede ser consumido por inhalación del humo del mismo; por masticación de las hojas procesadas del mismo y en forma de polvo o rape administrado por vía nasal.

Existe en el sistema nervioso una familia de receptores llamados nicotínicos, que forman parte del sistema colinérgico, es decir que forman parte de la función de la acetil colina. En el pasado se pensaba que solo existían receptores nicotínicos en las uniones o placas neuromusculares. Pero, posteriormente se detectaron receptores en diferentes regiones del encéfalo, estos son de tipo presinápticos, en su mayoría, y de esta forma regulan la liberación de diferentes neurotransmisores, dentro de los cuales destacan: acetilcolina, dopamina, serotonina y norepinefrina. El conocer que los neurotransmisores antes mencionados, aumentan en su disponibilidad al ingerirse tabaco, es de gran importancia, para conocer el efecto de la nicotina en los diferentes aparatos y sistemas.

El efecto adictivo de la nicotina se ha tratado de explicar por la liberación de dopamina en el estriado y sistema límbico. Lo mismo que el efecto alertante y de aumento de la atención, en donde posiblemente intervienen el aumento de otros neurotransmisores como son la norepinefrina y acetilcolina. El efecto sobre el sistema neurovegetativo, puede ser explicado en gran parte por le liberación que se hace de la acetilcolina y norepinefrina, los dos principales neurotransmisores de este sistema.

El uso de la nicotina en forma de cigarrillos, generalmente se inicia en la adolescencia, y hay evidencias de que cada vez hay un descenso en las edades en que comienzan a fumar. Los jóvenes se inician por patrones de imitación con sus compañeros y para sentirse parte de un grupo. Se ha reportado que existe una predisposición a utilizar nicotina en pacientes deprimidos, ansiosos e iracundos. También es frecuente la asociación entre tabaco y alcoholismo. Los tres principales grupos de pacientes psiquiátricos con mayor porcentaje de adictos a la nicotina, según el reporte de Noemi Breslau y cols., fue con ansiedad y depresión mayor, en una grupo de jóvenes de la Ciudad de Detroit, Michigan.

El consumo de tabaco se relaciona con un efecto eufórico o estimulante en las primeras horas de la mañana. La intoxicación aguda con nicotina se caracteriza por: nausea, salivación excesiva. Dolor abdominal vómito y diarrea. Además puede haber cefalea, mareo y frío en las extremidades. Existen una serie de complicaciones médicas por el uso de esta sustancia:

cáncer pulmonar, enfermedad pulmonar crónica, enfermedades cardiovasculares, accidentes cardiovasculares, cáncer de boca, e hipertensión. El fumar durante el embarazo, puede dar como resultado niños con bajo peso al nacer.

Existen evidencias de que algunos enfermos deprimidos fuman para contender con los síntomas de depresión, por ejemplo, aumento de la atención y de la concentración. En una serie de estudio, el que esto escribe y otros autores, han encontrado que la nicotina transdérmica puede mejorar el estado de ánimo de los pacientes deprimidos no fumadores, al mismo tiempo que aumentan el sueño de movimientos oculares rápidos (Salin-Pascual et al., 1997). Al mismo tiempo se vio que en los voluntarios sanos a quienes también se administró parches de nicotina presentaron disminución del tiempo de sueño total, aumento de la vigilia.

En animales de laboratorio y en humanos no fumadores, la nicotina tiene un efecto de promover la vigilia, Suprimir el sueño MOR. En el gato, la administración de nicotina transdermal en el cuello del animal por un día, disminuyó el sueño MOR y prácticamente suprimió la actividad ponto genículo occipital en el gato, la cual se presenta uno segundos antes del sueño MOR, y durante la duración de esta fase.

Otro de los padecimientos psiquiátricos en donde existe un consumo marcado de nicotina es la esquizofrenia. En este trastorno, los porcentajes de fumadores, están entre el 90% y el 95 %. Este hecho , ha motivado que se estudie con detenimiento, cuales pueden ser la causas de este comorbilidad tan importante. Algunas de las pistas que han surgido, tienen que ver con los aspecto de baja en la concentración y atención (esfera cognitiva), que se han reportado con los pacientes esquizofrénicos. Esto último se evidencia clínicamente por estados de aislamiento social, y por dificultades para mantener el curso y continuidad del pensamiento. También se ha sugerido que el paciente con esquizofrenia, aumenta su consumo de cigarrillos o debuta fumando, cuando recibe las primeras dosis de antipsicóticos o neuroléptico. Estos medicamentos, como el haloperidol, la cloropromazina y trifluoperazina, disminuyen los síntomas como alucinaciones, ideas delirantes, al mismo tiempo que producen efectos secundarios como la acaticia (necesidad de moverse continuamente con similitudes a la ansiedad); rigidez y bradicinecia (aumento del tono muscular y lentitud de movimientos). Todos estos efectos, tanto los antipsicóticos propiamente dichos, como los efectos motores, ocurren por el bloqueo de los receptores a dopamina, en diferentes áreas del cerebro. La nicotina, parece atenuar algunas de las manifestaciones motoras o del llamado sistema extrapiramidal.

El fumar en el enfermo esquizofrénico llega a ser la única actividad, relativamente placentera que desarrolla en su vida, lo cual hace que en algunos sitios, los cigarrillos se transforman en objetos valiosos, al mismo nivel de moneda de uso. La dependencia a la nicotina en este grupo de enfermos se ha minimizado, o no se la ha dado la importancia debido. Sin embargo, los enfermos esquizofrénicos, no son inmunes a los efectos del tabaco a los diferentes aparatos y sistemas y también responden a estrategias para dejar de fumar como son los parches de nicotina y el bupropión, sin aumento de su sintomatología psicótica.

Otro grupo de enfermos psiquiátricos, en donde se observa un amplio consumo de tabaco, es el de los enfermos con trastornos de ansiedad. De estos destaca: la ansiedad generalizada, y el trastorno por estrés postraumático. El resto de enfermos con ansiedad como fóbicos o paciente con trastorno obsesivo compulsivo, se mantienen con un nivel de consumo de tabaco, al igual o menor incluso que la población en general.

En los enfermos con ansiedad generalizada, o en personas que tienen episodios de ansiedad, ya sea por aspectos situacionales, o vivénciales, la experiencia común es que el tabaco baja los niveles de ansiedad, aunque sea de manera momentánea. Esto puede tener que ver con aumento de serotonina, otro neurotransmisor que modula la ansiedad, en el puente del tallo cerebral. El resultado, es una sensación de "apagamiento", con mayor focalización respecto a las causas de la ansiedad o problemáticas.

Con lo que he expuesto anteriormente, uno puede tener la idea de que el cigarrillo, puede ser utilizado por algunas personas con enfermedades psiquiátricas o trastornos psicológicos, como una automedicación. A esto se le ha llamado la hipótesis de la compensación, que se desarrolla ante ciertas deficiencias en el funcionamiento mental, que son compensadas por la administración de drogas, en este caso de nicotina. Si bien este hipótesis de la compensación puede explicar mucha de la comorbilidad entre uso de tabaco y enfermedades psiquiátricas, no lo hace en todos los casos. Por ejemplo, en el trastorno obsesivo-compulsivo, se sabe, que existe un problema de ansiedad en el centro de las manifestaciones clínicas. También hay evidencias, en animales de laboratorio, en el cual se ha modelado el comportamiento obsesivo, de que existe un efecto benéfico de las sintomatología obsesiva, con el uso de nicotina, sin embargo, los enfermos de este tipo de trastorno, están entre los usuarios mas bajos de nicotina (menos del 14 % de una población con TOC), esto nos indica que no es necesariamente cierto, por lo menos en todos los casos, lo de la compensación o automedicación para el caso del TOC.

Una de las grandes preocupaciones de la OMS, es el papel que el médico de primer contacto desempeña en cuanto al fumar y sus consecuencias. Se tiene identificado, que en la mayoría de los casos, no solo no hace una exploración clínica o correctiva, respecto al consumo de tabaco, sino que simplemente se ignora.

El primer paso en este sentido es muy sencillo, y es el primero de un camino largo: preguntar. Se ha propuesto que se considere el interrogar el consumo de tabaco, como si fuera el quinto signo vital. Por lo menos en la visita inicial, y cada año, volver a preguntar. Las personas podemos iniciar el consumo de nicotina, a cualquier época de nuestra vida.

Si el paciente fuma, hacer una semiología detallada del uso de tabaco: (1) Fecha de inicio; número de cigarrillos que fuma actualmente; número máximo de cigarrillos; número de veces que ha intentado dejar de fumar; la duración mas prolongada sin haber fumado. Cuales manifestaciones clínicas recuerda que mas le molestaron cuando dejó de fumar (apetencia por fumar, tristeza, problemas de concentración; aumento de apetito, aumento de peso; Problemas de concentración y memoria). Preguntar si ha pedido ayuda para dejar de fumar, y si esto es afirmativo, que tipo de ayuda y que tipo de tratamientos. En cualquiera de los casos, además de hacer la semiología del fumar, habrá que aconsejar el dejar de hacerlo, y explicar las alternativas que hay en la actualidad para ayudarse. Es importante que sepa el paciente que menos del 10 % de las personas que deciden dejar de fumar sin ayuda lo logran, y que con ayuda farmacológica y de apoyo las posibilidades de excito están por arriba del 65 %. Si es posible hay que tratar de que el paciente sea referido a una clínica para dejar de fumar. En la tabla 1 se muestra la Escala de Fagerstrom, la cual nos da un índice de severidad de la adicción a la nicotina. Una calificación igual o mayor a 4 puntos nos indicará dependencia a la nicotina.

PRUEBA DE DEPENDENCIA A LA NICOTINA DE FAGERSTROM

NOMBRE   DEL

PACIENTE:_____

FECHA DE LA APLICACIÓN:_____

1. ¿Cuántos cigarrillos fuma Usted al día?

0 = ≤ 10

1 = 11 ± 20

2 = 21 ± 30

3 = 31 +

2. ¿Fuma Usted mas en la mañana que en el resto del día?

0 = no

1 = si

3. ¿Qué tan pronto después de que se despierta en la mañana fuma su primer cigarrillo?

0 = > 60 minutos

1 = 31 ± 60 minutos

2 = 6 ± 30 minutos

3 = ≤ 5 minutos

4. ¿ Cuál cigarrillo le daría mas dificultad dejar de fumar?

0 = no el primero de la mañana

1 = el primero de la mañana

5. ¿Encuentra difícil abstenerse de fumar en lugares en donde se prohíbe esto, por ejemplo en iglesias, bibliotecas, y en el cine?

0 = no

1 = si

6. ¿Usted fuma aunque se encuentres tan enfermo que tenga que permanecer en la cama la mayor parte del día?

0 = no

1 = si

Una serie de indicaciones se pueden dar al paciente para reforzar sus deseos de dejar de fumar. Escoger un día para parar el consumo de nicotina; utilizar sustitutos de nicotina o bupropión; el revisar que puede haber contribuido para sus recaídas en el pasado. Enlistar una serie de ayudas de familiares y amigos, que estén dispuesto a ayudar.

Tratamiento farmacológico de la adicción a la nicotina.

El bupropión, un antidepresivo que inhibe la recaptura de la norepinefrina y en menor grado de la dopamina se ha colocado como un medicamento eficaz para el manejo de la apetencia a la nicotina, quizá a otras sustancias adictivas. El hecho, que mantenga una "señal" constante dopamina, hace que la apetencia para iniciar el consumo de una sustancia se mantenga bajo, y que con esto se mantenga la abstinencia del consumo del tabaco. El efecto del bupropión es independiente de su efecto antidepresivos, hecho evidenciado, porque es igual de eficaz en pacientes deprimidos adictos a la nicotina, como aquellos no deprimidos con adicción al tabaco.

Se recomienda que el tratamiento con bupropión se inicie cuando el paciente este aún consumiendo nicotina, por ejemplo dos semanas antes de la fecha propuesta para dejar de fumar. La administración se inicia con 150 mg por la mañana, y puede aumentarse hasta 300 mg/día. Los efectos secundarios reportados mas frecuentemente son: insomnio, boca seca, y cefalea. Con la presentación de liberación aguda (ya no disponible), se presentaban crisis convulsivas en 1 paciente de 1000 que recibían mas de 450 mg/día. Este tipo de problema se ve menos frecuente con la presentación de liberación prolongada, pero hay que tener precauciones, especialmente con las personas con antecedentes de crisis convulsivas en el pasado. No hay, hasta la fecha contraindicaciones para la administración concomitante de bupropión y sustitutos de nicotina. Se ha recomendado el revisar la presión arterial, con mas frecuencia.

Terapia de sustitución con agentes nicotínicos.

Existen diferentes tipos de sustitutos del tabaco. La goma de mascar, los parches de nicotina transdérmica, los agentes inhalados, los spray nasales, tabletas sublinguales. Es importante que el médico sepa como actúan, y parte de sus propiedades farmacocinéticas.

La goma de mascar con nicotina libera nicotina en un periodo de 30 minutos, y se absorbe por la mucosa oral. La dosificación por chicle va de 2 a 4 mg, y no se deben de consumir mas de 15 unidades al día. Un recurso eficaz para fumadores "pesados" (mas de 20 cigarrillos al día), es que utilicen la dosis de 4 mg. La presentación de nicotina microtabs, se absorbe de manera sublingual.

Los parches de nicotina liberan nicotina de manera continua, a lo largo de 16 a 24 h. Se pueden colocar en diferentes partes del cuerpo, con lo cual se pueden escoger diferentes zonas del cuerpo. Algunos pacientes, sensibles a los efectos alertantes de la nicotina, pueden dejar de usar el parche al acostarse y colocarse uno nuevo al despertar. Se debe de iniciar con los parches de más alta dosificación para los fumadores "pesados" e ir disminuyendo gradualmente la dosificación. Con los parches de nicotina se mantiene una dosis constante de nicotina en plasma y de esta manera en el cerebro, con lo cual se limita el síndrome de supresión y la apetencia que este desencadena. Además que algunos fumadores, pueden encontrar desagradable fumar un cigarrillo, mientras están utilizando los parches de nicotina, ya que esto ocasiona una sobresaturación y datos ligeros de intoxicación a nicotina, como son nausea, mareo, debilidad y taquicardia.

Los inhaladores de nicotina, tienen un dispositivo que permite la administración de una dosis de nicotina, la cual no se absorbe por los pulmones, sino en orofaringe (Garganta). Finalmente están los inhaladores nasales, en donde la nicotina se absorbe en las narinas, con un pico máximo de absorción a los 15 minutos. Ninguno de los sustitutos que hay de tabaco, producen picos de nicotina en sangre, tan rápidos y enérgicos (dosis de nicotina) que lo que se administra con los cigarrillo, esto es importante comentarlo con el paciente, para que este no se haga falsas expectativas.

En el caso del paciente con problemas médicos al cual es importante retirar del consumo de nicotina, este tendrá que se evaluado, de preferencia, por un especialista en el manejo de estrategias para dejar de fumar. Aun cuando los efectos deletéreos de la nicotina pueden afectar, por ejemplo a un enfermo coronario, estos son mucho mas severos si se trata de un enfermo que persiste en su consumo de tabaco, en donde se combinan mucho mas factores que la nicotina (por ejemplo monoxido de carbono). El fumar introduce alrededor de 200 compuestos, adicionales, además de la nicotina, la mayoría de los cuales son aterogénicos, trombogénicos y carcinogénicos, aun más, los niveles de nicotina que se logran con los sustitutos de nicotina, siempre están por debajo de los que se observan en el consumo de cigarrillos.

Por supuesto, que una de las preguntas que se hacen respecto a los sustitutos de la nicotina, es lo referente a su capacidad para inducir adicción. Existen algunos factores en contra de que una persona se vuelva dependiente a los sustitutos del tabaco. El primero es la baja disponibilidad plasmática; la liberación continua, y prolongada, que a diferencias del tabaco, hace que el paciente no perciba el ingreso masivo de la nicotina, como lo hacen los pacientes con los productos del tabaco. Finalmente esta el precio de la mayoría de estos productos, que dificultan su consumo en grandes cantidades. Pero por otro lado, algunos pacientes que están en sustitutos de la nicotina, pueden tener síndromes de supresión a nicotina si interrumpen bruscamente el consumo de esta. Esto ha llevado que se creen indicaciones bien precisas del como se debe de ir disminuyendo el uso de estos agentes sustitutos.

Algunas situaciones especiales, como el embarazo, resultan especialmente delicadas, sobre las indicaciones y el manejo que hay que dar a las madres que quieren dejar de fumar. No hay una evidencia clara de que bupropión o los sustitutos del tabaco, puedan afectar el producto. Sin embargo ningún fabricante se quiere hacer responsable de indicar este tipo de tratamiento en el embarazo, ya que las manifestaciones, de haberlas, se pueden presentar tardíamente en la gestación o aún postnatalmente. Sin embargo, en el caso de sustitutos de nicotina, estos pueden estar indicados de manera corta y como una forma de lograr que la madre interrumpa el consumo de tabaco en un periodo corto y que se mantenga a alejada de este.

Conclusiones

La regulación del hipotálamo del sueño y la vigilia es crucial e integradora. Ejemplo de estos son los ritmos circadianos y la actividad metabólica en general, que esta estructura diencefálica organiza de una manera holística. El mal funcionamiento de esta coordinación, repercute en enfermedades neuropsiquiátricas, cuya nosología tendrá que ser reorganizada a la luz de los avances en neurociencias y en la genética, para una mejor correlación entre la expresión de síntomas y defectos bioquímicos.

La investigación de las alteraciones del sueño en psiquiatría proporciona una clara idea de cómo hay una retroalimentación de las neurociencias y la clínica de los trastornos mentales. Existen nuevas aproximaciones al estudio del sueño, con avances tecnológicos como el mapeo (cartografía) cerebral y el análisis espectral de las bandas de frecuencia electroencefalográfica (EEG); por otro lado, está la posibilidad de combinar los aspectos de señales generadas en el EEG, con las de otras técnicas de imágenes cerebrales, como resonancia magnética nuclear, tomografía por emisión de positrones, que permiten abordar el encéfalo de los enfermos psiquiátricos en diferentes etapas o estados, lo cual permitirá desarrollar la evolución natural de las enfermedades, visualizar el estado de funcionamiento de sistemas de neurotransmisores, crear paradigmas específicos mediante estimulaciones farmacológicas o conductuales específicas. Hay una serie de preguntas sin contestar que esperan de la aplicación de los recursos tecnológicos mencionados, para que un cerebro "entienda" el funcionamiento en la salud y la enfermedad de otros cerebros.

Bibliografía

1. Salín-Pascual RJ, Baker Israel H. Estudio del sueño en la depresión. Rev Invest Clin, 1988;40:289-297.
2. Nofzinger EA, Buysse DJ, Reynolds III CF, Kupfer D. Sleep disorders related to another mental disorder (Nonsubstance/Primary): A DSM-IV literature Review. J Clin Psychiatry, 1993;54:244-159.

3. Gillin JC, Salin-Pascual RJ, Velázquez-Moctezuma J, Shiromani P, Zoltoski R. Cholinergic receptor subtypes and REM sleep in animals and normal controls. Prog Brain Res, 1993;98:379-387.

4. Wher T A. Effects of wakefulness and sleep on depression and mania. Montplaisir J, Godbout R (eds). Sleep and biological rhythms: basic mechanisms and applications to psychiatry. New York: Oxford University Press, 1990:42-86.

5. Schulthe W. Zum problem del provokotion and kupierung von melancholischen phase. Scwizer Arch Neural Neurochem Psychiatry, 1971;109:427-430.

6. Vogel GW, Traub AC, Ben-Horin P. REM sleep deprivation II: The effects on depressed patients. Arc Gen Psychiatry,1968;18:301-311.

7. Vogel GW, McAbee R, Barber K. Endogenous depression improvement and REM pressure. Arch Gen Psychiatry,1977;33:96-97.

8. Salín-Pascual RJ, Jiménez-Anguiano A, GranadosFuentes D, Drucker-Colín R. Effects of biperiden on sleep at baseline and after 72 h of REM sleep deprivation in the cat. Psychopharmacol, 1992;106:540-542.

9. Salín-Pascual RJ, Granados-Fuentes D, Galicia-Polo L, Nieves E, Echeverry J. Biperiden administration in normal sleep and after rapid eye movement sleep deprivation in healthy volunteers. Neuropsychopharmacol, 1991;5:97-102.

10. Tufik S, Troncone LRP, Braz S, Silva-Filho AR, Neumann BG. Does REM sleep deprivation induce a subsensitivity of presynaptic dopamine or postsynaptic acetylcholine receptor in the rat brain? Eur J Pharmacol, 1987;140:215-219.

11. Salín-Pascual RJ, Ortega-Soto H, Huerto-Delgadillo L, Chavez JL, Granados-Fuentes D. Changes in fue cholinergic system as result of rapid eye movement sleep deprivation in the rat: behavioral and biochemical evidences. Sleep Res, 1992;21 :324.

12. Salín-Pascual RJ, Díaz-Muñoz M, Rivera-Valerdi L, Ortiz-López L, Blanco-Centurión C. Decrease in muscarinic M2 receptors from synaptosomes of pontine and hippocampus after REM sleep deprivation in rats. Sleep Research Online, 1998;1:19-25.

13. Nunes JrGP, Tufik S, Nobrega JN. Decrease muscarinic receptor binding in rat brain after paradoxical sleep deprivation: an autoradiographic study. Brain Res, 1994;645:247-252.

14. Kushida CA, Zoltoski RK, Gillin Je. The expression of M1-M3 muscarinic receptor rnRNA in rat brain following REM sleep deprivation. Neuroreport, 1995; 6:1705-1708.

15. Mallick BN, Thakkar M. Short-term REM sleep deprivation increases acetylcholinesterase activity in the medulla of rats. Neurosci Lett, 1991;130:221-224.

16. Velázquez-Moctezuma J, Shilauta MD, Gillin JC, Shiromani PJ. Microinjections of nicotine in the medial pontine reticular formation elicits REM sleep. Neurosci Lett, 1990;115:265-268.

17. Salín-Pascual R, De la Fuente JR, Galicia-Polo L, Drucker-Colín R. Effects of transdermal nicotine on mood and sleep in nonsmoking majar depressed patients. Psychopharmacol, 1995;121:476-479.

18. Vázquez J, Guzmán-Marín R, Salín-Pascual RJ, Drucker-Colín R. Transdermal nicotine on sleep and PGO spikes. Brain Res, 1996;737:317-320.

19. Salín-Pascual RJ, Rosas M, Jiménez-Genchi A, RiveraMeza B, Delgado-Parra V. Antidepressant effect of transdermal nicotine patches in nonsmoking patients with major depression. J Clín Psychiatry, 1996;57:387-389.

20. Salín-Pascual RJ, Drucker-Colín R. A novel effect of nicotine on mood and sleep in major depression. Neuroreport, 1998;9:57-60.

21. Porkka-Heiskanen T, Stecker RE, Thakkar M, Bjorkum AA, Greene RW, McCarley RW. Adenosine a mediator of the sleep inducing effects of prolonged wakefulness. Science, 1997;276:12(;5-1268.

22. Salín-Pascual RJ, Navarro-Angulo L, De la Fuente JR. Changes in 24-hour urinary excretion of MHPG after tour continuous nights of REM sleep deprivation in human volunteers. Psychiat Res, 1989;30:155-163.

23. Nunes Jr GP, Tufik S, Nobrega JN. Autoradiographic analysis of DI and D2 dopaminergic receptors in fue rat brain after paradoxical sleep deprivation. Brain Res Bull, 1994;34:453-456.

24. Drucker-Colín R, Durán-V ázquez A, Salín-Pascual RJ, Verdugo-López L, Mendoza-Rarnírez, Jiménez-Anguiano A. Rapid eye movement (REM) sleep deprivation in 6-OHDA nigro-striatallesioned rats with and without transplants of dissociated chromaffin cells. Brain Res, 1996;729:170-175.

25. Durán-Vázquez A, Drucker-Colín R. Differential role of dopamine receptors on motor asyrnmetries of nigrostriatal animals that are REM sleep deprived. Brain Res, 1997;744:171-174.

26. Salín-Pascual RJ, García-Ferreiro R, López-Moro ML, Blanco-Centurión C, Drucker-Colín R. Repeated REM sleep deprivation after chronic haloperidol administration in the rat. Psychopharmacol, 1997;131(3):216-219.

27. Rosa RR, Bonnetti MM, Kramer M. The relationship of sleep anxiety in anxious subjects. Biol Psychol, 1983; 16:119-126.

28. Mellman TA, Uhde TW. Electroencephalographic sleep in panic disorder: a focus on sleep-related panic attacks. Arch Gen Psychiatry, 1989;46:178-184.

29. Insel TR, Gillin JC, Moore A. The sleep of patients with obsessive-compulsive disorder. Arch Gen Psychiatry, 1982;39:1370-1377.

30. Salín-Pascual RJ. Bases bioquímicas y farmacológicas de la neuropsiquiatria. México: McGraw-Hill Interamericana, 1997;149-165.

31. Zarcone VP. Sleep and schizophrenia. Psychiatric Annals, 1979;9:29-40.

32. Zarcone VP, Gulevich G, Pivik T. REM sleep deprivation and schizophrenia. Biol Psychiatry, 1969;1:179-184.

33. Adamson J, Burdick JA. Sleep of dry alcoholics. Arch Gen Psychiatry, 1973;28:146-149.

34. Keshavan MS, Reynolds CF, Kupfer DJ. Electroencephalographic sleep in schizophrenia: a critical review. Compr Psychiatry 1990:31:34-37.

35. Tandon R. Cholinergic aspects of schizophrenia. Br J Psychiatry – Suppl 1999;37:7-11.

36. Salin-Pascual RJ, Herrera-Estrella M, Galicia-Polo L, et al., Olanzapine acute administration in schizophrenic patients increases delta sleep and sleep efficiency. Biol Psychiatry 1999; 46:141-143.

37. Salin-Pascual RJ, Herrera- Estrella M, Galicia-Polo L, Rosas M, Brunner E. The predictive value of reduced delta sleep to the olanzapine response in schizophrenic patients. Rev Invest Clin 2004; 56 : 345-350

38. Johnson LC, BurdickJA,SrníthJ. Sleep during alcohol intake and withdrawal in fue chronic alcoholic. Arch Gen Psychiatry, 1971;22:406-418.

39. Pull I, McIlwain H. Metabolismo of [14C] adenine and derivatives by cerebral tissues, superfused and electrically stimulated. Biochem J 1972; 126: 965-973.

40. Rainnie DG, Grunze HC, McCarley RW, Greene RW. Adenosine inhibition of mesopontine cholinergic neurons: implication for EEG arousal. Science 1994; 263: 689-692.

41. Mitchell JB, Lupica CR, Dunwiddie TV. Activity-dependent release of endogenous adenosine modulates synaptic responses in the rat hippocampus J Neurosci 1993; 13: 3439-3447.

42. Maquet P, Dive D, Salmon E, Sadzot B, Franco G, Poirrier R et al., Cerebral glucose utilization during stage-2 sleep in man. Brain Res 1992; 571: 149-153.

43. Schrader J, Wahl M, Kushinsky W, Kreutzberg GW. Increase of adenosine content in cerebral cortex of the cat during bicuculline-induced seizure. Pflügers Arch 1980; 387: 245-251.

44. Van Wylen DG, Park TS, Rubio R, Berne RM. Increases in cerebral interstitial fluid adenosine concentration during hypoxia, local potassium infusion, and ischemia. J Cereb Blood Flood Metab 1986; 6: 522-528.

45. Schwierin B, Borbély AA, Tobler I. Effects of N^6-cyclopentyladenosine and caffeine on sleep regulation in the rat. Eur J Pharmacol 1996; 300:163-171.

46. Chagoya de Sánchez V, Hernández-Muñoz R, Suárez J, Vidrio S, Yánez I, Aguilar-Roblero R, Oksenberg A et al., Temporal variations of adenosine metabolism in human blood. Chronobiol Int 1996; 13: 163-177.

47. Portas CM, Thakkar M, Rainnie DG, Greene RW, McCarley RW. Role of adenosine in behavioral state modulation: a microdialysis study in the freely moving cat. Neuroscience 1997; 79: 225-235.

48. Porkka-Heiskanen T, Strecker RE, Björkum AA, Thakkar M, Greene RW, McCarley RW. Adenosine a mediator of the sleep-inducing effects of prolonged wakefulness. Science 1997; 276: 1265-1268.

49. Porkka-Heiskanen T. Adenosine in sleep and wakefulness. Ann Med 1999;31:125-129.

50. Moriarty S, Rainnie D, McCarley R, Greene R. desinhibition of ventrolateral preotic area sleep-active neurons by adenosine: a new mechanism for sleep promotio. Neuroscience 2004; 123:451-457.

51. Bliwise DL. Sleep in normal aging and dementia. Sleep. 1993; 16:40-81.

52. Bowersox SS, Bajer T, Dement WC. Sleep-wakefulness pattern in the aged cat. Electroencephalogr Clin Neurophysiol 1984; 58:240-252.

53. Eleftheriou BE, Zolovick AJ, Elias MF. Electroencephalographic changes with age in male mice. Gerontologia 1975; 21: 21-30.

54. Feinberg I. Changes in sleep cycle patterns with age. J Psychaitr Res 1977; 10:283-306.

55. Shiromani PJ, Lu J, Wagner D, Thakkar J, Greco MA, Basheer R, et al., Compensatory sleep response to 12 h wakefulness in young and old rats. Am J Physiol (Regulat Integ Comp Physiol) 2000; 278:R125-R133.

56. Salín-Pascual R, Wagner D, Upadhyay U, Shiromani PJ. Caffeine decreases sleep in middle-aged and old rats but not young rats. Sleep 2000; 23:A53 (Abstract Supplement).

57. Salín-Pascual R, Upadhyay U, Shiromani PJ. Effects of hypocaloric diet on sleep in young and old rats. Neurobiology of Aging 2002; 23771-776.

58. Murillo-Rodriguez E, Blanco-Centurion C, Gerashchenko R, Salín-Pascual RJ, Shiromani PJ. The diurnal rhythm of adenosine levels in the basal forebrain of young and old rats. Neuroscience 2004; 123:361-370.

59. Salín-Pascual RJ, Herrera-Estrella M, Galicia-Polo L, Rosas M, Brunner E.

Low delta sleep predicted a good clinical response to olanzapine administration
in schizophrenic patients. Rev Invest Clin. 56:345-350.

60.   Salín-Pascual RJ. Hipocretinas y adenosina en la regulación del sueño. Rev Neurol.
2004;39:354-358.

61.   Salín-Pascual RJ, Alcocer-Castillejos NV, Alejo-Galarza G. Nicotine dependence and psychiatric disorders. Rev Invest Clin. 2003;55:677-693.

62. Salín-Pascual RJ, Basanez-Villa E. Changes in compulsion and anxiety symptoms with nicotine transdermal patches in non-smoking obsessive-compulsive disorder patients.
Rev Invest Clin. 2003;55:650-654.

63. Salín-Pascual RJ.   Relationship between mood improvement and sleep changes with acute nicotine administration in non-smoking major depressed patients. Rev Invest Clin. 2002;54:36-40.

64.   Salín-Pascual RJ, Moro-Lopez ML, Gonzalez-Sanchez H, Blanco-Centurion C.
Changes in sleep after acute and repeated administration of nicotine in the rat. Psychopharmacology (Berl). 1999;145:133-138.

65 Salín-Pascual RJ, Rosas M, Jimenez-Genchi A, Rivera-Meza BL, Delgado-Parra
V.   Antidepressant effect of transdermal nicotine patches in nonsmoking patients
with major depression. J Clin Psychiatry. 1996;57:387-389.

66. Salín-Pascual RJ, Drucker-Colin R. A novel effect of nicotine on mood and sleep in major depression. Neuroreport. 1998;9:57-60.

67. Vazquez J, Guzman-Marin R, Salin-Pascual RJ, Drucker-Colin R. Transdermal nicotine on sleep and PGO spikes. Brain Res. 1996;737:317-320.

ESTIMULANTES UTILIZADOS EN PSIQUIATRIA

La historia de los estimulantes se ha ligado por un lado a un aumento en la eficacia, a la productividad, pero por el otro a las adicciones. El primer estimulante utilizado en gran escala por la humanidad fue el café. Gracias al café , la humanidad que erraba sin rumbo fijo bajo los vapores del alcohol, logra despertar a la razón y a la laboriosidad burguesa. Un poema anónimo del siglo XV en Inglaterra cantaba así al café:

Cuando el dulce veneno del pérfido vino
Hubo envilecido el mundo entero
Ahogando nuestra razón y nuestra alma
En copas desbordantes,
Cuando la brumosa cerveza
Hubo enturbiado nuestro cerebro
Con vapores impuros,
El cielo misericordioso nos envió esta baya sanadora.
Llegó el café, esa importante bebida sana,
Que cura en estómago, despierta el espíritu,
Fortalece la memoria, anima al triste,
Y despierta a los espíritus sin provocar locuras.

El café, ciertamente cambia la forma como se comportó el hombre de los siglos XVII en adelante. El desayuno era ya un ritual en el que las personas terminaban de despertar, de manera mas o menos enérgica, en vez de continuar con la modorra, que siglos atrás había sido producto del tomar sopa de cerveza o vino al despertar. Sin embargo, a pesar de que en un principio se le atribuyeron una serie de propiedades médicas, con el tiempo se observó, que fuera de inducir una disminución moderada del sueño, el café no tenía otras ventajas medicas importantes.

En el área de la psicofarmacología de los estimulantes, en el siglo XIX, aparecieron estimulantes más potentes como la cocaína y las anfetaminas. Utilizados ambos en un principio por sus habilidades para disminuir la fatiga, y para aumentar la actividad intelectual. En la actualidad las áreas de mayor utilización de anfetaminas y metilfenidato, son para el manejo de la narcolepsia, otros tipos de somnolencia diurna, en el manejo de la Alteración por déficit de la atención e hiperactividad, tanto en los niños como en las formas residuales de los adultos. Además de los agentes antes descritos, que aumentan la disponibilidad de la dopamina a varios niveles, están los medicamentos que aumentan la disponibilidad de la serotonina, dentro de los cuales tenemos a la fenfluramina, que además comparte con los estimulantes sus propiedades anorexigenas, por lo que se les ha empleado también en el manejo de algunas formas de obesidad con lo controvertido que esto pueda ser.

La historia de los estimulantes utilizados en medicina, ciertamente es la historia de la cocaína y de l anfetamina. La cocaína fue aislada en el siglo XIX, por el Profesor A. Niemann (1859), en Alemania. De los primeros usos médicos de la cocaína, recién aislada fue para "mejorar", las cuerdas vocales de los cantantes de ópera. Posteriormente se le propuso como sustituto del opio, y aun para el manejo del alcoholismo. En una revista científica de la época, cuyo autor es el doctor Paler se comenta: Parece necesario probar con la coca, tanto en los casos de opiomanía, como en otros. Es imperiosa encontrar la forma inofensiva de curar la tristeza".

Posteriormente se descubren sus propiedades como anestésico local, para operar mucosas, cornea y cirugía de nariz y garganta. Hay que destacar en esta historia, la contribución de Sigmund Freud, en su monografía Uber Coca, que aparece en el verano de 1884, y que el interés de la época por la sustancia hacen que se traduzca a varios idiomas. Freud considera que las indicaciones para el uso de la cocaína son las siguientes: (1) como estimulante; (2) para trastornos gástricos; (3) para la caquexia; (4) para curar a los morfinómanos y alcohólicos; (5) para el tratamiento del asma; (6) como afrodisíaco y (7) como anestésico local. Posteriormente publica un artículo, en 1885 intitulado: Contribución al conocimiento de los efectos de la cocaína, que es considerado como el primer estudio de psicofarmacología en el sentido moderno, en donde examina los efectos objetivos de la cocaína, medidos por una serie de aparatos disponibles en su época, que permitían medir la contracción muscular y los tiempos de reacción. En estos primeros artículos Freud, apoya el que se haga mas experimentación con la cocaína y que eventualmente se utilice, sobre todo en las adicciones a otras sustancias. Sin embargo en el quinto y último artículo sobre el tema: "Ansia y temor a la cocaína" , corrige alguno de sus juicios iniciales sobre la cocaína, al darse cuenta de sus efectos adictivos importantes.

Las anfetaminas fueron sintetizadas en 1887, y conservaron cierta similitud con la cocaína, al ser potentes estimulantes psicomotores. Posteriormente en 1933, se estudió al dextro isomero de las anfetaminas, que tenía mas potencia, produciendo efectos como aumento en el estado de alerta, y aumento del nivel de alertamiento en personas con fatiga. Durante la Segunda Guerra Mundial, tanto japoneses como norteamericanos, administraron a sus soldados grandes cantidades de anfetaminas, con lo cual en el periodo de la postguerra, se tuvieron grandes epidemias en Japón y Estados Unidos de América.

En 1941, se utilizó a las anfetaminas en el control de delincuentes y dujetos con lo que se denominaba estados psicopáticos, en algunos de ellos se vio que existía un efecto "paradójico", en donde grandes dosis de anfetaminas, eran capaces de inducir estados de quietud y aún de sueño sin problemas, lo cual hizo que pronto se utilizara en niños hiperactivos, en donde este efecto paradójico, resultó ser de gran utilidad, especialmente para la hiperactividad y para aumentar la atención.

PERFIL FARMACOLOGICO

Las anfetaminas producen efectos estimulantes, alertamiento, euforia, disminución de la fatiga, aumento de la auto confianza y aumento del nivel de energía. Otro efecto bien documentado es la disminución del apetito. En humanos las anfetaminas producen conductas características como el arreglo repetido de objetos, que en los animales de laboratorio se llaman conductas estereotipadas o conductas de acicalamiento.

Al ser metabolizadas producen compuestos aromáticos o alifáticos con propiedades estimulantes, y un 34 % es excretada sin modificaciones por la orina. En el caso del metilfenidato, el principal metabolito es el ácido ritalínico, el cual es inactivo metabólicamente.

MECANISMO DE ACCION

Tanto metilfenidato como anfetaminas tienen similitud de mecanismos de acción aun cuando estos no son exactamente idénticos. El efecto neto de ambas sustancias es aumentar la disponibilidad de dopamina y en menor grado de norepinefrina en el hendidura sináptica. Esto lo hacen, por un lado aumentando los mecanismos de liberación y por el otro mediante el bloqueo del transportador que interviene en la re-captura de los respectivos neurotransmisores. El aumento en el mecanismo de liberación, parece estar dado por la difusión que hacen estos compuesto al interior de la vesícula presináptica, con lo cual se alcaliniza su interior, y se libera el neurotransmisor primero al citosol y luego a la hendidura sináptica.

Este mecanismos descrito, se diferencia del que se ha propuesto para los antidepresivos, en donde estos parecen ejercer su efecto primordialmente sobre los mecanismos de re-captura y no sobre los de liberación, lo cual explica también la mayor velocidad con la que actúan las anfetaminas y el metilfenidato para ejercer las acciones reportadas. El metilfenidato libera la dopamina almacenada en las vesículas por si mismas, mientras que las anfetaminas liberan dopamina de las pozas recién sintetizadas y aumenta la difusión de las vesículas presinápticas al exterior de las neuronas.

INDICACIONES

Las indicaciones de los estimulantes básicamente son la narcolepsia y trastornos por déficit de la atención. Aún cuando han aparecido algunas otras indicaciones en psiquiatría como puede ser, el aumento del efecto antidepresivo en las depresiones resistentes y en el manejo de la obesidad.

NARCOLEPSIA.

Esta es una alteración del sueño del grupo de las disomnias, en donde se encuentran alterados los mecanismos intrínsecos, de la regulación del ciclo sueño-vigilia, esta disfunción de los mecanismos neurobiológicos del mencionado ciclo, está localizada probablemente en el tallo cerebral y/o en el diencéfalo. Existe una tétrada de síntomas clásicos que son somnolencia excesiva, que puede manifestarse como atáques de sueño, cataplexia, parálisis de sueño, y alucinaciones vívidas llamadas hipnagógicas. Aun cuando puede no presentarse la tétrada clásica, si es frecuente que se presente o la somnolencia excesiva o la cataplexia. En el concepto de narcolepsia, es indiscutible añadir que hay una alteración en los mecanismos de regulación del sueño de movimientos oculares rápidos (SMOR), aun cuando no se explican todos los signos y síntomas únicamente a este nivel.

La prevalencia es variable, deprendiendo de los grupos étnicos que predominen, por ejemplo, en Israel es de 0.04 a 0.07 %, lo cual hace a la narcolepsia, dos veces mas común que la esclerosis múltiple y la mitad de común que la enfermedad de Parkinson. Todos los estudio s han reportado un pico de inicio en la adolescencia y en la primera época de adulto jóven (20 a 30 años). Es una enfermedad crónica, en donde hay un impacto serio a nivel socioeconómico y en la calidad de vida de las relaciones interpersonales del paciente. Existe un predominio en sujetos masculinos sobre los femeninos en este tipo de condición.

En cuanto a los factores etiológicos, hay una serie de evidencias que apoyan los aspectos genéticos. La probabilidad de desarrollar la narcolepsia aumenta 40 veces si un miembro de la familia tiene dicha condición. En caso de los gemelos monocigotos, ambos hermanos padecen la enfermedad. El 100 %, de los narcolépticos tienen el antígeno HLA-DR2 (y el –DQwl) positivo, en las muestras de pacientes narcolépticos japoneses y caucásicos, aunque las cifras pueden ser menores para las poblaciones de origen africano. En la mayoría de los casos la enfermedad se desarrolla después de un periodo prolongado, en el cual se ha tenido trnasgreciones en cuanto al ciclo sueño-vigilia, por ejemplo después de una temporada de en un trabajo en donde hay cambio de tunos laborales o en periodos de gran estrés, es muy raro que la narcolpesia surja expontaneamente. En algunos casos se han reportado manifestaciones de tipo narcolepsia, en sujetos que han tenido una alteración orgánica cerebral, principalmente a nivel hipotalámico.

Somnolencia Excesiva Diurna y Ataques de Sueño.

La somnolencia excesiva diurna (SED) y los atáques de sueño, son característicos de la narcolepsia, y expresan una presión de sueño, que se manifiesta en las fases de vigilia. El mecanismos exacto de esta presión en el sueño, está aun por comprenderse. Cuando se han efectuado estudios de monitorización de las 24 horas, con este tipo de pacientes, se ha podido observar que no tienen una mayor cantidad de sueño a lo largo de las 24 horas, sino que su sueño nocturno está fragmentado e interrumpido por periodos de vigilia, mientras que en la fase diurna, los narcolépticos tienen periodos de fragmentación en base a las somnolencia diurna y a sus ataques de sueño. De esta manera se propone que hay una inestabilidad de las diferentes fases del ciclo sueño y vigilia.

Los ataques de sueño tienen una duración muy breve, esta es de 1 a 10 minutos, y antes de estos hay somnolencia que puede durar el tiempo que el paciente luche para evitarla, esto es los que se denomina "borrachera de sueño". Cuando el paciente se despierta de sus ataques de sueño, se observa que está descansado, sin somnolencia, con una sensación de recuperación.

Una manera de evaluar la somnolencia y los ataques de sueño en la narcolepsia, es mediante el estudio conocido cmo "Pruebas de Latencia Múltiples al Sueño" (MSLT= Multiple Sleep Latency Test). En donde se permite que el paciente tome de 4 a 5 siestas de media hora de duración, con un intervalo de 90 minutos entre cada siesta, y se le pide que trate de dormir, permaneciendo con los ojos cerrados durante los 30 minutos permitidos para tomar su siesta. En esta prueba se evalúa, que tan rápido se queda dormida una persona (menos de 5 minutos de latencia a sueño, en dos siestas, se considera somnolencia diurna) y que tan pronto inicia sue sueño en fase de SMOR , sin en dos siestas, tiene latencias de menos de 10 minutos a SMOR, junto con los datos clínicos y la presencia positiva de los antígenos antes descritos, estaremos seguros de que el problema de nuestro paciente es la narcolepsia.

Cataplexia.

La cataplexia consise en una debilidad y atonía muscular súbitas, disparadas por una serie de estímulos emotivos. Por ejemplo, un susto, una broma inesperada, ver a una persona querida de pronto, etc. Un ataque individual, por lo general tarda menos de 1 minuto, en el se mantiene la conciencia lúcida todo el tiempo. Se ha propuesto que la cataplexia es la atonía muscular, que normalmente se presenta durante el SMOR, solo que en la narcolepsia, se presenta durante la vigilia. Se ha hecho una buena correlación entre el grado de fragmentación del SMOR nocturno y la presencia de episodio de cataplexia diurnos y esta relación es directa, y es reversible a la administración de gama-hidroxibutirato que consolida el SMOR nocturno, y que es eficaz contra la cataplexia.

Parálisis de sueño.

La fenomenología de la parálisis de sueño, puede darse al inicio del sueño (alucinaciones hipnagógicas) o al despertar (alucinaciones hipnapómpicas). EL episodio dura de 1 a 4 minutos, y el paciente está paralizado, pero conciente. Pueden tener la presencia de alucinaciones, que se acompañan de un aumento importante en los niveles de ansiedad. En México, se suele referir a este fenómenos como si se le hubiera acostado "el muerto encima".

Alucinaciones Hipnagógicas.

Son imágenes que parecen corresponder a las ensoñaciones que se observan en el SMOR. Cuando ocurren al inicio del episodio de sueño, nos está indicando que el paciente está ingresando rápidamente al SMOR (alucinaciones hipnagógicas) y cuando ocurren al despertar en la mañana, se llmana hipnapómpicas.

Otros síntomas que están presentes en la narolépsia incluyen: episodios de microsueños, periodos de automatismos, similares a los observados en la epilepsia, periodos de amnesia, es frecuente que se tengan pesadillas, tanto diurnas como nocturnas.

TRATAMIENTO

El manejo de la narcolepsia, no es sencillo, ya que, no se cuenta con un solo medicamento con el cual se puedan tratar únicamente a un grupo de síntomas, sino que hay que tratar, por un lado a la somnolencia y ataques de sueño y po r el otro lado la cataplexia. Además, no solo hay medidas farmacológicas, sino también hay una serie de estrategias no-farmacológicas.

Algunos medicamentos que se utilizan sin prescripción son la cafeína, no solo en forma de café, sino también en forma de tabletas (Vivarín, 200 mg), este tipo de droga es utilizada por los pacientes antes de ser diagnosticados, como un método eficaz, para tratar la enfermedad. También es frecuente que los pacientes utilicen a la nicotina, la cual tiene un efecto de alertamiento, aunque de corta duración, por lo que algunos pacientes tienden a tomar grandes cantidades de esta droga.

La efedrina fue inicialmente administrada en la década de los años treinta, en un rango de dosis de 30 a 60 mg dos a cuatro veces al día, sin embargo los efectos secundarios como la taquicardia, sudación, y cefalea, fueron los efectos comunes mas frecuentes, por lo que se suspendió su utilización.

Posteriormente se inició el uso de las anfetaminas, en donde las dosis están en el rango de 10 a 300 mg diario. Entre los principales efectos secundarios de las anfetaminas está el de la irritabilidad, cambios en el estado de ánimo, cefalea, palpitaciones, sacudidas musculares, temblores, y sudación excesiva. Las dosis elevadas de anfetaminas o su utilización prolongada pueden causar paranoia o aun tipos de psicosis que recuerdan a las psicosis paranoides, con alucinaciones visuales y delirios paranoides. Estas psicosis se resuelven cuando el paciente suspende la toma de anfetaminas. El efecto estimulante de las anfetaminas puede ocasionar alteraciones nocturnas del sueño, lo cual crea un círculo vicioso, en donde se requiere mas medicamento para controlar el sueño diurno, las anfetaminas pueden ocasionalmente causar disquinesia.

La destroanfetamina, es una de las presentaciones utilizadas mas frecuentemente en Estados Unidos. La dosis inicial es de 5 mg, tres veces al día, y se incrementa hasta 60 mg/día si es necesario.

El metilfeninadato, también conocido como el derivado piperidínico de las anfetaminas fue introducido en el tratamiento de la narcolepsia en 1956. Se ha efectuado numerosos estudio abiertos y controlados, que apoyan el papel de esta sustancia, con un mejor índice terapéutico, con una menor reducción el apetito, o repercusiones a nivel cardiovascular. El metilfenidato se administra n dosis repetidas cada 4 a 6 horas, y el rango de dosis va de 5 mgdía hasta 60 mg/día si fuera necesario. La dosis promedio de metilfenidato es de 20 mg/día. En algunos países existe la forma de liberación prolongada, que tiene una presentación de 20 mg. Que se puede administras una sola vez al día, aunque algunos pacientes prefieren la dosis de liberación aguda, ya que les permite controlar mejor su somnolencia.

La pemolina, es un derivado de la oxazolidona, que estructuralmente difiere de los compuestos antes comentados, tiene los mismos efectos estimulantes del metilfenidato con efectos simpaticomiméticos mínimos, además tiene una vida media de 12 horas. El efecto se observa después de varios días de tratamiento, aun cuando al inicio puede observarse un empeoramiento. Las dosis que se utilizan están en el rango de 18.75 a 112.5 mg/día.

En el caso del manejo de la cataplexia, y otros síntomas como son las alucinaciones hipnagógicas, y la parálisis de sueño, se requiere otro tipo de medicamentos diferentes a los estimulantes. Los medicamentos prescritos para tales motivos son los antidepresivos, de estos, en donde existe mas experiencia. Imipramina, clorimipramina, protriptilina y desimipramina, son algunos de los medicamentos con mas experiencia, sin embargo, debido a sus efectos colaterales importantes (ver sección de antidepresivos), se utilizan cada vez menos. La clorimipramina, se sigue utilizando y es un medicamento muy eficaz para el manejo de la cataplexia, se le emplea en dosis de 10 a 30 mg/día, que en general está muy por debajo de las dosis recomendadas para la depresión.

En la actualidad se utilizan nuevos medicamentos antidepresivos como la fluoxetina, un inhibidor selectivo de la recaptura de la serotonina, la venlafaxina, una inhibidor selectivo de la recaptura de la norepinefrina y serotonina y el bupropión, inhibidor de la recaptura de la dopamina. Todos lo cuales han sido utilizados en reportes abiertos, con números muy pequeños de sujetos.

El gama-hidroxibutirato, el cual es un precursor del GABA, se vió que tenía cierta utilidad, al controlar algunos síntomas auxiliares de la narcolepsia, como la somnolencia, lo cual al parecer, se debe a una consolidación del sueño nocturno, las dosis reportadas como útiles terapéuticamente son de 2.25 a 3 mg, administrados por la noche como dosis únicas.

En algunos pacientes con gran fragmentación de su sueño nocturno, puede ser de gran utilidad la administración de un antidepresivo moderadamente sedante como la trazodona, o de benzodiacepinas de acción corta como el triazolam. Existen algunos reportes de utilización de hipnóticos no benzodiacepínicos como la zopiclona (ciclopirrolona) o el zolpidem (imidazopiridina), que aunque son en pocos casos pueden ser de alguna utilidad en este tipo de paciente.

El tratamiento conductual, es de suma importancia, sobre todo para los aspectos de la somnolencia diurna. Las medidas como restructuración de las siestas, con siestas de 10 a 20 minutos, dos a tres veces al día, en las horas en las que mas frecuentemente se tienen los ataques de sueño son de mucha utilidad. Hay que reforzarle al paciente, que no es posible mantenerse luchando contra un ataque de sueño, lo cual, le genera eventualmente un estado de somnolencia continua y la mencionada "borrachera" de sueño. También es importante que el paciente tenga horarios fijos, con tanto para ir a la cama como para levantarse, aun en las condiciones de fin de semana y vacaciones.

Finalmente un aspecto muy importante en estos pacientes lo constituye la información sobre su enfermedad, tanto al enfermo mismo, como a sus familiares y personas cercanas, con lo cual se mejora la autoestima y por otro lado se genera comprensión y simpatía por el enfermos, algunos grupos de autoayuda, pueden ser de gran utilidad.

ESTIMULANTES COMO POTENCIADORES DE LOS EFECTOS ANTIDEPRESIVOS

Existen evidencias, que surgen de reportes de la literatura médica, de que el añadir estimulantes al tratamiento antidepresivo, en pacientes con depresiones resistentes, puede ser importante terapéuticamente. En general los estudios abiertos apuntan en la dirección de que el añadir estimulantes al tratamiento antidepresivo, puede ser útil en el manejo de enfermedades médicas severas, en pacientes con accidentes vasculares cerebrales, en pacientes ancianos, en pacientes con enfermedades cardiovasculares severas, y pacientes con SIDA.

EFECTOS SECUNDARIOS Y TOXICOLOGIA

Los efectos secundarios de las anfetaminas incluyen un efecto directo de incremento de la presión arterial. Las anfetaminas incrementan las presiones sistólicas y diastólicas, sólo con dosis elevadas se pueden observar arritmias. A nivel del músculo liso, uno de los efectos observados es a nivel de la vejiga, y está caracterizado por contracción del esfínter, efecto que en ocasiones, pudiera ser de utilidad para el manejo de la enuresis, pero que ocasionalmente lleva a dolor durante la micción. Otros efectos reportados con anfetaminas incluyen: alteraciones gastrointestinales, anorexia, boca seca, taquicardia, insomnio e inquietud. También se Las contraindicaciones mas importantes para el uso de anfetaminas son: arterosclerosis avanzada, enfermedad cardiovascular activa, hipertensión moderada a severa, hipertiroidismo e historia de abuso de drogas.

ALTERACION POR ATENCION DEFICIENTE.

Esta alteración puede tener asociada un estado de hiperactividad, de hecho es como mas frecuentemente se le conoce, como "niño hiperactivo". La etiología de esta alteración no se conoce. La alteración por atención deficiente (AAD), es un problema de salud pública muy importante, que impacta en niños, adolecentes y aun en sujetos adultos. Una serie de evidencias epidemiológicas apoyan el hechode que la AAD, sea un facto rimportante para el desarrollo de otras alteraciones psiquiátricas en la adolescencia y en el adulto, tales como conductas antisociales, abuso de sustancias y alteraciones como depresión y ansiedad. Aun cuando no se conoces la etiología, existen datos de estudio sfamiliares y genéticos, de gemelos dados en adopción, así como de análisis de segregación, que apoyan el origen genético de esta alteración. En estudios de seguimiento se ha observado que esta alteración persiste en el adulto, en un rango del 10 % al 60 %. Si esto es cierto, nos indicaría que aproximadamente el 2 % de la población adulta padece de AAD y que muchos están sin ser diagnosticados.

El patrón clínico mas significativo del AAD es una inatención y/o hiperactividad con impulsividad. La inatención se presenta principalmente en las áreas de tipo escolar, ocupacional o sociales. Puede que los sujetos tengan una serie de fallas en algunas de las áreas mencionadas, pero casi siempre hay un descuido o una impulsividad la cual magnifica el problema. El trabajo es por lo general poco cuidadoso, desordenado, y sucio. Los pacientes cambian frecuentemente de una actividad a otra, sin percatarse de los problemas que general con este cambio en sus patrones de actividad. Los esfuerzo que requiera cierto esfuerzo mental o atención, son considerados como desagradables. Este tipo de pacientes tiene olvidos frecuentes, en cuanto a sus actividades diarias, en situaciones sociales, se les puede ver que frecuentemente cambian de una conversación a otra, sin terminar por completo las narraciones o historias, no suelen escuchar a los demás, por lo que les cuesta trabajo seguir instrucciones, por lo cual no pueden seguir o llevar con éxito actividades deportivas o juegos.

La hiperactividad puede estar caracterizada por una inquietud con sus manos, no poder estar quietos cuando están sentados, existen actividades temerarias, como trepar o brincar en situaciones de peligro extremo. La hiperactividad puede variar con la edad de cada individuo y el nivel de desarrollo. La impulsividad se manifiesta por impaciencia, incapacidad por retardar respuestas, inclusive emiten sus respuestas aun antes de que se terminen de formular las preguntas.

TRATAMIENTO

Se emplean estimulantes para el manejo de este tipo de pacientes, los mas empleados son: dextroanfetamina, pemolina y metilfenidato. Como se mencionó previamente, el metilfenidato y la pemolina son drogas de acción corta, con un tiempo promedio de acción de 4 horas, mientras que la pemolina tiene una vida media mas larga, lo cual permite su administración de una vez al día,

La literatura apoya el uso de estimulantes para el manejo de la AAD, con aproximadamente 100 reportes controlados, con respuestas que están alrededor del 70 %, mientras que en el caso de los adultos con AAD, los estudios controlados son menores, aproximadamente 10, con un porcentaje de respuesta variable en un rango de 25 a 73 %.

Las dosis recomendadas de metilfenidato son de 1.5 a 5 mg/día en un principio, para luego elevar hasta 20 mg/día, en caso de ser necesario, debido a que su vida media está en el rango de 4 horas, las dosis se pueden fragmentar en este rango, por ejemplo iniciando con la primera toma a las 07:00-08:00 h, seguida de la siguiente toma a las 11:00-12:00 h, y una tercera toma entre 16:00 y 17:00 h. No se recomienda otra toma, ya que puede interferir seriamente con el sueño. En el caso de pemolina la dosis es de 1 a 3 mg/Kg/día, con un rango inicial de 18.7 a 37.5 mg.

Los efectos secundarios mas frecuentemente reportado son disminución del apetito, e insomnio, principalmente como retardo en los mecanismos de inicio del sueño. Algunos otros problemas reportados son, la exacerbación o precipitación de alteraciones tipo tics, lo cuales pueden continuar aun cuando se discontinúen los estimulantes. Existe la preocupación, generada por los reportes de que hay disminución en la hormona del crecimiento, de que algunos niños, pudieran tener una reducción en la velocidad de su crecimiento, sin embargo el reporte inicial que indujo tal preocupación, fue con una cantidad muy baja de sujetos, y reportes mas recientes apuntan hacia otra dirección. Sin embargo, si durante el tratamientos, se observa una disminución en la curva ponderal, entonces se podrá considerar el dar "vacaciones" de los estimulantes, por ejemplo los fines de semana, o en vacaciones, con lo cual se reduce mucho este tipo de problema,

Los antidepresivos tricíclicos han sido otra forma de tratamiento para la AAD. Las ventajas de este tipo de tratamiento en relación a los estimulantes son: (1) una vida media mas prolongada, con un efecto mas prolongado que permite la dosificación de una vez al día; (2) una mayor flexibilidad en cuanto a las dosis; (3) la posibilidad de evaluar los niveles plasmáticos de los medicamentos administrados; (4) riesgos mínimos de abuso y dependencia. En la mayoría de los estudios contra placebo, los antidepresivos tricíclicos mostraron ser superiores en el manejo de la AAD, pero no fueron siempre superiores al metilfenidato, especialmente en la velocidad con la cual se inicia su acción. Los antidepresivos tricícilos (ADT), tienen vidas medias, en los niños, que están en el rango de 10 a 17 horas. Aunque el mecanismo de acción propuesto, para estas sustancias en el AAD, no se conoce se supone que tiene que ver con la inhibición de la recaptura de las monoaminas, y su aumento a nivel de la hendidura presináptica.

Enn años recientes se ha utilizado a la desimipramina en el tratamiento de la AAD, en siete estudios abiertos y controlados, se ha investigado la eficacia y toxicidad de la desimipramina, y en todos los estudios se ha observado un claro beneficio para el grupo que toma la desimipramina, con respecto al placebo. Lo mismos se ha observado con otros ADT que se han estudiado, como son la nortriptilina y la imipramina.

Existen pocos reportes controlados, de estudios con antidepresivos y AAD en el adulto, sin embargo recientemente han aparecido algunos reportes del efecto de la venlafaxina, un antidepresivos que inhibe la recaptura de serotonina y norepinefrina y en menos grado de dopamina, en el manejo de la AAD en los enfermos adultos con AAD. Hay que individualizar el tratamiento, se recomienda en los niños en un total de 5 mg/Kg, por día, con una dosis inicial de 10 a 25 mg día.

Modafinil

Es el difenil metil sulfinil acetamida, es un estimulante promotor de la vigilia. El mecanismo propuesto hasta la actualidad es que impode la recaptura de dopamina y norepinefrina, bloqueando sus respectivas proteínas transportadoras (DAT y NET). Su principla indicación es en hipersomnolecia, del tipo de la narcolepsia, pero tambien se emplea en otras somnolencias, como la apnea obstructiva del sueño, en donde a pesar de estar bien calibrados los aparatos de presión positiva, el enfermo sigue con hipersomnolencia. Es utilizado en personas con cambios de turnos laborales tambien. Hay una forma racémica, llamada Amodafinil, con mayor potencia. Modafinil no genera ansiedad, incremento de la actividad locomotora, ni el efecto de rebote de los estimulantes tradicionales. No se ha domostrado que pueda ser utilizado en perosnas con atención deficiente. Las dosis terapéuticas son de 200 a 400 mg/día. SI hay riesgo de adicciñon en algunas personas.

Otro mecanismos propuesto de acción del modafinil es en neuronas con orexinas o hipocretinas, que mantienen conexiñon con los centros del mentenimiento de vigilia en hipotálamo y tallo cerebral.

REFERENCIAS

1: Meeusen R, Roelands B, Spriet LL. Caffeine, exercise and the brain. Nestle Nutr Inst Workshop Ser. 2013;76:1-12.

2: Raike RS, Weisz C, Hoebeek FE, Terzi MC, De Zeeuw CI, van den Maagdenberg AM, Jinnah HA, Hess EJ. Stress, caffeine and ethanol trigger transient neurological dysfunction through shared mechanisms in a mouse calcium channelopathy. Neurobiol Dis. 2013 Feb;50:151-9.

3: Deslandes A, Ferreira C, Veiga H, Cagy M, Piedade R, Pompeu F, Ribeiro P. Effects of caffeine on electrophysiological and neuropsychological indices after sleep deprivation. Neuropsychobiology. 2006;54(2):126-33.

4: Urry E, Landolt HP. Adenosine, Caffeine, and Performance: From Cognitive Neuroscience of Sleep to Sleep Pharmacogenetics. Curr Top Behav Neurosci. 2014 Feb 19

5: Rivera-Oliver M, Díaz-Ríos M. Using caffeine and other adenosine receptor antagonists and agonists as therapeutic tools against neurodegenerative diseases: A review. Life Sci. 2014 Feb 13. pii: S0024-3205(14)00221-5.

6: Holst SC, Bersagliere A, Bachmann V, Berger W, Achermann P, Landolt HP. Dopaminergic role in regulating neurophysiological markers of sleep homeostasis in humans. J Neurosci. 2014 Jan 8;34(2):566-73.

7: Drake C, Roehrs T, Shambroom J, Roth T. Caffeine effects on sleep taken 0, 3, or 6 hours before going to bed. J Clin Sleep Med. 2013 Nov 15;9(11):1195-200..

8: Ago Y, Umehara M, Higashino K, Hasebe S, Fujita K, Takuma K, Matsuda T. Atomoxetine-Induced Increases in Monoamine Release in the Prefrontal Cortex are Similar in Spontaneously Hypertensive Rats and Wistar-Kyoto Rats. Neurochem Res. 2014 Mar 15.

9: Calipari ES, Jones SR. Sensitized Nucleus Accumbens Dopamine Terminal Responses to Methylphenidate and Dopamine Transporter Releasers after Intermittent-Access Self-Administration. Neuropharmacology. 2014 Mar 13.

10: Chuhma N, Mingote S, Moore H, Rayport S. Dopamine Neurons Control Striatal Cholinergic Neurons via Regionally Heterogeneous Dopamine and Glutamate Signaling. Neuron. 2014 Feb 19;81(4):901-12..

11: Calipari ES, Sun H, Eldeeb K, Luessen DJ, Feng X, Howlett AC, Jones SR, Chen R. Amphetamine Self-Administration Attenuates Dopamine D2 Autoreceptor Function. Neuropsychopharmacology. 2014 Feb 11.

12: Di Ciano P, Grandy DK, Le Foll B. Dopamine D4 receptors in psychostimulant addiction. Adv Pharmacol. 2014;69:301-21.

13: Oswald LM, Wand GS, Kuwabara H, Wong DF, Zhu S, Brasic JR. History of childhood adversity is positively associated with ventral striatal dopamine responses to amphetamine. Psychopharmacology (Berl). 2014 Jan 22.

14: Carmack SA, Howell KK, Rasaei K, Reas ET, Anagnostaras SG. Animal model of methylphenidate's long-term memory-enhancing effects. Learn Mem. 2014 Jan 16;21(2):82-9.

15: Ferraro L, Antonelli T, Beggiato S, Cristina Tomasini M, Fuxe K, Tanganelli S. The vigilance promoting drug modafinil modulates serotonin transmission in the rat prefrontal cortex and dorsal raphe nucleus. Possible relevance for its postulated antidepressant activity. Mini Rev Med Chem. 2013 Apr;13(4):478-92. Review.

16: Kim D. Practical use and risk of modafinil, a novel waking drug. Environ Health Toxicol. 2012;27:e2012007.

17: Wisor J. Modafinil as a Catecholaminergic Agent: Empirical Evidence and Unanswered Questions. Front Neurol. 2013 Oct 7;4:139. eCollection 2013. Review.

18: Wood S, Sage JR, Shuman T, Anagnostaras SG. Psychostimulants and cognition: a continuum of behavioral and cognitive activation. Pharmacol Rev. 2013 Dec 16;66(1):193-221.

NEUROENDOCRINOLOGÍA

Es esta una rama de la endocrinología, que surge propiamente en el siglo XX, cuando se detecta que estructuras proteicas, tienen efecto sobre el sistema nervioso central, y que además pueden ser incluso neurotransmisores. Esto es, no solo las hormonas que se producen en el cerebro son parte de esto, sino incluso las que se producen periféricamente y que de una manera directa o indirecta modifican el funcionamiento del sistema nervioso.

El sistema neuroendocrino puede ser conceptualizado como el conjunto de neuronas, glándulas, y tejidos no-endócrinos, además de factores neuroquímicos, hormonas y señales que son generadas por ellas, que funcionan de manera integral para regular aspectos de la conducta y funcionamiento cerebrales.

La neurosecreción y su existencia data de la segunda década del siglo XX, cuando crece la información sobre hormonas, la glándula hipófisis, las suprarrenales, y posteriormente como se conoció el papel de la pituitaria primero y luego del hipotálamo y los factores de regulación que desde está región modulan la hipófisis, llamada la "glándula maestra". El concepto de neurosecreción, se refiere a la fabricación de neurohormonas, producidas por las neuronas.

El reconocimiento de la existencia de neuronas neurosecretoras, y que estas utilizan el sistema neuro-vascular para la distribución de sus productos, fue clave para el entendimiento de los dos sistemas neuroendócrinos principales que regulan a la glándula hipófisis.

Por un lado están las neurohormonas como la vasopresina y oxitocina que se producen en los núcleos supra ópticos y paraventriculares, y que son trasportadas por axones a la neurohipófisis, y que de ahí se vierten a la circulación sistémica para ejercer sus efectos en estructuras distales.

Por otra parte están los sistemas de regulación, que desde el hipotálamo, regulan la liberación o inhibición de las hormonas de la adenohipófisis. Estas se liberan desde la eminencia media del hIpotálamo, al sistema portal hipofisario, y desde ahí a la adenohipófisis y al resto del organismo.

La homeostasis.

Es un concepto que desarrolló el famoso fisiólogo francés Claude Bernard, anotando que era un sistema que regulaba de manera constante el medio interno. Este sistema, esencial para los animales "de sangre caliente". El medio interno se regula, entre otros factores, en función con el medio externo o medio ambiente. Las condiciones de homeostasis requiere de una coordinación endocrinas, conductual y del sistema nervioso neurovegetativo. Es claro que el hipotálamo y la serie de funciones endocrinas que residen en el, han evolucionado para asumir un control crítico de las funciones de la homeostasis.

El hipotálamo y la glándula hipófisis, reciben señales hormonales desde la periferia, además de tener sensores especiales en neuronas hipotalámicas, encargadas de regular funciones tan complejas como el apetito, la sed, la temperatura corporal, el ciclo sueño vigilia, funciones circadianas, y la regulación de otras hormonas, sólo para mencionar algunas de estas. El hipotálamo es pues, el centro de la regulación de la homeostasis, monitorizando el medio interno y el medio externo.

El hipotálamo está constituido por una serie de núcleos los cuales se localizan a ambos lados del tercer ventrículo. Existen dos hipotálamos, uno a cada lado del tercer ventrículo y la nomenclatura de sus núcleos se pueden apreciar en la figura 1. El concepto de centro regulador, se ha modificado en la fisiología contemporánea, ya que esto corresponde a funciones de integración, que pueden ser desplazados en caso de lesiones o de mal funcionamiento. Este es un tipo de plasticidad. En los núcleos ventral posterior y supra óptico, por ejemplo, se regulan los electrolitos, el agua, todo esto en virtud del hecho, de que las neuronas magnocelulares en estos núcleos producen la hormona antidiurética HAD o vasopresina. Mientras que neuronas pequeñas de este mismo núcleo para ventricular, se va a producir el factor liberador de la corticotrofina (CRF).   Sin embargo, el concepto de centro nervioso funcional, sigue siendo de utilidad para algunas estructuras cerebrales, por ejemplo el núcleo supraquiasmático, cuyas neuronas presentan una frecuencia de actividad constante a lo largo de las 24 horas, es decir regulan los ritmos circadianos y la fisiología subyacente a estos.

Las funciones de homeostasis del hipotálamo requieren de señales neurales aferentes derivadas de las regiones cerebrales involucradas con determinados procesos, sensoriales, de memoria, emocionales y procesos que integren una serie de señales humorales. Estas señales producen alteraciones en la secreción de hormonas y neurotransmisores. La regulación de estas señales es posible mediante dos sistemas. Uno llamado de asa corta y el segundo denominado de asa larga.

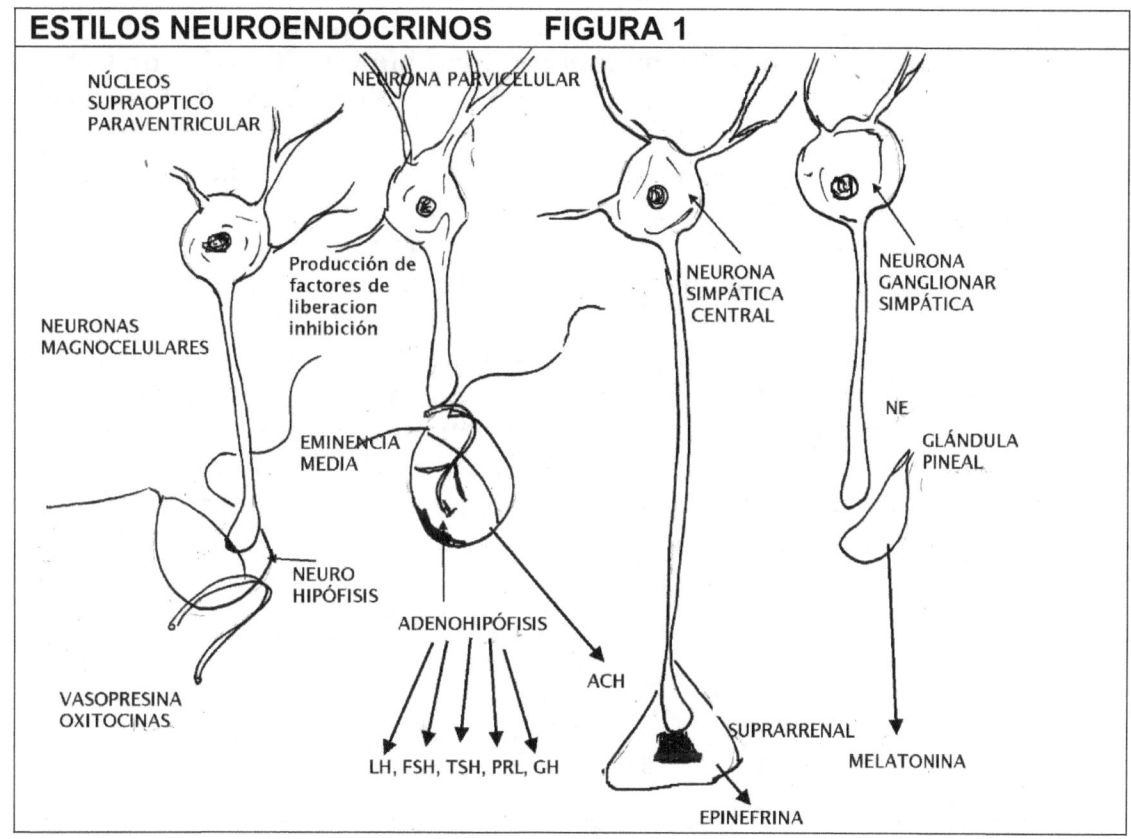

ESTILOS NEUROENDÓCRINOS   FIGURA 1

La glándula pituitaria o hipófisis

Esta estructura ha sido considerada como la glándula maestra del sistema endocrino, debido a que controla la actividad de otras glándulas endocrinas, tal como la tiroides, la suprarrenales, las gónadas. Ahora sabemos, que gran parte de la regulación de la hipófisis se lleva a cabo en el hipotálamo. La glándula pituitaria se compone por dos partes la anterior llamada al adenohipófisis y la posterior conocida como neurohipófisis. La primera tiene un origen embrionario diferente al sistema nervioso, esto es en el endodermo. Mientras que la neuro hipófisis, si provienen del tejido ectodérmico, como el resto del sistema nervioso.

El sistema de vasos sanguíneos portales, se explica entonces debido al origen diverso de la parte anterior de la hipófisis, que no se conecta directamente con el hipotálamo, sino que es una serie de vasos sanguíneos que desde la eminencia media, parten hacia la parte anterior del hipófisis con los factores de emisión o de facilitación de la secreción hormonal. Los factores de inhibición o de liberación del hipotálamo se pueden observar en la figura -2.

La mayoría de las neuronas que producen hormonas en el hipotálamo se pueden agrupar en tres grupos. Los neuronas que producen factores de liberación o de inhibición; el sistema tuberoinfundibular o TIB a A y en tercer lugar los núcleos para ventricular es que supra ópticos que liberan neuro secreción a la hipófisis posterior. Las hormonas liberadas por neuronas se fabrican en el cuerpo de ellas, en los sistemas de retículo en su plástico rugoso del cuerpo neuronal. Estas se van a fabricar en las llamadas pre hormonas que viajan por transporte del axón en cantidades redundantes.

La transducción del sistema neuro endocrino.

La transformación de señales nerviosas (potenciales de acción y liberación de neurotransmisores) en células neuro endocrinas es a lo que se denomina transducción neuro endocrinas.. En general los eventos de liberación de las hormonas fabricadas sistema nervioso tiene ciertas similitudes a lo que ocurre con la liberación de neurotransmisores, llegado el potencial de acción o de una señal relevante de lógica, despolarización, liberación de hormonas y receptores en las células blanco

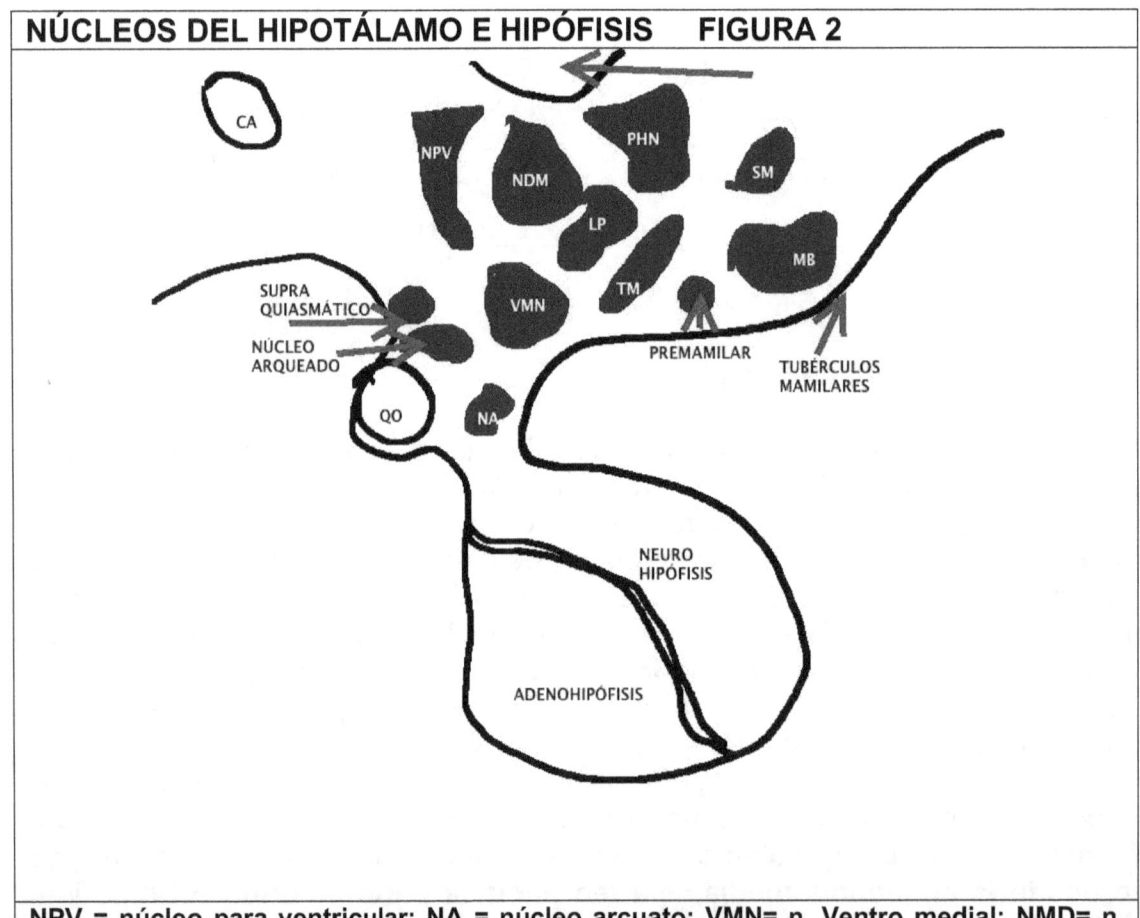

NÚCLEOS DEL HIPOTÁLAMO E HIPÓFISIS   FIGURA 2

NPV = núcleo para ventricular; NA = núcleo arcuato; VMN= n. Ventro medial; NMD= n. Dorsomedial; TM = tuberomamilar; PHN = posterior hipotalámico nucleo.

ASPECTOS BÁSICOS DE LA INTEGRACIÓN NEUROENDOCRINA.

El sistema de regulación neuroendocrino puede ser descrito como un control reflexivo. Los reflejos neuroendocrino son similares a los reflejos musculares, ya que operan una manera estereotipada, es decir un patrón fijo de acción. Uno de estos reflejos endocrinos, de los más estudiados es el de la hormona oxitocina y también la vasopresina. La primera, se activa por diferentes estímulos, pero uno de ellos reflejo, es la succión sobre el pezón para la extracción de leche. La segunda hormona vasopresina se libera en condiciones de baja concentración de líquidos en el cuerpo, con esto inhibe la diuresis para conservar líquidos. Para fines de ordenamiento en cuanto mecanismos de regulación se habla de los ejes: hipotálamo -hipófisis - órgano blanco o glándula blanco. Todos estos son sistemas que se regulan mediante retroalimentación a diferentes niveles (ver figura 3).

Los sistemas neuroendocrinos funcionan con un símil metafórico a los sistemas de ingeniería. Los sistema de control neuro endocrino controla variables fisiológicas y las mantienen en un rango de valores, que están en coherencia con las funciones adaptativas del animal y su medio ambiente el sistema genera una ventana de rangos de valores, que trata de mantener. La señales de retroalimentación son importantes para mantener el rango de variabilidad en la homeostasis. Ahí retroalimentación negativa, cuando la señal frena al eje que produce los factores de liberación. El hipotálamo, se convierte pues, en un sistema de integración. Cuando se detectan errores se ajustan los elementos en dirección opuesta al origen de la desviación del punto de equilibrio esto.

La alostasis es una forma de equilibrio por arriba o por debajo del rango de valores habituales para una función o variables biológicas. El organismo se adapta a esta nueva ventana, aunque a la larga se observará un efecto en otras funciones, en un fenómeno parecido al de "bola de nieve".

RECEPTORES A NEUROHORMONAS

Estos son del subtipo de receptor acoplado a proteínas G. (GPCRs). Las familias de estos receptores son la rodopsina, la secretina y glutamato. La mayoría de estos receptores son neuropeptidos, pero hay una regulación de estos por NTs como catecolaminas y lípidos. Otra forma de dividir a los receptores es en función de su localización en la célula y los mecanismos sectores acoplados a ellos. (A) receptores asociados a enzimas como la tirosina cinasa, para el caso de la insulina; (B) receptores acoplados a canales irónicos; (C) receptores acoplados a proteínas G; y (D) receptores intracelulares acoplados a factores de transcripción (hormonas tiroideas y esteroides). Los receptores hormonas pueden ser activados por estímulos como olores, sabores, luz, neurotransmisores y otras hormonas.

Factores de liberación o inhibición del hipotálamo FIGURA 3

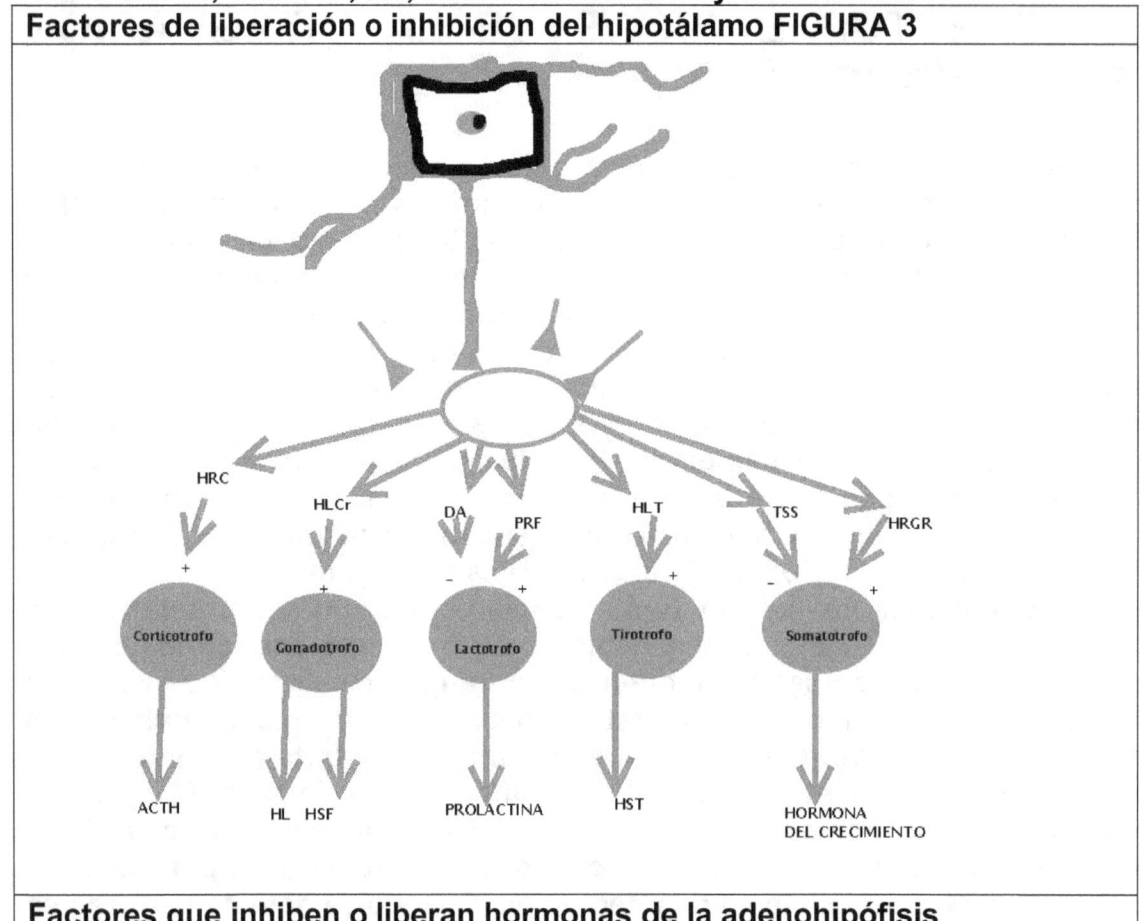

Factores que inhiben o liberan hormonas de la adenohipófisis

EJE HIPOTÁLAMO- HIPOFISIS- ADRENALES (HPA).

La adaptación al estrés y la restauración de la homeostasis requiere de la coordinación de una serie de respuestas complejas, que incluyen aspectos conductuales, endocrinológicos, inmunológicos y del sistema neurovegetativo. La mayor respuesta al estrés es la activación del eje HPA, el cual es clave para los procesos de ajuste y homeostasis. Se observa la activación de factores hormonales en el hipotálamo, como son la hormona liberadora de la córticotrofina, y en menor grado la vasopresina.

El primer evento en la activación del eje HPA involucra a un grupo de neuronas de los núcleos para ventricular es del hipotálamo. Estas neuronas fabrican el CRH así como la vasopresina, las cuales serán liberadas a la circulación para que lleguen a las células llamadas córticotrofos de la hipófisis anterior. Estos últimos son los responsables de la secreción de la hormona ACTH. Una vez que esta última se libera circulación el principal blanco de esta sustancia es la zona fasciculata de la corteza suprarrenal. Ahí va a estimular la producción de glucocorticoides. La respuesta que genera el eje HPA es rápida y duradera. En la mayoría de los casos esta respuesta es mantenida por un periodo largo, aun cuando si persiste el estímulo, si puede observarse un tipo de tolerancia. En situaciones de estrés extremo si hay un aumento de la ACTH y glucocorticoides a eventos novedosos y estresantes, aun cuando se haya generado previamente tolerancia.

Los aspectos históricos de la regulación de este sistema de suprarrenales y corticosteroides, fue propuesto por Hans Selye en la década de los años 40 las del siglo XX. Él y su grupo describieron que ante situaciones de estrés había un aumento en la producción urinaria de corticosteroide, así como un aumento de ACTH en el plasma. Desde décadas previas se sabía que los tumores de la hipófisis anterior, algunos de ellos producían aumento en la suprarrenales. Este síndrome fue descrito por Harvey Cushing, y lleva su nombre. La estimulación eléctrica del hipotálamo, en la zona supra ópticas produce un aumento en la liberación de ACTH, finalmente esta fue aislada en el año de 1955.

El núcleo para ventricular del hipotálamo es el sitio de producción de los factores de liberación CRH y VP, en estudios posteriores se detectó que las mismas neuronas en esta región pueden fabricar los dos péptidos. Una segunda región llamada magno celular el responsable de la producción de VP y oxitocina. El CRH es una molécula que contiene 41 aminoácidos. Además de expresarse en las zonas ya mencionadas del hipotálamo, también se le ha localizado en áreas límbicas del cerebro, como la amígdala y la estría terminal, locus cerúleas, y zonas corticales. Esta localización fuera del hipotálamo puede desempeñar un papel importante en conductas de respuesta al estrés, por ejemplo un mayor estado de alerta, disminución del apetito y de la conducta sexual y un aumento de la reactividad del sistema simpático adrenal. Las funciones de este péptido, CRH, pueden ser modificadas por la interacción o secuestro de proteínas plasmáticas.

La vasopresina, VP, es un péptido de nueve aminoácidos, que se produce en el núcleo supra óptico y en las regiones dorso laterales. Estas neuronas proyectan sus axones, al lóbulo posterior de la hipófisis y de ahí al resto de la circulación. Tiene efectos sobre el epitelio vascular y el tubo contorneado distal renal.

El sistema de retroalimentación de tipo inhibitorio sobre el sistema, desempeña un papel relevante en reducir el tono del eje HPA. Los corticoides periféricos, actúan al nivel de hipotálamo y de la adenohipófisis para frenar el sistema. Este efecto es mediado por el tipo de receptores Glucocorticoide 2.

Un efecto de inhibición importante, además de actuar en hipotálamo y adenohipófisis, es en sistema límbico. En el hipocampo, por ejemplo, hay una alta densidad de receptores a glucocorticoides, y mineralo corticoides.

EFECTOS DEL ESTRÉS SOBRE OTROS SISTEMAS NEUROENDÓCRINOS.

Eje hipotálamo – Hipófisis – Gónadas.

Está bien establecido que el estrés suprime los aspectos de la regulación reproductiva. Las neuronas localizadas en el área medial pre óptica, que liberan el factor liberador de las gonadotrofinas de manera pulsátil, y que va a estimular la producción de la hormona latinizante, y la folículo estimulante, que participan en la regulación de ovarios y testículos. En estrés hay una inhibición a nivel de la producción de la hormona estimulante de las gonadotrofinas. No es solo la inhibición directa del eje HPA, como la amígdala, el núcleo arqueado, y el locus coeruleus. Todo esto estimula a las células GABA para que inhiba a las neuronas del área medial pre óptica.

INTERACCIÓN DE NEURONAS DEL SISTEMA ACTH   FIGURA 4

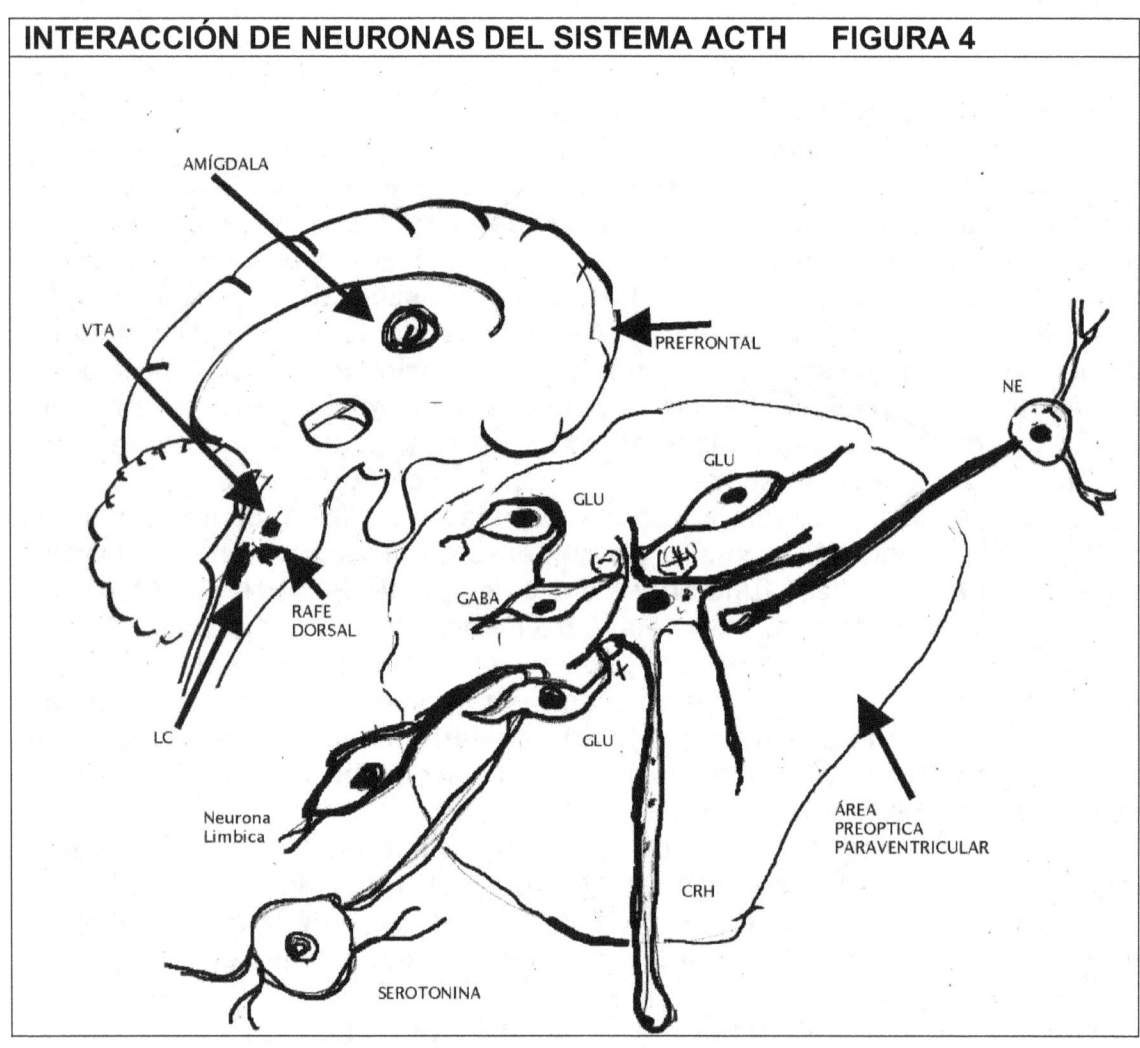

Eje Hipotálamo-Hipófisis-Tiroides (HPT)

El estrés produce una elevación aguda del tono del eje HPT, que se detecta por un aumento de los niveles circulante de la hormona estimulante del tiroides. Sin embargo, en el estrés crónico se observa una disminución de este eje HPT, tanto en animales experimentales como en humanos. Esto último lleva a una disminución de la actividad metabólica, que puede contribuir a la conservación de la energía en situaciones de estrés crónico. Hay una inhibición de THR/TSH y si persiste el estrés se reduce la conversión de T4 a T3 en los tejídos periféricos.

Eje hipotálamo – Hormona del Crecimiento

La activación del eje HPA tienen un efecto complejo sobre la hormona del crecimiento. El control de la hormona del crecimiento, es regulada en los somatotropos por la hormona liberadora de la hormona del crecimiento. Esta se produce en el núcleo arqueado. La inhibición de esta corre a cargo de la somatostatina, un péptido de 14 amino ácidos. Este se produce en el núcleo para ventricular. La somatostatina tiene un efecto doble de restricción. Por un lado suprime GHRH en el núcleo arqueado y a nivel de los somatotropos en la hipófisis.

La hormona del crecimiento ejerce sus funciones sobre el crecimiento y el metabolismo, esto mediante la estimulación y secreción del factor de crecimiento parecido a la insulina tipo 1 (IGF-1), a nivel del hígado. El estrés agudo aumenta los niveles de hormona del crecimiento, este efecto es el resultado de la estimulación directa de los glucocorticoides sobre los somatotropos. Sin embargo, el estrés crónico reduce este efecto sobre la hormona del crecimiento. Este último efecto es mediado por la propia hormona estimulante de la hormona del crecimiento. La administración de esta en animales estresado, disminuye la disponibilidad de la HC, esto se debe a un aumento en la disponibilidad de las somatostatinas.

El estrés conduce a un aumento inicial en la actividad metabólica, lo cual es necesario para sostener la gran demanda de energía para mantener la frecuencia cardiaca elevada, la presión arterial, el tono muscular elevado, y la demanda cerebral. Este aumento de energía está asociado a catabolismo de proteínas, lipolisis, gluconeogénesis, glicogenolisis y liberación de glucógeno hepático.

Lo anterior esta mediado por la activación del tono del eje HPA y el sistema simpático. Por otro lado, el apetito disminuye y este efecto se ha explicado por el aumento de la liberación de CRH.

Este es un efecto interesante, porque pareciera que si hay un aumento de consumo de energía corporal, se podría suponer que aumentara el apetito. Sin embargo, hay una serie de reacciones "catastróficas" , que parecen prepara al organismo para morir.

Las señales de glucosa, leptinas, e insulina, son detetadas por el núcleo arqueado, los receptores a CRH son abundantes en este núcleo. En donde además se producen péptidos orexigénicos (aumentan el apetito), como el péptido Y, la proteína vinculada a Agouti, y en péptido anorexígeno alfa-MSH y Cocaina, el factor regulador de las anfetaminas o CART. Hay una inhibición de CRH sobre los núcleos para ventriculares, que inhiben los factores orexigénicos.

NEUROENDOCRINOLOGÍA DE RITMOS CIRCADIANOS

Uno de los aspectos relevantes de esta sección, parte de la premisa de que los ritmos circadianos forman un eslabón entre la regulación del medio interno con los cambios del medio ambiente externo, por ejemplo en lo referente al ciclo luz-oscuridad, estaciones del año, e incluso aspectos en el rango de minutos o de años (ifradianos y ultradianos).

Las hormonas no escapan a esta regulación. La variabilidad temporal a lo largo de un día es la regla, aun cuando no todas las hormonas están directamente vinculadas al marcapaso central, núcleo supraquiasmático, pero si a otras señales como el sueño, la alimentación, el ciclo reproductivo, entre otras.

El núcleo supraquiasmático (NSQ), es considerado el reloj central o marcapaso. El ritmo de sueño, el de alimentación y el de temperatura corporal están dictados por este llamado reloj central. Sin embargo, algunas hormonas no tienen una regulación directa de el NSQ, por ejemplo la hormona del crecimiento y la prolactina se producen en la primera parte de la noche, en donde hay sueño de ondas lentas. Otras, como la melatonina está acoplada a la oscuridad, esté o no dormido el individuo.

El término de ritmos circadianos indica cercano a las 24 horas, y esto es debido a la observación de que el NSQ no oscila exactamente cada 24 hrs. Si se mantiene a una persona en una condición contante de oscuridad por varios días, se observa que hay un "libre corrimiento", del ritmo endógeno, que es de casi 24 horas, pero no exactas.

Algunas de las variables que se han constatado se corresponden a una oscilación circadiana son: el número de leucocitos, amino ácidos, hormonas, temperatura corporal, frecuencia cardiaca, presión arterial, flujo urinario. Ingesta de comida, sueño, estado de ánimo, vigilancia, ejecución cognitiva.

También hay ritmos de respuestas variables a estímulos externos como los fármacos y esto se relaciona a los ritmos de sensibilidad a receptores, y neurotransmisores.

El NSQ es una estructura par, situada a ambos lados del tercer ventrículo en el hipotálamo anterior. En el este núcleo hay aproximadamente 10,000 células en cada lado. Las lesiones del NSQ en roedores, se recuperan si se transplanta un NSQ de otro animal. En la situación de aislamiento del NSQ, algunas de las funciones de actividad y reposo permanecen intactas (producción de vasopresina, metabolismo de glucosa, y expresión de genes).

Las células en el NSQ parecen estar organizadas en dos grupos: el grupo central, y la capa de la cubierta. La primera es responsable de las conexiones con la retina (vía retino hipotalámica), mientras que la cubierta son las células que presentan un patrón de oscilación neuronal.

En las cʹlulas "in vitro", se ha podido corroborar que los llamados genes del reloj, se mantienen funcionales por días y aún semanas. Estos genes son: per1, per2, per3, cry1, cry2, tim, clock, B-mal1, CKI épsilon y delta. En otras células del cuerpo, se ha podido encontrar las manifestaciones de estos genes de oscilación.

Uno de los aspecto claves de la regulación circadiana es el de la sincronización con las variaciones de luz y oscuridad y otros agentes que pueden sincronizar el NSQ. A estos agentes se les llama "Zeitgebers", una palabra alemana que indica "otorgar tiempo".

REGULACIÓN ENDOCRINA DE LA ALIMENTACIÓN.

Esta es una interacción en ambas direcciones. Por una parte el cerebro regula a través de las hormonas y otros mecanismos la ingesta y almacenamiento de nutrientes y por otra los almacenes grasos regulan las conductas de búsqueda y alimentación.

La regulación de la conducta alimentaria puede evaluarse mejor en un contexto evolutivo, en donde la norma era el ayuno. Los seres humanos por 150000 de años, fueron recolectores y cazadores y sus normas de dieta estuvieron en función de lo que obtenía. Es decir, el organismo almacena lo que quiere, después del ayuno prolongado, en previsión de proseguir sin alimentos. En la actualidad, la mayoría de los seres humanos ingieren alimentos, al menos tres veces al día, esto es algo novedoso, para lo cual no estamos adaptados y el resultado ha sido la epidemia mundial de obesidad mórbida.

La alimentación forma parte de un esquema de conductas motivadas. Este esquema tiene cuatro fases las cuales deben de ser expresadas en una secuencia temporal simple, para la ejecución de estas conductas complejas. La conducta de alimentación es iniciada por una serie de estímulos en el cerebro. Esto lleva a una conducta de búsqueda de alimento. Esta última es integrada por estructuras del encéfalo y el tallo cerebral. Cuando la comida es localizada, el paso siguiente es ingerir la, en donde la interacción con el alimento es múltiple: oler la, probar la, masticar y tragar. En la medida que la fase de ingesta de alimentos progresa, la información que llega al cerebro cambia hacia un patrón de saciedad.

Las conductas de alimentación no son homogéneas. Por ejemplo, existe el patrón de ingesta llamado espontáneo. En donde hay una disponibilidad de alimento constante. La alimentación espontánea es una conducta pro activa, es decir anticipatorio. Esta precede a señales que detectan baja en glucosa o leptinas. También desempeñan una función importante en este tipo de alimentación las señales circadianos.

El tipo de alimentación por deficiencia o veo o menos taxis es también conocida como alimentación reactiva, si ocurre en función de un balance negativo de energía. El tiempo la frecuencia de los alimentos van a depender de la disponibilidad de comida. Una serie de geniales sensoriales desempeñan un papel primario para iniciar la búsqueda de comida que en general se activa por el sentimiento de hambre

alimentación oportunista. Esto ocurre en respuesta a la disponibilidad inmediata de alimentos altamente favorecidos. Este tipo de información alimenticia depende de archivos de memoria de sitios en donde se ha encontrado este tipo de alimento es decir depende de procesos de aprendizaje y de señales de recompensa.

Modelo de integración de un endocrina, autonómica, y conductual de la alimentación.

La red de información sobre alimentos comprenden una gran variedad de estímulos. Estímulos sensoriales de la modalidad de los colores y gusto así como de memoria vinculada al tipo de alimentos que se presenta. Esto interaccionar a con los niveles de funcionamiento del cerebro, si se está despierto, atento, anónimo circadianos de diferentes variables biológicas.

La regulación hipotálamica está en la primera línea en el caso de ingesta de alimentos. Hay una serie de núcleos en la zona media del hipotálamo, cada uno de los cuales contiene una red de activación que integra eventos particulares para conductas específicas. Algunas de estas conductas son el aseo y búsqueda de alimento. Esto último localizado sobre todo del hipotálamo lateral. El control directo sobre el sector motor (músculo estriado y liso, glándulas de un endocrinas) se acompaña de una actividad pre motora. Estas neuronas neuro endocrinas motoras están fiscalmente localizadas en el núcleo periventricular del hipotálamo.

Hay otro sistema que se encarga de la representación sensorial de los objetos y que tiene una expresión completa en la conducta de alimentación. Este sistema interpreta, da prioridad, almacena y evoca información recolectada por los sistemas sensoriales con respecto a la comida. Esto incluye aspectos de aprendizaje y de memoria que se almacenan en encéfalo y cerebelo. Hay una conexión con los sistemas de recompensa del tallo cerebral y del sistema límbico en particular con el núcleo acumbens y la amígdala.

El hipotálamo desempeña un control motor importante en las conductas de alimentación y el metabolismo. Esto puede ser denominado de manera metafórica como: "Alimentostato" es decir un sitio en el hipotálamo que está regulando la ingesta de alimentos en función al metabolismo, pero también la saciedad y otros aspectos vinculados con este tema. Hay una columna en la parte medial del hipotálamo cuyos núcleos están asociados con las conductas de motivación y eventos motores (neurovegetativo los, neuroendocrinas y conductuales) todos asociados con la conducta de consumo de alimentos. Mientras que una sección de columnas en la parte posterior del hipotálamo se encargan de las conductas de exploración y almacenamiento. Este modelo permite integrar patrones de ingesta de comida pero también de saciedad.

Muchos estudios han identificado al núcleo para ventricular del hipotálamo como parte de esta zona del hipotálamo lateral, que controla las conductas de ingesta de alimentos.

LEPTINAS.

Las Leptinas son las hormonas que se producen y secretan en los adipocitos. Se caracterizó por primera vez en 1994. Las Leptinas proporcionaron una nueva perspectiva para examinar la interacción del metabolismo periférico con el cerebro. Éstas son hormonas 167 aminoácidos que actúan el hígado, músculo esquelético, en donde regulan metabolismo de glucosa y de cítricos. También actúan en células pancreáticas de los islotes suprimiendo la secreción de insulina. Sin embargo la función más relevante para la regulación de la conducta de alimentación es a nivel cerebral a este nivel suprimen la conducta de ingesta de alimentos. Debido a que los niveles de Leptinas en la circulación sanguínea derivan exclusivamente de los adipocitos, estos niveles traduce en el estado del tejido graso a nivel neuronal tranducen un freno a la ingesta de alimentos. Hay muchos estudios que se han enfocado en las consecuencias de la elevación de las Leptinas plasmáticas en la obesidad, se ha concluido que hay un desarrollo de resistencia al papel inhibidor de las Leptinas.

En el cerebro al receptores para Leptinas, que pertenece a una variedad similar al de la interleucina -6. Por medio de estudios con la técnica de hibridización in situ, se han detectado esto receptores en el hipotálamo, tálamo, mecenecéfalo y cerebelo. En el hipotálamo las zonas de mayor densidad se localizan en el núcleo arqueado, en la zona dorsomedial, en la zona ventral premamilar, y ventro medial.

La supresión de la ingesta de alimentos por la inyección ya sea periférica o central de Leptinas, fue una de las primeras propiedades de estas hormonas. Las Leptinas reducen el tamaño de la ingesta de alimentos y la frecuencia de esta. Las Leptinas también puede modificar la conducta de búsqueda de alimento.

El neuro péptido Y fue detectado hace más de 30 años y cuando se inyecta el hipotálamo aumenta considerablemente la ingesta de alimentos. Este péptido aumenta la conducta delictiva motora hacia las fuentes de alimento, aumenta el tamaño de alimentos. Otro sistema importante en la regulación del apetito son los receptores para la hormona melanocortina. Este tipo de receptores son importantes para el control de la conducta alimentaria. Las Leptinas pueden suprimir ambas neuro hormonas.

Los ratones nockout para Leptinas (ob/ob), son obesos y desarrollan diabetes. Estoy llevado suponer que además se el efecto en la conducta de alimentación, las Leptinas actúen en el hipotálamo para regular el metabolismo de glucosa y lípidos. Las Leptinas pueden ayudar a mejorar la sensibilidad a la insulina por estimulación de la oxidación de ácidos grasos y la lipogénesis.

Aun cuando las neuronas del hipotálamo medial expresen receptores para Leptinas, estas neuronas no explican el genotipo completo de los ratones lep/lep, que tiene una ausencia completa de Leptinas. Estas sustancias también pueden actuar en regiones cerebrales acumuladas mecanismos recompensa, sitios placenteros. Es una función especialmente relevante en los seres humanos, en donde la alimentación tiene funciones de interacción social.

INSULINA.

Éstas se producen las células beta de los islotes de Langerhans en el páncreas endocrino. Esta es la única hormona que puede producir la glucosa sanguínea en sangre, mediante el efecto de aumentar la captura de glucosa en el músculo, hígado y tejido adiposo. Los cambios de cosa sanguínea modificando el patrón de actividad de algunas células del hipotálamo. Hace 30 años se detectaron sitios específicos de unión a la insulina en el cerebro y mecanismos de transporte de la insulina a través de la barrera hemato encefálica. La insulina puede regular la ingesta de alimentos y el peso corporal mediante acciones directas en el cerebro. Al receptores de insulina del cerebro que están vinculados a la conducta alimentaria. Algunos de los sitios de ayuda gran densidad esto receptores son el bulbo rotatorio, el cerebelo, la corteza cerebral, el hipocampo, el plexo coroides, la región experimental ventral anterior y el núcleo arqueado. La insulina administrada directamente al cerebro disminuye la conducta de ingesta de alimentos. También tiene un efecto sobre la homeostasis de la glucosa.

GLUCOCORTICOIDES.
La acción metabólica de los glucocorticoides es diversa y compleja como su nombre indica estos esteroides aumentan los niveles de glucosa en sangre, mediante un mecanismo de degradación de glucógeno hepático. También pueden movilizar otras sustancias para fabricar cosa nueva de

otros tejidos por ejemplo aminoácidos desde músculos, ácidos grasos y por la lipo lisis en los adipocitos. Los glucocorticoides también funcionan como agentes permisivos en el mecanismos de acción de las catecolaminas y del glucagon.

Los glucocorticoides pueden también actuar de manera directa en el cerebro. Para esto utilizando el mismo receptores de alta fidelidad.

HORMONAS GASTROINTESTINALES.

Hay una serie de hormonas que participan en las otras ingesta de alimentos y que se liberan en el tracto gastrointestinal. La colecistocinina o CCK se fabrica en las células intestinales del duodeno y la primera porción del intestino delgado. Sólo una señal muy importante de saciedad que lleva a través de un reflejo del nervio vago a detener el consumo de alimentos.

La grelina es sintetizada en las células intestinales del estómago e intestino delgado, es activada mediante la grelin o acetil transferasa para producir el péptido biológicamente activo. Esta es una hormona que estimula la ingesta de alimentos y la única localizada a nivel intestinal de este tipo también se localizan receptores a esta hormona en el cerebro, se expresan en la hipófisis que los núcleos del vago en piso del cuarto ventrículo.

Péptido pancreático YY, péptido similar al glucágon, ,y amilina. Estos son sintetizados por las células L en la parte distal del intestino. Intervienen en diferentes eventos de la conducta alimentaria y de las hormonas previamente descritas. La amilin se fabrica en las células pancreáticas de los islotes y funciona disminuyendo la conducta de ingesta de alimentos, actuando a nivel del piso del cuarto ventrículo.
El ayuno prolongado.

Las hambrunas y sus consecuencias en la baja de energía son uno de los cambios más poderosos que retan la vida de un animal. En estas condiciones se ha visto una reducción en los niveles de Leptinas en el cerebro esto produce un aumento del hambre y altera el metabolismo energético con la finalidad de mantener niveles constantes de glucosa y conservar los sitios del manejo de almacenamiento de esta. Sin embargo el ayuno prolongado puede alterar a una serie de sistemas hormonales. En animales de laboratorio se ha visto que después de tres horas de ausencia de alimento haya aumento en el plasma de ACTH, es decir que el animal activas mecanismos estrés. En períodos prolongados de ayuno se observa una disminución de las hormonas tiroideas y del metabolismo basal. La hipoglucemia es uno de los mayores retos de sobrevivencia porque reduce la fuente de energía hacia el cerebro. Una serie de manifestaciones físicas bien definidas ocurren cuando los niveles de glucosa sanguínea están por debajo de su rango normal: sudoración, desorientación, decline cognitivo, crisis compulsivas.

ASPECTOS NEUROENDOCRINOS DE LA CONDUCTA SEXUAL.

La conducta sexual tiene como meta la reproducción de nuestra especie y obtener placer. Este último es un aspecto vinculado con la cultura, que sin embargo tiene un componente euro biológico. Los aspectos del placer están evolutiva mente determinados para facilitar la cópula. Las especies que utilizan la reproducción sexual dependen de la presencia de hormonas esteroides, producidas y secretadas por las gónadas.

La conducta sexual de hembras y machos tiene tres componentes: atracción, motivación y ejecución. En la mayoría de las especies, ya sea a los machos o las hembras desarrollar conductas elaboradas para atraer a una pareja. Sin la motivación, el deseo de búsqueda sexual es bajo. Durante el acto de populación hay un intercambio de material genético. Todos los aspectos de la conducta sexual están bajo control hormonal.

En el macho, se conoce desde el año de 1849, que la testosterona es secretada por los testículos. La castración elimina el deseo sexual y la administración de testosterona, la establece, como fue establecido en 1935 en animales de granja. Una vez que se obtuvo la testosterona sintética pudo ser utilizada y explorada en la conducta sexual masculina.

El patrón de secreción de testosterona en el varón es tónico. En este sentido la testosterona sérica, aunque es secretada de manera pulsátil, se mantiene relativamente constante. Los hombres son sexualmente receptivos en función de los niveles elevados de testosterona. En animales castrados ayude decline gradual de testosterona que dura aproximadamente 14 días. Si se restituye la testosterona, el deseo sexual va regresar en ese mismo lapso de dos semanas. En animales de reproducción anual, los niveles de testosterona decaen y se elevan según la época del año en la que se reproduce. Lo mismo ocurre con el deseo sexual. La motivación, se refiere a menudo al deseo, dividido, impulso sexual. Esta es la energía que se emplea en esta conducta específica. La ejecución, por otro lado es la parte mecánica de la cópula en sí. La motivación o deseo sexual es subjetivo, pero se puede inferir por la conducta de los animales.

TIPOS DE RECEPTORES A ESTRÓGENOS   FIGURA 5

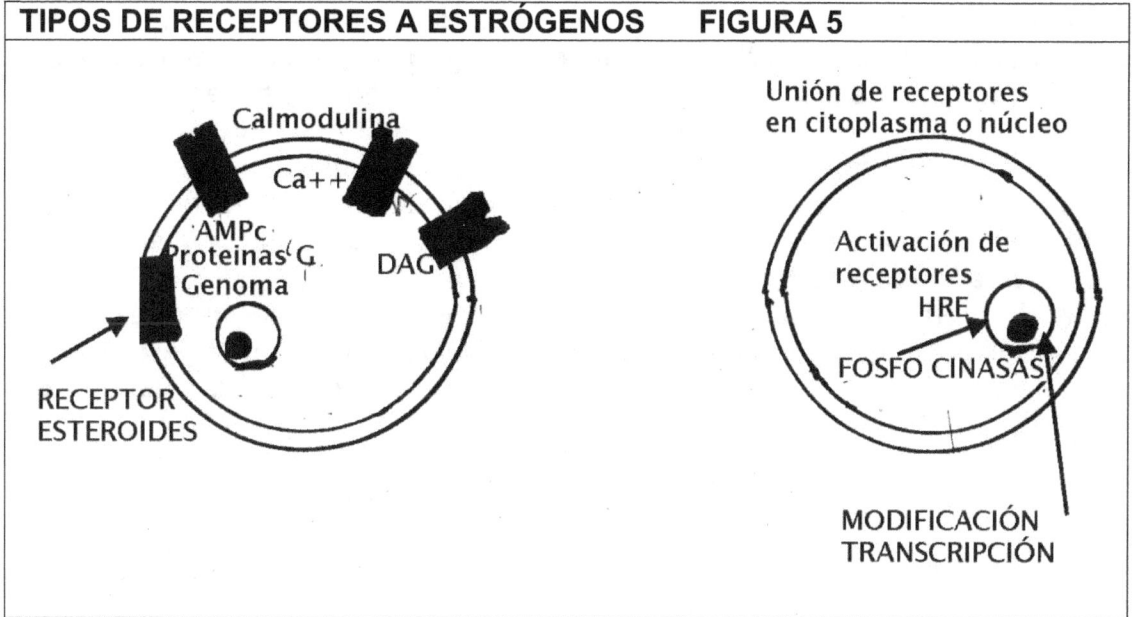

La importancia de la testosterona como la hormona del deseo sexual masculino, se cuestionó en la década de los años 70 del siglo pasado, por una serie de estudios se demostraron que el estradiol, también podría aumentar el deseo sexual y la conducta en animales castrados. La testosterona es una hormona esteroidea que tiene dos metabolitos principales: el estradiol, el cual se forma dentro del cerebro mediante una enzima aromatasa, el otro es la vi y la dihidro testosterona, que se forma a partir de la enzima cinco -A -reductasa. Estos estudios pusieron de manifiesto el papel modulador de los estrógenos en la conducta sexual masculina. Se ha propuesto que la testosterona sea una pro hormona, y que el estradiol sea el agente activo en la estimulación de la conducta sexual. Se sabe que es necesario niveles elevados de testosterona y más bajos de estrógenos para obtener una conducta óptima sexual en varones.

Uno de los sitios que se ha propuesto, para explicar la parte mecánica del deseo sexual masculino en el hipotálamo es el área medial pre óptica. Lesiones en esta región suprimen por completo la conducta sexual. Otras áreas cuya lesión produce la exhibición de la conducta sexual son el bulbo olfatorio, que tiene proyecciones hacia la amígdala. Y la misma amígdala en la región córtico medial.

Hembras.

Hay cuatro épocas a lo largo de la vida de las hembras de mamíferos durante las cuales la fluctuación en las hormonas del ovario son importantes conductual mente. Éstas son la pubertad, el ciclo menstrual, el embarazo y la menopausia. En la pubertad y en la fase estrogénica del ciclo menstrual, al un aumento del deseo sexual, en especial en los días cercanos a la ovulación. El deseo de sexo femenino es también una mezcla de estrógenos y testosterona, aunque ésta sea en cantidades mínimas. La menopausia es una etapa en la que el decline de hormonas sexuales, puede llevar aparejada una baja del deseo sexual. Sin embargo, aspectos culturales y placenteros pueden variar de una cultura a otra.

En las hembras existen evidencias de diferentes zonas del hipotálamo en donde podrían actuar los estrógenos, potenciados por la progesterona para explicar por el deseo sexual. En especial el núcleo ventral medial del hipotálamo.

ASPECTOS PSIQUIÁTRICOS DE LOS TRASTORNOS DE LA ALIMENTACIÓN.

Este grupo de alteraciones son la Anorexia Nervosa, la Bulimia Nervosa, Alteraciones de la conducta alimenticia diversas (v.g pica) y en el DSM-IV, también se considera a la obesidad como una alteración de la conducta alimenticia.

ANOREXIA NERVOSA

Este es un trastorno que predomina en las mujeres con respecto a los hombres. En Estado Unidos de América, la incidencia es de 1 a 5 casos por 100 000 personas al año. Se ha observado que es una alteración de niveles socioeconómicos medios y altos, que se presenta con mayor frecuencia en los países desarrollas o en los que están en vías de desarrollo.

El dato clínico cardinal, es que la paciente rehúsa mantenerse en su peso mínimo ideal, con un temor constante a ganar peso, lo cual prosigue aun cuando la paciente haya perdido una gran cantidad de masa grasa y muscular. Esto nos da una idea de que hay una alteración en la autopercepción, ya que aunque este la paciente delgada, se percibe como obesa. Este trastorno es de predominio en la adolescencia, en donde las personas inician con una restricción de los alimentos de alto contenido calórico. Posteriormente la persona adopta sólo un tipo de alimentos, que se asegura de que no sean ricos en calorías y los consumen de manera estereotipada. Finalmente la persona recurre a otras estrategias para perder peso como son el vomitar, la utilización de laxantes, enemas, y el ejercicio compulsivo. Sin embargo el miedo intenso a subir de peso no se mejora con las restricciones dietéticas o las otras medidas descritas. Psicopatológicamente la paciente está instalada en una actitud pseudo delirante, que por momentos es irreducible a todo razonamiento lógico, aun cuando por ejemplo se le confronte con la báscula.

La autoestima de estas pacientes depende en gran medida de la percepción que estas tienen de su figura y de su cuerpo, aun cuando no sea de todo su cuerpo, sino de regiones determinadas del mismo (v.g. caderas, abdomen, cintura, piernas, senos). La contemplación en el espejo llega a ser una actividad compulsiva, hay una sensación de poder através de "la fuerza de voluntad".

En las mujeres que ya han presentado su menarca, hay suspensión de la menstruación. La amenorrea es habitualmente la consecuencia de la baja en el peso, ya que esto repercute en una serie de eventos hormonales. Por ejemplo, se ha reportado una disminución importante en los niveles de estrógenos, lo cual se debe a que hay una baja en la producción de hormonas hipofisiarias, por ejemplo, como la hormona folículo estimulante (HFS) y la hormona luteinizante (HL), todo lo cual nos lleva a suponer que hay una disfunción importante a nivel del hipotálamo.

El DSM-V distingue dos subtipos de anorexia nervosa: el subtipo restrictivo, en donde la persona pierde peso a través de privarse de alimentos, ayuno, dietas, ejercicios compulsivos y por otro lado el tipo de anorexia que se alterna con atracones y vómito/purgas. Algunos de los problemas que habitualmente se asocian con la anorexia son episodios de depresión mayor y problemas médicos.

Las pacientes suele reportar que poco antes del inicio de su sintomatología tuvieron un cuadro depresivo, lo mismo que durante el curso de su enfermedad. Uno de los problemas para distinguir a la depresión mayor en las pacientes con anorexia, es que el ayuno prolongado puede acompañarse de datos parecidos a los observado en la depresión, por lo que mucho de lo que se observa en ocasiones en la depresión cuando coexiste con la anorexia, es difícil de diagnosticar y por lo tanto no se diagnostica. La sintomatología obsesivo compulsiva se presenta habitualmente en los pacientes con anorexia, esta se caracteriza por pensamientos en torno a la comida, es decir puede tener una colección de recetas de comidas, o platicar con sus amistades sobre este tema, todo lo cual hace pensar que este tipo de pacientes tienen el apetito conservado y que la lucha con el sobre peso es lo que hace que se mantengan con esta actitud ambivalente con respecto a la comida. En etapas avanzadas de la enfermedad, sobre todo cuando se instalan algunos problemas médicos serios o infecciones, la enferma deja de tener apetito.

Cambios corporales en la anorexia nervosa.

Aun cuando el cuerpo humano parece estar capacitado para resistir periodos de ayuno prolongados, parece que esto es mas hacia tener que disminuir gradualmente de ingesta de alimentos y de peso. Sin embargo en los enfermos con anorexia el hecho de que la pérdida sea aguda (en un tiempo relativamente corto) y de que sea habitualmente en un organismo aun en desarrollo como lo es el de las niñas y adolescentes, esto hace que el problema se complique.

La apariencia esquelética de los pacientes con anorexia nervosa es el resultado de la pérdida de una cantidad importante de tejido adiposo. La piel adquiere una coloración amarilla oscura, con una textura magra y rugosa. en estados muy avanzados hay formación de lanugo (vello muy fino y oscuro, de consistencia aterciopelada). También se pueden observa en la piel la aparición de petequias, y equimosis que son el resultado de la fragilidad capilar. Existe además una incapacidad para regular la temperatura corporal, la cual tiende a mantenerse en los límites inferiores. La morfología y la función del corazón se pueden afectar en la anorexia nervosa, al igual que otras funciones (ver tabla 1)

Estas alteraciones son el resultado de la falta de ingesta de alimentos y se observan también en la anorexia. La frecuencia cardiaca baja a un promedio de 60 latidos por minuto, pero puede bajar hasta 30 latido por minuto cuando la persona se encuentra dormida. También se observan anormalidades en el EKG, tales como bradicardia sinusal, la cual se asocia con un aumento en el intervalo Q-T, lo cual refleja un aumento en el riesgo para que el paciente tenga una falla cardiaca y el desarrollo de focos ectópicos. También se han reportado bloqueos de la unión atrioventricular y otras formas de arritmias.

A nivel de cambios morfológicos en el SNC, hay evidencias de que hay un crecimiento de los ventrículos laterales. La naturaleza de esta pseudoatrofia cerebral no está clara. Bien puede ser el resultado de la reducción del agua de espacio extradural e intracelular, pero también puede ser el resultado del aumento del cortisol, debido a que un estado de pseudoatrofia cerebral también se ha reportado en el síndrome de Cushing.

Los cambios metabólicos en la anorexia nervosa son el resultado de la reducción en la masa de peso corporal y a la reducción de los niveles séricos de la T3 (tri-iodo tironina). Dependiendo de la naturaleza del estado nutricional previo a la instalación de la anorexia nervosa, los niveles metabólicos pueden tan bajos como un 40 % de los niveles basales.

La hipoglicemia por el ayuno prolongado y el aumento en la movilización de lípidos se refleja por la elevación de los niveles de los ácidos grasos. Otros cambios metabólicos incluyen a la intolerancia a la glucosa, semejante a la reportada en casos de ayuno total. Un aplanamiento en los niveles de glucosa después de que esta es administrada puede ser el resultado de una baja capacidad para absorber . Finalmente, se ha reportado una mayor afinidad en los receptores a insulina de las personas que están en ayuno prolongado, lo cual podría explicar una mayor movilización de la glucosa.

Tabla 2
FACTORES QUE TIENEN INFLUENCIA SOBRE EL METABOLISMO DE LA GLUCOSA EN LA ANOREXIA NERVOSA

Bajos niveles de insulina plasmática
Aumento en los sitios de unión (receptores) para insulina en los eritrocitos y linfocitos

Aumento en glucocorticoides defectuosa	**Absorción oral**
y en la hormona del crecimiento	**de la glucosa**

INTOLERANCIA A LA GLUCOSA EN LA ANOREXIA NERVOSA

Deficiencia en carbohidratos (Hipocalemia)	**Ejercicio excesivo**

Aumento en ácidos grasos libres y cetoacidosis

Aumento en péptidos inhibitorios gástricos

Aumento en polipéptidos plasmáticos.

Cambios en el sueño.

Aunque no hay cambios específicos en la anorexia, si existen algunas alteraciones en el ciclo sueño-vigilia que conviene mencionar.

Es común que la paciente se queje de insomnio, una reducción del tiempo total de sueño, y que algunas pacientes tengan despertares matutinos prematuros, en donde el paciente se despierta temprano y se pone a hacer algún tipo de ejercicio de manera compulsiva. En estudios polisomnográficos se ha reportado cambios inespecíficos como reducción en la eficiencia del sueño y en la cantidad de sueño de ondas lentas. Otros estudios han reportado a la latencia a SMOR como acortada, aun cuando hay otros que no muestran cambios y otros en donde se observa la latencia acortada cuando las personas están deprimidas.

Cambios en el sistema neuroendócrino y anorexia.

Los primeros estudios sobre la anorexia nervosa propusieron que la anormalidad fundamental radicaba en un problema a nivel del hipotálamo (Simmond, 1914), sin embargo esto no se ha podido comprobar.

Algunos cambios que por si mismos o en combinación con la anorexia nervosa pueden dar alteraciones neuroendócrinas son: (1) la pérdida exagerada de peso corporal; (2) la reducción en la ingesta calórica, la cual es insuficiente para el mantenimiento del peso; (3) alteraciones en la selectividad de ingesta de alimentos, por ejemplo la dieta exclusiva en algunos vegetales, que lleva a deficiencias en vitaminas; y (4) el patrón de ingesta exagerada (tipo bulímico) acompañada de restricción o ayuno prolongado-

En cuanto a cambios mas selectivos se ha reportado una hipercortisolemia, que puede deberse a una serie de factores. Uno de ellos es la elevación de los niveles de a hormona liberadora de la hormona de crecimiento (HLHC), el incremento en esta hormona se ha tratado de explicar como una de las causas de la anorexia relativa que presentan estos pacientes, ya que la administración de HLHC, produce anorexia, a la cual rápidamente los pacientes hacen tolerancia. También se ha propuesto que exista un patrón de alteración en la regulación de la secreción de ACTH, a nivel hipotalámico. Cuando la paciente inicia la recuperación de peso, siguen elevados los niveles de cortisol y esta situación prosigue hasta que la paciente se ha recuperado por completo. La prueba de supresión a la dexametasona, la cual consiste en la administración de 1 mg de dexametasona a las 23:00 hrs y que la persona suprima los niveles de cortisol plasmático. En los pacientes con anorexia, casi de regla, hay una no.supresión del cortisol endógeno, lo cual no estaría indicando que hay un problema en la regulación hipotalámica, que se encuentra con baja sensibilidad al cortisol periférico, al igual que en la depresión mayor. Una vez que la paciente gana peso y que llega a sus niveles premórbidos, hay una recuperación de la respuesta a la dexametasona.

Algunas de las consecuencias de la hipercortisolemia en los enfermos con anorexia son, por un lado que los niveles elevados de cortisol estimulan la gluconeogénesis, con la consecuente elevación de glucosa plasmática, con lo cual se llega a mantener un estado de aumento de la glicemia, a expensas de otros principios inmediatos (vg., lípidos y proteínas).

En cuanto a las hormonas gonadotróficas, se sabe que hay datos clínicos de que estas puedan estar alteradas. Por ejemplo en las mujeres hay amenorrea o retraso en la presentación de sus ciclos menstruales, mientras que en el hombre se presenta impotencia. La amenorrea secundaria esta asociada con una reducción marcada de los niveles de estradiol, y una ausencia de los niveles plasmáticos de progesterona. Los pacientes cuyo baja de peso excede el 45 % de su peso corporal, de manera invariable despliegan una secreción de hormona luteinizante (LH) baja, asociada al sueño y que es muy similar a la observada en un patrón prepuberal. También existe un patrón de no-respuesta, a la estimulación con Hormona liberadora de las gonadotrofinas (HLGt). La cual si se administra en forma pulsátil, puede restablecer la función ovárica aun en las pacientes anoréxicas. Esto nos habla, nuevamente de una alteración hipotalámica o suprahipotalámica, que se restablece cuando el paciente ha ganado por lo menos el 70 % de su peso corporal.

El eje hipotálamo-hipófisis-tiroides, se encuentra con una serie de cambios que son el resultado de un problema en el manejo de las hormonas tiroideas periféricas. Es decir, no hay una alteración estructural en la glándula tiroides, el problema es que no hay una adecuada conversión de la T4 a T3, que es la forma mas activa de la hormonas tiroideas, y esto da como consecuencia un hipotiroidismo, no solo esto, sino que la conversión de T4 se desvía hacia T3 reversa que es un isomero inactivo. Los niveles de las hormonas tiroideas pueden bajar tanto como a la mitad de lo observado en las pacientes controles que no presentan anorexia nervosa. Esta baja en los niveles de T3 contribuye a una serie de manifestaciones observadas en la anorexia, en las que encontramos, constipación, sequedad de piel, y pelo, bradicardia, intolerancia al frío, hipercarotenemia e hipercolesterolemia. Se descarta el que exista hipotiroidismo, debido a que los niveles de TSH se encuentran normales, Durante la recuperación y cuando hay una ganancia de peso considerable hay una elevación de T3 en el rango de hipertiroidismo y se observa un respuesta exagerada ante el reto con TSH.

En los pacientes con ayuno prolongado, con anorexia nervosa, se observa que los niveles de la hormona del crecimiento están elevados. Hay que recordar que la hipoglicemia por ayuno, o la inducida por insulina son dos de los estímulos fisiológicos que inducen liberación de la hormona del crecimiento. Esta elevación diferencia a la anorexia nervosa de ser un hipopituitarismo. En los pacientes con anorexia es frecuente observar un desacoplamiento de la secreción de la hormona del crecimiento al patrón acoplado al sueño delta. Esta hormona se produce dentro y fuera del sueño delta aunque su amplitud no es igual a los controles, pero si hay una prolongación del tiempo de secreción

En cuanto a los aspectos epidemiológicos, como se dijo anteriormente este tipo de alteraciones es mas frecuente en países industrializados en donde por un lado hay abundancia de comida y por el otro en donde el estándar de belleza es estar delgado. La incidencia ya se ha mencionado y la prevalencia es 0.5 a 1.0 %, la edad promedio de inicio son los 17 años, con algunos datos que sugieren que hay una distribución bimodal entre los 14 y 18 años, la enfermedad rara vez se manifiesta en mujeres, después de los 40 años. La historia natural de la enfermedad es muy variable. Con un grupo de personas que sólo presentan un episodio en toda su vida; otro grupo tendrá fluctuaciones con entradas y salidas de la enfermedad. Existe una mayor frecuencia de este trastorno en familiares de 1er grado del paciente, o también pueden estar presentes las alteraciones afectivas. Las causas mas frecuentes de hospitalización son por desequilibrios hidroelectrolíticos, deshidratación. Un 10 % de los pacientes fallecen, siendo las causas mas frecuentes del deceso el suicidio. También es frecuente que las personas tengan fallecimientos por complicaciones sistémicas y desequilibrio hidroelectrolítico.

BULIMIA NERVOSA

Hasta finales de la década de los 70`s Rusell llamó la atención de la existencia de esta entidad como una forma diferente de la anorexia. En los enfermos con bulimia, también hay una preocupación morbosa por aumentar de peso, pero esta no es compensada y hay un predominio de las comilonas o atracones que son el punto característico del problema. Rusell propuso tres condiciones para un enfermo con bulimia nervosa: (1) deseo imperioso para comer en forma continua y por periodos de tiempo relativamente cortos; (2) inducción de vómito o utilización de laxantes en exceso para tratar de contrarrestar los efectos de los atracones y (3) temor morboso por estar obeso.

En cuanto al concepto de atracón puede haber cierta variabilidad en cuanto a lo que se considera una comilona, para el caso de un enfermo con bulimia esto se define como una ingesta de alimento, habitualmente en un periodo menor a las dos horas, en donde no hay una celebración o algún evento que pudiera ser considerado como un factor socialmente aceptado para la ingesta de los alimentos, y en donde generalmente se consumen alimentos con un alto contenido calórico. Es decir pasteles, helados, chocolates y galletas. Habitualmente esto se hace en secreto o en la privacidad y es común que una de las causas que interrumpe el atracón es cuando el individuo es sorprendido o cuando alguna persona interrumpe en el sitio en donde la persona come compulsivamente. Otras causas de interrupción de la comilona son el que se terminen los alimentos que se consumen, y que exista malestar físico. Una vez que el paciente inicia la ingesta de alimentos compulsivamente, este pierde el control para detenerse. Los pacientes reportan que antes de los atracones hay un estado disfórico, que puede ser el sentirse triste, el tener una decepción, el estar ansioso, o el estar preocupado.

El patrón de autoinducción de vómitos o utilización en exceso de laxantes. como se recordará esto también ocurre en un grupo de pacientes con anorexia, sólo que en el caso de los bulímicos es una situación muy constante que sigue al atracón. La autoinducción del vómito y el empleo de laxantes no son prácticas que se utilicen en nuestra sociedad de manera frecuente, por lo que los pacientes bulímicos que las practican, constituyen un subgrupo, que fisiopatológicamente se diferencia del resto de los pacientes bulímicos que no lo practican .De las medidas compensadoras que los pacientes utilizan para poder controlar su peso son en el 80 a 90 % de los casos el inducirse el vómito, seguido de purgarse. En ocasiones el vómito es la finalidad del atracón. Para la inducción del mismo estos pacientes suelen utilizar los dedos o una "herramienta", que les permita activar el reflejo nauseoso. El diagnóstico de bulimia no se podrá hacer si el paciente esta cursando con un cuadro de anorexia nerviosa.

En un meta-análisis sobre bulimia nervosa, que se publicó recientemente[1], se estudiaron un total de 88 estudios, que desde 1979 a 1996 han sido publicados sobre el tema de la bulimia y en donde se hiciera un seguimiento de por lo menos 6 meses a los pacientes con el diagnóstico antes mencionado. Se encontró que la mortalidad, por todas las causas de muerte, fue del 0.3 % (siete muertes en los 2, 194 sujetos del estudio). En estudio en los cuales se hicieron seguimientos a 5 y a 10 años, con estos pacientes, se observó que la recuperación total estuvo alrededor de los 50 %, mientras que en el mismo lapso 20 % persistieron con los mismos criterios diagnósticos. Algunos factores que se identificaron en este meta-análisis como que podrían ser de riesgo son el tener alteraciones importantes de la personalidad. 15 % de la muestra estudiada, mostró tener frecuentes recaídas, sin embargo el riesgo de las recaídas disminuyó con la edad. Las personas que se trataron en etapas tempranas de la enfermedad con psicofármacos y terapia cognitivo conductual, tuvieron una mayor porcentaje de restablecimiento y este se dio por un tiempo mas prolongado.

Los episodios de atracones pueden producir dilatación gástrica aguda con dolor e incluso se han reportado ruptura. Los vómitos repetidos se asocian a hipertrófia de glándulas parótidas por traumatismo mecánico, hiperamilasemia, erosión del esmalte dental, enrojecimiento del dorso de la mano, esofagítis erosiva, síndrome de Mallory-Weiss, ruptura esofágica, aspiración broncopulmonar, pancreatitis y neumomediastino. La hipopotasemia es un riesgo importante en el vomitador crónico, ya que se puede inducir arritmias.

El tratamiento es difícil, aunque menos que en la anorexia nervosa, se asocian antidepresivos inhibidores de la recaptura de la serotonina, con psicoterapia y asesoramiento nutricional.

---

[1] Keel PK, Mitchell JE. Outcome in bulimia nervosa. Am J Psychiatry 154:313-321, 1997

SÍNDROME DE INGESTA NOCTURNA DE ALIMENTOS O BEBIDAS

Lo que caracteriza a este cuadro es que el paciente se despierta en la noche, y no puede volver a dormir, hasta que ha ingerido algún tipo de comida. Una vez que se consume esta, el paciente vuelve a su cama rápidamente. Las características clínicas son: insomnio intermitente nocturno, hiperorexia nocturna, hiporexia diurna y somnolencia diurna. Este es un problema que se inicia en la infancia, en donde los niños ingieren grandes volúmenes de leche a lo largo de la noche. Habitualmente las madres les colocan una hilera de botellas que se van utilizando a lo largo de la noche. En ocasiones, la madre lacta la niño y mientras este come lo arrulla, esto genera un sistema no adaptativo en el cual el niño requiere de la asociación simultanea entre falta de sueño, alimentación y presencia de mamá. En los niños puede haber como complicaciones problemas dentales y aumento de infecciones en oído externo. También es frecuente la obesidad.

En el adulto, también puede existir un condicionamiento, entre hambre nocturna, falta de sueño, alimentarse en la noche. La búsqueda de comida suele tener un aspecto compulsivo, manifestando los pacientes al menos un episodio de este tipo cada noche. En general se prefieren los carbohidratos y productos lácteos y el paciente se encuentra bien despierto de tal manera que puede recordar estos episodios al día siguiente. Sin embargo también hay reportes de casos con pocos pacientes en donde se ha asociado este tipo de alteración con el sonambulismo, movimientos periódicos de las piernas y personas que toman triazolam. Recientemente se han reportado nuevos casos en donde existe comorbilidad con apnea obstructiva de sueño, confusión mental e ingesta de alimentos nocturna, y en síndrome de supresión de alcohol y nicotina. Se ha reportado buena utilidad a la administración de clonacepam, al parecer por consolidación de sueño. Conductualmente se le pide al paciente que no deje el refrigerador o la alacena alimentos de fácil preparación, o que coloque herramientas (candado o cerraduras) que impliquen un mayor esfuerzo para obtener el alimento.

PICA

Este trastorno se caracteriza por la ingesta persistente de sustancias que no tienen ninguna característica nutritiva. En los niños se observa ingesta de pintura, plastilina, uñas, pelo, ropa, arena, hojas, etc. En general no hay aversión por la comida. El inicio puede ser en edades tempranas entre 12 y 24 meses, por lo que se describe como un trastorno de la infancia temprana. Se menciona que suele disminuir cuando el niño cumple un año, aunque es posible que se prolongue en los niños con retraso mental. No debe de confundirse con la geofagia, la cual es propia de las mujeres embarazadas de algunas culturas, ya que en este caso, hay selectividad por lo que se ingiere, cal, tierra, barro, etc.

TRATAMIENTO DE LA ANOREXIA NERVOSA

Existen pocos ensayos clínicos que validen la utilidad de algunos de los tratamientos que se han sugerido para la anorexia. Al finalizar cuatro décadas de la utilización de las psicofarmacología para las alteraciones mentales, no existe un medicamento que pudiéramos decir que es "anti-anorexia".

Los antipsicóticos fueron empleados en un principio, y de estos la cloropromacina (CPC), quizás se utilizó mas, porque era en el que había mas experiencia en cuanto a su manejo. El razonamiento subyacente del uso de los antipsicóticos en la anorexia es el que en la anorexia nervosa hay datos de pérdida del juicio de la realidad, sobre todo cuando se trata de hacer que una paciente entienda, que está por debajo de su peso corporal. Pero también se empleó a la CPC, debido a un efecto secundario de este medicamento, que es la ganancia de peso, que se explica por su efecto antihistamínico. Sin embargo, surgieron una serie de inconvenientes, dentro de los cuales se puede considerar la hipotensión arterial, síntomas extrapiramidales, disquinecia tardía, y la inducción de crisis convulsivas. Se han efectuado dos ensayos controlados con pimocide y sulpiride, y los resultados pueden ser conceptualizados de moderados a pobres.

En cuanto a los antidepresivos, se tiene una serie de estudios en donde se ha estudiado el efecto de la clorimiparmina. Este es un inhibidore no selectivo de la serotonina, y en algunos casos también promueve el incremento de peso. Las dosis utilizadas van de 50 a 200 mg/día. También existen reportes utilizando amitriptilina, en el mismo rango de dosis. Este tipo de medicamentos son útiles cuando hay evidencias de comorbilidad con depresión. Sin embargo en estudio en los que se comparo clormipramina con ciproheptadina, en cuanto a la ganancia de peso, no existió superioridad del antidepresivo en este parámetro. Con ciproheptadina hay dos estudios controlados, en uno se utilizó la dosis de 12 mg/día, y en el otro de 32 mg/día., en ambos se observó un aumento de peso marginal. Existen otros estudios, abiertos, en los cuales se ha utilizado el delta-9 tetrahidro canabinol como estimulante del apetito, pero con resultados bajos para los pacientes anoréxicos. El razonamiento subyacente fue, que algunos usuarios crónicos de marihuana aumentan de peso, pero no fue el caso con los pacientes con anorexia.

En cuanto a los Inhibidores Selectivos de Recaptura de la Serotonina, existen algunos estudios con fluoxetina, en donde se utilizaron dosis de 20 a

60 mg al día, con buenos resultados, esto pudiera ser un poco paradójico, ya que los pacientes con depresión que toman fluoxetina, notan baja en su peso y apetito, pero no parece ser el caso de los pacientes con anorexia. En algunos de los estudios con fluoxetina han tenido un seguimiento hasta de un año.

Como se puede dilucidar, las aproximaciones que la psicofarmacología solo pueden hacer del problema son muy limitadas, por lo que se deberá de tener en cuanta que en el caso de las enfermas con anorexia una aproximación múltiple, con terapia familia, terapia cognitivo conductual, son muy necesarias.

TRATAMIENTO PARA LA BULIMIA NERVOSA

A pesar de que esta es una alteración de descripción mas reciente que la anorexia nervosa, existen recursos psicofarmacológicos mas eficaces. De los tratamientos mas utilizados y eficaces esta el que utiliza a los antidepresivos, estos se empezaron a utilizar debido a la comorbilidad entre las alteraciones bulímicas y las alteraciones del afecto. Los antidepresivos tricíclicos mas utilizados en estudios controlados son la imipramina, con un estudio de 16 semanas de seguimiento, en otro estudio de 10 semanas de seguimiento, se administró imipramina de 200 a 300 mg al día, con buenos resultados. Sin embargo uno de los problemas de ambos estudios fue el alto índice de deserción en el estudio debido a los efectos secundarios. La desimipramina, también ha sido estudiada en diferentes ensayos clínicos, con dosis que van de 100 a 350 mg/día, y en un tiempo que va de 6 a 32 semanas. En cuatro estudios con desimipramina, esta fue superior al placebo para el manejo de la bulimia.

Debido a que los enfermos bulímicos pueden presentar algunos datos similares a los de la depresión atípica, como son ansiedad, hiperfagia, hipersomnia, e hipersensibilidad, se decidió utilizar a los IMAO. En un estudio de 10 semanas, con un diseño placebo controlado, se demostró que fenelcina (60 mg/día), era eficaz en el manejo de las comilonas. La isocarboxacida a las dosis de 60 mg/día, fue mejor tolerado que la fenelzina, para el manejo de la bulimia. También se ha reportado recientemente dos estudios con IMAOs, reversibles, como la brofaromanina y moclobemida, también con buenos resultados.

En cuando a los ISRS, existen ya una serie de estudios abiertos que apoyan su utilidad. En cuanto a estudios placebo controlado con fluoxetina, se demostró el efecto antibulímico de la fluoxetina, siendo eficaz en dosis de 60 mg/día. Por otro lado, se observó que los estudios con fluoxetina, demostraron una mejor tolerabilidad que los de imipramina, lo cual redundó en una mejor adherencia terapéutica.

OBESIDAD.

Hacia fines del siglo XX, la obesidad se ha convertido en un problema epidemiológico de las naciones desarrolladas o en vías de serlo. La obesidad se define como un aumento de composición de grasa del tejido corporal. Este aumento se traduce en un incremento de peso corporal. Siguiendo los criterios de la OMS, la obesidad se clasifica en función del índice de masa corporal (IMC= peso en Kg/ la altura elevada al cuadrado) y estos criterios son los siguientes:
1. Normalidad: IMC = 20-25 Kg/ m2
2. Obesidad grado I (sobrepeso) IMC = 27 a 29.9 Kg/m2
3. Obesidad grado II = 30 a 34.9 Kg/m2
4. Obesidad grado III = 35 a 39.9 Kg/m2
5. Obesidad grado IV (mórbida) = > 40 Kg/ m2

La obesidad se constituye como un factor de riesgo para padecer arteriosclerosis, incremento en la mortalidad por enfermedades vasculares, metabólicas y de tipo mecánico (apnea obstructiva del sueño). Aun cuando la obesidad no es un problema psiquiátrico, es frecuente que existan repercusiones en esta área y que esta enfermedad pueda ser vista en algunos casos como un tipo de adicción o un tipo de alteración del espectro obsesivo compulsivo (2).

Por lo anterior se puede afirmar que la obesidad es una alteración crónica y un problema de salud pública importante. La mortalidad esta moderadamente aumentada para individuos con IMC de 25 a 29.9 Kg/m2; pero aumenta dramáticamente si el sobrepeso es mayor de 30 Kg/m2 (6). La salud no es el único problema que afecta a las personas con obesidad, ellos tienen una muy mala calidad de vida, ya que existen una serie de actitudes negativas de la sociedad en general con respecto a ellos, que se traduce en problemas para relacionarse con otras personas, problemas de pareja, dificultades a nivel laboral y escolar. Se ha calculado que en Estados Unidos de América, el costo directo e indirecto de la obesidad está en el rango de $100 billones de dólares por año.

La obesidad se puede contemplar como un complejo de manifestaciones multifactoriales. En los aspectos genéticos de la obesidad destacan algunos modelos animales en donde hay modificaciones de un solo gen, por ejemplo el que codifica para las leptinas, para el receptor a las mismas, para la proteina señaladora agouti, o para la carboxipolipeptidasa E. Existen pocas probabilidades de que un solo gen sea el causante de obesidad, y se han reportado casos de humanos que poseen mutaciones en diferentes genes y que son obesos.

LEPTINAS

Estas hormonas son producidas por el tejido adiposo blanco, que interviene en la termogénesis y en respuesta neuroendocrina. Su ausencia en humanos y roedores es la causa de obesidad severa. Se ha detectado una resistencia a los efectos reguladores de las leptinas en sujetos obesos, aun cuando se desconoce el mecanismo de esto.

El gen de las leptinas está localizado en el cromosoma 7q31. Este gen tiene 3 exones y 2 intrones que codifican para una proteína de 167 amino ácidos. Los adipositos están directamente regulados por hormonas y otros factores, entre estos encontramos los glucocorticoides, estrógenos, insulina. Por otro lado los andrógenos, los agonistas de los receptores beta-3 adrenérgicos y medicamentos que modifican los niveles de AMPc inhiben la secreción de leptinas.

Existen receptores a leptinas en hipotálamo. Existen dos familias de estos receptores, la primera es la OB-Rs (con dominio intracelular truncado) y la otra que es la OB-RI . Se ha identificado que el gen db codifica para los receptores a leptina, la mutación de esta receptor lleva a un a expresión de receptor OB-R, los cuales tienen una regulación menor de la regulación de la ingesta de alimentos. Existen ratones knockout para este receptor, con desarrollo de formas de obesidad. En el ser humano no es común que exista este tipo de mutación, sino por el contrario existen niveles elevados de leptinas, por lo que se ha propuesto que exista una forma refractaria de la regulación del apetito.

Los efectos de las leptinas sobre el metabolismo son importantes, por ejemplo, los ratones obesos ob/ob, son diabéticos. La administración de leptinas, normaliza la hiperglucemia y la hiperinsulinemia observadas en los ratones C57BL/6J ob/ob, en dosis que no provocan alteraciones en el peso corporal. No se conocen los mecanismos que median este tipo de efectos.

El papel de las leptinas en la obesidad podría estar vinculado a una deficiencia en los mecanismos de transporte a nivel de la barrera hematoencefálica. Es decir, que al encontrarse niveles elevados de leptinas en plasma y tolerancia a su efecto podríamos estar observando un tipo de obesidad la cual es leptina resistente. Existe por otro lado, un factor ambiental importante que es la ingesta de contenidos elevados de grasa en la dieta.

Se ha propuesto que las leptinas puedan ser utilizadas en el tratamiento de la obesidad, en estudios preliminares esto pudiera estar vinculado a pacientes con niveles bajos de leptinas, en donde si se ha visto una pérdida de peso importante en comparación con la administración de placebo.

Una área importante de la regulación de leptinas es la que tiene que ver con la interacción con la hormona del crecimiento. El suministro de antisuero antileptina provocó una clara disminución de los niveles plasmáticos de GH, sugiriendo que niveles fisiológicos de leptinas son necesarios para la secreción normal de GH. Por otro lado se ha hipotetizado que en humanos las leptinas puedan actuar como un inhibidor de la secreción in vivo de GH. Por ejemplo, paciente acromegálicos con masa grasa disminuida presentan niveles de leptinas bajos, sugiriendo que un exceso de GH/IGF-1 reducen los niveles de leptinas a través de otros mecanismos no conocidos.

CONDUCTA DE INGESTA Y METABOLISMO

El estudio de la conducta de ingesta en el humano es metodológicamente compleja. En general se ha visto que los individuos con obesidad tienden a reportar hacia abajo la cantidad de alimentos que ingieren, y a reportar mayor cantidad de ejercicio del que realmente hacen.

Los patrones de ingesta de alimentos son diversos en estos pacientes. Por ejemplo existe un subgrupo de pacientes obesos que comen en forma de atracones, sin que recurran a vomitar. Comparado con obesos que no recurren a atracones, los que si lo hacen presentan un consumo significativo de calorías.

Otro tipo de patrón de ingesta de alimentos característico de algunos obesos, es el llamado "Síndrome de Ingesta de Alimentos Nocturno" (SIAN). Este síndrome produce hiporexia matutina, hiperfagia nocturna, e insomnio. Estos pacientes presentan además algunas otras alteraciones del dormir, como son sonambulismo, síndrome de piernas inquietas, y apnea obstructiva del sueño. Se ha reportado que los pacientes con este síndrome presentan además anormalidades neuroendocrinas como son una baja en la elevación nocturna de leptinas y melatonina, así como un aumento de la secreción plasmática del cortisol.

PAPEL DE LOS PSICOFÁRMACOS EN LA OBESIDAD.

La ganancia de peso es uno de los efectos mas problemáticos de los psicofármacos y puede ser una de las causas de la falta de adherencia terapéutica a los mismos. Las causas de esto se han asociado a modificaciones de receptores a serotonina e histamina, pero ciertamente el fenómeno es mas complejo.

Los antipsicóticos son uno de los medicamentos que mas aumentan el peso de los pacientes. Algunos ejemplos son las fenotiacinas como, como la cloropromacina, tioridacina, mesoridacina y de loos atípicos, destacan la clozapina, olanzapina, risperidona y quetiepina. Existen algunos antipsicóticos como la molindona, en donde se observa por el contrario el fenómeno opuesto, esto es la baja de peso.

En cuanto a los estabilizadores del estado del ánimo, litio, carbamacepina y ácido valpróico, se observa un aumento de peso ponderal de 5% a 10 %, en un tercio de estos pacientes. En el caso del litio, se ha propuesto que el aumento de peso es por la ingesta de líquidos con alto contenido calórico, ya que induce sed, además aumenta el almacenamiento de lípidos e induce cierto grado de hipotiroidismo, pero se desconoce cuál de estos factores es de mayor relevancia clínica.

En cuanto a los antidepresivos de ellos los tricíclicos y los inhibidores de las monoamino oxidasas, son los que mas frecuentemente inducen este tipo de problemas. La amitriptilina es con mas quien mayormente presenta este tipo de efectos. Los antidepresivos nuevos, como bupropión, venlafaxina o nefazodona, están menos asociados a este tipo de efecto. Una excepción es la mirtacepina, que se asocia a una ganancia de peso importante.

Con los inhibidores de recaptura de la serotonina (ISRS), existen resultados mixtos. Con fluoxetina, en una dosis de 60 mg. por 20 semanas, se observa una reducción significativa del peso, pero con una recuperación del mimos para los tres años de seguimiento del estudio.

EVALUACIÓN PSIQUIÁTRICA DEL PACIENTE OBESO

En este contexto, antes de iniciar la evaluación del paciente obeso, conviene tener en cuenta algunos aspectos de índole general. En primer lugar están los sentimientos que el médico pueda sentir respecto al obeso (la llamada contra transferencia). Las actitudes culturales sostienen que la obesidad es el resultado de una baja autoestima, por un problema de flojera o "vicio" por la comida. Algo que el paciente podría controlar si quisiera. El médico debe de evaluar al paciente sin establecer juicios de valores, ni tomar actitudes de mofa o de devaluación.

Los pacientes que tienen una motivación mas estética que de salud, deben de ser detectados, ya que los primeros tienden a querer modificar su figura inclusive a riesgo de su salud, con medicamentos o procedimientos quirúrgicos, sin una adherencia terapéutica fundamentada.

Todos los pacientes que acudan por manejo de obesidad deben de ser evaluados referentes a problemas médicos, psiquiátricos, así como del contexto psicosocial.

Una historia médica completa se deberá de obtener, con el objeto de que se identifiquen las complicaciones de la obesidad y las condiciones que pueden estar contribuyendo a ellas y/o enfermedades que estén contribuyendo a la obesidad. En el primer caso se tiene, por ejemplo a la diabetes, hipertensión, hipercolesterolemia, artritis degenerativa, apnea de sueño. En el segundo grupo tenemos, a la enfermedad de Cushing, hipotiroidismo, el síndrome de ovarios poliquísticos y medicamentos que pueden contribuir o incrementar el grado de obesidad.

Es importante el recabar el uso y abuso de tabaco, alcohol y estimulantes. El alcohol puede estar contribuyendo al exceso de calorías y ser una de las causas que exacerbe el problema de obesidad, por otro lado el uso de drogas estimulantes como la nicotina, cocaina, cafeína y anfetaminas y otras sustancias estimulantes, pueden estar siendo utilizadas por dos motivos, para control de el apetito (v.g. supresores o anorexigenos) o para mantenerse despiertos y alertas en el casi de que la obesidad se asocie a apnea obstructiva del sueño. También es conveniente evaluar el como se vivencia a nivel familiar el problema de obesidad.

Tratamiento farmacológico de la obesidad.

El poder tomar una pastilla para adelgazar, sin tener que realizar el mas mínimo esfuerzo e inclusive seguir comiendo, es el sueño de la mayoría de los obesos. La intervenciones farmacológicas en la obesidad van orientadas en tres áreas:

1. Aplacar la sensación de hambre es decir fármacos anorexígenos
2. Interferir en la absorción intestinal de nutrientes
3. Incrementar el gasto metabólico de los alimentos.

Fármacos anorexígenos. Este tipo de medicamentos pueden corresponder a diferentes grupos, acontinuación mencionamos a algunos de ellos:

a) Monoaminérgicos. Estos aumentan la disponibilidad de las catecolaminas y/o serotonina. En el primer caso tenemos algunos medicamentos como las anfetaminas y derivados, los cuales están limitados en cuanto al recurso terapéutico debido al problema del desarrollo de adicciones. Algunos de los derivados de las anfetaminas que se emplean, sin el efecto adictivo son: dietilpropión, mazindol, fentermina, fenilpropanolamina, fenproporex y clobenzorex. El mecanismo de acción de estos productos es la activación de los receptores beta adrenérgico y/o dopaminérgicos en el hipotálamo perifornical. Este tipo de medicamentos presentan una eficacia y efectos secundarios similares. Se tienen buenos resultados en pacientes obesos en donde hay comorbilidad con depresión mayor. Los medicamentos serotoninérgicos implican un mecanismo diferente de acción a los anteriores, ya que en este caso se aumenta la disponibilidad de la serotonina en hipotálamo, la fenfluramina, por ejemplo, aumenta la disponibilidad de la serotonina por aumento en la liberación de la misma desde las terminales presinápticas. Aunque su empleo fue muy amplio, se ha dejado de utilizar porque se asoció a un aumento de la hipertensión pulmonar. La fluoxetina, es un antidepresivo, que bloquea el mecanismo de recaptura de la serotonina y de esta manera se aumenta la disponibilidad del neurotransmisor. Se han propuesto dosis de 60 mg/ml, se han visto buenos resultados, con una efecto de tipo meseta para tres años, después de los cuales el paciente puede empezar a ganar nuevamente peso. También existen reportes con sertralina a dosis de 100 a 200 mg/día. Otro grupo de agentes tienen la combinación de modificar conjuntamente a la serotonina y ala norepinefrina, como la sibutramina. Produce un efecto de inhibición del apetito, con efecto termogénico asociado.

b) Dopaminérgicos. La bromocriptina es un agonista dopaminérgico que produce inhibición del apetito, actuando a nivel del hipotálamo lateral.

c) Inhibidores del neuropéptido Y (NPY), esta sustancia es un estimulador potente del apetito. Actúa sobre los receptores Y-5. Uno de los antagonistas que se estudia terapúticamente es el NGD-95-1. En animales de laboratorio, bloquea los efectos estimuladores de la alimentación del NPY.

d) Colecistoquinina. El receptor para CCK-B, se ha visto involucrado en la conducta alimentaria, sin embargo aun no existe la famacología que pueda manipular este receptor y de esta manera modular la ingesta de alimentos.

TABLA 1
CRITERIOS DIAGNOSTICOS PARA ANOREXIA NERVOSA

A. Rehuzar en mantenerse en el peso corporal mínimo, para la edad y la altura de la persona. (reducción en el peso corporl que hace que este se mantenga 85 % por debajo de lo esperado.

B. Miedo intenso a ganar peso, o en engordar, aun cuando se este con peso bajo.

C. Alteraciones en la autopercepción del peso corporal o en la imagen corporal que uno tiene de si mismo. Esto incluye la negación de la evidencia del peso bajo.

D. En mujeres posmenarquicas se rerporta amenorrea, la cual debe de estar auscente en por lo menos tres periodos mestruales.

SUBTIPOS DE ANOREXIA:

- TIPO PURGADOR. Uso de laxantes y vómito como maniobras que "aceleran" la pérdida de peso.

- TIPO NO PURGADOR. El sujeto usa maniobras compensadors para bajar de peso como ayunos prolongados, ejercicios extenuantes, pero no se autoinduce vómito.

TABLA 2

CRITERIOR DIAGNOSTICOS PARA BULIMIA NERVOSA

A. Episodios recurrentes de comilonas. Un episodio de comilona se define por los siguientes parámetros:
(1) Comer una cantidad importante de alimentos en un periodo de tiempo restringido (aprox 2 horas), se considera abundante comida, cuando las raciones son por arriba de lo que la mayoría de la gente comería en el mismo lapso.
(2) Una pérdida del control sobre lo que se come, durante el episodio.

B. Conducta inapropiada recurrente compensadora que busca el prevenir la ganancia de peso, tal como la autoinducción de vómito, el uso excesivo de laxantes, diuréticos y enemas, u otros medicamentos. El paciente puede también tener la pauta de hacer ejercicio de manera compulsiva.

C. Las comilonas y las conductas compensadoras inapropiadas deben de tener deben de tener una frecuencia de por lo menos dos veces a la semana por 3 meses.

D. La autoevaluaciónesta seriamente influenciada por el sobrepeso, el cual si es reconocido por el paciente.

E. La alteración no se diagnostica como tal si el paciente está presentando un cuadro de anorexia nervosa.

SUBTIPOS DE BULIMIA NERVOSA:

SUBTIPO PURGADOR: Utilización de manera regular de laxantes, o de la práctica del vómito de manera regular, que sigue a los episodios de comilonas.

SUBTIPO NO PURGADOR. La persona realiza maniobras como ejercicio o ayuno para compensar el exceso de alimento.

Existen una serie de alteraciones de la conducta alimentaría, los cuales no cumplen los criterios diagnósticos que se ha especificado previamente. Algunos ejemplos son:

1. Mujeres que tienen todos los criterios para anorexia nervosa, con la excepción de que ellas presentan mestruaciones regulares.
2. Todos los criterios para anorexia nervosa se llenan sin embargo la persona sigue estando en su peso ideal.
3. Todos los criterios para bulimia nervosa se cumplen, pero las personas tienen una frecuencia de episodios bulímicos menos de los esperados.
4. El utilizar el vómito o laxantes en exceso en personas cuya ingesta de alimento no es tan importante, es decir no presentan comilonas.
5. Conducta repetida de ingesta de alimentos a los cuales se les escupe pero no se les deglute.
6. Comilonas, aisladas, sin la utilización de maniobras compensadoras (vómito o uso de laxantes.)

TABLA 3
MANIFESTACIONES FISISCAS EN LA ANOREXIA NERVOSA (TIPO RESTRICITVO)

1.METABOLICAS

- HIPOTERMIA
- HIPOMETABOLISMO
- INTOLERANCIA AL Frío
- INTOLERANCIA A LOS CARBOHIDRATOS

2. SISTEMA NERVIOSO CENTRAL

- ANORMALIDADES ELECTROENCEFALOGRAFICAS
- PSEUDOATROFIA CEREBRAL

3. GASTROINTESTINALES

- RETRASO EN EL VACIAMIENTO GASTRICO
- SINDROME DE LA ARTERIA MESENTERICA SUPERIOR
- CONSTIPACION

4. CARDIOVASCULARES

- HIPOTENSION
- BRADICARDIA
- ARRITMIAS
- ACROCIANOSIS

5. RENALES

- DESHIDRATACION
- EDEMA
- POLIURIA
- NICTURIA

6. HEMATOLOGICOS

- ANEMIA
- LEUCOPENIA
- TROMBOCITOPENIA
  HIPOPLASIA DE LA MEDULA OSEA.

www.ingramcontent.com/pod-product-compliance
Lightning Source LLC
Chambersburg PA
CBHW080233180526
45167CB00006B/2254